Obladens Neugeborenen-
intensivmedizin

T0175518

Rolf F. Maier · Michael Obladen
Brigitte Stiller · Michael Zemlin

Obladens Neugeborenenintensivmedizin

Evidenz und Erfahrung

10. Auflage

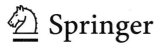 Springer

Rolf F. Maier
Zentrum für Kinder- und
Jugendmedizin
Philipps-Universität Marburg
Marburg, Deutschland

Brigitte Stiller
Universitätsklinikum Freiburg
Klinik für Angeborene Herzfehler
und Pädiatrische Kardiologie
Freiburg, Deutschland

Michael Obladen
Charité – Universitätsmedizin
Berlin
Klinik für Neonatologie
Berlin, Deutschland

Michael Zemlin
Klinik für Allgemeine Pädiatrie
und Neonatologie
Universitätsklinikum des Saarlandes
und Medizinische Fakultät der
Universität des Saarlandes
Homburg, Deutschland

ISBN 978-3-662-66571-8   ISBN 978-3-662-66572-5   (eBook)
https://doi.org/10.1007/978-3-662-66572-5

Die Deutsche Nationalbibliothek verzeichnet diese Publikation in der Deutschen
Nationalbibliografie; detaillierte bibliografische Daten sind im Internet über
https://portal.dnb.de abrufbar.

Planung: Dr. Anna Krätz
Springer ist ein Imprint der eingetragenen Gesellschaft Springer-Verlag GmbH,
DE und ist ein Teil von Springer Nature.
Die Anschrift der Gesellschaft ist: Heidelberger Platz 3, 14197 Berlin, Germany

Das Papier dieses Produkts ist recyclebar.

Vorwort zur 10. Auflage

Erneut wurde nach 5 Jahren eine vollständige Neubearbeitung dieses Buches nötig. Das kennzeichnet die weiterhin dynamische Entwicklung der Neonatologie, welche in fast allen Ländern Europas als Schwerpunkt der Kinderheilkunde etabliert ist. Inhalte, die inzwischen selbstverständlich geworden sind, haben wir weggelassen. Die Literaturverweise haben wir knapp gehalten, indem wir dann, wenn eine Metaanalyse verfügbar war, auf Zitate einzelner Studien verzichtet haben. Dafür ist dem Buch wieder eine Liste aktueller internationaler Standardwerke der Neonatologie und ihrer benachbarten Gebiete vorangestellt.

Auch weiterhin möchte das Buch ärztliches und pflegerisches Personal im Kreißsaal und auf der Neugeborenenstation ansprechen. Der Untertitel „Evidenz und Erfahrung" zeigt, dass sich die Autoren wieder bemüht haben, ihre Therapievorschläge so gut wie möglich zu begründen, dass es aber nach wie vor für viele in der Neonatologie auftretenden Probleme eine gesicherte Behandlung im Sinne der *Evidence-based Medicine* nicht gibt. In diesen Situationen sind das Verständnis der Pathophysiologie und klinische Erfahrung weiterhin tragende Säulen. Wir haben bei Therapieempfehlungen die Evidenzstufen wie in den Vorauflagen folgendermaßen abgekürzt:

- E1a Metaanalyse aus mehreren randomisierten Studien
- E1b Einzelne randomisierte kontrollierte Studie
- E2a Gut geplante nicht randomisierte Studie
- E2b Gut geplante quasi experimentelle Studie
- E3 Nicht experimentelle Studie oder Kasuistik
- E4 Expertenmeinung oder Konsensuskonferenz

Die Zahl der behandelten Fälle, nach der die Überlegenheit einer Therapieoption sichtbar wird, wurde mit NNT („number needed to treat") und die Zahl der behandelten Fälle, nach der mit einer zusätzlichen Komplikation zu rechnen ist, mit NNH („number needed to harm") angegeben. Da die Metaanalysen beim Erscheinen neuer Studien regelmäßig aktualisiert werden, wird dem Leser geraten, vor grundsätzlichen Änderungen der Klinikstandards die aktuellen Cochrane-Metaanalysen zu konsultieren.

In diesem Zusammenhang ist allerdings kritisch anzumerken, dass systematische Reviews und Metaanalysen für therapeutische Interventionen in der Neonatologie Ende des letzten Jahrhunderts bahnbrechend und hilfreich waren, dass die exponentielle Zunahme ihrer Zahl in den vergangenen Jahren aber auch Probleme aufwirft: Einerseits gelangt ein Großteil der Autoren zu dem Schluss, dass keine abschließende Bewertung möglich ist und weitere randomisierte Studien erforderlich sind, andererseits kommen die Autoren teilweise auch zu widersprüchlichen Ergebnissen. Dies hat mittlerweile zu sogenannten „*Umbrella Reviews*", also Metaanalysen von Metaanalysen geführt.

Auch wenn „Minimal Handling" nach wie vor höchste Priorität in der Behandlung von Neugeborenen und insbesondere Frühgeborenen besitzt, gibt es doch notwendige invasive Prozeduren. Einige davon sind in dieser Auflage, wie in den ersten 3 Auflagen, aus den einzelnen Kapiteln herausgenommen und in einem speziellen Kapitel zusammengefasst, um das Auffinden zu erleichtern.

Die Gruppe der Autoren wurde erweitert, aber alle Autoren haben langjährig, wenn auch zu unterschiedlichen Zeiten, als Team zusammengearbeitet. Somit hielten wir am Grundprinzip des Buches fest, nämlich Diagnostik und Behandlung auf *einer* Neugeborenenintensivstation so konkret wie möglich zu schildern. Dabei wissen wir, dass unser Weg nicht der einzig richtige sein kann.

Für zahlreiche mündliche und schriftliche Anregungen zur Verbesserung des Buches danken wir vielen Leserinnen und Lesern und unseren Mitarbeiterinnen und Mitarbeitern. Wir danken auch Frau Dr. Anna Krätz und Frau Barbara Karg vom Springer Verlag für ihre Unterstützung bei der Realisierung dieses Buches.

Mit der Modifizierung des Titels wird die Unverwechselbarkeit dieses Buches und der Verdienst des Mitbegründers und langjährigen Herausgebers, Michael Obladen herausgestellt.

Die mittlerweile 10 Auflagen dieses Werkes spiegeln die dynamische Entwicklung der Neonatologie während der vergangenen 45 Jahre wider.

Wichtiger Hinweis

Neugeborenenintensivmedizin als Wissenschaft ist ständig im Fluss. Forschung und klinische Erfahrung erweitern unsere Kenntnisse, insbesondere was Diagnostik und Therapie betrifft. Autoren und Verlag haben größte Mühe darauf verwandt, Dosierungsanweisungen und Applikationsformen dem Wissensstand bei Fertigstellung des Manuskripts anzupassen. Derartige Angaben müssen vom jeweiligen Anwender im Einzelfall anhand aktueller Literaturstellen und unter Zuhilfenahme der Beipackzettel der verwendeten Präparate auf ihre Richtigkeit überprüft werden. Dies gilt insbesondere, wenn es sich um selten verwendete, neue oder nicht zugelassene Präparate handelt.

Um die Lesbarkeit zu erleichtern, wurde in diesem Buch zumeist das generische Maskulinum verwendet, gemeint sind aber alle Geschlechtsidentitäten.

Marburg	Rolf F. Maier
Berlin	Michael Obladen
Freiburg	Brigitte Stiller
Homburg	Michael Zemlin
November 2022	

Standardwerke der Neonatologie

Physiologie und Pathophysiologie des Neugeborenen

Boardman J, Groves A, Ramasethu J (Hrsg) (2021) Avery's and MacDonald's neonatology. Pathophysiology and management of the newborn, 8. Aufl. Wolters Kluwer

Polin RA, Abman SH, Rowitch D, Benitz WE (Hrsg) (2021) Fetal and neonatal physiology, 6. Aufl. Elsevier

Lehrbücher

Fanaroff AA, Fanaroff JM (Hrsg) (2019) Klaus and Fanaroff's care of the high risk neonate, 7. Aufl. Elsevier

Gleason CA, Juul SE (Hrsg) (2018) Avery's diseases of the newborn, 10. Aufl. Elsevier

Hübler A, Jorch G (Hrsg) (2019) Neonatologie. Die Medizin des Früh- und Reifgeborenen, 2. Aufl. Thieme

Martin RJ, Fanaroff AA, Walsh MC (Hrsg) (2019) Fanaroff and Martin's neonatal-perinatal medicine. Diseases of the fetus and infant, 11. Aufl. Elsevier

Rennie JM (Hrsg) (2012) Rennie & Roberton's textbook of neonatology, 5. Aufl. Churchill, Livingstone

Datenbanken

Pubmed: https://www.ncbi.nlm.nih.gov/pubmed/
Cochrane Library: http://www.cochranelibrary.com/
OMIM: https://www.ncbi.nlm.nih.gov/omim/
AWMF: http://www.awmf.org/leitlinien/aktuelle-leitlinien.html

Monografien

Aranda JV, van den Anker JN (Hrsg) (2021) Yaffe and Aranda's neonatal and pediatric pharmacology: therapeutic principles in practice, 5. Aufl. Wolters Kluwer

Benirschke K, Burton GJ, Baergen RN (Hrsg) (2012) Pathology of the human placenta, 6. Aufl. Springer

Briggs GG, Tower CV, Forinash AB (Hrsg) (2021) Brigg's drugs in pregnancy and lactation. A reference guide to fetal and neonatal risk, 12. Aufl. Wolters Kluwer

de Vries LS, Hellstrom-Westas L, Rosen I (2008) An atlas of amplitude-integrated EEGs in the Newborn, 2. Aufl. CRC Press

Gilbert-Barness E, Debich-Spicer D (Hrsg) (2004) Embryo and fetal pathology: color atlas with ultrasound correlation. Cambridge University Press

Graham JM Jr, Sanchez-Lara PA (Hrsg) (2015) Smith's recognizable patterns of human deformation, 4. Aufl. Elsevier

Holcomb GW III, Murphy JP, St Peter S (Hrsg) (2019) Ashcroft's pediatric surgery, 7. Aufl. Saunders

Jones KL, Jones MC, del Campo M (Hrsg) (2021) Smith's recognizable patterns of human malformation, 8. Aufl. Elsevier

Keszler M, Suresh G (Hrsg) (2021) Goldsmith's assisted ventilation of the neonate. An evidence-based approach to newborn respiratory care, 7. Aufl. Elsevier

Kirpalani H, Epelman M, Mernagh JR (Hrsg) (2011) Imaging of the newborn, 2. Aufl. Cambridge

Moore KL, Persaud TVN, Torchia MG (2018) The developing human. Clinically oriented embryology, 11. Aufl. Elsevier

Obladen M (2021) Oxford textbook of the newborn. A cultural and medical history. Oxford University Press

Orkin SH, Nathan DG, Ginsburg D, Look AT, Fisher DE, Lux S (Hrsg) (2015) Nathan and Oski's hematology and oncology of infancy and childhood, 8. Aufl. Elsevier

Ramasethu J, Seo S (Hrsg) (2019) MacDonald's atlas of procedures in neonatology, 6. Aufl. Wolters Kluwer

Volpe JJ (Hrsg) (2017) Volpe's neurology of the newborn, 6. Aufl. Saunders

Wilson CB, Nizet V, Maldonado YA, Remington JS, Klein JO (Hrsg) (2015) Remington and Klein's infectious diseases of the fetus and newborn infant, 8. Aufl. Elsevier

Vor Benirschke verschieben (alphabetische Ordnung der Autoren)

Inhaltsverzeichnis

Herausgeber- und Autorenverzeichnis

Über die Autoren

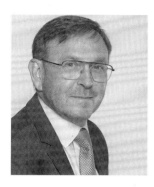

Prof. Dr. med. Rolf F. Maier Studium an der Universität Ulm. Facharztweiterbildung in Aalen und Stuttgart. 1988 Wechsel an die Freie Universität Berlin. Leitender Oberarzt bei Prof. Obladen am Virchow-Klinikum der Charité. Dort 1995 Habilitation. Im Jahr 2002 Ruf an die Philipps-Universität Marburg, von 2005 bis 2021 Geschäftsführender Direktor des Zentrums für Kinder- und Jugendmedizin am Universitätsklinikum Marburg. Mitglied der Ethikkommission am Marburger Fachbereich Medizin. In der Gesellschaft für Neonatologie und Pädiatrische Intensivmedizin (GNPI) von 2005 bis 2018 im Vorstand, von 2013 bis 2017 als Präsident, seit 2021 Ehrenmitglied. In der Deutschen Gesellschaft für Perinatale Medizin (DGPM) von 2003 bis 2021 im Vorstand, von 2007 bis 2009 als Präsident, Credé-Preis 1995, Maternité-Preis 2021. Forschungsschwerpunkte Frühgeborenenanämie, Verbesserung der Versorgung von sehr unreifen Frühgeborenen in Europa.

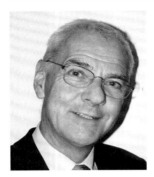

Prof. Dr. med. Michael Obladen Studium der Medizin und der Philosophie an den Universitäten Würzburg, Frankfurt und Heidelberg. Facharztweiterbildung und Habilitation in Heidelberg, Spezialisierung in San Diego, Oberarzttätigkeit in Tübingen und Bochum. 1985 Ruf nach Berlin, Leiter der Klinik für Neonatologie an der Freien Universität. 1995 Direktor der Klinik für Neonatologie am Virchow-Klinikum der Charité. 1989 Erster Vorsitzender, ab 2007 Ehrenmitglied der Gesellschaft für Neonatologie und Pädiatrische Intensivmedizin (GNPI). Forschungsschwerpunkt viele Jahre Surfactant-Substitution, derzeit Arbeit an einer Kulturgeschichte des Neugeborenen.

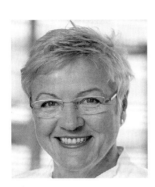

Prof. Dr. med. Brigitte Stiller Als Fachärztin Wechsel von Köln an das Deutsche Herzzentrum Berlin; dort Habilitation zum Thema Herzinsuffizienz und Kreislaufersatz im Kindesalter an der Charité. Seit 2001 leitende Oberärztin am Deutschen Herzzentrum Berlin, 2007 Ruf auf den Lehrstuhl für Kinderkardiologie an der Universitätsklinik Freiburg. Seither Leiterin der dortigen Klinik für angeborene Herzfehler und Mitglied der Freiburger Ethikkommission. 2014 als erste Frau zur Präsidentin der Deutschen Gesellschaft für Pädiatrische Kardiologie (DGPK) gewählt; 2013 Kongresspräsidentin der Jahrestagung der DGPK. Forschungsschwerpunkte weiterhin Herzinsuffizienzbehandlung und mechanischer Kreislaufersatz.

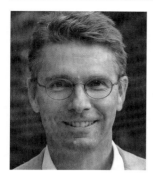

Prof. Dr. med. Michael Zemlin Studium und Facharztausbildung an der Freien Universität Berlin. 2001–2003 Feodor-Lynen Stipendium der Alexander von Humboldt-Stiftung in Birmingham, Alabama, USA. 2003–2016 Oberarzt, seit 2013 Leitender Oberarzt bei Prof. Rolf F. Maier am Universitätsklinikum Marburg. Seit 2016 Direktor der Klinik für Allgemeine Pädiatrie und Neonatologie am Universitätsklinikum des Saarlandes. Seit 2017 Stellvertretender Ärztlicher Direktor am Universitätsklinikum. Ärztliche Leitung des Schulzentrums für Gesundheitsfachberufe. Seit 2021 Vizepräsident der Gesellschaft für Neonatologie und Pädiatrische Intensivmedizin (GNPI). Forschungsschwerpunkte Entwicklungsimmunologie, nicht-invasive Diagnostik.

Autorenverzeichnis

Prof. Dr. med. Rolf F. Maier Zentrum für Kinder- und Jugendmedizin, Philipps-Universität Marburg, Marburg, Deutschland

Prof. Dr. med. Michael Obladen Klinik für Neonatologie, Charité – Universitätsmedizin Berlin, Berlin, Deutschland

Prof. Dr. med. Brigitte Stiller Klinik für Angeborene Herzfehler und Pädiatrische Kardiologie, Universitätsklinikum Freiburg, Freiburg, Deutschland

Prof. Dr. med. Michael Zemlin Klinik für Allgemeine Pädiatrie und Neonatologie, Universitätsklinikum des Saarlandes und Medizinische Fakultät der Universität des Saarlandes, Homburg, Deutschland

Abkürzungsverzeichnis

ADH	antidiuretisches Hormon
aEEG	amplitudenintegriertes EEG
AMV	Atemminutenvolumen
ASD	Vorhofseptumdefekt
AV	atrioventrikulär
AZV	Atemzugvolumen
BGA	Blutgasanalyse
BPD	bronchopulmonale Dysplasie
CMV	Zytomegalievirus
CoNS	Koagulase-negative Staphylokokken
CPAP	kontinuierlicher positiver Atemwegsdruck
CT	Computertomografie
ECMO	extrakorporale Membranoxygenierung
ED	Einzeldosis
EKG	Elektrokardiogramm
ELBW	extrem untergewichtiges Neugeborenes (< 1000 g)
EPO	Erythropoetin
f	Frequenz
FFP	Frischplasma
FG	Frühgeborenes
FiO$_2$	O$_2$-Konzentration in der Einatemluft
FIP	fokale intestinale Perforation
FM	Frauenmilch
FNAIT	fetale und neonatale Alloimmunthrombozytopenie
G-BA	Gemeinsamer Bundesausschuss
GFR	glomeruläre Filtrationsrate

GG	Geburtsgewicht
HFNC	high flow nasal canula
HFOV	Hochfrequenzoszillationsbeatmung
HIE	hypoxisch-ischämische Enzephalopathie
HIV	humanes Immundefizienz-Virus
HLHS	hypoplastisches Linksherzsyndrom
HWZ	Halbwertszeit
HZV	Herzzeitvolumen
I/E	Atemzeitverhältnis Inspirationszeit zu Exspirationszeit
IMV	intermittierend-mandatorische Beatmung
iNO	inhalatives Stickstoffmonoxid
INSURE	Intubation-Surfactant-Extubation
IPPV	intermittierende Positivdruckbeatmung
IQTIG	Institut für Qualitätssicherung und Transparenz im Gesundheitswesen
ISTA	Aortenisthmusstenose
IVH	intraventrikuläre Blutung
LA	linker Vorhof
LISA	less invasive surfactant administration
LT	Lebenstag
LV	linker Ventrikel
MAD	mittlerer arterieller Druck
MAP	mittlerer Atemwegsdruck
MAS	Mekoniumaspirationssyndrom
MM	Muttermilch
MRT	Magnetresonanztomografie
NAK	Nabelarterienkatheter
NCPAP	nasaler kontinuierlicher positiver Atemwegsdruck
NEC	nekrotisierende Enterokolitis
NIRS	Nahinfrarotspektroskopie
NIPPV	nasale intermittierende Positivdruckbeatmung
NNH	number needed to harm
NNT	number needed to treat
NVK	Nabelvenenkatheter
OI	Oxygenationsindex
PA	Pulmonalatresie
$paCO_2$	arterieller Kohlendioxidpartialdruck
PAH	pulmonalarterielle Hypertonie

paO_2	arterieller Sauerstoffpartialdruck
PIP/p_{insp}	Inspirationsdruck
PPHN	persistierende pulmonale Hypertension des Neugeborenen
PVL	periventrikuläre Leukomalazie
RA	rechter Vorhof
RDS	Atemnotsyndrom des Neugeborenen
RG	Reifgeborenes
rhEPO	rekombinantes humanes Erythropoetin
ROP	Frühgeborenenretinopathie
RSV	respiratory syncytial virus
RV	rechter Ventrikel
SaO_2	arteriell gemessene Sauerstoffsättigung
SIDS	plötzlicher Kindstod
SIMV	synchronisierte intermittierend-mandatorische Ventilation
SpO_2	pulsoxymetrisch gemessene periphere Sauerstoffsättigung
SSW	Schwangerschaftswoche(n)
SVT	supraventrikuläre Tachykardie
TAPVC	totale Lungenvenenfehlmündung
TCPC	totale kavopulmonale Anastomose
$tcpCO_2$	transkutaner Kohlendioxidpartialdruck
$tcpO_2$	transkutaner Sauerstoffpartialdruck
t_{exsp}	Exspirationszeit
t_{insp}	Inspirationszeit
TGA	Transposition der großen Arterien
TOF	Fallot'sche Tetralogie
TORCH	Toxoplasmose, Röteln, Zytomegalie, Herpes
VEGF	vaskulärer endothelialer Wachstumsfaktor
VGAM	Vena-Galeni-Malformation
VLBW	sehr untergewichtiges Neugeborenes (< 1500 g)
VSD	Ventrikelseptumdefekt
VUR	vesikoureteraler Reflux
ZVD	Zentralvenendruck
ZVK	zentraler Venenkatheter
ZVS	zentralvenöse O_2-Sättigung

Normale und gestörte Adaptation

Rolf F. Maier

Unmittelbar nach der Geburt müssen sich alle wichtigen Vitalfunktionen des Kindes umstellen: Es besteht keine Verbindung mehr zu Eihäuten und Plazenta, die bislang Gasaustausch, Ernährung, Ausscheidung und Isolierung gewährleistet haben. Der im Wasser lebende Fetus wird zum Luft atmenden Neugeborenen und muss für Atmung, Kreislauf, Wärmeregulation, Ernährung, Stoffwechsel, Ausscheidung und Infektabwehr selbst sorgen. Die Umstellungsvorgänge sind nach der Geburt leicht störbar, besonders bei unreifen Kindern.

1.1 Unreife und niedriges Geburtsgewicht

1.1.1 Definitionen

Neugeborenenperiode 1.–28. Lebenstag (frühe Neugeborenenperiode: 1.–7. Lebenstag, späte Neugeborenenperiode: 8.–28. Lebenstag).

Geburtsgewicht Ohne Berücksichtigung der Reife wird nach dem Geburtsgewicht eingeteilt in:

- Untergewichtige Neugeborene (LBW, „low birth weight infants"): Geburtsgewicht <2500 g. Je nach Region und Ethnie 5–15 % der Lebendgeborenen.

© Der/die Autor(en), exklusiv lizenziert an Springer-Verlag GmbH, DE, ein Teil von Springer Nature 2023
R. F. Maier et al., *Obladens Neugeborenenintensivmedizin*,
https://doi.org/10.1007/978-3-662-66572-5_1

- Sehr untergewichtige Neugeborene (VLBW, „very low birth weight infants"): Geburtsgewicht <1500 g. Je nach Population 0,8–1,5 % der Lebendgeborenen, jedoch bis zu 65 % der in der Neonatalperiode verstorbenen Kinder.
- Extrem untergewichtige Neugeborene (ELBW, „extremely low birth weight infants"): Geburtsgewicht <1000 g. Etwa 0,3–0,6 % der Lebendgeborenen, aber 50 % der in der Neonatalperiode Verstorbenen. In Deutschland müssen alle lebend- oder totgeborenen Kinder mit einem Geburtsgewicht von 500 g und mehr sowie alle lebendgeborenen Kinder unabhängig vom Geburtsgewicht gemeldet und beurkundet werden.

Gestationsalter Zeit gerechnet vom 1. Tag der letzten normalen Menstruation. Normal sind ca. 280 Tage = 40 Wochen. Rechnerische und klinische Bestimmung des Gestationsalters haben eine Treffsicherheit von je ±2 Wochen. Die Angabe erfolgt in vollendeten Schwangerschaftswochen (SSW) plus Einzeltagen (0 bis 6). Die häufig verwendete Angabe als „*xte Woche*" ist ungenau, wird unterschiedlich interpretiert und sollte deshalb vermieden werden.

Reife Kann infolge unterschiedlicher Enzyminduktion erheblich vom Gestationsalter abweichen (Retardierung, Akzeleration).

Frühgeborenes Gestationsalter <259 Tage (<37 vollendete Wochen).

Reifes Neugeborenes Gestationsalter 259–293 Tage (vollendete 37 bis <42 Wochen).

Übertragenes Neugeborenes Gestationsalter >293 Tage (42 Wochen oder mehr).

Ohne Berücksichtigung des Geburtsgewichts wird eingeteilt in:

- sehr unreife Neugeborene (VPT, „very preterm infants"): Gestationsalter <32 + 0 Wochen
- extrem unreife Neugeborene (EPT, „extremely preterm infants"): Gestationsalter <28 + 0 Wochen

Fetale Gewichtsentwicklung Aus dem Verhältnis zwischen Gestationsalter und Geburtsgewicht werden definiert:

- eutroph (AGA, „appropriate for gestational age"): Kinder mit einem Geburtsgewicht zwischen der 10. und 90. Perzentile für das Gestationsalter
- hypotroph (SGA, „small for gestational age"): Kinder mit einem Geburtsgewicht <10. Perzentile
- hypertroph (LGA, „large for gestational age"): Kinder mit einem Geburtsgewicht >90. Perzentile

Zur Perzentileneinteilung der gestationsspezifischen Körpermaße siehe Abb. 1.1.

1.1.2 Postnatale Bestimmung des Gestationsalters

Am zuverlässigsten sind die klinischen Kriterien nach Finnstrom [12] (Tab. 1.1 und 1.2).

Brustdrüsengewebe Der horizontale Durchmesser wird mit einem Zentimetermaß beiderseits gemessen und der größte palpable Durchmesser angegeben.

Hautdurchsichtigkeit Die Durchsichtigkeit der Haut des Stamms, besonders oberhalb des Nabels, wird anhand der großen und kleinen Blutgefäße beurteilt.

Ohrmuschelknorpel Beide Ohrmuscheln werden befühlt, bei Seitendifferenz wird das „reifere" Ohr angegeben (Abb. 1.2). Der Helixknorpel entwickelt sich von ventral und kaudal her in der durch Pfeile angegebenen Richtung. Das Knorpelgerüst ist vollständig, wenn im dorsalen, kranialen Quadranten deutlich tastbar.

Brustwarzenbildung Mit steigendem Gestationsalter ist die Mamille deutlicher von der umgebenden Haut abgrenzbar, und der Warzenhof erhebt sich über das allgemeine Hautniveau.

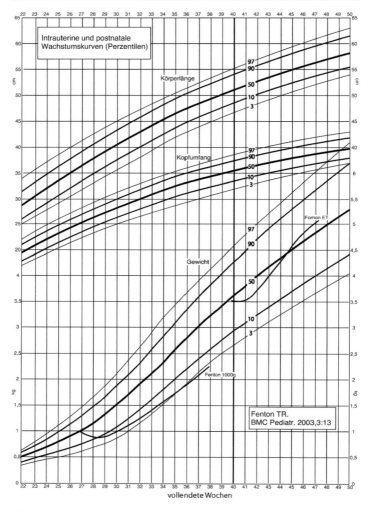

Abb. 1.1 Prä- und postnatale Wachstumskurven

Tab. 1.1 Bestimmung des Gestationsalters nach Finnström [12]

Klinisches Kriterium/ Punkte	1	2	3	4
Hautdurchsichtigkeit	Zahlreiche Venen, Verzweigungen und Venolen klar erkennbar, besonders über Abdomen	Venen und Verzweigungen erkennbar, keine Venolen	Wenige große Gefäße klar über Abdomen erkennbar	Wenige große Gefäße undeutlich erkennbar oder keine Gefäße sichtbar
Ohrmuschelknorpel	Im Antitragus nicht fühlbar	Im Antitragus fühlbar	Anthelix vorhanden	Helix vollständig vorhanden
Plantare Hautfältelung (nicht Leisten)	Keine Hautfältelung	Nur vordere transverse Hautfalte	Einige Falten über den vorderen 2 Dritteln	Gesamte Sohle mit Hautfalten bedeckt, einschließlich Ferse
Brustdrüsengewebe (Durchmesser)	<5 mm	5–10 mm	>10 mm	–
Brustwarzenbildung	Mamille kaum erkennbar, kein Warzenhof	Mamille gut erkennbar, Warzenhof vorhanden, nicht erhaben	Mamille gut erkennbar, Rand des Warzenhofs über Hautniveau	–
Fingernägel (Daumen)	Fingerkuppen noch nicht erreicht	Fingerkuppen erreicht	Fingerkuppen erreicht bzw. überragt, distaler Nagelrand deutlich ausgebildet	–
Kopfhaar	Zart, wollen, flaumig; einzelne Haare nicht zu unterscheiden	Kräftig, seidig; jedes einzelne Haar erkennbar	–	–

Tab. 1.2 Berechnung des Gestationsalters nach Finnström [12]

Gesamtpunkte (7 Kriterien)	Schwangerschaftsdauer	
	Tage	Wochen + Tage
7	191	27 + 2
8	198	28 + 2
9	204	29 + 1
10	211	30 + 1
11	217	31
12	224	32
13	230	32 + 6
14	237	33 + 6
15	243	34 + 5
16	250	35 + 5
17	256	36 + 4
18	263	37 + 4
19	269	38 + 3
20	276	39 + 3
21	282	40 + 2
22	289	41 + 2
23	295	42 + 1

Fingernägel Die Fingernägel werden inspiziert und die Fingerspitze palpiert, indem der Nagel über die Hand des Untersuchers streicht bzw. kratzt.

Plantare Hautfältelung Nur die groben Falten werden analysiert. Feine, oberflächliche Linien können vorhanden sein, besonders bei trockener Haut, verstreichen jedoch gewöhnlich beim Spannen der Fußsohle von den Zehen bis zur Ferse. Die Hautfalten werden mit steigendem Gestationsalter deutlicher, und ihre Verteilung von den Zehenballen in Richtung auf die Ferse nimmt zu (Abb. 1.3).

Augenlider Bei Kindern von <28 SSW sind alle Reifescores ungenau. Hilfreich ist das Kriterium der fusionierten Augenlider, die sich normalerweise nach 25 SSW öffnen.

Abb. 1.2 Entwicklung
des Ohrknorpels

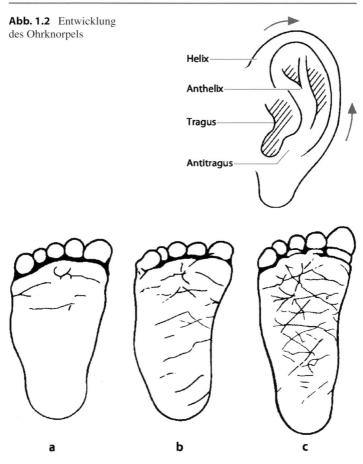

Abb. 1.3 a Fuß eines Frühgeborenen von 36 Wochen Gestationsalter. Die hinteren drei Viertel des Fußes sind glatt, **b** Fuß eines Neugeborenen von 38 Wochen Gestationsalter mit einigen Fußlinien, **c** Fuß eines Neugeborenen von 40 Wochen Gestationsalter. Die Fußlinien haben sich über die ganze Sohle ausgebreitet

1.1.3 Frühgeborenenrate

Die Frühgeborenenrate ist regional unterschiedlich, wobei die skandinavischen Länder traditionell niedrige Raten haben. Im Jahr 2019 lag die Frühgeborenenrate (22–36 SSW) in 32 europäischen Ländern im Median bei 6,9 % (Quartilen 6,1–7,5 %). Deutschland zählte im Jahr 2019 mit einer Rate von 8,2 % für Frühgeborene von 22–36 SSW und einer Rate von 1,3 % für Frühgeborene von 22–31 SSW zu den 5 europäischen Ländern mit den höchsten Raten. Im Vergleich dazu lagen die Raten in Finnland bei 5,3 % bzw. 0,7 % und in Schweden bei 5,4 % bzw. 0,8 % [27].

1.1.4 Probleme des Frühgeborenen

Hauptursachen der Frühgeburt sind Chorioamnionitis, Mehrlingsschwangerschaft, hypertensive Schwangerschaftserkrankungen, schwierige soziale Verhältnisse und Rauchen. Oft kommt es zur iatrogenen Frühgeburt durch Beendigung der Schwangerschaft bei mütterlicher oder kindlicher Gefährdung. Eine zunehmende Rolle spielt in den letzten Jahren die assistierte Reproduktion. Auch bei Einlingen sind nach assistierter Reproduktion die Frühgeburtlichkeit und die Fehlbildungsrate gegenüber spontaner Schwangerschaft mehr als verdoppelt.

Tab. 1.3 listet die wichtigsten Gefährdungen des Frühgeborenen auf. Dabei sind viele der in der rechten Spalte dargestellten Krankheitszustände vermeidbar, wenn sachgerecht und schonend vorgegangen wird.

Geburt und Versorgung eines unreifen Kindes sollten wie ein operativer Eingriff sorgfältig vorausgeplant und vorbereitet sein

Tab. 1.3 Gefährdungen des Frühgeborenen

Temperaturregulation	Hypothermie, Hypoxie, Azidose
Atmung	Surfactantmangel, Asphyxie, Apnoeanfälle, Schocklunge
Zirkulation	Schock, Rechts-links-Shunt, PDA, Ischämie, Hirnblutung, periventrikuläre Leukomalazie, nekrotisierende Enterokolitis
Ernährung	Katabolismus, Aspiration, Subileus
Stoffwechsel	Hypoglykämie, Hypocalcämie, Hypoproteinämie, Ikterus, Anämie
Ausscheidung	Ödeme, Elektrolytimbalancen
Immunität	Pneumonie, Sepsis, Meningitis

und nicht wie ein Verkehrsunfall erfolgen! Wie kein anderes Risikoneugeborenes profitiert das Frühgeborene von Regionalisierung (Abschn. 15.2) und pränatalem Transport der Mutter in ein Perinatalzentrum (Abschn. 15.3.1).

1.1.5   Probleme des hypotrophen Neugeborenen

Niemals reicht „hypotrophes Neugeborenes" oder „Mangelgeborenes" als Diagnose, vielmehr handelt es sich um das Symptom einer chronischen Erkrankung von Mutter, Fetus oder Plazenta. Durch Gestationsalterbestimmung und Messung von Körpergewicht, -länge und Kopfumfang muss bei jedem untergewichtigen Neugeborenen unmittelbar postnatal festgestellt werden, ob das Kind unreif, hypotroph oder beides ist.

Obligate Maßnahmen bei hypotrophen Reifgeborenen sind:

- Hypoglykämiescreening (Abschn. 11.1)
- Frühfütterung (Abschn. 11.1)
- Ausschluss einer Polyzythämie (venöser Hämatokrit, Abschn. 12.4)
- Infektionsdiagnostik (Abschn. 14.2)
- Hypocalcämiesuche (im Alter von 24 h; Abschn. 9.7.1)
- Abklärung der Ursache für die fetale Wachstumsretardierung (Genetik? Fehlbildung? Rauchen? Hypertonie? Plazentahistologie?)
- Schädelsonografie (Verkalkungen, Gefäßveränderungen)

1.2   Postnatale Zustandsdiagnostik

Für die Beurteilung eines reifen Neugeborenen hat sich das Apgar-Schema bewährt [3] (Tab. 1.4 und 1.5). Auch wenn die Apgar-Bewertung subjektiv geprägt ist und einer nicht unerheblichen Interobserver-Variabilität unterliegt, so zeigen große populationsbasierte Untersuchungen, dass bei Reifgeborenen das Risiko für eine Zerebralparese und eine Epilepsie negativ assoziiert mit dem Apgar-Score mit 5 und 10 min ist (E2a) [28].

Tab. 1.4 Apgar-Schema zur Beurteilung von Neugeborenen; Bestimmung nach 1, 5, 10 min

Apgar-Zahl Symptom	0	1	2
Hautfarbe	Blau oder weiß	Akrozyanose	Rosig
Atmung	Keine	Langsam, unregelmäßig	Ungestört
Herzaktion	Keine	<100/min	>100/min
Muskeltonus	Schlaff	Träge Flexion	Aktive Bewegung
Reflexe beim Absaugen	Keine	Herabgesetzt	Schreien

Tab. 1.5 Postnatale klinische Klassifikation von reifen Neugeborenen

Gruppe	1-Minuten-Apgar	Herzfrequenz/Atmung	Klinische Terminologie
Normal	8–10	>120/min; regelmäßige Atmung	Unauffälliges Neugeborenes
Mäßige Depression	4–7	80–120/min; unregelmäßige Atmung	Asphyxia livida
Schwere Depression	0–3	<80/min; keine oder Schnappatmung	Asphyxia pallida

Für die postnatale Beurteilung von Frühgeborenen ist das Apgar-Schema problematisch, da Atmung, Muskeltonus und Reflexerregbarkeit stark vom Gestationsalter abhängig sind, insbesondere bei Kindern <1500 g. Allerdings ist auch bei Frühgeborenen in allen Reifekategorien ein niedriger Apgar-Score mit 5 und 10 min mit einer höheren Sterblichkeit assoziiert (E2a) [9]. Ein verbreiteter validierter Score für Frühgeborene <1500 g ist der CRIB-Score [8, 24]. Auch die Rektaltemperatur vor Verlassen des Kreißsaals gibt eine zuverlässigere Information über die Qualität der Erstversorgung und über die Überlebenschance des Frühgeborenen als das Apgar-Schema. Das gleichzeitige Auftreten von niedrigen Apgar- und pH-Werten zeigt eine ausgeprägte Depression an.

▶ **Wichtig** Niedriger Apgar mit normalem pH ist eher die Folge als die Ursache einer Gehirnschädigung!

1.3 Geburtsasphyxie

Asphyxie entsteht, wenn der Gasaustausch in den Organen versagt (griechisch eigentlich „Pulslosigkeit"). Physiologen, Geburtshelfer, Anwälte und Kostenträger haben sich nicht auf eine Definition der Geburtsasphyxie geeinigt. Dies erschwert wissenschaftliche Studien zu ihrer Entstehung und Behandlung. Das American College of Obstetricians and Gynecologists empfiehlt [2], den Begriff Asphyxie möglichst zu vermeiden und nur zu verwenden, wenn folgende Kriterien sämtlich erfüllt sind:

- NapH <7,00
- Apgar 0–3 für >5 min
- neurologische Auffälligkeiten (Tab. 10.1)
- Multiorgandysfunktion

Bei moderner Geburtsüberwachung treten Geburtsasphyxien bei <5 % aller Neugeborenen auf. Die Notwendigkeit einer Reanimation ist in den letzten Jahren deutlich seltener geworden.

Im Einzelfall nicht vorhersehbar (z. B. bei vorzeitiger Plazentalösung) ist der hypovolämische Schock:

- Blässe trotz guter Oxygenierung
- keine Erholung trotz adäquater Reanimation
- schwacher Puls, niedriger Blutdruck (Abschn. 6.5.3)

Abb. 1.4 stellt die häufigsten Situationen zusammen, in denen mit einer Geburtsasphyxie gerechnet werden muss.

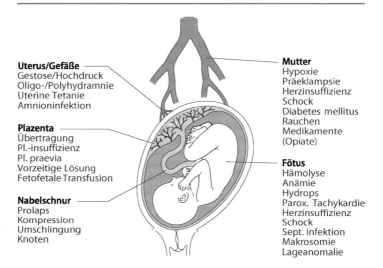

Uterus/Gefäße
Gestose/Hochdruck
Oligo-/Polyhydramnie
Uterine Tetanie
Amnioninfektion

Plazenta
Übertragung
Pl.-insuffizienz
Pl. praevia
Vorzeitige Lösung
Fetofetale Transfusion

Nabelschnur
Prolaps
Kompression
Umschlingung
Knoten

Mutter
Hypoxie
Präeklampsie
Herzinsuffizienz
Schock
Diabetes mellitus
Rauchen
Medikamente
(Opiate)

Fötus
Hämolyse
Anämie
Hydrops
Parox. Tachykardie
Herzinsuffizienz
Schock
Sept. Infektion
Makrosomie
Lageanomalie

Abb. 1.4 Pränatale Asphyxieursachen

1.4   Atmungsadaptation

Der Fetus wird aus Apnoe in Exspirationsstellung geboren. Kälte, Licht, Schwerkraft, Kompression im Geburtskanal, Hyperkapnie, Azidose und Hypoxie lösen den 1. (Luft-)Atemzug aus. Der Lufteintritt baut Oberflächenspannung und Retraktionskraft auf, die Lungenflüssigkeit verschwindet, nach 2–3 Atemzügen ist das Residualvolumen etabliert. Dabei weist die Physiologie der Atmung in den ersten 24 Lebensstunden erhebliche Unterschiede zum späteren Lebensalter auf (Tab. 1.6).

Überwachung der Atmung Registrierung von *Atembewegungen*:
Wir verwenden die Impedanzpneumografie, günstigste Elektrodenposition ist die vordere Axillarlinie. Der Apnoeteil des Monitors sollte bei Atemstillstand von >20 s Dauer alarmieren. Normale Atemfrequenz des Neugeborenen: 40–60/min, erhebliche Schwankungen in Abhängigkeit vom Ruhezustand. Wie bei der Herzfrequenz ist weniger die absolute Höhe der Atemfrequenz als vielmehr deren rasche Veränderung, insbesondere ihr Anstieg, ein

Tab. 1.6 Perinatale respiratorische Adaptation

Regulation	Glomus caroticum unreif = geringe paO_2-Antwort Hauptatemantrieb mit 40 SSW ist der pCO_2
Morphologie	Bronchialaufzweigung + Alveolenbildung von 24 bis 40 SSW Kapillarisierung 26 SSW
Surfactant	„lamellar bodies" 24 SSW, Phosphatidylglycerol 35 SSW, „monolayer adsorption" = alveoläre Stabilität
Mechanik	Transpulmonaldruck bis 80 cm H_2O beim 1. Atemzug Atemwegswiderstand erhöht
Ventilation	Normales Atemzeitvolumen durch hohe Atemfrequenz und gesteigerte Atemarbeit
Diffusion	Interstitium 1 μm → 0,2 μm Flüssigkeitsgehalt 40 ml = 60 % des Lungengewichts
Perfusion	Verschluss des Foramen ovale in Minuten, des Ductus arteriosus in Tagen Rechts-links-Shunt 90 % → 20 %
O_2-Transport	Kritisch, da Hämatokrit niedrig und Linksverschiebung der O_2-Dissoziationskurve

Alarmzeichen. Registrierung des *transkutanen* pO_2 und *pCO_2* sowie *Pulsoxymetrie* (Abschn. 3.8).

1.5 Kreislaufadaptation

Beim 1. Atemzug strömt Blut in den sich öffnenden Lungenkreislauf. Infolge des paO_2-Anstiegs sinkt der pulmonale Gefäßwiderstand, während der periphere Systemwiderstand steigt: Das Foramen ovale wird (funktionell) innerhalb von Minuten geschlossen, der Rechts-links-Shunt sinkt innerhalb von 6 h von 90 % auf 20 % ab. Der Ductus arteriosus bleibt noch tagelang offen, der Shunt durch den Ductus geht nun jedoch von links nach rechts, da der Systemwiderstand höher als der pulmonale Gefäßwiderstand ist (transitorische perinatale Zirkulation). Geburtsasphyxie und postnatale Hypoxämie erhöhen den pulmonalen Gefäßwiderstand, wodurch es zu einem mehr oder weniger großen Rechts-links-Shunt kommen kann (persistierende pulmonale Hypertension, Abschn. 6.8; Abb. 1.5).

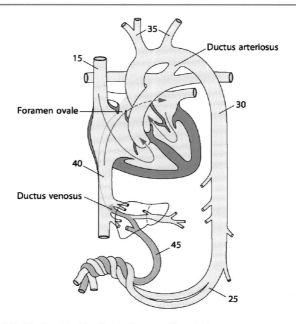

Abb. 1.5 Fetaler Kreislauf mit Sauerstoffpartialdrücken (mmHg) in den verschiedenen Gefäßen

1.5.1 Überwachung der Herzfrequenz

- Variationsbereich: 70–170/min, je nach Aktivität. Eine Herzfrequenz <100/min ist fast immer pathologisch. Unabhängig vom absoluten Frequenzniveau ist jeder rasche Abfall (Hypoxie?) oder Anstieg (Schock?) der Herzfrequenz ein Warnzeichen.
- Methode der Registrierung: R-Zacken-Analyse aus dem EKG: Dessen kontinuierliche Darstellung auf dem Bildschirm erlaubt es, auch Messfehler durch Mitzählen einer hohen T-Zacke, Herzrhythmusstörungen und Elektrolytentgleisungen zu erkennen (Abschn. 9.6, 9.7, 9.8).
- Beste Elektrodenlage: Hohe positive R-Zacke, flache T-Welle, also im Allgemeinen links-präkordial.

1.5.2   Herzfrequenzvarianz

Im Rahmen der Kardiorespirografie ist die Schlag-zu-Schlag-Varianz der Herzfrequenz eine Überwachungsmethode mit vielseitiger Aussagekraft. Eingeschränkte Variabilität der Herzfrequenz findet sich bei schwer kranken Neugeborenen mit Azidose oder Kreislaufzentralisation sowie bei Frühgeborenen. Silente oder sinusoide Kurven weisen auf eine schlechte Prognose, man sieht sie bei Hirnblutungen oder kardialer Dekompensation. Moderne Neonatalmonitore zeigen das Kardiorespirogramm auf dem Bildschirm. Damit können Änderungen im Schweregrad des Atemnotsyndroms oder der Erfolg eines Ductusverschlusses erkannt werden.

1.5.3   Überwachung des arteriellen Blutdrucks

Blutdruckmessung in der Neugeborenenintensivmedizin sollte routinemäßig durchgeführt werden:

- bei jeder Aufnahme an allen 4 Extremitäten
- bei Kindern mit Schockzustand
- bei Surfactantsubstitution
- bei Verdacht auf Herzfehler (Messung an Armen und Beinen)
- vor und während Erythrozyten-, Thrombozyten- und Plasmatransfusionen
- bei Herzinsuffizienz (allgemein schwache Pulse)
- intraoperativ und in der postoperativen Überwachung
- während der Behandlung mit kreislaufwirksamen Medikamenten

Möglichkeiten der Blutdruckmessung
Blutige Messung Mit elektronischem Druckwandler, insbesondere wenn ein Nabelarterienkatheter liegt (Abschn. 19.1.2). In der Routine beim Neugeborenen nicht erforderlich, da indirekte Messverfahren sehr zuverlässig geworden sind.

Oszillometrische Messung Methode der Wahl zur Messung des Blutdrucks beim Neugeborenen. Der Blutdruck ist in Bauchlage etwas niedriger als in Rückenlage, während sich zwischen Oberarm und Unterschenkel kein Unterschied findet. Wie bei allen nichtinvasiven (Manschetten-)Methoden wird hier nicht der Druck, sondern die kompressionsbedingte Flussveränderung analysiert. Ihre Zuverlässigkeit hängt von der korrekten Manschettengröße ab: genaueste Messung bei einem Manschettenbreite-Armumfang-Verhältnis von 0,5. Beim selben Kind immer mit der gleichen Manschettengröße und nicht an Extremitäten messen, an denen eine Infusion oder ein Pulsoxymeter liegt.

▶ **Wichtig** Leicht erniedrigte Blutdruckwerte müssen nicht pathologisch sein. Bei guter Oxygenierung, prompter Rekapillarisierung und normaler Diurese ist eine Blutdruckkorrektur meist unnötig. Im Kreißsaal (aber nicht später) hilft die Faustregel: Normaler Mitteldruck (mmHg) gleich Gestationsalter (vollendete Wochen), Intervention nur, wenn der Mitteldruck 20 % darunter liegt (Abschn. 6.5.3).

1.5.4 Zentraler Venendruck

Normbereich 3–8 cm H_2O, er kann je nach kardiopulmonaler Situation erheblich schwanken. In der Neugeborenenintensivmedizin besteht eine Indikation zur Überwachung des zentralen Venendrucks bei

- Kreißsaalreanimation bei weißer Asphyxie (Abschn. 1.6.3)
- massivem Blutverlust
- akuter fetofetaler Transfusion
- Hydrops universalis
- dekompensiertem Herzvitium und kardiogenem Schock
- postoperativer Überwachung nach großen Operationen
- vor und während Blutaustauschtransfusion

Möglichkeiten der Zentralvenendruckmessung beim Neugeborenen
Einmalmessung mit Nabelvenenkatheter (z. B. im Kreißsaal) von Hand Position im rechten Vorhof. Der Katheter wird unter Herzniveau geöffnet und dann langsam nach oben geführt. Es wird gemessen, bis zu welchem Niveau der Flüssigkeitsspiegel im Katheter steigt oder fällt. Vorsicht bei schwerem Schock und negativem Druck: Gefahr der Luftembolie!

Kontinuierliche Messung mit elektronischem Druckwandler Wichtig ist die regelmäßige Kontrolle des Nullwerts; bei der Eichung soll der Druckwandler in der Höhe des Processus xiphoideus liegen. Eichung täglich kontrollieren.

1.6   Reanimation des Neugeborenen

Wie der Begriff „Asphyxie" wird auch der Begriff „Reanimation" zu häufig und auch häufig zu Unrecht benutzt. Eine echte Wiederbelebung ist beim Neugeborenen sehr selten erforderlich, meist gilt es, die perinatale Umstellung zu unterstützen und Vitalfunktionen zu stabilisieren.

Eine Wiederbelebung kann nicht improvisiert werden. Entscheidend für ihren Erfolg sind der Erfahrungsstand des reanimierenden Teams und die perfekte Vorbereitung vor der Geburt auf jede mögliche Komplikation im Kreißsaal. Simulationstraining verbessert das Teamverhalten und die technischen Abläufe 3–6 Monate später. Ob dadurch auch die Sterblichkeit reduziert werden kann, ist unklar (E1a) [20].

Ist einer der in Abb. 1.4 aufgelisteten Risikofaktoren festgestellt, so besteht meist Zeit genug, vor der Geburt ein geschultes Reanimationsteam zusammenzustellen oder herbeizurufen. Bestehen die personellen oder apparativen Möglichkeiten (notwendige Ausrüstung für die Neugeborenenreanimation) zur Reanimation des Kindes nicht, so muss die Mutter in ein Krankenhaus transportiert werden, welches zur Versorgung des Kindes ausgerüstet ist (medikamentöse Tokolyse erlaubt einen solchen Transport in den meisten Fällen; Abschn. 15.3.1). Sorglosigkeit und mangelhafte Vorbereitung bei der Geburt eines Risikokindes werden beim heutigen hohen Stand von Geburtshilfe und Neonatologie als Kunstfehler angesehen. Alle durchgeführten Reanimationsmaßnahmen sind zusammen mit dem Zustand des Kindes detailliert mit Zeitverlauf zu dokumentieren [4].

Notwendige Ausrüstung für die Neugeborenenreanimation
Keine überflüssigen Dinge deponieren! Funktionskontrolle täglich!

- *Geräte Reanimationsplatz*
  – Reanimationstisch mit Wärmestrahler und Lichtquelle
  – Sauerstoffquelle mit Flowmeter, Mischer, Anfeuchter und Leitung
  – Monitor für EKG, Sauerstoffsättigung, Blutdruck mit Sensor und Elektroden
  – Vakuumpumpe (Sog –200 mbar),
  – Blutgasanalysengerät
  – Apgar-Uhr
- *Instrumentarium*
  – Blutdruckmanschetten, Gr. 1–4
  – Laerdal-Beatmungsbeutel für Neugeborene mit PEEP-Ventil und Druckmanometer
  – Laerdal-Beatmungsmasken, Größe 00 und 01
  – 2 Laryngoskope Foregger (oder Negus) mit 18-mm-Griff
  – Laryngoskopspatel gerade, Größe 0 und 1
  – Magill-Zange für Säuglinge
  – Guedel-Tuben, Größe 00 und 000
  – Nasotrachealtuben weich, Größe 2,0, 2,5, 3,0, 3,5 mit Adapter
  – Einmalmundsauger mit Sekretfänger, Charr 8

- Absaugkatheter, Charr 6, 8, 10
- Säuglingsstethoskop mit weichem Trichter
- Thermometer
- Einmalskalpell, sterile Schere, Nabelklemmen, Nahtmaterial
- Magensonden, Charr 4, 6
- Nabelgefäßkatheterbesteck (Abschn. 19.1), Nabelkatheter, Charr 3,5, 5, 8
- steriler Plastikbeutel, Mütze
- sterile (Loch-)Tücher
- gewärmte sterile Moltontücher
- sterile Handschuhe, Gr. 6, 7, 8
- *Medikamente und Injektionsmaterial*
  - Glukose 5 % und 10 %, Amp. 10 ml
  - Natriumbikarbonat 8,4 %, Amp. 20 ml
  - Calciumglukonat 10 %, Amp. 10 ml
  - NaCl 0,9 %, Amp. 10 ml, 50 ml
  - Adrenalin 1:10.000, Amp. 10 ml
  - Naloxon, Amp. 0,4 mg/ml
  - Konakion, Amp. 1 mg
  - Venenverweilkanüle 26 G, Butterfly 25 G, diverse Injektionskanülen
  - Spritzen 1, 2, 5, 10 ml, Infusionspumpenspritzen 50 ml
  - Infusionsleitung, Extensionsset für Verweilkanülen, Dreiwegehahn, Verschlusskappen
  - Hautdesinfektionsmittel, sterile Kompressen, Pflaster
  - Lanzetten, Blutgaskapillaren, EDTA-, Heparin-Röhrchen, BZ-Stix
  - ggf. Notfallkonserve 0 rhesus negativ (erschütterungsfreier Kühlschrank!)
- *Protokolle*
  - Checkliste für tägliche Kontrolle mit Unterschriftsliste
  - standardisiertes Reanimationsprotokoll

▶ **Wichtig** Ein Kreißsaal ist keine Intensivstation. Je einfacher die Reanimationsausrüstung, desto eher funktioniert sie!

Sauerstoff bei der Reanimation Umstritten war lange die Rolle des Sauerstoffs bei der Reanimation. Nun haben sich Internationale [35] und Europäische [22] Leitlinien festgelegt (E4): Bei Reifgeborenen wird die Reanimation stets mit Raumluft (21 %) begonnen. Nur wenn das Pulsoxymeter eine echte Hypoxämie anzeigt, wird mit Sauerstoff beatmet. Dabei ist zu beachten, dass bei gesunden Neugeborenen eine präduktale O_2-Sättigung von 95 % erst nach 10 min („normale" präduktale Sättigung) erreicht wird [11] (Abb. 1.6). Als akzeptable präduktale Sauerstoffsättigungen gelten 65 % nach 2 min, 85 % nach 5 min und 90 % nach 10 min [22]. Noch offen ist die Frage nach der Sauerstoffkonzentration bei Frühgeborenen [32]. Empfohlen wird, bei 28 bis 32 SSW die Atemunterstützung mit 21–30 % und bei <28 SSW mit 30 % zu beginnen und die Sauerstoffkonzentration dann so zu titrieren, dass ab 5 Lebensminuten die Sauerstoffsättigung >80 % liegt (E4).

Beim Opiatüberhang ist unklar, ob die intravenöse Injektion von Naloxon (0,1 mg/kg KG) die respiratorische oder neuro-

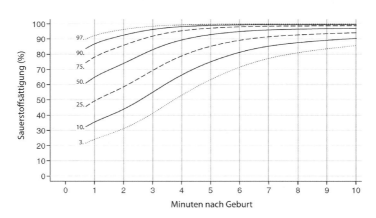

Abb. 1.6 Präduktale Sauerstoffsättigung bei stabilen Reif- und Frühgeborenen während der ersten 10 Lebensminuten, Perzentilendarstellung. (mod. nach [11])

logische Situation des Neugeborenen verbessern kann, für andere
Ursachen der Asphyxie ist das Medikament wirkungslos (E1b)
und sollte deshalb nicht verwendet werden [25]. Bei einer Re-
animationsdauer von mehr als 10 min besteht ein hohes Risiko für
Tod oder Behinderung, allerdings ist ein Überleben ohne Behinderung möglich (E1a) [15].

1.6.1 Erstversorgung des Frühgeborenen

Die meisten Frühgeborenen benötigen keine Reanimation im
eigentlichen Sinn. Vielmehr sollte durch wenige gezielte Maßnahmen die Adaptation ermöglicht bzw. erleichtert werden. Die
Erstversorgung eines sehr unreifen Frühgeborenen sollte die er-
fahrenste Person des Teams durchführen! Keinesfalls darf an
einem 1000-g-Kind „geübt" werden! In der Erstversorgung des
Frühgeborenen kommt der Geübte meist mit wenigen Maßnahmen
aus (Abb. 1.7). Gehäuftes Absaugen (insbesondere des Ösophagus) sollte wegen Gefahr einer Vagusreizung vermieden werden.
Wegen der Pneumothoraxgefahr durch unbeabsichtigt hohe
Spitzendrücke sollten nur Beatmungsbeutel mit Sicherheitsventil
und Manometer verwendet werden (z. B. Laerdal Baby Rescue).

Bei Kindern von 1000–1499 g Geburtsgewicht kann durch
kurze Maskenbeatmung die Entfaltung der Lunge erleichtert werden, bei Kindern <1000 g Geburtsgewicht kann ein initial erhöhter Spitzendruck (Überdruck am Laerdal-Beutel, begrenzt bei
45 cm H_2O) die Entfaltung der Lunge erleichtern (jeweils Stetho-
skopkontrolle). Für initiale Beatmungshübe mit verlängerter Inspirationsdauer (sog. „sustained inflation") sind keine Vorteile
nachgewiesen, möglicherweise besteht sogar ein höheres Mortali-
tätsrisiko (E1a) [7, 14, 18].

Durch noch im Kreißsaal begonnenen Nasen-CPAP kann eine
Beatmung umgangen werden (E1a, NNT 6) [17]. Im Vergleich zu
künstlicher Beatmung reduziert prophylaktischer nasaler CPAP
bei sehr unreifen Frühgeborenen die Inzidenz von BPD und die
Kombination aus Tod und BPD (E1a) [30]. Bislang kennt man
keinen evidenzbasierten optimalen Druck für den nasalen CPAP
bei der Erstversorgung von Frühgeborenen (E1a) [5]. Wir ver-

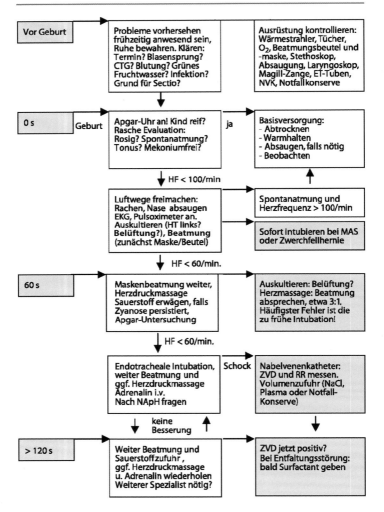

Abb. 1.7 Ablaufschema der Reanimation des Neugeborenen, modifizierte Internationale Leitlinie (mod. nach [22, 35]). Bei sehr unreifen Frühgeborenen, Mekoniumaspiration, Zwerchfellhernie und Hydrops fetalis sind weitere Besonderheiten zu beachten

wenden einen PEEP von 3–4 cm H_2O und versuchen, Intubation und Beatmung zu vermeiden. Nur wenn eine Ateminsuffizienz jenseits der ersten Lebensminuten persistiert oder wenn ein langer Transport bevorsteht, sollte nasotracheal intubiert werden (Abschn. 19.2).

Ein Nutzen von Volumenbolus und Bikarbonatpufferung ist bei Frühgeborenen nicht belegt (E1a) [19]. Bei maschineller Beatmung während des Transportes auf die Intensivstation hat ein Viertel der Kinder bereits innerhalb einer Viertelstunde Hypokapnie und Hyperoxie [31].

Zur Abnabelung und plazentaren Transfusion bei Frühgeborenen siehe Abschn. 12.2.1.

1.6.2 Reanimation bei Mekoniumaspiration

Siehe Abschn. 5.3.

1.6.3 Reanimation bei weißer Asphyxie

Die schwere Depression (Apgar 0–3, Asphyxia pallida) ist bei den modernen Methoden der Geburtsüberwachung sehr selten geworden. Sie kommt als sekundäre (terminale) Apnoe nach länger dauernder Hypoxie (z. B. Nabelschnurvorfall) oder bei schwerem hämorrhagischem Schock (z. B. Placenta-praevia-Blutung) vor. Außer von Ateminsuffizienz ist sie stets von massiver metabolischer Azidose (Nabelarterien-pH <7,0) und Kreislaufschock begleitet. Innerhalb von 3 min fällt die O_2-Sättigung auf 0 %, pro Minute steigt der pCO_2 um 8 mmHg und fällt der BE um 2 mmol/l.

In dieser Situation reicht die respiratorische Reanimation zur Stabilisierung des Kindes nicht aus, sondern es sind weitergehende Maßnahmen erforderlich (Abb. 1.7). Umgehend Hilfe herbeirufen! Bei fehlender Herztätigkeit bzw. Bradykardie <60/min muss eine effiziente Herzmassage durchgeführt werden, um die Perfusion des Gehirns aufrechtzuerhalten: Kompression des mittleren Sternums mit beiden Daumen gegen die Wirbelsäule, während die Hände den Thorax umgreifen (Abb. 1.8). Die beiden

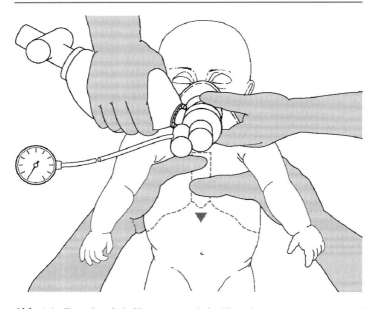

Abb. 1.8 Extrathorakale Herzmassage beim Neugeborenen

Reanimierenden müssen Herzmassage- und Beatmungszyklen im Verhältnis 3:1 miteinander abstimmen, um sich nicht gegenseitig zu behindern. Bei fortbestehender Asystolie oder Bradykardie geben wir 0,1–0,3 ml/kg KG Adrenalin 1:10.000 (oder Suprarenin, mit 0,9 % NaCl 1:10 verdünnt) i.v. Man sollte sich frühzeitig (sofort nach Intubation und Beginn der Beatmung) zum Legen eines Nabelvenenkatheters entschließen, zumal eine periphere Vene im schweren Kreislaufschock ohnehin nicht kanüliert werden kann. Keine direkte Injektion in die Nabelvene! Indirekte Blutdruckmessung (Abschn. 1.5.3) ist zwar hilfreich, ersetzt jedoch die Zentralvenendruckmessung nicht. Letztere ermöglicht es, den evtl. erheblichen Blutverlust abzuschätzen und korrekt zu ersetzen. Beim hämorrhagischen Schock kann 0 rhesus negatives Blut („Notfallkonserve") als Universalspenderblut ohne Kreuzprobe transfundiert werden (Blutprobe zur nachträglichen Bestimmung von kindlicher Blutgruppe, Hämatokrit, Neugeborenen-

screening etc. vorher abnehmen). Ein Nutzen einer Bikarbonatpufferung (Abschn. 3.3.1) ließ sich durch kontrollierte Studien
nicht belegen (E1b) [6].

1.6.4   Reanimation beim Hydrops fetalis

Pathophysiologie und Ätiologie Zusammenwirken von Anämie, Hypoproteinämie und Herzinsuffizienz. Tab. 1.7 zeigt Ursachen für einen Hydrops fetalis.

Tab. 1.7   Ursachen des Hydrops fetalis

Schwere chronische intrauterine Anämie	Erythroblastose (Rhesus-, Kell-System)
	Homozygote α-Thalassämie
	Chronische fetomaternale oder fetofetale Transfusion
Herzinsuffizienz	Schweres konnatales Vitium
	Vorzeitiger Verschluss des Foramen ovale
	Große arteriovenöse Fistel (z. B. Vena-Galeni-Malformation)
	Myokarditis
	Tachyarrhythmie, Bradyarrhythmie
	Endokardfibroelastose
Hypoproteinämie	Angeborenes nephrotisches Syndrom
	Nierenvenenthrombose
	Hepatisches Hämangiom
Intrauterine Infektionen	Lues
	Toxoplasmose
	Zytomegalie
	Leptospirose
	Parvovirus B 19

(Fortsetzung)

Tab. 1.7 (Fortsetzung)

Verschiedenes	Zystisch-adenomatoide Lungenmalformation
	Pulmonale Lymphangiektasie
	Achondroplasie
	Trisomien, multiple Fehlbildungen
	Turner-Syndrom
	Fetales Neuroblastom
	Morbus Gaucher
	Hydro-, Chylothorax
	Subletale Umbilikal- oder Chorionvenenthrombose
	Chorionangiom bzw. -karzinom
	Mütterlicher Diabetes

Organisation und Behandlung Da durch Ultraschalluntersuchung meist pränatal bekannt, lässt sich die Versorgung in Ruhe vorbereiten. Immer sind zur Versorgung eines hydropischen Neugeborenen mehrere Spezialisten erforderlich.

Kreißsaalcheckliste 1–2 h vor der Entbindung
- Sonografiegerät steht bereit?
- Nabelvenenkatherbesteck vollständig?
- Blutaustauschbesteck komplett, Austausch vorbereitet?
- Notfallkoserve steht bereit (200 ml Erythrozytenkonzentrat 0 rhesus negativ)?
- Aszitespunktionsbesteck vollständig, Punktion vorbereitet?
- Pleurapunktionsbesteck vollständig, Punktion vorbereitet?
- Blutröhrchen zur Sofortdiagnostik vorbereitet?
- Verlegungsbogen vorbereitet?

Erstversorgung Es können folgende Probleme auftreten:

- Hypoxie → zentrale Atemlähmung
- Lungenödem → gestörter Gasaustausch
- Höhlenerguss → behinderte Zwerchfellatmung
- Anämie → Herzinsuffizienz

Erstmaßnahmen bei Hydrops fetalis
- Sofortige Nabelschnurdurchtrennung, Blutgasanalyse und HK-Bestimmung
- Absaugen, Intubation (Cave: Trachealödem), kontrollierte Beatmung mit hohem Druck und PEEP
- Pleurapunktion bei starker Ergussbildung (ggf. Ultraschall)
- Nabelgefäßkatheterung, Messung des ZVD (Abschn. 1.5.4) und Normalisierung des Nabelvenendrucks auf 8–10 cm H_2O (vertikal gestellter Nabelvenenkatheter) durch Teilaustausch mit Negativbilanz (Ausfuhr größer als Einfuhr)
- In unmittelbar lebensbedrohlichen Situationen (ausgeprägter Hydrops, schwerste Anämie) kann das Ergebnis von Blutgruppenbestimmung und Kreuzprobe nicht abgewartet werden. Sofortige Teilaustauschtransfusion mit 0 rhesus-negativem Erythrozytenkonzentrat, wobei nach Normalisierung des ZVD mit der Einfuhr begonnen wird.

1.6.5 Besondere Situationen bei der Erstversorgung

Einige spezielle Krankheitsbilder und angeborene Fehlbildungen erfordern besondere Maßnahmen (Tab. 1.8):

Tab. 1.8 Besondere Situationen bei der Erstversorgung

Fetofetales Transfusionssyndrom	*Vermeide:* persistierende pulmonale Hypertension beim Akzeptor, hämorrhagischen Schock beim Donator *Erstversorgung:* Nabelvenenkatheter, ZVD, Hämatokrit, Hämodilution mit Negativbilanz/Transfusion
Choanalatresie/Mikrogeniesyndrom	*Vermeide:* unnötige Intubation bei Obstruktion der oberen Atemwege *Erstversorgung:* Einführung eines passenden Guedel-Tubus
Ösophagusatresie	*Vermeide:* Aspiration aus oberem Blindsack *Erstversorgung:* Frühdiagnose bei Nichtsondierbarkeit des Magens. Transport mit erhöhtem Oberkörper unter Absaugen des oberen Ösophagus: Replogle-Schlürfsonde
Zwerchfellhernie	*Vermeide:* Aufblasen des intrathorakalen Magens *Erstversorgung:* keine Maskenbeatmung, sofortige Intubation, Lagerung auf die erkrankte Seite, Transport mit offener Magensonde
Duodenalatresie/Volvulus	*Vermeide:* Ateminsuffizienz/Aspiration durch ektatischen und sekretgefüllten Magen *Erstversorgung:* Mageninhalt im Kreißsaal immer absaugen und messen. Wenn >20 ml: Transport mit offener Magensonde

Tab. 1.8 (Fortsetzung)

Omphalozele/Gastroschisis	*Vermeide:* Verletzung/Unterkühlung/ Flüssigkeitsverlust während des Transports *Erstversorgung:* keine Maskenbeatmung, offene Magensonde, Rumpf in sterilen Plastikbeutel bringen, Rechtsseitenlagerung, Eihäute mitnehmen für eventuelle Deckung des Defekts
Potter-Sequenz	*Vermeide:* sinnlose Intensivtherapie *Erstversorgung:* meist nicht erfolgreich, da Lungenhypoplasie. Auf Oligohydramnie und Amnion nodosum achten. Sicherung der Diagnose durch Nierensonografie

1.7   Thermoregulation

1.7.1   Wärmebildung – Wärmeverlust

Das Neugeborene kann Wärme noch nicht durch Muskelzittern bilden, sondern fast ausschließlich durch Lipolyse im pluri-vakuolären („braunen") Fettgewebe. Diese chemische Form der Wärmeproduktion

- reicht zum Ausgleich des postnatalen Wärmeverlustes oft nicht aus,
- steigert den Verbrauch von Energie, Sauerstoff und Glukose und
- führt zu metabolischer Azidose durch Anhäufung von Laktat.

Insbesondere das Frühgeborene mit seinem geringen Bestand an Fettgewebe und der im Vergleich zur Körpermasse großen Körper-oberfläche hat in den ersten Minuten nach der Geburt einen ge-steigerten Wärmeverlust (Wärmeverlustwege Abb. 1.9):

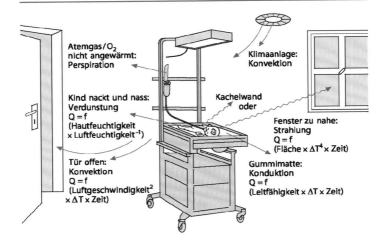

Abb. 1.9 Wichtigste Wege des Wärmeverlusts

- *Konvektion* (Luftzug), abhängig vom Temperaturgradienten ΔT und dem Quadrat der Luftgeschwindigkeit. (Raum sollte auf 28 °C geheizt sein, keine Klimaanlage haben. Türen schließen, Luftzug vermeiden, Kind zur Reanimation einhüllen, zugeführten Sauerstoff anwärmen.)
- *Konduktion* (Leitung), abhängig vom Temperaturgradienten und der Wärmeleitfähigkeit der Unterlage (hoch bei Glastischen, Metallwaagen, Röntgenkassetten).
- *Strahlung* erfolgt zu kalten Körpern in der Umgebung (Fenster, Kachelwand) und hängt ab von deren Größe sowie der 4. Potenz des Temperaturgradienten. Sie wird gemindert durch Zudecken, Doppelwandinkubatoren und Pflege unter Hitzeschild oder Plastikfolie.
- *Verdunstung* im Wesentlichen durch transepidermalen Wasserverlust. Postnatal entsteht durch Verdunstung über die Haut ein Wärmeverlust von 0,58 kcal/g H_2O, wenn der Körper nicht abgetrocknet wird.

- Der *respiratorische Wärmeverlust* entspricht dem durch Verdunstung, er spielt eine Rolle, wenn das Kind mit nicht angewärmtem Gas beatmet wird, und ist proportional dem Atemzeitvolumen.
- *Schweißsekretion* spielt beim reifen Neugeborenen eine geringe, beim Frühgeborenen gar keine Rolle in der Temperaturregulation.

1.7.2 Hypothermie

Als Hypothermie gilt eine Kerntemperatur <36,0 °C. Klinische Situationen mit besonders großer Unterkühlungsgefahr sind: Kreißsaalreanimation, besonders bei Frühgeborenen; Infektionen, besonders Sepsis; Transport; operative Eingriffe; Röntgenuntersuchung; alle Eingriffe außerhalb des Inkubators, z. B. Wiegen, Baden.

Die katastrophalen Folgen der Hypothermie sind dadurch bedingt, dass eine Situation kritischen Sauerstofftransports (Tab. 3.4) entsteht. Gleichzeitig wird in der Unterkühlung die O_2-Dissoziationskurve nach links verschoben (Abschn. 3.4), sodass die O_2-Abgabefähigkeit ans Gewebe vermindert ist! Folgen einer Hypothermie sind dementsprechend Hypoxie, metabolische Azidose, Hypoglykämie und bei Frühgeborenen erhöhte Morbidität (Hirnschädigung) und erhöhte Mortalität [21, 33]. Winterschlafähnliche Erniedrigung von Grundumsatz und Sauerstoffverbrauch, wie durch kontrollierte Hypothermie etwa bei Herzoperationen oder zur Neuroprotektion (Abschn. 10.9.6) induziert, dürfen nicht mit der akzidentellen Hypothermie verwechselt werden.

1.7.3 Temperaturmanagement bei der Erstversorgung

Die Gefahr einer Hypothermie ist besonders groß im Rahmen der Erstversorgung. Um sie zu vermeiden, können folgende erwiesenermaßen wirksame Maßnahmen eingesetzt werden: vorgewärmte saugfähige Tücher, Plastikfolie oder Plastikbeutel, in den das Kind bis zum Kopf gesteckt wird, beheizte Matratze, Wärmestrahler, angewärmtes Atemgas (E1a) [1, 23]. Dabei ist die Art der Maßnahmen weniger wichtig als deren konsequente Anwendung (E2a) [34]. Über den Kopf geht besonders viel Wärme verloren. Deshalb verwenden wir früh eine Mütze aus einem Schlauchverband.

Bei allen Maßnahmen zur Verhinderung einer Hypothermie muss darauf geachtet werden, dass keine iatrogene Hyperthermie auftritt [23].

1.7.4 Wärmezufuhr

In der langfristigen Pflege von Frühgeborenen wird der Doppelwandinkubator bevorzugt, Pflege unter einem Wärmestrahler verhindert zwar auch den Wärmeverlust, steigert aber den transepidermalen Wasserverlust erheblich (E1a) [13]. Kängurupflege mit direktem Hautkontakt führt nicht zur Unterkühlung, ist aber zur längerfristigen Pflege nur in Entwicklungsländern untersucht (E1b) [10]. Wärmebetten sind bei größeren Frühgeborenen nicht schlechter (E1a) [16], wir bevorzugen in den ersten Lebenstagen aber den Inkubator, da die Kinder besser beobachtet werden können. Den Zeitpunkt, an dem die Frühgeborenen vom Inkubator ins Wärmebett umziehen können, machen wir von Jahreszeit und Außentemperatur abhängig. Meist ist der Wechsel bei einem Gewicht von 1500–1800 g möglich, die Datenlage ist spärlich (E2a) [26].

1.7.5 Hyperthermie

Bestimmte Krankheitszustände (Fieber der Mutter, Sepsis, Meningitis, Dehydratation und Gehirnschädigung) können beim Neugeborenen zu einer Hyperthermie führen. Wegen seiner geringen Körpermasse ist es zudem durch exogene Überwärmung gefährdet, die den Sauerstoffverbrauch erhöht. Exogene Überwärmung kann von Inkubator, Fototherapie, Atemgasbefeuchter, Wärmelampe oder direkter Sonneneinstrahlung ausgehen. Wie die Hypothermie erhöht auch die Hyperthermie das Risiko für Mortalität und Morbidität bei Frühgeborenen (E2b) [21]. Da eine Hyperthermie das Ausmaß von Apoptose, Reperfusionsschaden und postasphyktischer Gehirnschädigung vergrößert, sollten reanimierte Kinder unbedingt thermoneutral gehalten und keinesfalls überwärmt werden.

Der Einsatz unbedeckter Wärmematten oder die Kombination von Wärmestrahlern mit Metallinstrumenten (Klemmen, Wärmflaschen, Erwachsenen-EKG-Elektroden etc.) kann, insbesondere bei gestörter Mikrozirkulation, zu schweren Hautverbrennungen führen.

1.7.6 Thermoneutralpflege

Als Thermoneutralzone bezeichnet man jenen Bereich der Umgebungstemperatur, in dem der Organismus den kleinsten Energieumsatz und damit den geringsten Sauerstoffverbrauch hat. Der minimale O_2-Verbrauch beträgt 4,6 ml/kg KG/min in den ersten Lebensstunden und steigt auf 7,5 ml/kg KG/min im Alter von 1 Monat. Er ist in Abb. 1.10 mit t_3–t_4 bezeichnet und ist viel schmaler als der Bereich, in dem die Kerntemperatur noch im Normbereich gehalten werden kann (t_2–t_5). Kranke Neugeborene sollten unbedingt in thermoneutraler Umgebungstemperatur gepflegt werden. Befindet sich etwa ein 3 Tage altes Kind von 1700 g in einem Inkubator von 32 °C, so ist dieser zu kalt; bei gleicher Temperatur ist er zu warm, wenn ein 8 Tage altes Kind von 2800 g darin liegt: Beide Kinder müssen ihre Temperatur um den Preis eines erhöhten Sauerstoffverbrauchs regulieren.

Tab. 1.9 gibt die Inkubatortemperaturen an, die für die meisten (unbekleideten!) Neugeborenen thermoneutral sind. Servokontrollinkubatoren, bei denen über einen Thermofühler die Hauttemperatur an der vorderen Bauchwand gemessen und konstant zwischen 36 und 36,5 °C gehalten wird, verwenden wir nicht, da

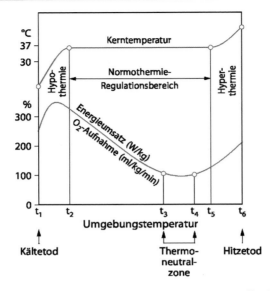

Abb. 1.10 Thermoregulation, Energieumsatz und Sauerstoffverbrauch in Abhängigkeit von der Umgebungstemperatur

Tab. 1.9 Thermoneutrale Temperatur (°C) für unbekleidete Neugeborene verschiedenen Alters bei Pflege in Einzelwandinkubatoren und 80 % Luftfeuchtigkeit, Isothermendarstellung (mod. nach [29])

	Lebenstag			
Gewicht (g)	1	2–3	4–7	≥8
≤1000	36	35	34	33
1001–1500	35	34	33	32–33
1501–2000	34	33	32–33	32
2001–2500	33	32–33	32	31
2501–3000	32–33	32	31	30
>3000	32	31	30	29

- Fieber des Kindes als Warnzeichen nicht mehr erkannt wird,
- die exakte Messung der Hauttemperatur häufig nicht gelingt,
- der Sensor weder unter dem Kind noch im Strahlungsbereich einer Wärmelampe angebracht werden darf und
- bei Lösung des Thermofühlers von der Haut die Gefahr der Überwärmung besteht.

1.7.7 Temperaturmonitoring

Eine Temperaturüberwachung benötigen:

- Frühgeborene <1500 g, bei denen jedes Öffnen des Inkubators zu einem Abfall der Körpertemperatur führen kann
- thermolabile Neugeborene
- Kinder mit postoperativen und septischen Zuständen
- Kinder mit protrahierten Schockzuständen

Rektaltemperatur Die traditionelle Messung der Rektaltemperatur (Normbereich 36,6–37,3 °C, Äquilibrierzeit 4 min) erfolgt meist intermittierend mit einem elektronischen Thermometer. Zur kontinuierlichen Messung, z. B. bei operativen Eingriffen, kann eine Rektalsonde verwendet werden. Es bestehen Gefährdungen durch Analfissur und Rektumperforation.

Axillartemperatur Die Messung der Axillartemperatur (Normbereich 36,5–37,2 °C, Äquilibrierzeit 5 min) ist auch beim Neugeborenen einfach durchzuführen und genauso zuverlässig, aber weniger gefährlich als die Messung der Rektaltemperatur. Die rektale Messung ist nur bei Abweichung der Axillartemperatur vom Normbereich und bei der Kreißsaalerstversorgung (Ausschluss Analatresie) gerechtfertigt.

▶ **Wichtig** Sorgfältige Kontrolle von Umgebungs- und Körpertemperatur verbessert Überlebensrate und Überlebensqualität kranker Neugeborener!

1.8 Überwachung des Neugeborenen: Weniger ist oft mehr

Der beste „Monitor" ist die intelligente, engagierte und erfahrene Pflegekraft, die sich am Bett eines schwer kranken Kindes aufhält, welches sie kennt. Sie sollte über Diagnose, Befund, Verlauf und Therapieplan des von ihr betreuten Neugeborenen gut informiert sein. Überwachungsgeräte können die Pflegenden besser informieren, sollen sie aber nicht ablenken. Zahl und Qualität des Pflegepersonals sind die limitierenden Faktoren für alle Anstrengungen der Intensivpflege. Kein Monitor tut irgendetwas aus eigenem Antrieb: Er verfügt weder über Kritikvermögen noch über Engagement. Und kein Monitor spart Arbeitskräfte ein.

- Mindestens die Hälfte der vom Monitor ausgelösten Alarme sind technischer Natur (Schreien oder Bewegungen des Kindes, mangelhafter Elektrodenkontakt, ungenügende Eichung des Geräts etc.), sodass bei ihrem Auslösen die Pflegekraft ohnehin am Bett klären muss, ob es sich um eine patienten- oder apparatebedingte Störung handelt.
- Erst recht muss die Reaktion auf den „echten" Alarm am Bett des Kindes erfolgen. Die einzige in der Neonatologie benötigte Überwachungsmethode ist deshalb das bettseitige „Monitoring".
- Nicht alles, was man messen kann, muss man auch messen. Weniger ist oft mehr: Überinformation führt zu Gleichgültigkeit, Fehlmessungen führen zu Fehlentscheidungen, Fehlalarme sind sinnlos und belästigen Kind, Eltern und Team.

1.9 Minimal Handling

Manipulation, Pflege und Untersuchung können den Zustand eines kranken Frühgeborenen drastisch verschlechtern. „Handling" kann schon das Öffnen der Inkubatorklappe (wodurch Sauerstoff und Temperatur absinken) oder aber deren brüskes Schließen bedeuten (wodurch das Kind aufwacht oder erschrickt).

Jede Maßnahme, die das Baby zum Schreien bringt, beeinträchtigt Atmungsregulation und Atemtiefe, erhöht pulmonalen Gefäßwiderstand und Rechts-links-Shunt und vermehrt den Sauerstoff- und Kalorienverbrauch. „Minimal Handling" bedeutet:

Charakteristika des „Minimal Handling"

- Unnötige Maßnahmen unterlassen! Dies mindert Stress und Infektionsgefahr. Das sind etwa Maßnahmen, die bereits durchgeführt (wie etwa Absaugen des Magens im Kreißsaal, Festlegung des Reifescores) oder überflüssig sind (wie etwa das morgendliche Reinigungsbad und das häufige Absaugen des Trachealtubus beim Atemnotsyndrom). Hier zeigt sich die Kunst einer erfahrenen Intensivpflegekraft, die das Kind mit Verstand und Gefühl pflegt und vor unsensibel durchgeführten Eingriffen schützt. Insbesondere die Batterie der „Aufnahmeprozeduren" muss auf den Zustand des Kindes abgestimmt werden.
- Diagnostische und pflegerische Maßnahmen vorausplanen und miteinander abstimmen! Das sind etwa Blutentnahme/Veränderung des Respirators oder Lagewechsel/Trachealtoilette.
- Optimieren der pflegerischen Maßnahmen! Dies bedeutet z. B., dass zum Absaugen des Trachealtubus 2 Pflegende erforderlich sind, um den Eingriff so rasch, schonend und effizient wie möglich zu gestalten (Abschn. 4.12.2). Auch das Röntgen eines beatmeten Kindes ist ein belastender Eingriff, der schonender verläuft (und bessere Bilder bringt), wenn er zu zweit durchgeführt wird. Ähnliches gilt für viele andere Maßnahmen (etwa Blutentnahmen, Infusion legen, Lumbalpunktion, Wiegen des Kindes, Wechseln des Schlauchsystems etc.).

- Während diagnostischer und therapeutischer Eingriffe das Kind beobachten, ggf. Maßnahmen abbrechen!
- Kein Stolz! Ist eine Prozedur (Infusion legen, Arterienpunktion etc.) 2-mal gescheitert, so sollte das Kind eine Pause bekommen und eine andere Person mit der Maßnahme fortfahren.
- Nichtinvasive kontinuierliche elektronische Überwachung (etwa transkutane Gasanalyse, rektale Temperatursonde etc.) ist meist schonender (und aussagekräftiger) als intermittierende manuelle Messung.
- Lokalanästhesie nicht vergessen (etwa für Pleuradrainage): Die Ansicht, ein Frühgeborenes sei nicht schmerzempfindlich, ist falsch, aber weit verbreitet.
- Zum „Minimal Handling" gehört auch der kritische und zurückhaltende Einsatz von Medikamenten.

▶ **Wichtig** Nicht alles, was sanft scheint, ist auch richtig. „Minimal Handling" darf nicht zu Überwachungslücken, Hygienemangel oder zu verspäteter Therapie führen!

Literatur

1. Abiramalatha T, Ramaswamy VV, Bandyopadhyay T, Pullattayil AK, Thanigainathan S, Trevisanuto D, Roehr CC (2021) Delivery room interventions for hypothermia in preterm neonates: a systematic review and network meta-analysis. JAMA Pediatr 175(9):e210775
2. ACOG (2005) ACOG Committee Opinion. Number 326, December 2005. Inappropriate use of the terms fetal distress and birth asphyxia. Obstet Gynecol 106(6):1469–1470
3. Apgar V (1953) A proposal for a new method of evaluation of the newborn infant. Curr Res Anesth Anal 32(4):260–267
4. Avila-Alvarez A, Davis PG, Kamlin COF, Thio M (2021) Documentation during neonatal resuscitation: a systematic review. Arch Dis Child Fetal Neonatal Ed 106(4):376–380

5. Bamat N, Fierro J, Mukerji A, Wright CJ, Millar D, Kirpalani H (2021) Nasal continuous positive airway pressure levels for the prevention of morbidity and mortality in preterm infants. Cochrane Database Syst Rev 11(11):CD012778

6. Beveridge CJ, Wilkinson AR (2006) Sodium bicarbonate infusion during resuscitation of infants at birth. Cochrane Database Syst Rev 2006(1):CD004864

7. Bruschettini M, O'Donnell CP, Davis PG, Morley CJ, Moja L, Calevo MG (2020) Sustained versus standard inflations during neonatal resuscitation to prevent mortality and improve respiratory outcomes. Cochrane Database Syst Rev 3(3):CD004953

8. Bührer C, Metze B, Obladen M (2008) CRIB, CRIB-II, birth weight or gestational age to assess mortality risk in very low birth weight infants? Acta Paediatr 97(7):899–903

9. Cnattingius S, Johansson S, Razaz N (2020) Apgar score and risk of neonatal death among preterm infants. N Engl J Med 383(1):49–57

10. Conde-Agudelo A, Díaz-Rossello JL (2016) Kangaroo mother care to reduce morbidity and mortality in low birthweight infants. Cochrane Database Syst Rev 2016(8):CD002771

11. Dawson JA, Kamlin CO, Vento M, Wong C, Cole TJ, Donath SM, et al. (2010) Defining the reference range for oxygen saturation for infants after birth. Pediatrics 125(6):e1340–e1347

12. Finnström O (1977) Studies on maturity in newborn infants. IX. Further observations on the use of external characteristics in estimating gestational age. Acta Paediatr Scand 66(5):601–604

13. Flenady VJ, Woodgate PG (2003) Radiant warmers versus incubators for regulating body temperature in newborn infants. Cochrane Database Syst Rev 2003(4):CD000435

14. Foglia EE, Te Pas AB, Kirpalani H, Davis PG, Owen LS, van Kaam AH, et al. (2020) Sustained inflation vs standard resuscitation for preterm infants: a systematic review and meta-analysis. JAMA Pediatr 174(4):e195897

15. Foglia EE, Weiner G, de Almeida MFB, Wyllie J, Wyckoff MH, Rabi Y, Guinsburg R (2020) Duration of resuscitation at birth, mortality, and neurodevelopment: a systematic review. Pediatrics 146(3):e20201449

16. Gray PH, Flenady V (2011) Cot-nursing versus incubator care for preterm infants. Cochrane Database Syst Rev 2011(8):CD003062

17. Ho JJ, Subramaniam P, Davis PG (2020) Continuous positive airway pressure (CPAP) for respiratory distress in preterm infants. Cochrane Database Syst Rev 10(10):CD002271

18. Kapadia VS, Urlesberger B, Soraisham A, Liley HG, Schmölzer GM, Rabi Y, et al. (2021) Sustained lung inflations during neonatal resuscitation at birth: a meta-analysis. Pediatrics 147(1):e2020021204

19. Lawn CJ, Weir FJ, McGuire W (2005) Base administration or fluid bolus for preventing morbidity and mortality in preterm infants with metabolic acidosis. Cochrane Database Syst Rev 2005(2):CD003215

20. Lindhard MS, Thim S, Laursen HS, Schram AW, Paltved C, Henriksen TB (2021) Simulation-based neonatal resuscitation team training: a systematic review. Pediatrics 147(4):e2020042010

21. Lyu Y, Shah PS, Ye XY, Warre R, Piedboeuf B, Deshpandey A, et al. (2015) Association between admission temperature and mortality and major morbidity in preterm infants born at fewer than 33 weeks' gestation. JAMA Pediatr 169(4):e150277

22. Madar J, Roehr CC, Ainsworth S, Ersdal H, Morley C, Rüdiger M, et al. (2021) European Resuscitation Council Guidelines 2021: Newborn resuscitation and support of transition of infants at birth. Resuscitation 161:291–326

23. McCall EM, Alderdice F, Halliday HL, Vohra S, Johnston L (2018) Interventions to prevent hypothermia at birth in preterm and/or low birth weight infants. Cochrane Database Syst Rev 2(2):CD004210

24. McLeod JS, Menon A, Matusko N, Weiner GM, Gadepalli SK, Barks J, et al. (2020) Comparing mortality risk models in VLBW and preterm infants: systematic review and meta-analysis. J Perinatol 40(5):695–703

25. Moe-Byrne T, Brown JVE, McGuire W (2018) Naloxone for opioid-exposed newborn infants. Cochrane Database Syst Rev 10(10):CD003483

26. New K, Flenady V, Davies MW (2011) Transfer of preterm infants from incubator to open cot at lower versus higher body weight. Cochrane Database Syst Rev 2011(9):CD004214

27. PERISTAT (2022) Core indicators of the health and care of pregnant women and babies in Europe from 2015 to 2019

28. Persson M, Razaz N, Tedroff K, Joseph KS, Cnattingius S (2018) Five and 10 minute Apgar scores and risks of cerebral palsy and epilepsy: population based cohort study in Sweden. BMJ 360:k207

29. Sauer PJ, Dane HJ, Visser HK (1984) New standards for neutral thermal environment of healthy very low birthweight infants in week one of life. Arch Dis Child 59(1):18–22

30. Subramaniam P, Ho JJ, Davis PG (2021) Prophylactic or very early initiation of continuous positive airway pressure (CPAP) for preterm infants. Cochrane Database Syst Rev 10(10):CD001243

31. Tracy M, Downe L, Holberton J (2004) How safe is intermittent positive pressure ventilation in preterm babies ventilated from delivery to newborn intensive care unit? Arch Dis Child Fetal Neonatal Ed 89(1):F84–F87

32. Welsford M, Nishiyama C, Shortt C, Weiner G, Roehr CC, Isayama T, Dawson JA, Wyckoff MH, Rabi Y (2019) Initial oxygen use for preterm newborn resuscitation: a systematic review with meta-analysis. Pediatrics 143(1):e20181828

33. Wilson E, Maier RF, Norman M, Misselwitz B, Howell EA, Zeitlin J, Bonamy AK (2016) Admission hypothermia in very preterm infants and neonatal mortality and morbidity. J Pediatr 175:61–67.e64
34. Wilson E, Zeitlin J, Piedvache A, Misselwitz B, Christensson K, Maier RF, et al. (2018) Cohort study from 11 European countries highlighted differences in the use and efficacy of hypothermia prevention strategies after very preterm birth. Acta Paediatr 107(6):958–966
35. Wyckoff MH, Wyllie J, Aziz K, de Almeida MF, Fabres J, Fawke J, et al. (2020) Neonatal life support: 2020 international consensus on cardiopulmonary resuscitation and emergency cardiovascular care science with treatment recommendations. Circulation 142(16_suppl_1):S185–S221

Ernährung

2

Michael Zemlin

Die Ernährung beim kranken oder unreifen Neugeborenen basiert weniger auf gesicherten Fakten als die meisten anderen Interventionen. Oft sind Ernährungsempfehlungen aus der Physiologie abgeleitet und verwenden die intrauterine Gewichtszunahme als Goldstandard. Nur wenige Ernährungsstudien haben die langfristige Lebensqualität untersucht. Niedriges Geburtsgewicht, aber auch rasche postnatale Gewichtszunahme sind jedoch mit spezifischer Morbidität im Erwachsenenalter assoziiert (perinatale Programmierung für Diabetes, Bluthochdruck, koronare Herzkrankheit), sodass schnelle Gewichtszunahme des Frühgeborenen als einziger Zielparameter immer fragwürdiger wird [20, 50]. Für prä- und postnatale Wachstumskurven siehe Abb. 1.1.

2.1 Ernährungsbedarf

2.1.1 Energie

Basalbedarf unter Thermoneutralbedingungen: 50–60 kcal/kg KG/Tag (210–250 kJ/kg KG/Tag), abhängig von Spontanmotorik, Spontanatmung, Lungenumbau und anderen Variablen. Die geringen Reserven des Frühgeborenen (sein Körper enthält ca. 1 % Fett, 8,5 % Protein) würden bei fehlender Zufuhr nur wenige Tage zum Aufrechterhalten des Stoffwechsels reichen. Für eine täg-

R. F. Maier et al., *Obladens Neugeborenenintensivmedizin*, https://doi.org/10.1007/978-3-662-66572-5_2

liche Gewichtszunahme von 15 g/kg KG sind theoretisch zusätzlich 45–60 kcal/kg KG/Tag (190–250 kJ/kg KG/Tag) notwendig. Hiervon sollten etwa 50 % als Fett, 10 % als Proteine und 40 % als Kohlenhydrate zugeführt werden.

2.1.2 Protein

Der Bedarf des reifen Neugeborenen wird in den ersten 5 Lebensmonaten durch die Versorgung mit Muttermilch (Proteingehalt 1,2 g/100 ml) gedeckt, ab dem 3. Lebenstag wird die Stickstoffbilanz positiv (Tab. 2.1). Milch von Müttern Frühgeborener hat in den ersten 4 Wochen einen etwas höheren Proteingehalt, deckt aber den theoretischen Bedarf von bis zu 4 g/kg KG/Tag erst bei Flüssigkeitsmengen um 200 ml/kg KG/Tag. Eine frühe parenterale Zufuhr von Aminosäuren verbessert die Stickstoffbilanz und führt nicht zur metabolischen Azidose (E1a) [44]. Eine Eiweißzufuhr von 3–4 g/kg KG/Tag verbessert im Vergleich zu <3 g/kg KG/Tag bei Frühgeborenen und Reifgeborenen <2500 g die Gewichtszunahme, eine Zufuhr von >4 g/kg KG/Tag erhöht dagegen das Risiko für eine Urämie und eine metabolische Azidose (E1a) [14].

2.1.3 Kohlenhydrate

Der Kohlenhydratbedarf ist abhängig von der Gesamtkalorienzufuhr. Laktose ist das einzige Kohlenhydrat in Frauenmilch und Pre-Nahrungen. Glukose in größerer Menge erhöht die Osmolari-

Tab. 2.1 Nährstoffbedarf am Ende der 1. Lebenswoche

Bedarf pro kg KG und Tag	Reifgeborene	Frühgeborene
Kalorien (kcal)	100–140	110–165
Protein (g)	1,8–3,6	3,5–4
Fett (g)	3,5–9	4–9
Kohlenhydrate (g)	3,6–13	8–20
Volumen (ml)	150–180	130–200

tät. Maltodextrin und andere Glukosepolymere sind gut verträglich, da das Enzymsystem (Maltase) auch beim kleinen Frühgeborenen aktiv ist.

2.1.4 Fett

Die Fettresorption aus roher Frauenmilch ist hoch (90 %), aus kuhmilchbasierten Nahrungen beträgt sie nur etwa 70 %. 98 % des Milchfettes besteht aus Triglyzeriden, in Frauenmilch stellt Linolsäure 9 % aller Lipide. Mehrfach ungesättigte Fettsäuren werden aus Linol- und Linolensäure synthetisiert, sie akkumulieren perinatal in membranreichen Geweben wie Gehirn und Retina.

Eine Anreicherung der Nahrung mit langkettigen ungesättigten Fettsäuren (LC-PUFA) verbessert Wachstum, Sehschärfe, Sprachentwicklung, Verhalten, neurologische und geistige Entwicklung weder bei reifen Neugeborenen (E1a) [21] noch bei Frühgeborenen (E1a) [28]. Der Gehalt an mittelkettigen Triglyzeriden ist für Wachstum, neurologische Entwicklung und Risiko einer NEC unerheblich (E1a) [34].

2.1.5 Vitamine, Mineralien, Spurenelemente

10 Spurenelemente (Zn, Cu, Se, Cr, Mn, Mo, Co, F, J, Fe) und 7 Vitamine (A, B_6, B_{12}, C, D, E, K) sind bei der menschlichen Ernährung essenziell. Der geschätzte tägliche Bedarf ist in Tab. 2.2 zusammengestellt, es gibt dazu jedoch nur wenige klinische Studien [16, 24]. Zu substituieren sind Vitamin K (Abschn. 12.5.2) und Vitamin D sowie bei beatmeten Frühgeborenen ggf. Vitamin A (Abschn. 5.6). Für die anderen Vitamine ist eine zusätzliche Substitution beim enteral ernährten Neugeborenen im Allgemeinen nicht erforderlich.

Bei extrem kleinen Frühgeborenen kommt es in den ersten 10 Lebenswochen zu einer Verarmung an Spurenelementen [24]. Wegen ihrer hohen Wachstumsgeschwindigkeit und des geringen Mineralgehaltes der Muttermilch geraten Frühgeborene oft in

Tab. 2.2 Täglicher Bedarf stabiler, wachsender Neugeborener an Vitaminen und Mineralien in den ersten Lebenswochen

Bedarf pro kg KG und Tag	Reifgeborene	Frühgeborene	Frauenmilch enthält/dl
Vitamin A (µg)	68–270	200–400	100–175
Vitamin D (IE) (gewichtsunabhängig)	400–500	200–500	0,5–2
Vitamin K (µg)	2,6–4,8	2,8–4,2	1–1,4
Vitamin C (mg)	5–10	30–40	5–10
Vitamin B1 (µg)	22–48	25–200	8–25
Vitamin B2 (µg)	50–100	200–400	42
Vitamin B6 (µg)	8–40	100–200	10–25
Vitamin B12 (µg)	0,02–0,18	0,2–0,3	0,01–0,1
Biotin (µg)	0,8–2	2–6	0,76
Folsäure (µg)	4,8–5	15–60	2,8–5,2
Pantothensäure (µg)	280–300	400	200–250
Natrium (mmol)	2	2–4	0,65–1,5
Kalium (mmol)	1–2	2	1,0–1,8
Calcium (mmol)	0,5	4–6[a]	0,9
Calcium (mg)	20	160–240	35
Phosphor (mmol)	0,4–0,8	2,5–3,8[a]	0,48
Phosphor (mg)	12–25	75–120	15
Magnesium (mmol)	0,25–0,45	0,3–0,6	0,12–0,15
Magnesium (mg)	5,8–10,5	7–14	2,8–3,5
Eisen (mg)	0,2	2,0–2,5	0,08–0,15
Zink (µmol)	4,5	8–12	3–4,5
Zink (µg)	300	500–800	200–300
Kupfer (µmol)	1,5–3	1–2	0,5–1
Kupfer (µg)	100–200	70–120	36–60
Selen (µmol)	0,01–0,02	0,02–0,06	0,01–0,04
Selen (µg)	1,5–2,5	1,3–4,7	0,8–3,4
Jod (µmol)	0,4	0,25–0,50	0,05–0,07
Jod (µg)	50	32–64	7–9

[a]Bei oraler Zufuhr

Mangelsituationen für Calcium und Phosphor (Osteopenia praematurorum, Abschn. 2.3), für Eisen (Anämie, Abschn. 12.2.1) und für Zink (wundes Gesäß, blasenbildende Effloreszenzen, dünne Stühle, verminderte Immunabwehr [31]). Wegen der erhöhten Infektionsgefahr von Kindern mit Zinkmangel sollte zumindest bei voll gestillten, rasch wachsenden Frühgeborenen <1000 g ab dem 2. Lebensmonat der Serumzinkspiegel gemessen und eine Zinksubstitution erwogen werden. Eine niedrige alkalische Phosphatase weist auf einen subklinischen Zinkmangel hin.

2.2 Enterale Ernährung

Die Adaptation des Neugeborenen an die enterale Nahrungszufuhr bedeutet eine Umstellung von Darmfunktion und Intermediärstoffwechsel. Pränatal ist Glukose, postnatal Fett der Hauptenergieträger.

2.2.1 Muttermilch bzw. Frauenmilch

Das reife gesunde Neugeborene sollte frühzeitig und in den ersten Tagen häufig (2- bis 3-stündlich) angelegt werden und aus beiden Brüsten trinken, um eine maximale Stimulation der Milchproduktion zu erreichen. Es gibt nur wenige Kontraindikationen gegen das Stillen eines Neugeborenen (Tab. 2.3). Bei stabilen Frühgeborenen dauert das Trinken an der Brust zwar länger als aus der Flasche, der Energieverbrauch ist aber nicht höher (E1b) [5]. Zufüttern aus einer Tasse statt aus einer Flasche hat keinen positiven Einfluss auf das Stillen nach Entlassung, verlängert aber den stationären Aufenthalt (E1a) [3, 17].

Ein Perinatalzentrum muss mindestens eine professionell geschulte Laktationsberaterin haben, da die Quote an voll gestillten Frühgeborenen hierdurch erhöht werden kann (E1b) [25].

Steht keine Muttermilch zur Verfügung, wird vielfach für sehr kleine Frühgeborene gespendete Frauenmilch statt Formula empfohlen. Hintergrund ist die höhere NEC-Rate bei Formulaernährung im Vergleich zu gespendeter Frauenmilch (E1a) [35]. Voraus-

Tab. 2.3 Stillhindernisse

	Absolut	Relativ
Kindliche	Fehlbildung (Choanalatresie, Herzfehler mit Insuffizienz)	Saugschwäche
	Schwere akute Erkrankungen (Sepsis, Beatmung)	Neurologische Erkrankungen mit vermindertem oder unkoordiniertem Saugreflex
Mütterliche	Schwere akute Erkrankung (Sepsis)	Flach- und Hohlwarzen
	Chronische Erkrankungen (Tumoren, Nieren, Leber)	Rhagaden
	Infektionskrankheiten (Tbc, HIV-Infektion bei hoher Viruslast)	Mastitis (vorübergehend Milch verwerfen)
	Medikamenteneinnahme (Zytostatika etc.)	Bestimmte Medikamente (Tab. 2.4)
	Drogenabhängigkeit (Alkohol, Heroin etc.)	CMV (bei Kindern <32 SSW Muttermilch pasteurisieren)

setzung ist eine gut organisierte Frauenmilchbank. Um das
Infektionsrisiko zu minimieren, erfolgt neben serologischen
Untersuchungen der Spenderinnen auch eine Pasteurisierung der
gespendeten Frauenmilch, wobei mit einem Verlust an wichtigen
Komponenten wie Wachstumsfaktoren und Vitaminen gerechnet
werden muss.

2.2.2 Medikamentenübertritt in die Muttermilch

Die meisten Medikamente erreichen die Muttermilch nur in Konzentrationen, die für das Neugeborene pharmakologisch nicht relevant sind. Begünstigt wird der Übergang in die Milch durch gute
Fettlöslichkeit, geringe Molekularmasse, alkalische Reaktion, geringen Ionisierungsgrad und niedrige Eiweißbindung im mütterlichen Plasma. In Tab. 2.4 sind einige Medikamente aufgeführt,
die relevant in die Muttermilch übergehen. Bei jeder mütterlichen

Tab. 2.4 Medikamente in der Muttermilch. (Mod. nach [1, 19])

Medikamente, die eine Gefährdung des Kindes darstellen		
Amphetamin	Kokain	Radioisotope
β-Blocker (Atenolol)	Kontrastmittel	Thyreostatika
Chloramphenicol	(Jod)	(Carbimazol)
Ergotamin	Lithium	Zyklosporin
Heroin	Cannabinoide	Zytostatika
	Primidon	

Medikamente, die in hoher Dosierung eine Gefährdung des Kindes darstellen können und eine diesbezügliche Überwachung des Kindes erfordern		
Alkohol	Coffein	Salizylate
Barbiturate	Methadon	Sulfasalazin
Bromide	Metoclopramid	Sulfonamide
Chloralhydrat	Metronidazol	Theophyllin
Diazepam	Nikotin	Tolbutamid
Haloperidol	Phenothiazine	Vitamin A, D
Jodid	Psychopharmaka	(pharmakologische Dosen)

Medikation ist im Einzelfall zu entscheiden, ob ein für das Kind gefährliches Medikament wirklich erforderlich ist und ob das Stillen vorübergehend unterbrochen werden sollte.

2.2.3 Muttermilchverstärker

Der Kalorien-, Eiweiß-, Calcium- und Phosphatgehalt der Muttermilch bleibt weit hinter dem Bedarf des schnell wachsenden sehr kleinen Frühgeborenen zurück. Außerdem unterliegt die Zusammensetzung, d. h. der Nährstoffgehalt der Muttermilch erheblichen inter- und intraindividuellen Schwankungen. Eine Anreicherung der Muttermilch durch sog. „Verstärker" hebt den Kaloriengehalt von durchschnittlich 68 auf 85 kcal/100 ml, den Proteingehalt von durchschnittlich 1,3 auf 2,1 g/100 ml, den Kohlenhydratgehalt von durchschnittlich 7,0 auf 9,8–10,5 g/100 ml. Moderne Verstärker enthalten neben Calcium und Phosphat auch Vitamine und Spurenelemente.

Vorteile Supplementierung der Muttermilch verbessert die Entwicklung von Gewicht, Länge und Kopfumfang während des stationären Aufenthaltes, ohne das Risiko einer NEC zu erhöhen (E1a) [7]. Allerdings gibt es keine ausreichende Datenlage zur Auswirkung einer Supplementierung auf die Langzeitentwicklung der Kinder.

Nachteile Anstieg der Osmolarität der Frauenmilch von etwa 250 auf 360 bzw. 390 mosmol/l, veränderter Geschmack der angereicherten Milch und Notwendigkeit der Flaschenfütterung.

2.2.4 Formulanahrung

Steht keine Muttermilch zur Verfügung, können Neugeborene auch mit Säuglingsanfangsnahrung und Frühgeborene mit spezieller Frühgeborenennahrung ernährt werden. Spezielle Frühgeborenennahrungen haben einen höheren Kalorien- und Proteingehalt. Außerdem sind sie mit Mineralien (Ca, P) und Spurenelementen (Zn, Cu, J) und Eisen angereichert.

2.2.5 Muttermilch für Frühgeborene

Obwohl Muttermilch den Nährstoffbedarf von Frühgeborenen nicht decken kann, wird die Milch der eigenen Mutter wegen besserer Verträglichkeit, hoher Resorptionsrate, Gehalt an Immunglobulinen, Wachstumsfaktoren (IGF, EGF, NGF etc.), Hormonen und Enzymen (Lipase) sowie zur Unterstützung der Mutter-Kind-Bindung bevorzugt. Allerdings ist die Evidenz schwach und beruht auf dem Vergleich von Spenderinnenmilch und Formula, da randomisierte kontrollierte Studien zum Vergleich von Muttermilch und Formula nicht durchführbar sind [8].

Eindeutig nachgewiesene Vorteile von Muttermilch bzw. Frauenmilch im Vergleich zu Formula
- Reduzierung der NEC-Rate (E1a) [35]

Wahrscheinliche bzw. vermutete Vorteile von Muttermilch bzw. Frauenmilch im Vergleich zu Formula (unzureichende oder widersprüchliche Datenlage)
- Reduzierung der Atopierate bei familiärer Belastung
- Verbesserung der psychomotorischen Entwicklung [37]
- Verringerung der Rehospitalisierungsrate

Nachteile von Muttermilch bzw. Frauenmilch
- Unzureichender Gehalt an Energie, Eiweiß und Mineralien
- Transmission von CMV-Viren (Abschn. 14.8)

Die Stillraten bei Frühgeborenen <32 SSW variieren in europäischen Ländern hochgradig zwischen 20 und 70 % [6].

2.3 Osteopenia praematurorum

Definition Demineralisierung des Skeletts durch nutritive Calcium- und Phosphatverarmung des sehr unreifen Frühgeborenen.

Pathogenese Beim wachsenden Fetus werden im 3. Trimenon 120–140 mg Calcium und 65–75 mg Phosphat/kg KG/Tag (40 mg Calcium = 1 mmol, 31 mg Phosphat = 1 mmol) in den Knochen eingebaut. Die postnatale Zufuhr bei oraler Ernährung mit Muttermilch ist unzureichend, da deren Gehalt an diesen Mineralien gering ist.

Diagnose
- *Serum:* erniedrigtes Phosphat (Sollwert: 1,6–2,7 mmol/l), erhöhte alkalische Phosphatase (Sollwert: <600 U/l)
- *Urin* (Einzelportionen 1-mal/Woche): Calciurie bei fehlender Phosphatausscheidung
- *Calcium-Kreatinin-Quotient* (Sollwert: 6–30 mmol/g); wenn Ca/Krea im Urin <6: Calciumzufuhr erhöhen, wenn Ca/Krea >30: Calciumzufuhr erniedrigen [26]
- *Generalisierte Verminderung der Knochendichte* (fällt bei Röntgenuntersuchungen auf)
- *Spontanfrakturen* (Rippen, Extremitäten)

Prophylaxe Die Calcium- und Phosphat-Substitution hat sich aufgrund von biochemischen und klinischen Erwägungen durchgesetzt, obwohl es zu wenige randomisierte Studien gibt, um ihren Effekt hinreichend zu beurteilen [23].

- *Supplementierung* der Nahrung bei Frühgeborenen <1500 g mit Calcium und Phosphat ab dem 8. Lebenstag bzw. bei täglicher Nahrungsmenge von 100 ml. Der Bedarf hängt von der Wachstumsgeschwindigkeit ab. Ein voll enteral ernährtes (160 ml/kg KG/Tag), gut wachsendes Frühgeborenes sollte täglich 145 mg/kg KG Calcium (3,5 mmol/kg KG) und 87 mg/kg KG Phosphat (2,8 mmol/kg KG) bekommen. Wichtig für die Apatitbildung ist eine Ca/P-Ratio von 1,3–1,6. Calcium wird nur zur Hälfte resorbiert, Phosphat zu 80 %. Gegebenenfalls Calciumzufuhr erhöhen und individuell anpassen (Abb. 2.2). Als Pulver kann Calciumglycerophosphat-Calciumglukonat verwendet werden. Anstieg der Osmolarität auf max. 350 mosmol/l.
- *Muttermilch:* In der Regel wird durch einen Muttermilchverstärker (Abschn. 2.2.3) die Calciumzufuhr von 30 auf 81 mg/dl und die Phosphatzufuhr von 15 auf 48 mg/dl erhöht.
- *Frühgeborenennahrungen* sind oft bereits supplementiert; individuelle Anpassung.

Nebenwirkungen Nephrocalcinosen, besonders bei gleichzeitiger Applikation von Methylxanthinen oder Diuretika. Daher Nierensonografie vor Entlassung.

2.4   Probiotika und Präbiotika

Definition Probiotika sind apathogene Bakterienstämme (z. B. Milchsäurebakterien), Präbiotika sind neutrale und saure Oligosaccharide, die das Wachstum der natürlichen Bakterienflora im Darm begünstigen sollen, Synbiotika sind eine Kombination aus beiden.

Rationale Die Zugabe von Probiotika, Präbiotika bzw. Synbiotika zur Nahrung von Früh- und Neugeborenen soll eine natürliche Darmflora erzeugen, pathogene Keime verdrängen und dadurch die Zahl der von Darmbakterien ausgehenden Infektionen reduzieren.

Aktuelle Studienlage *Probiotika* können bei Frühgeborenen die Häufigkeit von NEC und Mortalität (E1a) [41] sowie Late-Onset-Sepsis reduzieren (E1a, NNT 44) [36]. Kombinationspräparate mehrerer Bakterienstämme scheinen einen stärkeren Effekt zu haben als Einzelpräparate [41]. Allerdings gibt es bisher kein zugelassenes Medikament auf dem Markt und es sind weder Zielgruppe noch Dosis, Beginn und Dauer der Probiotikagabe noch die optimale Zusammensetzung eindeutig geklärt.

Bestimmte *Präbiotika* können möglicherweise in einer Population mit sehr hohem Allergierisiko die Häufigkeit von Ekzemen reduzieren (NNT 25), ein routinemäßiger Einsatz ist aber nicht gerechtfertigt (E1a) [32].

2.5 Ernährung von Frühgeborenen nach Entlassung

Anreicherung der Muttermilch nach Entlassung hat keinen nachgewiesenen Vorteil auf Wachstum und neurologische Entwicklung (E1a) [51]. Der Verzicht auf Anreicherung zu Hause erleichtert aber das Stillen erheblich.

Die Fütterung von speziell angereicherter Frühgeborenennahrung im Vergleich zu normaler adaptierter Formula verbessert das Gedeihen (Gewicht, Länge und Kopfumfang) bis zum korrigierten Alter von 18 Monaten, ein Einfluss auf die neurologische Entwicklung wurde nicht nachgewiesen (E1a) [52].

2.6   Nahrungsaufbau

2.6.1   Kranke Reifgeborene

Häufig ist der enterale Nahrungsaufbau verzögert. Beginn jedoch möglichst am 1. Lebenstag, eine komplette parenterale Ernährung ist nur in seltenen Ausnahmefällen nötig, wie bei gastrointestinaler Fehlbildung (Kap. 7), Verdacht auf angeborene Stoffwechselstörung (Abschn. 11.5). Wenn kranke Neugeborene schlecht trinken, ist eine kontrollierte Sondenernährung sinnvoller als eine hypokalorische „Ad-libitum"-Fütterung. Bei Relaxierung des Kindes muss die enterale Nahrungszufuhr nicht routinemäßig abgebrochen, sondern nach Verträglichkeit angepasst werden. Bei Lippen-Kiefer-Gaumen-Spalten ermöglicht ein Spezialsauger (Habermann-Sauger) oder ggf. die frühzeitige Anpassung einer Gaumenplatte in den meisten Fällen eine erfolgreiche orale Ernährung, oft sogar an der Brust.

2.6.2   Hypotrophe und makrosome Reifgeborene

Wegen der Hypoglykämiegefährdung Frühfütterung (Beginn 30 min nach Geburt, dann alle 2–3 h mit Muttermilch oder Formula, Abschn. 11.1). Gegebenenfalls Sondenernährung. Hypoglykämiescreening!

2.6.3   Frühgeborene

Die optimale Ernährung von Frühgeborenen wird bezüglich der erwünschten Gewichtsentwicklung kontrovers diskutiert. Der theoretische Nährstoffbedarf ist in Tab. 2.1 zusammengestellt. Der tägliche Flüssigkeitsbedarf kann selbst bei sehr frühem Beginn durch enterale Zufuhr allein nicht gedeckt werden, sodass eine intravenöse Flüssigkeits-, Nährstoff- und Elektrolytzufuhr notwendig ist (Abschn. 2.8).

Beginn und Geschwindigkeit Ein vorsichtiger, jedoch früher Beginn der enteralen Ernährung mit kleinen Nahrungsmengen akzeleriert die Darmreifung und führt zu schnellerem Nahrungsaufbau und besserem Gedeihen, ohne die Komplikationsrate zu erhöhen:

- Ein verzögerter enteraler Nahrungsaufbau erst nach dem 4. Lebenstag verringert das Risiko einer NEC nicht, auch nicht wenn eine fetale Wachstumsretardierung vorliegt, verlängert aber den Nahrungsaufbau um 2–4 Tage (E1a) [29, 46, 53].
- Eine tägliche Steigerung der enteralen Nahrungsmenge um 30–40 ml/kg im Vergleich zu 15–24 ml/kg erhöht die Rate an NEC oder Mortalität nicht, verkürzt aber den Nahrungsaufbau um 1–5 Tage und senkt das Risiko invasiver Infektionen (E1a) [53].

Wir beginnen im Alter von 2 und 4 h mit Glukose 5 %, gehen dann auf Milchnahrung (Colostrum, Formula) über und steigern möglichst täglich die Nahrungsmenge. Unsere gewichtsabhängigen Protokolle zum enteralen Ernährungsaufbau bei Frühgeborenen zeigen Tab. 2.5, 2.6 und 2.7.

▶ **Wichtig** Früher enteraler Ernährungsbeginn und zügiger Nahrungsaufbau erhöhen beim Frühgeborenen das Risiko der nekrotisierenden Enterokolitis nicht!

Technik
- Eine Verdünnung der Formula (halbkonzentriert) in der initialen Phase des Nahrungsaufbaus verbessert die Nahrungsverträglichkeit und beschleunigt den Nahrungsaufbau (E1a) [4].
- Zu der Frage, ob das Einspritzen der Nahrung in die Magensonde oder das Einlaufen mithilfe der Schwerkraft über eine hochgehängte Magensonde günstiger ist, gibt es keine ausreichende Datenlage [12]. Wir entscheiden individuell je nach Zustand des Kindes.

Tab. 2.5 Protokoll des enteralen Ernährungsaufbaus für stabile eutrophe Frühgeborene <1000 g Geburtsgewicht. *MM* Muttermilch, *FM* gespendete Frauenmilch

LT	MM/FM (ml) FG <750 g GG	MM/FM (ml) FG 750–999 g GG	FMS®/ FM 85®	(ml/ kg KG)	Ca/P	Vit. D	Eisen
1	2 × 1 ml G5, 10 × 0,5 ml MM/FM	2 × 1 ml G5, 10 × 1,0 ml MM/FM	–	90	–	–	–
2	12 × 1,0	12 × 1,0	–	100	–	–	–
3	12 × 1,5	12 × 2,0	–	120	–	–	–
4	12 × 2,0	12 × 3,0	–	140	–	–	–
5	12 × 2,5	12 × 4,0	–	150	–	–	–
6	12 × 3,0	12 × 5,0	–	150	–	–	–
7	12 × 3,5	12 × 6,0	2 %/3 %	150	–	–	x
8	12 × 4,0	12 × 7,0	2 %/3 %	150	–	–	x
9	12 × 5,0	12 × 8,0	2 %/3 %	150	–	–	x
12	12×	12×	3 %/4 %	150	–	x	x
14	12×	12×	4 %/5 %	150	x	x	x
28	12×	12×	4 %/5 %	150	x	x	x

Tab. 2.6 Protokoll des enteralen Ernährungsaufbaus für stabile eutrophe Frühgeborene von 1000–1499 g Geburtsgewicht. *MM* Muttermilch, *FM* gespendete Frauenmilch

LT	MM/FG-Nahrung (ml)	FMS®/FM 85®	(ml/kg KG)	Ca/P	Vit. D	Eisen
1	2 × 1,5 ml G5, dann 8 × 1,5	–	80	–	–	–
2	12 × 3,0	–	100	–	–	–
3	12 × 4,5	–	120	–	–	–
4	12 × 6,0	–	140	–	–	–
5	12 × 7,5	–	150	–	–	–
6	12 × 9,0	–	150	–	–	–
7	12 × 10,5	2 %/3 %	160	–	–	x
12	12×/ggf. 8x	3 %/4 %	160	–	x	x
14	12×/ggf. 8x	4 %/5 %	160	x	x	x
28	8×	4 %/5 %	160	x	x	x

Tab. 2.7 Protokoll des enteralen Ernährungsaufbaus für stabile eutrophe Frühgeborene von 1500–1800 g Geburtsgewicht. *MM* Muttermilch, *FM* gespendete Frauenmilch

LT	MM/FG-Nahrung (ml)	FMS®/FM 85®	(ml/kg KG)
1	2 × 5 ml G5, dann 6 × 5		70
2	8 × 10,0		90
3	8 × 15,0		110
4	8 × 20,0		130
5	8 × 25,0		150
6	8 × 30,0		160
7	8 × 30,0		160
12	8×/evtl. 6×	Bei mangelndem Gedeihen nach Bedarf	160

- Eine kontinuierliche Nahrungszufuhr über die Magensonde hat gegenüber der Bolusernährung keine Vorteile hinsichtlich Wachstum und NEC-Häufigkeit (E1a) [38].
- Nicht-nutritives Saugen (Wattestäbchen, Schnuller) beschleunigt den Nahrungsaufbau, stabilisiert Atmung und Kreislauf und verkürzt den stationären Aufenthalt (E1a) [18].
- Ein Nabelgefäßkatheter stellt keine Kontraindikation zur enteralen Ernährung dar.
- Bei Fütterung ad libitum im Vergleich zu vorgegebener Fütterung verlieren die Kinder zwar schneller die Magensonde, nehmen aber schlechter zu (E1a) [49].

Überwachung
- Sorgfältige Beobachtung der Kinder auf sich anbahnende Bauchprobleme (ausladendes Abdomen, geblähte Darmschlingen, Zunahme des Bauchumfangs). Auch Allgemeinsymptome beachten (marmoriertes Aussehen, gestörte Mikrozirkulation, Apnoen usw.).

- Auch wenn dieses Vorgehen nicht evidenzbasiert ist, machen wir die Steigerung der Nahrungsmenge üblicherweise von den sog. Magenresten abhängig: Diese werden vor der nächsten Nahrungsgabe hinsichtlich Menge (Zunahme?), Konsistenz (angedaut?) und Farbe (gallig, blutig?) geprüft: 2–5 ml/kg KG sind größtenteils Magensaft und können toleriert werden.
- Bei verdächtigen Symptomen Nahrungspause für 1–2 Mahlzeiten, ggf. vorübergehende Reduktion der Einzelmenge.

2.6.4 Ernährungssonden

Einlegen einer dünnen Sonde in das engere Nasenloch (bei behinderter Nasenatmung ggf. oral legen). Ein Unterschied von nasal versus oral eingelegter Magensonde hinsichtlich Apnoen, Bradykardien und Entsättigungen ist nicht gezeigt (E1a) [47]. Wir bevorzugen wegen der besseren Fixierbarkeit und damit selteneren Dislokation die nasale Route. *Länge:* Ohrläppchen–Nase plus Nase–Epigastrium. *Überprüfen* der Lage (2 ml Luft einblasen und Auskultation der Magengegend; im Zweifel pH-Messung des Aspirates). *Wechsel* bei Dislokation oder nach 7 Tagen.

Gegenüber der Magensonde hat eine Duodenalsonde keine Vorteile, erhöht aber gastrointestinale Probleme (NNH 10) und möglicherweise auch die Mortalität (NNH 6) (E1a) [48]. Über Vor- und Nachteile einer Frühentlassung von stabilen Frühgeborenen mit Magensonde gibt es keine gesicherten Daten (E1a) [10].

2.6.5 Störungen der Magen-Darm-Passage

- Mekonium- bzw. Stuhlentleerung kann bei sehr kleinen Frühgeborenen erheblich verzögert sein. Im Sinne des „Minimal Handling" verzichten wir bei sehr kleinen Frühgeborenen in den ersten 3 Lebenstagen möglichst auf ein Anspülen des Darmes.
- Die prophylaktische Gabe von Glycerin-Suppositorien, Anspülen mit Kochsalzlösung oder die orale Gabe von osmotisch wirksamem Röntgenkontrastmittel beschleunigen den Nahrungsaufbau nicht (E1a) [13].

• Erythromycin verbessert nicht die Nahrungsverträglichkeit, senkt nicht die Inzidenz von NEC und Sepsis und kann aufgrund mangelnder Daten zur Sicherheit nicht empfohlen werden (E1a) [30].

2.7 Ernährungsdokumentation und Ernährungsziel

Außer der Gewichts-, Längen- und Kopfumfangskurve, die bei jedem kranken Neugeborenen in einem geeigneten Diagramm (Abb. 1.1) [15] regelmäßig dokumentiert werden müssen, benötigen sehr untergewichtige Kinder eine lückenlose Dokumentation der tatsächlich zugeführten, nicht nur der verordneten (!) Menge an Energie (Abb. 2.1), Protein und Mineralien (Abb. 2.2), die an die Wachstumsgeschwindigkeit anzupassen ist.

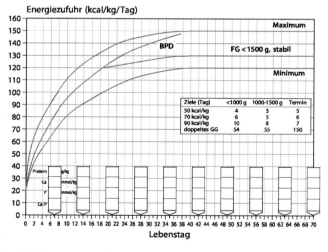

Abb. 2.1 Diagramm zur Dokumentation der Energiezufuhr (täglich) und der Zufuhr der wichtigsten Nährstoffe (wöchentlich) bei sehr untergewichtigen Neugeborenen

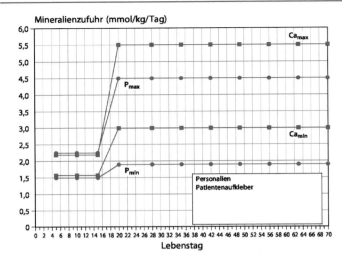

Abb. 2.2 Diagramm zur Dokumentation der Zufuhr von Calcium und Phosphat bei sehr untergewichtigen Neugeborenen

---

2.8 Ergänzende parenterale Ernährung

Bei verzögertem oder unzureichendem enteralem Nahrungsaufbau zur Vermeidung einer katabolen Stoffwechselsituation Zufuhr von Flüssigkeit, Kohlenhydraten, Fett, Aminosäuren, Elektrolyten nach Tagesbedarf und unter Kontrolle der Laborparameter (Flüssigkeitsbedarf Abschn. 9.1.2).

Indikation
- Kranke Reifgeborene mit verzögertem enteralem Nahrungsaufbau (d. h. <40 kcal/kg KG/Tag am 3. Lebenstag)
- Frühgeborene <35 SSW bzw. <2000 g, die am 3. Lebenstag nicht enteral ernährbar sind
- Frühgeborene <1500 g

Die teilparenterale Ernährung erfolgt über eine periphere Vene. Abhängig von der Geschwindigkeit des enteralen Aufbaus wird der parenterale Teil von Aminosäuren und Fett nach Plan (Tab. 2.8) gesteigert; ggf. Glukosemenge anpassen. Die parenteralen Höchstmengen für Glukose, Aminosäuren und Fett werden beibehalten, bis etwa 60 ml Milch/kg KG erreicht sind, dann wird die Reduktion des parenteralen Teils dem oralen Aufbau angepasst. Es sollten alle Anstrengungen unternommen werden, den enteralen Nahrungsaufbau zügig durchzuführen, besonders auch bei sehr kleinen Frühgeborenen. Die parenterale Ernährung sollte wegen der Komplikationen des venösen Zugangs so kurz wie möglich gehalten werden, aber nicht kürzer.

2.9 Komplette parenterale Ernährung

Muss durchgeführt werden bei voraussehbar längerfristig nicht möglicher enteraler Ernährung. Allmähliche Steigerung aller Nährstoffe, um die Adaptation der Insulinsekretion und Lipolyse abzuwarten. Die Kalorien werden vergleichbar zur oralen Ernährung aufgeteilt: 40–45 % als Kohlenhydrate, 40–45 % als Fett und 15 % als synthetisches L-Aminosäurengemisch (spezielle Zubereitung für Neugeborene). Mit 80–90 kcal/kg KG (330–380 kJ/kg KG) ist eine ausreichende Basisversorgung sichergestellt; um Wachstum zu erreichen, werden 120–130 kcal/kg KG/Tag benötigt. Für die komplette parenterale Ernährung verwenden wir aufgrund der Osmolarität und Flüssigkeitsmenge in der Regel einen zentralen Venenkatheter (E1a) [2] ohne Heparinzusatz (E1a) [39] (Abschn. 19.5).

Indikationen
- Längerfristige Nahrungskarenz
- Postoperativ nach Darmresektion, Gastroschisis, Mekoniumileus
- Nekrotisierende Enterokolitis
- Kurzdarmsyndrom
- Darmmotilitätsstörung bei extrem kleinen Frühgeborenen

Tab. 2.8 Protokoll der parenteralen Ernährung bei kranken Neu- und Frühgeborenen. Die Flüssigkeitszufuhr muss je nach Krankheitsbild modifiziert werden (Abschn. 9.1.2)

Nährstoffe/Zusätze	Geburtsgewicht	Lebenstag								Bereich
		1	2	3	4	5	6	7	28	
Flüssigkeit (ml/kg KG/Tag)	<1000 g	90	100	120	140	150	150	150	160	110–180[a,b]
	1000–1499 g	80	100	120	140	150	150	160	160	–
	>1500 g	70	90	110	130	150	160	160	160	–
Energie (kcal/kg KG/Tag)	(Siehe Energiekurve)									80–160
Aminosäuren (g/kg KG/Tag)	<1000 g	2	2,5	3	3,5	4	4	4	3	2–4
	1000–1499 g	2c	2,5	3	3,5	4	4	4	4	2–4
	>1500 g	0	0-(1)c	1,5	2	2,5	3	3	3	2–3
Lipide (g/kg KG/Tag)	<1000 g	1	1,5	2	2,5	3	3	3	3	2–3
	1000–1499 g	1	1,5	2c	2,5	3	3	3	3	2–3
	>1500 g	0	0	1c	1,5	2	2,5	3	3	2–3
Na (mmol/kg KG/Tag)	<1000 g	0	(1)d	(1–2)	(1–2)	1–2	2–3	2–4	2–4	2–4
	1000–1499 g	0	(1–2)d	(1–2)d	(1–2)d	1–3	2–3	2–4	2–4	2–4
	>1500 g	0	2–4	2–4	2–4	2–4	2–4	2–4	2–4	2–4
K (mmol/kg KG/Tag)	<1000 g	0	0	(1–3)	1–3	1–3	1–3	1–3	1–3	1–3
	1000–1499 g	0	0	(1–3)	1–3	1–3	1–3	1–3	1–3	1–3
	>1500 g	0	1–3	1–3	1–3	1–3	1–3	1–3	1–3	1–3
Mg (mmol/kg KG/Tag)		0	0	0	0	0	0	(0,3)e	(0,3)e	0–0,5

Ca (mmol/kg KG/Tag)	0	0	0	0	0	(1)f	(1)f	(1)
P (mmol/kg KG/Tag)	0	0	0	0	0	(1)e	(1)e	(1)
Wasserlösliche Vitamine	0	0	0	+	+	+	+	+
Fettlösliche Vitamine	0	0	0	+	+	+	+	+
Spurenelemente	0	0	0	+	+	+	+	+
Glukoselösung (mg/kg KG/min)	–	–	–	–	–	–	–	6–12

a Bei PDA/RDS/BPD Flüssigkeitsrestriktion 150 ml/kg KG/Tag, bei akuter PDA-Problematik 130 ml/kg/Tag

b In Einzelfällen Flüssigkeitserhöhung bis >200 ml/kg KG/Tag nötig (Cave: klinischer Befund, Gewichtsverlauf, Bilanz, spezifisches Uringewicht)

c Bei Frühgeborenen >1500 g nur, wenn kein enteraler Nahrungsaufbau in den ersten 2 Tagen möglich ist

d Bei Plasmawerten <135 mmol/l Zufuhr beginnen

e In der Regel nur bei kompletter parenteraler Ernährung >7 Tage. Niemals P ohne Ca zuführen!

f Nur bei deutlich erniedrigten Plasmawerten oder bei ZVK

Kontraindikationen (relativ)
- Azidose (pH <7,20)
- Cholestase (direktes Bilirubin >35 μmol/l = 2 mg/dl)
- Schock (mit Katecholaminbehandlung)
- Disseminierte intravasale Gerinnung mit Thrombozytopenie ($<50 \times 10^3$/μl)
- Sepsis (kein Fett bis zur Stabilisierung)

Infusionsprogramm
- Zusatz von *Elektrolyten* individuell nach Bilanz und Laborparametern (Grundbedarf Abschn. 2.1.5). Calcium und Phosphat können in einer Infusionslösung gemischt werden. Die Anwendung einer organischen Phosphorverbindung (Glukose-1-Phosphat, Natriumglycerophosphat) verhindert die Ausfällung.

► **Wichtig** Die Infusion von Phosphat ohne Calcium kann hypocalcämische Krampfanfälle auslösen.

Die *Lipidinfusion* muss getrennt laufen und wird über ein Y-Stück an die Hauptinfusion angeschlossen. Die Fettmenge sollte wegen niedrigerer Triglyzerid- und höherer Phospholipidkonzentration als 20 %-ige Lösung über 24 h laufen. Lichtschutz ist erforderlich, um die Oxidation von Fettsäuren und damit den oxidativen Stress zu reduzieren. Die Diskussion um die Art der Fettlösung ist noch offen: Allgemein wird empfohlen, keine Fettlösungen auf reiner Sojaöl-Basis zu infundieren. Ein eindeutiger Vorteil einzelner anderer Fettlösungen hinsichtlich Tod, Wachstum, BPD, Sepsis, hochgradiger ROP ist nicht nachgewiesen (E1a) [22].

Zusätze zur kompletten parenteralen Ernährung (Bedarf Tab. 2.2):

- Fettlösliche und wasserlösliche Vitamine werden der Fettlösung zugesetzt.
- Spurenelemente

Kontrollen
- 1-mal täglich: Gewicht (ggf. auch 2-mal/Tag), klinische Untersuchung (Turgor? Ödeme?)
- 1-mal täglich: Einfuhr-Ausfuhr-Bilanz
- 1-mal täglich: Blutgasanalyse, Blutzucker, Urinstix, spezifisches Gewicht oder Osmolarität des Urins
- 1-mal/Woche: Elektrolyte, Differenzialblutbild, Thrombozyten, venöser Hämatokrit, Triglyzeride, Bilirubin (gesamt und direkt), Gesamteiweiß, Transaminasen, γ-GT, Kreatinin, Harnstoff, Phosphat, Magnesium, alkalische Phosphatase

Änderungen *Glukosezufuhr* je nach Toleranz des Kindes: Hypo- und Hyperglykämien sind bei schwer kranken Kindern möglich. Cave: Glukosurie, osmotische Diurese!
Die *Fettinfusion* wird reduziert bei:

- Hyperbilirubinämie auf max. 0,5–1 g/kg KG/Tag
- Serumtriglyzeridkonzentrationen >1,7 mmol/l auf 1 g/kg KG/Tag
- Serumtriglyzeridkonzentrationen >2,8 mmol/l: Fettinfusion unterbrechen
- Sepsis: Fettinfusion unterbrechen bis zur Stabilisierung

2.10 Ergänzungen zur enteralen und parenteralen Ernährung ohne eindeutig nachgewiesenen Effekt

Zahlreiche Ergänzungen zur Ernährung von Früh- und Reifgeborenen wurden eingesetzt, haben den erhofften positiven Effekt aber nicht gebracht: Bei Frühgeborenen hat der enterale oder parenterale Zusatz von *Taurin* keinen nachweisbaren Effekt auf Wachstum und Entwicklung (E1a) [45]. *Cystein*supplementierung bei der parenteralen Ernährung von Früh- und Reifgeborenen verbessert die Stickstoffbilanz, hat aber keinen Einfluss auf Wachstum und Morbidität (E1a) [42]. *Arginin* vermindert die NO-Konzentration und senkt möglicherweise das Risiko einer

NEC (E1b) [40]. *Lactoferrin*supplementierung reduziert die Häufigkeit von Sepsis (geringe Evidenz), nicht jedoch die NEC-Rate [33]. *Glutamin* hat weder enteral noch parenteral gegeben die Hoffnung auf eine Senkung der Sepsis- oder NEC-Rate erfüllt (E1a) [27]. Die Supplementierung von *Selen* reduziert bei Frühgeborenen zwar die Häufigkeit von Sepsis (NNT 10), hat aber keinen nachweisbaren Einfluss auf ROP, BPD und Überleben (E1a) [11]. *Carnitin* trägt zur Oxidation langkettiger Fettsäuren bei, ein klinischer Nutzen ist jedoch nicht nachgewiesen (E1a) [9]. Der Zusatz von *Lactase* zur Nahrung bei Früh- und Reifgeborenen hat keine Vorteile (E1b) [43]. Wir verwenden alle diese Zusätze nicht.

Literatur

1. https://www.embryotox.de. Zugegriffen am 08.08.2022
2. Ainsworth S, McGuire W (2015) Percutaneous central venous catheters versus peripheral cannulae for delivery of parenteral nutrition in neonates. Cochrane Database Syst Rev 2015(10):CD004219
3. Allen E, Rumbold AR, Keir A, Collins CT, Gillis J, Suganuma H (2021) Avoidance of bottles during the establishment of breastfeeds in preterm infants. Cochrane Database Syst Rev 10:CD005252
4. Basuki F, Hadiati DR, Turner T, McDonald S, Hakimi M (2019) Dilute versus full-strength formula in exclusively formula-fed preterm or low birth weight infants. Cochrane Database Syst Rev 6:CD007263
5. Berger I, Weintraub V, Dollberg S, Kopolovitz R, Mandel D (2009) Energy expenditure for breastfeeding and bottle-feeding preterm infants. Pediatrics 124(6):e1149–e1152
6. Bonet M, Blondel B, Agostino R, Combier E, Maier RF, Cuttini M, et al. (2011) Variations in breastfeeding rates for very preterm infants between regions and neonatal units in Europe: results from the MOSAIC cohort. Arch Dis Child Fetal Neonatal Ed 96(6):F450–F452
7. Brown JV, Lin L, Embleton ND, Harding JE, McGuire W (2020) Multinutrient fortification of human milk for preterm infants. Cochrane Database Syst Rev 6:CD000343
8. Brown JVE, Walsh V, McGuire W (2019) Formula versus maternal breast milk for feeding preterm or low birth weight infants. Cochrane Database Syst Rev 8:CD002972
9. Cairns PA, Stalker DJ (2000) Carnitine supplementation of parenterally fed neonates. Cochrane Database Syst Rev 2000(4):CD000950

10. Collins CT, Makrides M, McPhee AJ (2015) Early discharge with home support of gavage feeding for stable preterm infants who have not established full oral feeds. Cochrane Database Syst Rev 2015(7):CD003743
11. Darlow BA, Austin NC (2003) Selenium supplementation to prevent short-term morbidity in preterm neonates. Cochrane Database Syst Rev 2003(4):CD003312
12. Dawson JA, Summan R, Badawi N, Foster JP (2021) Push versus gravity for intermittent bolus gavage tube feeding of preterm and low birth weight infants. Cochrane Database Syst Rev 8:CD005249
13. Deshmukh M, Balasubramanian H, Patole S (2016) Meconium evacuation for facilitating feed tolerance in preterm neonates: a systematic review and meta-analysis. Neonatology 110(1):55–65
14. Fenton TR, Al-Wassia H, Premji SS, Sauve RS (2020) Higher versus lower protein intake in formula-fed low birth weight infants. Cochrane Database Syst Rev 6:CD003959
15. Fenton TR, Kim JH (2013) A systematic review and meta-analysis to revise the Fenton growth chart for preterm infants. BMC Pediatr 13:59
16. Finch CW (2015) Review of trace mineral requirements for preterm infants: what are the current recommendations for clinical practice? Nutr Clin Pract 30(1):44–58
17. Flint A, New K, Davies MW (2016) Cup feeding versus other forms of supplemental enteral feeding for newborn infants unable to fully breastfeed. Cochrane Database Syst Rev 2016(8):CD005092
18. Foster JP, Psaila K, Patterson T (2016) Non-nutritive sucking for increasing physiologic stability and nutrition in preterm infants. Cochrane Database Syst Rev 10:CD001071
19. Friese K, Mörike K, Neumann G, Paulus WE (2021) Arzneimittel in der Schwangerschaft und Stillzeit. Ein Leitfaden für Ärzte und Apotheker, 9. Aufl. Wissenschaftliche Verlagsgesellschaft, Stuttgart
20. Harder T, Roepke K, Diller N, Stechling Y, Dudenhausen JW, Plagemann A (2009) Birth weight, early weight gain, and subsequent risk of type 1 diabetes: systematic review and meta-analysis. Am J Epidemiol 169(12):1428–1436
21. Jasani B, Simmer K, Patole SK, Rao SC (2017) Long chain polyunsaturated fatty acid supplementation in infants born at term. Cochrane Database Syst Rev 3:CD000376
22. Kapoor V, Glover R, Malviya MN (2015) Alternative lipid emulsions versus pure soy oil based lipid emulsions for parenterally fed preterm infants. Cochrane Database Syst Rev 2015(12):CD009172
23. Kumar M, Chowdhury R, Sinha B, Upadhyay RP, Chandola TR, Mazumder S, et al. (2022) Enteral calcium or phosphorus supplementation in preterm or low birth weight infants: a systematic review and meta-analysis. Pediatrics 150(Suppl 1):e2022057092M

24. Loui A, Raab A, Maier RF, Bratter P, Obladen M (2010) Trace elements and antioxidant enzymes in extremely low birthweight infants. J Trace Elem Med Biol 24(2):111–118
25. Maastrup R, Rom AL, Walloee S, Sandfeld HB, Kronborg H (2021) Improved exclusive breastfeeding rates in preterm infants after a neonatal nurse training program focusing on six breastfeeding-supportive clinical practices. PLoS One 16(2):e0245273
26. Matos V, van Melle G, Boulat O, Markert M, Bachmann C, Guignard JP (1997) Urinary phosphate/creatinine, calcium/creatinine, and magnesium/creatinine ratios in a healthy pediatric population. J Pediatr 131(2):252–257
27. Moe-Byrne T, Brown JV, McGuire W (2016) Glutamine supplementation to prevent morbidity and mortality in preterm infants. Cochrane Database Syst Rev 4:CD001457
28. Moon K, Rao SC, Schulzke SM, Patole SK, Simmer K (2016) Longchain polyunsaturated fatty acid supplementation in preterm infants. Cochrane Database Syst Rev 12:CD000375
29. Morgan J, Bombell S, McGuire W (2013) Early trophic feeding versus enteral fasting for very preterm or very low birth weight infants. Cochrane Database Syst Rev 3(3):CD000504
30. Ng E, Shah VS (2008) Erythromycin for the prevention and treatment of feeding intolerance in preterm infants. Cochrane Database Syst Rev (3):CD001815
31. Obladen M, Loui A, Kampmann W, Renz H (1998) Zinc deficiency in rapidly growing preterm infants. Acta Paediatr 87(6):685–691
32. Osborn DA, Sinn JK (2013) Prebiotics in infants for prevention of allergy. Cochrane Database Syst Rev (3):CD006474
33. Pammi M, Suresh G (2020) Enteral lactoferrin supplementation for prevention of sepsis and necrotizing enterocolitis in preterm infants. Cochrane Database Syst Rev 3:CD007137
34. Perretta L, Ouldibbat L, Hagadorn JI, Brumberg HL (2021) High versus low medium chain triglyceride content of formula for promoting short-term growth of preterm infants. Cochrane Database Syst Rev 2:CD002777
35. Quigley M, Embleton ND, McGuire W (2019) Formula versus donor breast milk for feeding preterm or low birth weight infants. Cochrane Database Syst Rev 7:CD002971
36. Rao SC, Athalye-Jape GK, Deshpande GC, Simmer KN, Patole SK (2016) Probiotic supplementation and late-onset sepsis in preterm infants: a meta-analysis. Pediatrics 137(3):e20153684
37. Rodrigues C, Zeitlin J, Zemlin M, Wilson E, Pedersen P, Barros H, Effective Perinatal Intensive Care in Europe Research G (2022) Never-breastfed children face a higher risk of suboptimal cognition at 2 years of corrected age: a multinational cohort of very preterm children. Matern Child Nutr 18(3):e13347

38. Sadrudin Premji S, Chessell L, Stewart F (2021) Continuous nasogastric milk feeding versus intermittent bolus milk feeding for preterm infants less than 1500 grams. Cochrane Database Syst Rev 6:CD001819

39. Shah PS, Ng E, Sinha AK (2005) Heparin for prolonging peripheral intravenous catheter use in neonates. Cochrane Database Syst Rev (4):CD002774

40. Shah PS, Shah VS, Kelly LE (2017) Arginine supplementation for prevention of necrotising enterocolitis in preterm infants. Cochrane Database Syst Rev 4:CD004339

41. Sharif S, Meader N, Oddie SJ, Rojas-Reyes MX, McGuire W (2020) Probiotics to prevent necrotising enterocolitis in very preterm or very low birth weight infants. Cochrane Database Syst Rev 10:CD005496

42. Soghier LM, Brion LP (2006) Cysteine, cystine or N-acetylcysteine supplementation in parenterally fed neonates. Cochrane Database Syst Rev 2006(4):CD004869

43. Tan-Dy CR, Ohlsson A (2013) Lactase treated feeds to promote growth and feeding tolerance in preterm infants. Cochrane Database Syst Rev 2013(3):CD004591

44. Trivedi A, Sinn JK (2013) Early versus late administration of amino acids in preterm infants receiving parenteral nutrition. Cochrane Database Syst Rev 7(7):CD008771

45. Verner A, Craig S, McGuire W (2007) Effect of taurine supplementation on growth and development in preterm or low birth weight infants. Cochrane Database Syst Rev 2007(4):CD006072

46. Walsh V, Brown JVE, Copperthwaite BR, Oddie SJ, McGuire W (2020) Early full enteral feeding for preterm or low birth weight infants. Cochrane Database Syst Rev 12:CD013542

47. Watson J, McGuire W (2013) Nasal versus oral route for placing feeding tubes in preterm or low birth weight infants. Cochrane Database Syst Rev 2013(2):CD003952

48. Watson J, McGuire W (2013) Transpyloric versus gastric tube feeding for preterm infants. Cochrane Database Syst Rev 2013(2):CD003487

49. Watson J, McGuire W (2016) Responsive versus scheduled feeding for preterm infants. Cochrane Database Syst Rev 8(8):CD005255

50. Wells JC (2007) The programming effects of early growth. Early Hum Dev 83(12):743–748

51. Young L, Embleton ND, McCormick FM, McGuire W (2013) Multinutrient fortification of human breast milk for preterm infants following hospital discharge. Cochrane Database Syst Rev 2013(2):CD004866

52. Young L, Embleton ND, McGuire W (2016) Nutrient-enriched formula versus standard formula for preterm infants following hospital discharge. Cochrane Database Syst Rev 12:CD004696

53. Young L, Oddie SJ, McGuire W (2022) Delayed introduction of progressive enteral feeds to prevent necrotising enterocolitis in very low birth weight infants. Cochrane Database Syst Rev 1:CD001970

Blutgasanalyse und Sauerstofftherapie

3

Rolf F. Maier

Sauerstoff und Bikarbonat gehören zu den unkritisch und oft unnötig eingesetzten Medikamenten in der Neonatologie. Die Angst vor Sauerstoffmangelschäden ist weitverbreitet. Diese entstehen jedoch meist vor der Geburt. Insbesondere beim Frühgeborenen verdichten sich Hinweise, dass nicht nur die Retinopathie, sondern auch die periventrikuläre Leukomalazie eher durch zu viel als durch zu wenig Sauerstoff begünstigt werden.

3.1 Blutgasanalyse: Methodik

Das Blutgasanalysegerät ist eines der Herzstücke der Intensivstation. Moderne Geräte führen unabhängig voneinander pH-Messung (Glaselektrode), pO_2-Messung (Clark-Elektrode) und pCO_2-Messung (Severinghaus-Elektrode) durch, berechnen Standardbikarbonat, Basendefizit und O_2-Sättigung, bestimmen zusätzlich Hämoglobin, Laktat, Blutzucker, Bilirubin und Elektrolyte. Für die Eignung in der Neugeborenenintensivmedizin entscheidend sind kleinstmögliches Probenvolumen (<50 µl), geringe Störanfälligkeit und einfache Reinigung und Kalibrierung.

R. F. Maier et al., *Obladens Neugeborenenintensivmedizin*, https://doi.org/10.1007/978-3-662-66572-5_3

3.1.1 Probengewinnung

▶ **Wichtig** Heparinisierte Kapillaren nicht bis ans Ende füllen, Glaskontakt aktiviert die Gerinnung. Keine Blasen in der Kapillare! Kein Knetverschluss! Messung innerhalb von 5 min.!

3.1.2 Kapillär

Ferse seitlich, Daumenballen. Lanzetteinstich, Blut frei in die heparinisierte Kapillare fließen lassen. Der pCO_2 ist 8–10 mmHg höher als im arteriellen Blut.

▶ **Wichtig** Die Bewertung des pO_2 in kapillären und venösen Proben ist sinnlos!

3.1.3 Arterienpunktion

Geeignete Arterien: A. radialis (möglichst rechtsseitig: präduktales Blut), A. temporalis. Niemals Punktion der A. femoralis oder der A. brachialis: Gefahr von Arterienspasmus und Nekrose. Die Blutgasanalyse aus Arterienpunktion ist nur verwertbar bei einer Punktionsdauer <30 s, da sonst durch die Schmerzreaktion bzw. das Schreien und Pressen des Kindes der paO_2 sehr schnell absinkt. Obligat ist der Allen-Test vor der Punktion der A. radialis (Abschn. 3.1.5).

3.1.4 Nabelarterienkatheter (NAK)

Verlässlichster postduktaler paO_2-Wert. Bei künstlich beatmeten Kindern <1000 g kann während der ersten 3–5 Lebenstage ein NAK den mit wiederholter Radialispunktion verbundenen Stress mindern (Minimal Handling). Vorbereitung und Anlagetechnik siehe Abschn. 19.1.2

3.1.5   Verweilkatheter in der A. radialis

Präzise und einfache Methode mit akzeptabler Komplikationsrate. Sicherheitshalber muss vor einer Dauerkanülierung der A. radialis durch deren Kompression geprüft werden, ob die A. ulnaris in der Lage ist, die Hand genügend zu durchbluten (Allen-Test). Die Durchleuchtung des Handgelenks mit einer Kaltlichtquelle oder die Verwendung einer Doppler-Sonde erleichtert das Auffinden der A. radialis erheblich.

3.2   Blutgasanalyse: Normalwerte beim Neugeborenen

Auch wenn transkutane Messtechniken die Häufigkeit arterieller Blutgasanalysen reduziert haben, bleiben diese der Goldstandard zur Beurteilung von Atemfunktion und Stoffwechsel. Beim gesunden Neugeborenen sind pH und pCO_2 geringfügig niedriger als bei Erwachsenen. Die metabolische Azidose im Alter von 10 min resultiert aus einer postnatal physiologischen Ansammlung von Laktat (Tab. 3.1). Während der ersten Lebensstunden steigt der paO_2 an, der pCO_2 sinkt. Ein stabiler Zustand der Blutgase wird erst nach einigen Tagen erreicht.

Tab. 3.1 Blutgasanalyse: Normalwerte bei Neugeborenen. *StB* Standardbikarbonat

	Bei Geburt		Arterielles Blut, Alter			
	Nabelvene	Nabelarterie	10 min	1 h	24 h	5 Tage
pH	7,32	7,24	7,21	7,33	7,37	7,37
pCO_2 (mmHg)	38	49	46	36	33	35
StB (mmol/l)	20	19	17	19	20	21
BE (mmol/l)	–4	–7	–10	–7	–5	–4
pO_2 (mmHg)	27	16	50	63	73	72

3.3   Störungen des Säure-Basen-Haushalts

Eine Übersicht bieten Tab. 3.2 und 3.3.

3.3.1   Medikamentöse Therapie

Es gibt keine randomisierten Studien, die für die Pufferung einen
Nutzen bezüglich Mortalität oder Morbidität belegen (E1a)
[8, 15, 16]. Die Therapie ist eine Einzelfallentscheidung für Aus-
nahmefälle.

▶   **Wichtig** Bikarbonattherapie ist fast nie kausal, die Azidose
        praktisch immer ein Symptom.

Indikation
- Respiratorische Azidose wird durch Beatmung, Hypovolämie
  durch Volumensubstitution behandelt.
- Respiratorische oder gemischte Azidose bildet sich nach Geburt innerhalb von 4 h zurück, unabhängig davon, ob gepuffert
  wird oder nicht.
- Eine durch Unterkühlung verursachte metabolische Azidose
  verschwindet nach Aufwärmen von selbst.
- Metabolische Azidose: Bei einem pH <7,10 und BE
  über −10 mmol/l Zufuhr von Natriumbikarbonat, wenn
  Katecholamine eingesetzt werden (sind bei schwerer Azidose
  nicht wirksam).

Tab. 3.2 Kompensationsmechanismen der Säure-Basen-Regulation

Kompensationsmechanismus	Reaktionszeit
Ionenaustausch Intra-/Extrazellulärraum (Transmineralisation)	–
Verdünnung (lokaler Effekt)	Sekunden
Pufferung (HCO_3^-, Hb, Protein, $H_2PO_4^-$)	Minuten
Atmung (Hypo-, Hyperventilation)	Stunden
Niere	Mindestens 1 Tag

Tab. 3.3 Störungen des Säure-Basen-Haushalts. *StB* Standardbikarbonat

Störung	Dissoziation	Klinisches Beispiel	Blutgase bei akutem Auftreten	Physiologischer Kompensationsmechanismus	Blutgase bei chronischem Auftreten (kompensiert)
Respiratorische Azidose	$\dfrac{(HCO_3^-)}{(CO_2)}\uparrow$	Atelektase	pH 7,21 pCO_2 74 StB 22,5 BE −2 paO_2 44	Alkalirückresorption, Hypochlorämie	pH 7,36 pCO_2 71 StB 33 BE +10 paO_2 46
Respiratorische Alkalose	$\dfrac{(HCO_3^-)}{(CO_2)}\downarrow$	Iatrogene Hyperventilation	pH 7,62 pCO_2 19 StB 24,5 BE +1 paO_2 92	Chloridretention, renale Ausscheidung	pH 7,41 pCO_2 23 StB 18 BE −8 paO_2 98
Metabolische Azidose	$\dfrac{(HCO_3^-)\downarrow}{(CO_2)}$	Herzinsuffizienz (Laktatazidose durch Hypoxie)	pH 7,03 pCO_2 46 StB 11 BE −20 paO_2 21	Hyperventilation	pH 7,35 pCO_2 24 StB 17 BE −10 paO_2 20
Metabolische Alkalose	$\dfrac{(HCO_3^-)\uparrow}{(CO_2)}$	Pylorusstenose	pH 7,51 pCO_2 40 StB 31 BE +8 paO_2 78	Hypoventilation	pH 7,42 pCO_2 58 StB 33 BE +10 paO_2 81

▶ **Wichtig** Bei Kreislaufzentralisation und Schock erübrigt die adäquate Volumensubstitution meist eine Puffertherapie.

Dosierung Natriumbikarbonat 8,4 % (1 ml = 1 mmol)

- Basendefizit × kg KG × 0,3 (Korrekturfaktor für extrazelluläres Volumen) = mmol Substitution.
- In der Regel 1:1-Verdünnung mit 5 %-iger Glukose oder Aqua dest.
- Zunächst nur Ausgleich von $^2/_3$ der errechneten Dosierung

Applikation Pufferlösungen müssen langsam appliziert werden, Gefahr von Hirnblutung durch die Hyperosmolarität (8,4 %-iges Natriumbikarbonat hat eine Osmolarität von 2000 mosmol/l). Keine Bolusinjektion! Am besten Infusion mit Infusionspumpe über einen Zeitraum von mindestens 20 min. Bei hoher Dosierung Aufteilung in 3–4 Einzeldosen, die alle 15 min langsam infundiert werden. Maximale Zufuhrgeschwindigkeit für Natriumbikarbonat 0,1 mmol/kg KG/min. Wenn 10 mmol/kg KG/4 h überschritten werden, ist eine Kontrolle der Natriumkonzentration im Serum erforderlich.

Nebenwirkungen Hypernatriämie, Hyperosmolarität, Hirnschädigung

3.4 Sauerstoffdissoziation

Abb. 3.1 stellt die Sauerstoffbindungskurve dar und erklärt diejenigen Mechanismen, welche beim Neugeborenen zu ihrer Verschiebung nach links bzw. nach rechts führen. Die Kurve beschreibt die Eigenschaft des Hämoglobins, bei niedrigem Sauerstoffpartialdruck O_2 abzugeben und bei hohem Sauerstoffpartialdruck O_2 zu

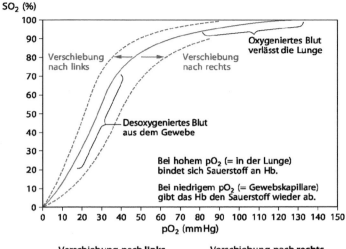

SO₂ (%)

Oxygeniertes Blut
verlässt die Lunge

Verschiebung
nach links

Verschiebung
nach rechts

Desoxygeniertes Blut
aus dem Gewebe

Bei hohem pO₂ (= in der Lunge)
bindet sich Sauerstoff an Hb.

Bei niedrigem pO₂ (= Gewebskapillare)
gibt das Hb den Sauerstoff wieder ab.

pO₂ (mmHg)

	Verschiebung nach **links**	Verschiebung nach **rechts**
Ursachen	Starke Unreife (Vermehrung von HbF) Alkalose Hypokapnie Hypothermie Erniedrigung von 2,3 DPG	Blutaustausch (Vermehrung von HbA), Transfusionen Azidose Hyperkapnie Fieber Erhöhung von 2,3-DPG
Folge	Stärkere O₂-Bindung an das Hb: O₂ wird erst bei niedrigerem pO₂ an das Gewebe abgegeben	Erniedrigung der O₂-Affinität: Günstigere O₂-Abgabe an das Gewebe bereits bei höherem pO₂

Abb. 3.1 Sauerstoffbindungskurve. Bedeutung ihrer Links- und Rechtsverschiebung beim Neugeborenen

binden. Aufgrund des flachen Verlaufs im oberen Bereich kann eine kleine Änderung der SaO₂ eine erhebliche Änderung des paO₂ bewirken. Aufgrund des steilen Anstiegs im mittleren Bereich der Sauerstoffbindungskurve kann die Hautfarbe eines Neugeborenen nicht als Maß für eine ausreichende Oxygenierung betrachtet werden. Bei Hypothermie ist Hypoxie bereits bei rosigem Aussehen möglich!

3.5   Ursachen von Oxygenierungsstörungen

Gestörte Ventilation

Zentrale Atemstörung Meningitis, Sepsis, Hirnblutung, Krampfanfälle. Unreifes Atemzentrum, periodische Atmung, Apnoeanfälle.

Verteilungsstörung Aspiration (Mekonium), Atelektase.

Gestörte Diffusion

Atemnotsyndrom, bronchopulmonale Dysplasie, interstitielle Pneumonie, Lungenödem, Flüssigkeitslunge.

Gestörte Perfusion

Atemnotsyndrom, intrapulmonaler Rechts-links-Shunt bei Atelektase, zyanotisches Vitium mit extrapulmonalem Rechts-links-Shunt, persistierende pulmonale Hypertension nach Asphyxie, Hypovolämie mit Hypotension und Rechts-links-Shunt durch den Ductus arteriosus.

Störungen der Sauerstoffbindung

1 g Hb bindet 1,34 ml O_2. Bei einem Hb von 15 g/dl beträgt die mögliche O_2-Aufnahme 20 Vol.-%, bei einem Hb von 8 g/dl 11 Vol.-%. Stark gestört wird die Sauerstoffbindung bei Methämoglobinbildung (z. B. durch Lokalanästhetika oder NO-Beatmung).

Kritischer Sauerstofftransport

Das Blut des Neugeborenen hat seine optimale Sauerstofftransportfähigkeit bei einem Hämatokrit von 45 %. Eine Reihe von Faktoren führt zur Beeinträchtigung des O_2-Transports zum Gewebe (insbesondere zum Gehirn, das >50 % des O_2 verbraucht). Sie sind in Tab. 3.4 zusammengestellt und können sich beim Frühgeborenen im Sinne eines Circulus vitiosus addieren.

Tab. 3.4 Kritischer Sauerstofftransport: Ursachen

Abnahme von	Zunahme von
Herzzeitvolumen	Shunt
paO_2	O_2-Verbrauch
Hämatokrit	Fetalem Hämoglobin
Erythrozytenverformbarkeit	Viskosität

3.6 Indikation zur Sauerstofftherapie

- Gesicherte Hypoxämie (paO_2 <40 mmHg; andere Grenzen bei PPHN Abschn. 6.8).
- Künstliche Beatmung ist nicht gleichbedeutend mit Sauerstofftherapie.

Jede Sauerstoffzufuhr kann den paO_2 in einen Bereich bringen, in dem beim Frühgeborenen eine Retinopathie auftritt. Eine sichere Korrelation zwischen FiO_2 und paO_2 lässt sich nicht herstellen, insbesondere wenn NCPAP, PEEP oder prolongierte Inspiration verwendet werden, die den paO_2 stark erhöhen können.

▶ **Wichtig** Sauerstoff ist ein Medikament mit gefährlichen Nebenwirkungen, welches wie alle Medikamente einer ärztlichen Verordnung, einer Dosierung und einer präzisen Dokumentation bedarf.

3.7 Sauerstoffapplikation

Sauerstoff muss stets angefeuchtet und auf die Thermoneutraltemperatur (Inkubatortemperatur) angewärmt sein. Konzentration, Feuchtigkeit und Temperatur sind sorgfältig zu kontrollieren. Lecks an Mischbatterie, Befeuchtertopf und Zuführungsleitung müssen ausgeschlossen werden.

Sauerstoffdosierung im Atemgas Kontinuierliche Messung ist erforderlich.

Inkubator Direktes Einleiten von Sauerstoff in den Inkubator erlaubt die Zufuhr bis zu einer FiO_2 von 0,4. Höhere Konzentrationen sinken sofort ab, wenn der Inkubator geöffnet wird.

Pränasale Sonde („Brille") Besonders für längerfristige Applikation niedriger O_2-Konzentrationen. Vorteil: Beweglichkeit des Kindes. Nachteil: Schwer abzuschätzende O_2-Konzentration in den Atemwegen.

Beatmung/Nasen-CPAP FiO_2 am Sauerstoffblender oder Respirator einstellen!

3.8   Überwachung der Sauerstofftherapie

3.8.1   Arterielle Blutgasanalyse

Die arterielle pO_2-Messung ist die Standardmethode der Sauerstoffüberwachung, auch bei Vorhandensein von transkutaner pO_2-Messung oder Pulsoxymetrie. Jeder Arzt, der Sauerstofftherapie beim Neugeborenen durchführt, muss die Technik der Arterienpunktion sicher beherrschen. Wir führen arterielle Blutgasanalysen zusätzlich zur Transkutananalyse bei jedem Neugeborenen durch, welches über eine Reanimation hinaus (d. h. >2 h) Sauerstoff erhält, und zwar

- in den ersten 24 Lebensstunden 2-mal,
- am 2. Lebenstag 1-mal,
- danach mindestens 1-mal pro Woche,
- außerdem jederzeit, wenn Zweifel an der Zuverlässigkeit der $tcpO_2$- oder SpO_2-Werte auftreten.

Arterielle Blutgasanalysen werden in der Akte des Kindes (z. B. durch „A") kenntlich gemacht (farbliche Markierung geht beim Kopieren verloren). Bei beatmeten Frühgeborenen sollte der paO_2 >40 mmHg gehalten werden, wenn zusätzlich Sauerstoff gegeben wird. Bei beatmeten Frühgeborenen erhöht sich bei paO_2-Werten >60 mmHg das Risiko einer Zerebralparese (E2b) [9]. Auch wenn Energieumsatz und O_2-Verbrauch postnatal ansteigen, sollte man sich bei der Behandlung von Frühgeborenen daran erinnern, dass der Fetus pränatal bei einem paO_2 von 25–35 mmHg lebt (fetaler Kreislauf Abschn. 1.5).

3.8.2   Transkutane pO_2-Messung ($tcpO_2$)

Beurteilung des Sauerstoffpartialdrucks ohne Entnahme einer Blutprobe. Eine auf 43–44 °C beheizte polarografische Elektrode misst den durch die Haut diffundierenden Sauerstoff, die gleichzeitige Registrierung der Heizleistung als Maß für die Durchblutung ist bei einigen Geräten möglich. Die Elektrode soll präduktal (d. h. am rechten Thorax oder Arm) angelegt werden, wenn ein offener Ductus arteriosus nicht ausgeschlossen werden kann. An der Messstelle entsteht ein hitzebedingtes Erythem. Alle 2 h muss die Elektrodenposition gewechselt werden, damit es nicht zu Verbrennungen 2. Grades kommt. Bei sehr unreifen Kindern Temperatur auf 42 °C reduzieren. Wegen der Diffusionszeit und Ansprechverzögerung der Elektrode ist der transkutan gemessene pO_2 niedriger als der arterielle. Dennoch ist die Korrelation zum paO_2 für alle Gestationsalter während der ersten postnatalen Wochen gut, sodass im Regelfall auf eine kontinuierliche Überwachung mittels Arterienkatheter verzichtet werden kann. Bei jedem Kind muss jedoch die individuelle Korrelation durch arterielle Blutgasanalysen überprüft werden (Abschn. 3.8.1).

3.8.3 Transkutane pCO_2-Messung (tcpCO$_2$)

Auch der pCO_2 lässt sich mit hinreichender Genauigkeit kontinuierlich transkutan messen, wodurch insbesondere bei langzeitbeatmeten Kindern die Frequenz der Blutgasanalysen gesenkt werden kann. Leider zeigt diese Methode trotz interner Kalibrierung nicht selten „zu hohe" Werte an, sodass für jedes Kind die Übereinstimmung mit blutiger Messung gesichert werden muss. Bei niedrigem Blutdruck wird durch verminderte Hautperfusion diese Differenz noch größer. Auch diese Elektrode muss zum Vermeiden von Hautverbrennungen alle 2–4 h gewechselt werden. Moderne Transkutanmonitore enthalten miniaturisierte Kombisonden, die simultane Messung von tcpO$_2$ und tcpCO$_2$ ermöglichen. Permissive Hyperkapnie siehe Abschn. 4.11.4. Theoretisch ist eine kontinuierliche Überwachung des pCO_2 auch im Ausatemgas möglich (z. B. im Kreißsaal oder auf Transport), aber die Messinstrumente sind unzuverlässig [24] und vergrößern den Totraum. Wir verwenden sie nur kurzfristig zur Überprüfung der Tubuslage (Abschn. 19.2.5).

3.8.4 Pulsoxymetrie

Spektralfotometrische kontinuierliche Registrierung der Sauerstoffsättigung des Hämoglobins (SpO_2 in %). Dabei werden Groß-
zehe, Vorfuß oder Hand des Kindes zwischen Rotlichtquelle und
Detektor gebracht. Die Differenz der Lichtabsorption von des-
oxygeniertem Hb und Oxyhämoglobin wird in Abhängigkeit von
der arteriellen Pulsation gemessen, wodurch auch die (periphere)
Pulsfrequenz angezeigt werden kann.

Die Pulsoxymetrie eignet sich gut zur Erkennung hypoxischer
Zustände und hat gegenüber der transkutanen pO_2-Messung folgende Vorteile:

- rasche Ansprechzeit (2–3 s)
- keine Kalibration erforderlich (Eignung für Kreißsaal und
  Transport)
- geeignet für ältere Säuglinge mit bronchopulmonaler Dysplasie
- postnatales Screening auf angeborene zyanotische Herzfehler
  (siehe Abb. 6.1)
- Referenzwerte für die ersten 10 Lebensminuten: Abb. 1.6

Zur Erkennung *hyperoxischer* Zustände eignet sich die Pulsoxymetrie dagegen schlecht: Im oberen Bereich der Sauerstoffdissoziationskurve (Abschn. 3.4) kann eine kleine Änderung der
SaO_2 eine große Veränderung des paO_2 bedeuten.

3.8.5 Sauerstoffsättigungsgrenzen

Randomisierte Studien mit Sättigungsgrenzen von 85–89 % im
Vergleich zu 91–95 % zeigten folgende Ergebnisse (E1a) [2, 3]:

- höheres Risiko für Tod mit 18–24 Monaten
- höheres Risiko für NEC
- niedrigeres Risiko für behandlungsbedürftige ROP
- kein Unterschied im kombinierten Risiko für Tod oder schwere
  Behinderung im Alter von 18–24 Monaten oder für schwere
  Behinderung (inklusive Erblindung, Ertaubung, Zerebralparese)

Vor diesem komplexen Hintergrund sollten lokale Ergebnisse und Risiken in die Entscheidung, welche Sättigungsgrenzen gewählt werden, einbezogen werden [29]. Wir streben bei Frühgeborenen einen SpO_2-Bereich von 85–92 % an, was in der Praxis jedoch schwer einzuhalten ist, und verlassen uns nicht auf das Pulsoxymeter allein: Insbesondere, wenn bei Hyperkapnie und Rechtsverschiebung der Sauerstoffdissoziationskurve die Gefahr einer Retinopathie hoch ist, ist die Überwachung des transkutanen pO_2 sicherer. Auf arterielle Blutgasanalysen darf keinesfalls verzichtet werden.

Eine automatisierte FiO_2-Justierung bei beatmeten Frühgeborenen verlängert im Vergleich zu manueller Regulierung die Zeit innerhalb der gesetzten Sättigungsgrenzen und reduziert die Perioden mit Hyperoxie und schwerer Hypoxie (E1a) [23]. Aufgrund sehr unterschiedlicher Algorithmen sollte dieses Verfahren derzeit nur in kontrollierten Studien angewandt werden [28].

3.9 Sauerstoffnebenwirkungen

3.9.1 Sauerstofftoxizität

Bei Hyperoxie nimmt ein Teil der Sauerstoffmoleküle nicht 4, sondern nur 1–3 Elektronen auf: Es entstehen äußerst reaktionsfähige freie Radikale, insbesondere das Superoxidanion und Wasserstoffperoxid, welche die Funktion aller Enzyme mit Sulfhydrylgruppen beeinträchtigen können. Die verminderte Fähigkeit des Neugeborenen zum Abbau dieser Radikale (verminderte Aktivität von Superoxiddismutase, Glutathionreduktase etc.) erklärt die besondere Sauerstofftoxizität in der Neonatalperiode.

3.9.2 Bronchopulmonale Dysplasie (BPD)

Siehe Abschn. 5.6.

3.9.3 Periventrikuläre Leukomalazie (PVL)

Siehe Abschn. 10.8.

3.10   Frühgeborenenretinopathie (ROP)

Die ROP entsteht aufgrund einer gestörten Vaskularisierung der
Netzhaut, die physiologischerweise zwischen 16 und 40 SSW
noch intrauterin abläuft. Eine zu frühe Geburt führt zu einer erhöhten Sauerstoffverfügbarkeit (relative Hyperoxie), wodurch die
Expression von Vascular Endothelial Growth Factor (VEGF) und
anderen durch Hypoxie regulierten Genen gehemmt wird. Dies
führt in einer ersten Phase der ROP-Entstehung zu einer Hemmung der retinalen Gefäßentwicklung. Ab 32–34 postmenstruellen
Wochen bewirkt in einer zweiten Phase die unterbliebene Gefäßentwicklung eine relative Hypoxie mit lokaler Ausschüttung von
VEGF und anderen proangiogenen Faktoren. Während VEGF in
physiologischer Konzentration für die regelrechte Gefäßentwicklung erforderlich ist, führt es in überschießender Konzentration zu einer ungerichteten Neovaskularisation. Diese kann die
Ebene der Netzhaut in den Glaskörper hinein verlassen und durch
Kontraktion zu einer partiellen oder kompletten Netzhautablösung
mit der Folge einer teilweisen oder vollständigen Erblindung führen. Insulin-like Growth Factor (IGF-1) spielt bei der ROP-
Entstehung eine wichtige modulatorische Rolle.

Die „Epidemie" in den 1950er-Jahren, bei der allein in den
USA über 10.000 Kinder erblindeten, ist ein Paradebeispiel dafür,
wie gefährlich die unkontrollierte Einführung einer neuen Be-
handlungsform   gerade   in   der   Neonatologie   sein   kann
(Abschn. 16.10).

3.10.1 Epidemiologie

Die Häufigkeit hängt ab vom Grad der Unreife, von der Qualität
der   Sauerstoffüberwachung   und   von   der   Erfahrung   des
Ophthalmologen. Die Häufigkeit der verschiedenen ROP-Stadien
in Abhängigkeit vom Gestationsalter in Deutschland im Jahr 2020
zeigt Tab. 15.4.

3.10.2 Risikofaktoren

Der wichtigste Risikofaktor ist die Unreife des Kindes bei der Geburt. Pathophysiologisch spielt daneben der Sauerstoffpartialdruck in der ersten Zeit nach der Geburt eine entscheidende Rolle. Kritische Werte von FiO_2 oder paO_2, die eine Retinopathie verursachen können, lassen sich nicht angeben (siehe auch Abschn. 3.8.5), da außer der Sauerstoffmenge noch andere pathogenetische Faktoren eine Rolle spielen:

- Dauer der Sauerstoffexposition
- Dauer von $tcpO_2$ >80 mmHg
- Wechsel von Hypoxie und Hyperoxie (Apnoeanfälle)
- verminderte O_2-Affinität nach Erythrozyten-Transfusionen oder Blutaustausch
- Hyperkapnie (Rechtsverschiebung der Sauerstoffbindungskurve, Weitstellung der Retinagefäße)
- intrauterine Wachstumsretardierung [19]
- Ernährung mit Formula statt mit Muttermilch [5]
- Sepsis, NEC, systemische Pilzinfektion [4, 20]
- Thrombozytopenie [6]
- männliches Geschlecht [19]
- genetische Disposition [11]

3.10.3 Klassifikation

Tab. 3.5 zeigt die internationale Klassifikation der Frühgeborenenretinopathie [12]. Für die Lokalisation der ROP wird der Fundus in 3 Zonen eingeteilt (Zone I zentral, Zone II mittelperipher, Zone III peripher), für das Ausmaß der ROP in Uhrzeiten. Das Stadium wird durch die Bezeichnung „plus" ergänzt, wenn zusätzlich Erweiterung der Venen und Schlängelung der Arteriolen besteht. Mit „threshold disease" bezeichnet man eine ROP vom Stadium 3+, die sich über 5 oder mehr zusammenhängende bzw. 8 unzusammenhängende Stundensegmente in Zone II in Verbindung mit Plus-Symptomatik erstreckt.

Tab. 3.5 Klassifikation der Frühgeborenenretinopathie nach [12]

Stadium	Proliferationsphase
1	Demarkationslinie (dünne, nicht erhabene weiße Linie am Übergang zwischen vaskularisierter und avaskulärer Retina)
2	Prominente Leiste (erhabene rosige Demarkationslinie)
3	Prominente Leiste mit extraretinalen fibrovaskulären Proliferationen
4a	Partielle Netzhautablösung ohne Makulabeteiligung
4b	Partielle Netzhautablösung mit Makulabeteiligung
5	Vollständige Netzhautablösung

3.10.4 Prävention

Um die höheren Grade der ROP, insbesondere die Erblindung des Kindes zu vermeiden, sind folgende Maßnahmen hilfreich:

- Zurückhaltender Einsatz von Sauerstoff bei allen Frühgeborenen (E1a) [2].
- Bei periodischer Atmung keinen Sauerstoff geben. Muss er aus pulmonalen Gründen zugeführt werden, so ist eine konstante Verordnung sicherer und vermindert gegenüber dem „O_2-Titrieren" die Häufigkeit der ROP (E2a) [7].
- Kontinuierliche transkutane pO_2-Überwachung sowie intermittierende Messung des arteriellen pO_2, solange ein Frühgeborenes Sauerstoff erhält.
- Misstrauen gegenüber Pulsoxymetrie: Artefaktanfälligkeit, funktionelle vs. fraktionelle Sauerstoffsättigung, weiter Normbereich bei periodischer Atmung.
- Sorgfältiges und rechtzeitiges ROP-Screening (Abschn. 3.10.5).
- Sauerstoffzufuhr bei bestehender Retinopathie führte nicht zur Besserung des Augenbefundes, verlängerte aber die Hospitalisierung und verschlechterte eine BPD (E1b) [17].
- Intravenöses D-Penizillamin (E1a) [26], Lutein (E1a) [10], Inositol (E1b) [25] und Lichtreduktion auf der Intensivstation (E1a) [13] konnten die Häufigkeit der Retinopathie nicht senken.

3.10.5 Augenärztliche Screening-Untersuchung [21]

Ziel ist, alle Frühgeborenen zu erfassen, deren ROP eine therapie-
bedürftige Ausprägung erreicht, und sie adäquat zu behandeln. Da
das Screening einen relevanten Aufwand verursacht und für die
Frühgeborenen zusätzliche Belastungen darstellt, sollten unnötige
und unnötig frühe Untersuchungen vermieden werden.

Welche Kinder untersuchen?
- Alle Frühgeborenen < 31+0 SSW (bei nicht sicher bekanntem
  Gestationsalter <1500 g), unabhängig von der O_2-Zufuhr
- Alle Frühgeborenen < 37+0 SSW, bei denen nach Ermessen
  des betreuenden Neonatologen ein Risiko für die Entwicklung
  einer ROP besteht, z. B. aufgrund einer O_2-Zufuhr von mehr
  als 5 Tagen Dauer, einer ECMO-Therapie, relevanter Begleiterkrankungen (z. B. Sepsis, NEC, BPD, transfusionsbedürftiger
  Anämie)

Wann untersuchen?
- Erste obligate Untersuchung in der 6. postnatalen Woche
  (Lebenstag 35–42), jedoch nicht vor 31 Wochen post mens-
  truationem
- Kontrolluntersuchungen üblicherweise in 2-wöchigem Ab-
  stand
- Kontrolluntersuchung in 1-wöchigem Abstand bei
  Vaskularisationsgrenze in Zone I oder posteriorer Zone II (un-
  abhängig vom Vorliegen einer ROP) oder bei Vaskularisations-
  grenze in anteriorer Zone II bei ROP Stadium 2 oder 3 oder bei
  jeder ROP mit Plus-Symptomatik
- Kontrolluntersuchung in 3-wöchigem Abstand bei
  Vaskularisationsgrenze in Zone III ohne Vorliegen einer ROP

Bei Frühgeborenen treten anatomische und funktionelle Probleme der Augen häufiger als bei Reifgeborenen auf. Deshalb sollten alle sehr kleinen Frühgeborenen unabhängig davon, ob eine
ROP vorlag, ophthalmologisch nachbetreut werden.

Wie untersuchen?
- Die Augenspiegelung durch binokulare Ophthalmoskopie ist die klassische Methode.
- Der Einsatz einer Weitwinkelkamera ermöglicht eine Dokumentation sowie eine telemedizinische Beurteilung der Befunde [18].
- Eine maximal mögliche Mydriasis ist Grundvoraussetzung für eine zuverlässige Diagnostik (z. B. Tropicamid 0,5 % und Phenylephrin 2,5 % oder Atropin 0,1 %).
- Zur Untersuchung ist eine zweite Person (z. B. Pflegekraft) zum Halten des Kindes und seines Kopfes erforderlich.
- Zur Vermeidung von Schmerzen sollten neben einem Lokalanästhetikum nichtpharmakologische Maßnahmen eingesetzt werden (Abschn. 18.5.2).
- Dokumentation der Befunde nach internationalem Standard [12] und interdisziplinäre Festlegung des weiteren Vorgehens.

Wie lange untersuchen?
- Ohne Therapie: bis die Netzhaut peripher zirkulär vollständig vaskularisiert ist oder eine deutliche Regression der ROP zu erkennen ist, aber auf jeden Fall bis nach dem errechneten Geburtstermin.
- Nach Lasertherapie: bis ein stabiler retinaler Befund vorliegt. Eine vollständige Vaskularisierung der peripheren Netzhaut kann nach Laserbehandlung nicht stattfinden.
- Nach anti-VEGF-Therapie: bis die Netzhaut peripher zirkulär vollständig vaskularisiert ist. In Einzelfällen sind Rezidive bis zum postmenstruellen Alter von 69 Wochen bzw. bis zu 35 Wochen nach der letzten anti-VEGF-Injektion beschrieben.

Da sich auch nach Entlassung noch eine schwere ROP entwickeln kann, gelten diese Empfehlungen unabhängig davon, ob das Kind noch in der Klinik oder bereits entlassen ist.

3.10.6 Behandlung

Behandlungsindikationen

- In Zone II spätestens bei Erreichen von Stadium 3 über 5 zusammenhängende oder 8 nicht zusammenhängende Uhrzeiten in Verbindung mit einer Plus-Symptomatik am hinteren Augenpol (sog. „threshold disease") [1]. Eine frühere Behandlung von Stadium 3+ in Zone II (bereits ab einer betroffenen Uhrzeit) kann sinnvoll sein.
- In Zone I bei Vorliegen einer Plus-Symptomatik (unabhängig vom ROP-Stadium) oder bei Vorliegen eines Stadium 3 (unabhängig vom Vorliegen einer Plus-Symptomatik [27]).
- Bei Vorliegen einer aggressiv-posterioren ROP (AP-ROP) in Zone I oder in posteriorer Zone II. Hier ist aufgrund der häufig schnellen Progression eine besonders zeitnahe Behandlung angezeigt (manchmal innerhalb von 24 h).

Behandlungsoptionen

- Die *Laserkoagulation* ist die etablierte Behandlungsmethode, die die Häufigkeit eines ungünstigen Ausgangs der Erkrankung zu reduzieren vermag (E1a) [1].
- Eine intravitreale Injektion von *anti-VEGF* (Bevacizumab, Ranibizumab) scheint der Laserkoagulation hinsichtlich der strukturellen und funktionellen Ergebnisse überlegen zu sein. Nach anti-VEGF-Therapie ist ein Weiterwachsen der retinalen Gefäße in die Netzhautperipherie möglich, während eine Koagulationstherapie dort Narbenareale induziert. Allerdings sind kontrollierte randomisierte Studien zur Wirksamkeit und Sicherheit bisher noch rar (E1b) [22, 30]. Es bestehen offene Fragen zu Medikamentenwahl und Dosierung, zu systemischen Nebenwirkungen und langfristigen Auswirkungen auf die psychomotorische Entwicklung. Insofern sollte diese Therapie derzeit nur im Rahmen kontrollierter Studien erfolgen.
- Eine orale Behandlung mit *Propranolol* scheint in den Stadien 1 und 2 eine Progression zu mildern und den Bedarf an Laser- und anti-VEGF-Therapie zu reduzieren (E1a) [14]. Da die Stu-

dien klein und Nebenwirkungen sowie optimaler Interventions-
zeitpunkt unbekannt sind, sollte die Therapie derzeit nur im
Rahmen kontrollierter Studien erfolgen.

Literatur

1. Andersen CC, Phelps DL (2000) Peripheral retinal ablation for threshold
   retinopathy of prematurity in preterm infants. Cochrane Database Syst
   Rev 1999(2):CD001693
2. Askie LM, Darlow BA, Davis PG, Finer N, Stenson B, Vento M, Whyte
   R (2017) Effects of targeting lower versus higher arterial oxygen satura-
   tions on death or disability in preterm infants. Cochrane Database Syst
   Rev 4(4):CD011190
3. Askie LM, Darlow BA, Finer N, Schmidt B, Stenson B, Tarnow-Mordi W,
   et al. (2018) Association between oxygen saturation targeting and death or
   disability in extremely preterm infants in the neonatal oxygenation prospective meta-analysis collaboration. JAMA 319(21):2190–2201
4. Bharwani SK, Dhanireddy R (2008) Systemic fungal infection is associated with the development of retinopathy of prematurity in very low birth
   weight infants: a meta-review. J Perinatol 28(1):61–66
5. Bharwani SK, Green BF, Pezzullo JC, Bharwani SS, Bharwani SS, Dhanireddy R (2016) Systematic review and meta-analysis of human milk intake and retinopathy of prematurity: a significant update. J Perinatol
   36(11):913–920
6. Cakir B, Liegl R, Hellgren G, Lundgren P, Sun Y, Klevebro S, et al.
   (2018) Thrombocytopenia is associated with severe retinopathy of prematurity. JCI Insight 3(19):e99448
7. Chow LC, Wright KW, Sola A (2003) Can changes in clinical practice decrease the incidence of severe retinopathy of prematurity in very low birth
   weight infants? Pediatrics 111(2):339–345
8. Collins A, Sahni R (2017) Uses and misuses of sodium bicarbonate in the
   neonatal intensive care unit. Semin Fetal Neonatal Med 22(5):336–341
9. Collins MP, Lorenz JM, Jetton JR, Paneth N (2001) Hypocapnia and
   other ventilation-related risk factors for cerebral palsy in low birth weight
   infants. Pediatr Res 50(6):712–719
10. Cota F, Costa S, Giannantonio C, Purcaro V, Catenazzi P, Vento G (2022)
    Lutein supplementation and retinopathy of prematurity: a meta-analysis.
    J Matern Fetal Neonatal Med 35(1):175–180
11. Hartnett ME, Morrison MA, Smith S, Yanovitch TL, Young TL, Colaizy
    T, et al. (2014) Genetic variants associated with severe retinopathy of pre-
    maturity in extremely low birth weight infants. Invest Ophthalmol Vis Sci
    55(10):6194–6203

12. The International Classification of Retinopathy of Prematurity revisited (2005) Arch Ophthalmol 123(7):991–999
13. Jorge EC, Jorge EN, El Dib RP (2013) Early light reduction for preventing retinopathy of prematurity in very low birth weight infants. Cochrane Database Syst Rev 2013(8):CD000122
14. Kaempfen S, Neumann RP, Jost K, Schulzke SM (2018) Beta-blockers for prevention and treatment of retinopathy of prematurity in preterm infants. Cochrane Database Syst Rev 3(3):CD011893
15. Kecskes ZB, Davies MW (2002) Rapid correction of early metabolic acidaemia in comparison with placebo, no intervention or slow correction in LBW infants. Cochrane Database Syst Rev 2002(1):CD002976
16. Lawn CJ, Weir FJ, McGuire W (2005) Base administration or fluid bolus for preventing morbidity and mortality in preterm infants with metabolic acidosis. Cochrane Database Syst Rev 2005(2):CD003215
17. Lloyd J, Askie L, Smith J, Tarnow-Mordi W (2003) Supplemental oxygen for the treatment of prethreshold retinopathy of prematurity. Cochrane Database Syst Rev 2003(2):CD003482
18. Lorenz B, Spasovska K, Elflein H, Schneider N (2009) Wide-field digital imaging based telemedicine for screening for acute retinopathy of prematurity (ROP). Six-year results of a multicentre field study. Graefes Arch Clin Exp Ophthalmol 247(9):1251–1262
19. Lundgren P, Kistner A, Andersson EM, Hansen Pupp I, Holmström G, Ley D, et al. (2014) Low birth weight is a risk factor for severe retinopathy of prematurity depending on gestational age. PLoS One 9(10):e109460
20. Lundgren P, Lundberg L, Hellgren G, Holmström G, Hård AL, Smith LE, et al. (2017) Aggressive posterior retinopathy of prematurity is associated with multiple infectious episodes and thrombocytopenia. Neonatology 111(1):79–85
21. Maier RF, Hummler H, Kellner U, Krohne TU, Lawrenz B, Lorenz B, et al. (2021) Augenärztliche Screening-Untersuchung bei Frühgeborenen (S2k-Level, AWMF-Leitlinien-Register-Nr. 024/010). Z Geburtshilfe Neonatol 225(1):19–33
22. Mintz-Hittner HA, Kennedy KA, Chuang AZ (2011) Efficacy of intravitreal bevacizumab for stage 3+ retinopathy of prematurity. N Engl J Med 364(7):603–615
23. Mitra S, Singh B, El-Naggar W, McMillan DD (2018) Automated versus manual control of inspired oxygen to target oxygen saturation in preterm infants: a systematic review and meta-analysis. J Perinatol 38(4):351–360
24. Molloy EJ, Deakins K (2006) Are carbon dioxide detectors useful in neonates? Arch Dis Child Fetal Neonatal Ed 91(4):F295–F298
25. Phelps DL, Watterberg KL, Nolen TL, Cole CA, Cotten CM, Oh W, et al. (2018) Effects of myo-inositol on type 1 retinopathy of prematurity among preterm infants <28 weeks' gestational age: a randomized clinical trial. JAMA 320(16):1649–1658

26. Qureshi MJ, Kumar M (2013) D-Penicillamine for preventing retinopathy of prematurity in preterm infants. Cochrane Database Syst Rev 2013(9):CD001073

27. Early Treatment for Retinopathy of Prematurity Cooperative Group (2003) Revised indications for the treatment of retinopathy of prematurity: results of the early treatment for retinopathy of prematurity randomized trial. Arch Ophthalmol 121(12):1684–1694

28. Salverda HH, Cramer SJE, Witlox R, Dargaville PA, Te Pas AB (2021) Automated oxygen control in preterm infants, how does it work and what to expect: a narrative review. Arch Dis Child Fetal Neonatal Ed 106(2):215–221

29. Schmidt B, Whyte RK (2020) Oxygen saturation target ranges and alarm settings in the NICU: what have we learnt from the neonatal oxygenation prospective meta-analysis (NeOProM)? Semin Fetal Neonatal Med 25(2):101080

30. Stahl A, Lepore D, Fielder A, Fleck B, Reynolds JD, Chiang MF, et al. (2019) Ranibizumab versus laser therapy for the treatment of very low birthweight infants with retinopathy of prematurity (RAINBOW): an open-label randomised controlled trial. Lancet 394(10208):1551–1559

Künstliche Beatmung

4

Michael Zemlin

4.1 Atemphysiologie und Atemmechanik

Die Physiologie der perinatalen respiratorischen Adaptation ist in Abschn. 1.4 dargestellt. Auch jenseits der postnatalen Umstellung unterscheidet sich die Atmung des Neugeborenen erheblich von der des Erwachsenen. So können Neugeborene zwar meist durch den Mund atmen, geraten aber bei Obstruktionen der Nase (z. B. Choanalatresie) häufig in schwere Ateminsuffizienz oder obstruktive Apnoen.

Die wichtigsten atemmechanischen Messwerte – statische Compliance und funktionelle Residualkapazität – sind technisch aufwendig zu messen, haben gewisse prognostische, aber nur geringe praktische Relevanz für die Beatmung des Neugeborenen. Ihr Verständnis ist für die Steuerung des Respirators jedoch unverzichtbar.

Compliance Maß für die Dehnbarkeit.

$$C = \frac{\Delta V}{\Delta P} (\mathrm{ml} / \mathrm{cmH_2O}) \frac{(\text{Atemzugsvolumenänderung})}{(\text{Atemwegsdruckänderung})}$$

Frühgeborene mit Atemnotsyndrom haben eine stark reduzierte Compliance. Es müssen erhöhte Atemwegsdrücke aufgebracht werden, um ein normales Atemzugvolumen zu erreichen.

Resistance Maß für Atemwegswiderstand.

$$R = \frac{\Delta P}{\Delta \dot{V}} \left(cm\, H_2 O / l / s \right) \frac{\left(Atemwegsdruckänderung \right)}{\left(Gasflussänderung \right)}$$

Die Resistance ist beim Atemnotsyndrom nur leicht erhöht, kann jedoch bei liegendem Endotrachealtubus stark ansteigen.

Zeitkonstante Maß für die Geschwindigkeit der alveolären Be- bzw. Entlüftung.

$$K_t = C \times R\left(s\right)$$

Die Zeitkonstante gibt die Zeit in Sekunden an, nach der $^2/_3$ des Atemzugvolumens ein- bzw. ausgeatmet sind. Nach 3 Zeitkonstanten sind 95 % der Alveolen belüftet bzw. entlüftet (Mindestausatemzeit, Abb. 4.1).

- Eine zu kurze Inspirationszeit (<3 K_t) führt zu inkomplettem Atemzugvolumen.
- Eine zu kurze Exspirationszeit (<3 K_t) führt zu „unbeabsichtigtem PEEP" mit der Gefahr von Emphysem und Pneumothorax.

Totraum Summe der Atemwege, die am Gasaustausch nicht teilnehmen (anatomischer Totraum vom Mund bis zu den Bronchiolen; funktioneller Totraum zusätzlich Emphysemblasen sowie Volumen von Endotrachealtubus bis Konnektor). Bei Kindern <1000 g können zusätzlich eingebrachte Flowsensoren, geschlossene Absaugsysteme etc. den Totraum fast so groß wie das Atemzugvolumen machen und die Ventilation und Entwöhnung behindern. In dieser Situation sollten Flowsensor und geschlossene Absaugsysteme entfernt werden.

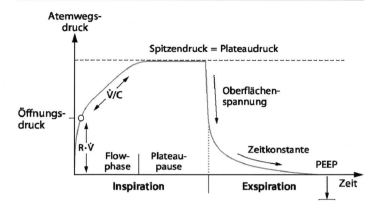

	normale Lunge	Atemnot-syndrom	Mekonium-aspiration
C_{rs} (ml/cm H_2O)	5	≤1	3
R_L (cm H_2O/l/s)	30	60	120
K_t (s)	0,15	0,06	0,36
t_{exsp} (s)	0,45	0,18	1,0

Zeitkonstante $K_t = C_{rs} \cdot R_L$
Ausatemzeit $t_{exsp} = 3 \cdot K_t$

Abb. 4.1 Druck-Zeit-Diagramm bei flusskonstanter, druckbegrenzter künstlicher Beatmung. Der mittlere Atemwegsdruck (MAP) entspricht dem Integral unter der Kurve während des gesamten Atemzyklus. Die Mindestausatemzeit (t_{exsp}) zur Vermeidung von Überdehnung („gas trapping") ist 3-mal so lang wie die Zeitkonstante (K_t). Sie ist abhängig von der Compliance des respiratorischen Systems (C_{rs}) und vom Lungengewebswiderstand (R_L). Die 3 eingezeichneten Beispiele sind schematisiert

4.2 Indikation zur künstlichen Beatmung

Zur Indikation einer künstlichen Beatmung beim Früh- und Reifgeborenen gibt es erstaunlich unterschiedliche Ansichten und kaum kontrollierte Studien. Ältere Studien haben gezeigt, dass bei Neugeborenen mit respiratorischen Erkrankungen die künstliche

Tab. 4.1 Indikation zur künstlichen Beatmung bei Früh- und Reifgeborenen, jeweils bei Versagen nichtinvasiver Atemhilfe

Atemstörung	Indikation zur Beatmung
Geburtsasphyxie oder Notfall	Siehe Reanimation (Abschn. 1.6)
Zentrale Atemstörung, Apnoeanfälle	Apnoen (>20 s Dauer), nach 5 min Maskenbeatmung nicht reversibel
	Azidose (pH <7,20)
	Kein Ansprechen auf Atemstimulation (z. B. Coffein)
Atemnotsyndrom Frühgeborene	paO_2 <40 mmHg bei FiO_2 >0,6
	pCO_2 >70 mmHg
Aspirationssyndrom/Pneumonie Reifgeborene	paO_2 <40 mmHg bei FiO_2 >0,8
	pCO_2 >80 mmHg
Herzinsuffizienz, Obstruktion der oberen Luftwege	pCO_2 >70 mmHg
	Schwere Dyspnoe mit Erschöpfung

Beatmung lebensrettend sein kann (NNT 10) (E1a) [30]. Neuere Studien zielen eher darauf ab, invasive Beatmung zu verhindern und durch nicht invasive Techniken zu ersetzen. Künstliche Beatmung korrigiert die beiden Komponenten des Atemversagens, nämlich die Ventilations- und die Diffusionsstörung. Ihr Beginn ist bei allen grundsätzlich heilbaren ateminsuffizienten Kindern indiziert und sollte erfolgen, bevor Organschädigungen durch Hypoxie, Hyperkapnie oder Azidose entstanden sind.

Bei einem Kind mit einer BPD werden höhere pCO_2-Werte toleriert als bei einem Frühgeborenen mit Atemnotsyndrom am 1. Lebenstag. In Tab. 4.1 sind die von uns verwendeten Anhaltswerte für den Beginn einer künstlichen Beatmung in Abhängigkeit von der Art der Atemstörung zusammengefasst.

4.3   Nichtinvasive Atemhilfe

4.3.1   Nasaler kontinuierlicher positiver Atemwegsdruck (NCPAP)

Prinzip Erhöhung der funktionellen Residualkapazität und Eröffnen atelektatischer Lungenabschnitte bzw. Offenhalten der Alveolen. Nur in belüfteten Alveolen kann es zur Ausschüttung von Surfactant kommen. Durch Eröffnen kollabierter Lungenteile werden Ventilation und Diffusion verbessert und der paO_2 erhöht.

Effekt Bei Frühgeborenen mit Atemstörung senkt ein kontinuierlicher Dehnungsdruck das kombinierte Risiko für Tod oder künstliche Beatmung (NNT 5), die Gesamtsterblichkeit (NNT 7) sowie die Sterblichkeit von Kindern >1500 g (E1a, NNT 4) [31]. Früher NCPAP mit Beginn im Kreißsaal senkt bei Frühgeborenen <32 SSW das kombinierte Risiko für Tod oder BPD (NNT 25) (E1a) [48]. Im Vergleich zu mechanischer Beatmung senkt prophylaktisch eingesetzter NCPAP das Risiko von BPD und das kombinierte Risiko von Tod oder BPD (E1a) [50]. Nach mechanischer Beatmung reduziert NCPAP die Reintubationsrate (NNT 6) (E1a) [17], aber die optimale Höhe des NCPAP (≤5 oder >5 cm H_2O) ist unklar [1].

Indikation Wir verwenden NCPAP v. a. in folgenden Situationen:

* Störung der postnatalen respiratorischen Adaptation, besonders bei Kindern <1500 g
* leichtes Atemnotsyndrom (Intubationskriterien Tab. 4.1)
* Entwöhnungsphase nach mechanischer Beatmung
* rezidivierende Apnoeanfälle trotz Behandlung mit Coffein

NCPAP-Systeme Beim Atemnotsyndrom verhindert NCPAP über eine Maske wirksamer als über binasale Prongs eine Intubation und führt zu kürzerer NCPAP-Dauer und weniger BPD (E1a) [37]. Nach Extubation verhindert NCPAP über binasale Prongs wirksamer eine Reintubation als über einen Nasopharyngealtubus (NNT 5) (E1a) [18]. Ein Blubber-CPAP verkürzt im Vergleich zu einem Infant-Flow-Driver-System die NCPAP-Dauer und verhindert effektiver Reintubationen (E1b) [6]. Ein einfaches NCPAP-System ist in Abb. 4.2 dargestellt.

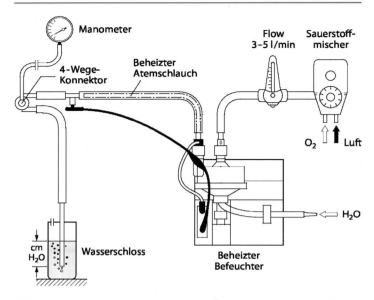

Abb. 4.2 Schlauchsystem für kontinuierlich-positiven Atemwegsdruck (CPAP)

Einstellung Eingestellt wird der minimale Gasfluss (meist 3 l/min, abhängig vom Gerätetyp), mit dem ein konstanter Dehnungsdruck von 3–4 cm H_2O erreicht wird (zu hoher Flow führt zu Magenüberblähung und Ernährungsstörungen). Beim Atemnotsyndrom kann die Druckhöhe stufenweise bis 6 cm H_2O gesteigert werden. Höheren Druck wenden wir nicht an.

Komplikationen und Nebenwirkungen
- CO_2-Akkumulation mit respiratorischer Azidose durch Behinderung der Exspiration.
- Überblähung der Lunge mit Verminderung des venösen Rückstroms und Herzinsuffizienz, besonders bei PEEP >6 cm H_2O.
- Extraalveoläre Gasansammlung (interstitielles Emphysem, Pneumomediastinum, Pneumoperikard, Abschn. 5.5). Die Rate an Pneumothoraces ist im Vergleich zu mechanischer Beatmung erhöht (NNH 17) (E1a) [31].

- Atemwegsobstruktion durch Schleimansammlungen, insbesondere wenn ein Nasopharyngealtubus nicht tief genug eingeführt und nicht mindestens alle 12 h gewechselt wird. Regelmäßig absaugen!
- Überblähung von Magen/Darm, insbesondere bei hohem Gasfluss. NEC ist eine Kontraindikation für NCPAP.
- Nasendeformierungen, besonders wenn ein schweres Schlauchsystem eine Hebelwirkung ausübt.
- Kopfdeformierungen durch die Mützen zur Befestigung der NCPAP-Systeme.

Entwöhnung vom NCPAP Zum optimalen Zeitpunkt und zum Modus (abrupt oder schrittweise) der Entwöhnung von NCPAP gibt es bislang noch keine ausreichende Evidenz. Klar definierte Kriterien und ein entsprechendes Protokoll scheinen die Dauer zu verkürzen [34, 45, 51].

4.3.2 Nasale intermittierende Positivdruckbeatmung (NIPPV)

Beatmung über einen nasopharyngealen Tubus, eine Maske oder binasale Prongs, meist mit niedrigen Frequenzen und niedrigem Druck. Wegen Gefahr einer Überblähung des Magens nicht geeignet für hohe Beatmungsdrücke bei schweren pulmonalen Erkrankungen. Nach Extubation hilft NIPPV besser als NCPAP, eine erneute endotracheale Intubation zu vermeiden (NNT 10) (E1a) [39]. NIPPV hat im Vergleich zu NCPAP keinen Vorteil bezüglich Tod, BPD und NEC, führt aber zu einer geringeren Rate an Air Leaks (NNT 33) (E1a) [39].

4.3.3 High Flow Nasal Cannula (HFNC)

Über eine Nasensonde mit zwei nicht lumenfüllenden Prongs wird ein hoher Gasfluss appliziert. Derzeit sind verschiedene Modelle auf dem Markt, zu denen Vergleichsstudien aber noch fehlen. Bei einem Gasfluss von 2–8 l/min besteht eine enge Korrelation zwischen dem entstehenden pharyngealen Druck und der Flussrate und dem Gewicht des Kindes (E2a) [56], sodass der entstehende PEEP abgeschätzt, aber nicht exakt gemessen werden kann. Letztlich handelt es sich um eine Art von NCPAP, bei der aber der PEEP nicht direkt eingestellt und kontrolliert, sondern nur abgeschätzt wird. Der Vorteil gegenüber dem klassischen NCPAP liegt in der erleichterten Pflege des betreffenden Kindes. Bei Einsatz als primäre Atemunterstützung ist die Intubationsrate höher mit HFNC als mit NCPAP, und es fanden sich keine Vorteile hinsichtlich Tod und BPD (E1a) [7, 55]. Metaanalysen zum Einsatz von HFNC als Alternative zu NCPAP nach Extubation kommen zu widersprüchlichen Ergebnissen hinsichtlich der Rate an Reintubation und Pneumothorax [11, 12, 23]. Es fanden sich keine Unterschiede hinsichtlich Tod oder BPD. Die Rate an Verletzungen der Naseneingänge war bei HFNC geringer (E1a) [11, 23, 55]. Bei extrem kleinen Frühgeborenen ist die Studienlage noch gering. Insofern wenden wir HFNC derzeit nur bei reiferen Frühgeborenen an, z. B. bei Kindern mit BPD. Zum optimalen Zeitpunkt und zum Modus der Entwöhnung von HFCNC gibt es wie beim NCPAP noch keine ausreichende Evidenz [21].

4.3.4 Nichtinvasive Hochfrequenzoszillation (NHFOV)

Die Atemgasdurchmischung wird mittels hochfrequenter Schwingungen erreicht. Meist werden bei NHFOV binasale Prongs oder ein Nasen-Rachen-Tubus verwendet. Trotz einiger randomisierter Studien zur NHFOV sind Indikation, optimale Beatmungsparameter und Effizienz der Methode im Vergleich zu anderen nichtinvasiven Methoden der Atemunterstützung noch nicht abschließend beurteilbar. Bei der NHFOV könnte aufgrund des größeren in Schwingung versetzten Gasvolumens eine niedrigere Frequenz (z. B. 6–8 Hz) effektiver sein als bei der konventionellen HFOV mittels Endotrachealtubus (z. B. 10 Hz). Typischerweise wird zu Beginn der mittlere Atemwegsmitteldruck auf 8 (6–12) cm H_2O eingestellt und anschließend individuell angepasst [22].

Beim Atemnotsyndrom scheint NHFOV gegenüber dem NCPAP die Dauer der nichtinvasiven Atemunterstützung [33, 41] und eventuell auch die Intubationsrate zu reduzieren [33]. Nach Extubation verhindert NHFOV bei Frühgeborenen die Reintubation ebenso häufig wie NIPPV [49, 59] und häufiger als NCPAP [59].

4.4   Formen der künstlichen Beatmung

Für eine erfolgreiche künstliche Beatmung gibt es keine starren Regeln, zumal die wissenschaftliche Evidenz spärlich ist. Die beste Beatmungsform muss entsprechend der Erkrankung des Kindes, dem vorhandenen Respirator und den Erfahrungen des behandelnden Teams herausgefunden werden. Vor allem bei der Frequenz hat man meist etwas Spielraum, um so zu beatmen, dass das Kind sich wohlfühlt und unsediert nicht gegen das Gerät atmet. Moderne Beatmungsgeräte bieten für Beatmungsexperten ein breites Spektrum an Beatmungsformen und Einstellungsmöglichkeiten und damit die Möglichkeit, Früh- und Reifgeborene bedarfsgerechter und besser zu beatmen. Für die Ärzte, die nur vorübergehend im Rahmen ihrer Weiterbildung auf einer neonatologischen Intensivstation eingesetzt sind, ist das eher verwirrend und birgt die Gefahr von Fehleinstellungen. Nach unserer Erfahrung ist es besser, einige wenige Beatmungstechniken einzusetzen, die alle Ärzte gut beherrschen, als ein breites Spektrum, mit dem nur wenige Ärzte, die nicht immer vor Ort sind, vertraut sind.

Im Folgenden sind einige typische Beatmungsstrategien beschrieben, die allerdings keine Richtlinien darstellen, sondern es dem Anfänger erleichtern sollen, sich in der Vielfalt der Beatmungstechniken zurechtzufinden. Grundsätzlich kann unterschieden werden zwischen kontrollierter Beatmung, die ausschließlich vom Beatmungsgerät gesteuert wird (z. B. IPPV), und synchronisierter bzw. assistierter Beatmung (z. B. SIMV), bei der die Beatmungshübe des Gerätes durch die Eigenatmung des Patienten ausgelöst werden und diese dann unterstützen.

Beatmungsgeräte für Früh- und Reifgeborene sind in der Regel volumen-, druck- oder zeitgesteuert. Der in der Neonato-

logie am häufigsten eingesetzte Beatmungsmodus ist zeitgesteuert, volumenkonstant und druckbegrenzt. Auch wenn einige Studien einen Vorteil einer volumenkontrollierten Beatmung
im Vergleich zum druckbegrenzten Modus hinsichtlich Beatmungsdauer, Tod oder BPD (NNT 8), Pneumothorax (NNT
17), Hypokapnie (NNT4) und IVH III°/IV° oder PVL (NNT 11)
(E1a) [38] gezeigt haben, sind weitere Studien zur Wirkung und
Sicherheit erforderlich.

4.4.1 Intermittierende Positivdruckbeatmung (IPPV)

Während der Inspiration wird Gas mit konstantem Fluss und begrenztem Spitzendruck in die Lunge geblasen. In der Exspiration,
während der das Beatmungsgerät nicht aktiv ist, entleert sich die
Lunge aufgrund ihrer Elastizität von selbst.

Inspiratorische Strömungscharakteristik, mittlerer Atemwegsdruck und erzieltes Atemzugvolumen sind von der Höhe des Gas-
flusses abhängig: Je höher der Flow, desto früher wird das inspiratorische Druckplateau erreicht (Abb. 4.3).

4.4.2 Intermittierend-mandatorische Ventilation (IMV)

Eine dem Neugeborenen besonders angepasste Ventilationsform:
Beatmung mit niedriger Frequenz, wobei das Kind zwischen den
einzelnen Respiratorzyklen spontan atmen kann. Der Spontan-
atmungsanteil lässt sich allmählich steigern, sodass eine schonende Entwöhnung vom Beatmungsgerät möglich ist.

4.4.3 Synchronisierte und assistierende Beatmung

Synchronisierte   intermittierend-mandatorische   Ventilation
(SIMV) bedeutet, dass die Rhythmik des Beatmungsgeräts sich

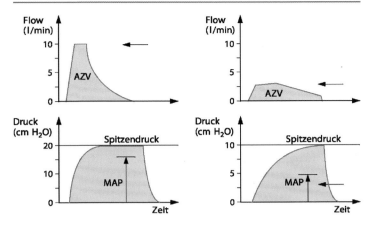

Abb. 4.3 Inspiratorische Druck-Flow-Diagramme bei intermittierender Positivdruckbeatmung mit konstantem Fluss und vorgegebener Druckbegrenzung. Bei gleichem inspiratorischem Spitzendruck hängen Atemzugvolumen (AZV) und mittlerer Atemwegsdruck (MAP) ganz wesentlich von der Höhe des Gasflussangebots ab. Im *rechts* dargestellten Beispiel ist der Fluss zu niedrig, der angewählte Inspirationsdruck wird erst spät erreicht, Mitteldruck und Atemzugvolumen sind niedrig

an die Spontanatmung des Kindes anpasst. Synchronisierte Beatmung verkürzt die Beatmungsdauer, senkt die Notwendigkeit von Sedierung und Relaxierung ebenso wie das Risiko von interstitiellem Emphysem und Pneumothorax (E1a) [26]. Bei sehr kleinen Frühgeborenen erhöht der Flowsensor im Atemweg allerdings den Totraum, was zu insuffizientem Gasaustausch oder unnötig aggressiver Beatmung führt und die Entwöhnung behindert (E2b) [19]. Druckunterstützung stabilisiert die Eigenatmung in der Entwöhnungsphase (E2b) [27] und vermindert die Atemarbeit (E2b) [42].

4.4.4   Hochfrequenzoszillationsbeatmung (HFOV)

Bei der Hochfrequenzoszillation wird ein sehr kleines Atemzugvolumen (kleiner als der anatomische Totraum) durch eine oszillierende Kolbenpumpe oder eine schwingende Membran mit Frequenzen von 4–40 Hz (240–2400/min) bewegt. Zwischen hoher Molekulargeschwindigkeit im Zentrum der Luftwege (Axialdispersion aufgrund asymmetrischer Geschwindigkeitsprofile) und einer vermehrten Molekulardiffusion am Rande (Radialdiffusion) besteht eine komplizierte Interaktion (Taylor-Dispersion), die einen Teil der HFOV-Wirkung erklärt.

Zahlreiche Versuche, bei Frühgeborenen eine Überlegenheit von HFOV gegenüber konventioneller Beatmung hinsichtlich Mortalität und BPD sowie Langzeitentwicklung zu zeigen, waren nicht erfolgreich. Vielmehr war die Rate an extra-alveolärer Gasansammlung (Pneumothorax, interstitielles Lungenemphysem) höher bei HFOV (E1a) [13]. Auch für reife oder fast reife Neugeborene wurde keine Überlegenheit der HFOV gefunden (E1a) [29]. Deshalb sollte HFOV bei Neugeborenen jedes Gestationsalters nicht als Routinemethode eingesetzt werden, sondern speziellen Einzelfällen (z. B. Lungenhypoplasie) vorbehalten bleiben, wenn konventionelle Beatmungstechniken ausgeschöpft sind. Gleiches gilt auch für die Hochfrequenzjetventilation (HFJV), für die bislang auch kein Vorteil gegenüber der konventionellen Beatmung nachgewiesen wurde (E1a) [20, 47].

Zur Steuerung der HFOV siehe Tab. 4.2.

Tab. 4.2 Steuerung der Hochfrequenzoszillationsbeatmung (HFOV). Kontrolle der Lungenbelüftung (Überblähung oder Atelektasen) mittels Röntgen

Initiale Einstellung	
Frequenz	5–15 Hz
MAP	2–5 cm H_2O höher als bei vorangehender konventioneller Beatmung
Amplitude	Bis sichtbare Thoraxvibration auftritt
Problem	**Parameteränderung**
Hypoxämie: paO_2 zu niedrig	FiO_2 ↑ MAP ↑
Hyperkapnie: pCO_2 zu hoch	Amplitude ↑ Frequenz ↓

4.4.5 iNO-Beatmung

Bei Frühgeborenen mit einer Atemstörung verbessert eine frühe (erste 3 Lebenstage) Beatmung mit inhalativem NO nicht das Überleben ohne BPD, erhöht aber möglicherweise die Rate an schweren Hirnblutungen (E1a) [3]. Bei reifen oder fast reifen Neugeborenen mit schweren Oxygenierungsstörungen scheint iNO in einer Anfangsdosierung von 20 ppm die Notwendigkeit von ECMO, nicht aber die Sterblichkeit zu reduzieren (E1a) [4]. Ein Einsatz bei schweren Oxygenierungsstörungen scheint gerechtfertigt, nicht jedoch als Routinemaßnahme (Abschn. 6.8).

4.5 Beutelbeatmung – Maskenbeatmung

Die Notfallbeatmung mit Beutel und Maske muss in jedem Kreißsaal und an jedem Intensivpflegeplatz jederzeit möglich sein. Die bei Früh- und Reifgeborenen verwendeten Beatmungsbeutel müssen über ein Sicherheitsventil, ein PEEP-Ventil, einen Reservoirbeutel für Sauerstoffzufuhr und ein Druckmanometer verfügen (Abb. 1.8). Das Druckmanometer kann direkt oder mit einem Schlauch über ein T-Stück am Konnektor angeschlossen werden. Die weiche Silikonmaske muss gut abdichten und einen möglichst kleinen Totraum haben (Größe der Maske an die Größe des Kindes anpassen). Das Sicherheitsventil verhindert unbeabsichtigt hohe Spitzendrücke. Schwachpunkt der Beatmungsbeutel sind die PEEP-Ventile, die engmaschig auf ihre Funktion überprüft werden müssen. Beutel, die durch Materialermüdung ihre Elastizität verlieren, müssen rechtzeitig ausgewechselt werden. Inzwischen werden auch „Einmalbeatmungsbeutel" angeboten.

Durchführung Vor Beginn müssen die Atemwege freigemacht werden (s. Reanimation, Abschn. 1.6). Lagerung des Kindes in Normalnullstellung (Kopf nicht überstreckt und nicht gebeugt). Die Maske muss luftdicht abschließen, ohne dass zu großer Druck auf den kindlichen Kopf ausgeübt wird. Bei entfalteter Lunge soll der Beutel mit den Fingern (Faustregel: 1 Finger/kg KG) komprimiert werden, nicht mit der Faust! Druckmanometer beachten! Thoraxexkursionen beachten! Auskultationskontrolle mit dem Stethoskop (Pflegende hält das Stethoskop auf den kindlichen Thorax, Arzt beatmet und auskultiert simultan)!

Indikation Kreißsaalerstversorgung, Reanimation, Verschlechterung am Respirator, insbesondere bei Verdacht auf Gerätefehlfunktion, nach Absaugen, bei Surfactantsubstitution und zum Auffinden der optimalen Beatmungsform bei schwieriger Respiratorsteuerung.

Kontraindikation zur Maskenbeatmung Mekoniumaspiration vor dem Absaugen, Bauchwanddefekte (Omphalozele, Gastroschisis), Verdacht auf Zwerchfellhernie (eingesunkenes Abdomen, Herztöne rechts). Eine Larynxmaske hat keine Vorteile gegenüber Maskenbeatmung bei der Reanimation von Neugeborenen (E1b) [44].

4.6 Endotracheale Intubation

Die Intubation sollten alle Ärzte einer Neugeborenenintensivstation sicher beherrschen. Dies ist auf Stationen mit großer Personalfluktuation schwer zu realisieren. Die Anzahl von Intubationen hat aufgrund verbesserter nichtinvasiver Atemunterstützung abgenommen, sodass regelmäßig interprofessionelle Schulungen am Modell durchgeführt werden sollten. Geräte zur videogestützten Intubation sind zu Schulungszwecken geeignet und scheinen die Erfolgsrate beim ersten Intubationsversuch zu erhöhen, ohne die Gesamtzeit und Anzahl der Versuche zu reduzieren [40]. Keinesfalls darf bei einem ateminsuffizienten Frühgeborenen <1500 g ein Anfänger unter Zeitdruck „üben". Endotrachealtuben sollten nicht unnötig gewechselt werden: Der Zustand des Kindes kann sich durch den Eingriff dramatisch verschlechtern, das Risiko einer subglottischen Stenose steigt mit jeder erneuten Intubation.

Zu Instrumentarium, Vorbereitung, Durchführung und Tubusfixierung siehe Abschn. 19.2.

4.7   Steuerung der Beatmung

4.7.1   Initiale Respiratoreinstellung

In Tab. 4.4 ist schematisiert die *initiale* Respiratoreinstellung für
typische neonatale Beatmungssituationen dargestellt. Sie muss
nach Begleitumständen (z. B. Emphysem), Auskultationsbefund
(sofort) und Blutgasanalyse (nach 15 min) modifiziert werden.
Faustregel: p_{insp} so hoch, dass sich der Thorax hebt und mit dem
Stethoskop ein Atemgeräusch zu hören ist. Frequenz etwas über
der Spontanatemfrequenz. Flow so hoch, dass p_{insp} nach $^1/_3$–$^1/_2$ Inspirationszeit erreicht wird (ist vom Gerätetyp abhängig). Nach
Surfactantsubstitution sind deutlich niedrigere Beatmungsdrücke
zu wählen.

Der erforderliche Flow und der sich ergebende mittlere Be-
atmungsdruck hängen vom Gerätetyp ab.

▶   **Wichtig** Innerhalb von 15 min nach Beginn einer Beatmung
     muss eine Blutgasanalyse durchgeführt und die Beatmungs-
     einstellung ggf. angepasst werden.

Tab. 4.4 Schematisierte initiale Respiratoreinstellung für typische neonatale
Beatmungssituationen

Krankheitsbild und angenommenes Gewicht	FiO_2	p_{insp} (cm H_2O)	PEEP (cm H_2O)	Frequenz (min^{-1})	t_{insp} (s)	t_{exsp} (s)
Zentrale Apnoen 1000 g	0,21	12	3	30	0,2	1,8
Atemnotsyndrom vor Surfactant 1500 g	0,90	25	4	50	0,3	0,9
Pneumothorax 2000 g	0,50	14	3	80	0,2	0,5
Herzinsuffizienz 3000 g	0,40	14	4	40	0,3	1,2
Mekoniumaspiration/ PPHN 3500 g	1,0	30	3	60	0,3	0,7

4.7.2 Akute Verschlechterung am Respirator

Sofortige Reaktion:
- Beatmungsgerät dekonnektieren und Beatmung mit Beutel und ggf. Sauerstoff; dabei
- Auskultation: Kommt Luft an? Exspiration aus Tubus? Seitengleiche Belüftung? Rasselgeräusche? Sekret?
- Vor deutlicher Erhöhung der Beatmungsparameter oder Sedierung folgende Ursachen ausschließen:
  - Fehlfunktion des Respirators → anderes Gerät einsetzen (Abschn. 4.12.7)
  - Lunge voller Sekret → absaugen, evtl. spülen (Abschn. 4.12.2)
  - Tubus verstopft → absaugen, evtl. umintubieren (Abschn. 4.11.5)
  - Tubusfehllage → zurückziehen oder korrekte Reintubation (Abschn. 4.11.6)
  - Pneumothorax → Kaltlichtlampe, Röntgen, je nach Zustand sofortige entlastende Probepunktion oder Drainage (Abschn. 5.5)
  - Hypotension → Volumenbolus, Katecholamine (Abschn. 6.5.3)

4.7.3 Änderung von Beatmungsparametern und deren Auswirkung

Prinzip Schematisierte Darstellung in Tab. 4.5. Jede Veränderung muss dokumentiert und durch eine Blutgasanalyse innerhalb von 30 min kontrolliert werden. Nicht mehrere Parameter gleichzeitig ändern!

Inspirationsdruck (p_{insp} oder PIP, „peak inspiratory pressure")
Wirkung Erhöhung der alveolären Ventilation über eine Erhöhung des Atemzugvolumens, damit Erniedrigung des pCO_2. Erhöhung des MAP (mittlerer Atemwegsdruck), damit Verbesserung der Oxygenierung (Abb. 4.4).

Tab. 4.5 Steuerung der Beatmung. Zur Vereinfachung ohne Berücksichtigung von Störungen im Säure-Basen-Haushalt, die in der Praxis meist parallel zu den respiratorischen Veränderungen stattfinden

Blutgasveränderung	Möglichkeit der Korrektur	Folge der Korrektur
1. Hyperkapnie: pCO_2 zu hoch	Frequenz↑ Inspirationsdruck ↑ Ggf. Totraum ↓	AMV ↑ AZV ↑
2. Hypokapnie: pCO_2 zu niedrig	Frequenz ↓ Inspirationsdruck ↓	AMV ↓ AZV ↓
3. Hyperoxie: paO_2 zu hoch	FiO_2 ↓ PEEP ↓ Inspirationsdruck ↓	MAP ↓
4. Hypoxie: paO_2 zu niedrig	FiO_2 ↑ PEEP ↑ Inspirationszeit ↑ Inspirationsdruck ↑	MAP ↑
5. Respiratorische Globalinsuffizienz: pCO_2 zu hoch und paO_2 zu niedrig	Inspirationsdruck ↑ Inspirationszeit ↑ Frequenz ↑	MAP ↑ AZV ↑ AMV ↑
6. NCPAP-Schädigung (ungenügende Exspiration, Magenüberblähung): pCO_2 zu hoch und paO_2 normal oder hoch	PEEP ↓	

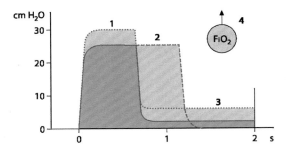

Abb. 4.4 Möglichkeiten zur Verbesserung der Oxygenierung. *1* Erhöhung des Inspirationsdrucks, *2* Prolongierung der Inspirationsdauer, *3* Erhöhung des PEEP, *1–3* erhöhen den MAP, *4* Erhöhung der Sauerstoffkonzentration

Gefahr Barotrauma/Volutrauma! Deshalb p_{insp} stets so hoch wie nötig und so niedrig wie möglich halten.

PEEP („positive end-exspiratory pressure")
Wirkung Erhöhung bewirkt Anstieg des MAP, dadurch verbesserte Oxygenierung. Die Erhöhung des PEEP ist die effektivste Art, den MAP zu erhöhen. Adäquater PEEP verhindert den Alveolarkollaps, verbessert das Ventilations-Perfusions-Verhältnis und fördert die Ausschüttung von Surfactant.

Gefahr Bei erhöhtem PEEP steigt die Gefahr der Lungenüberblähung, des interstitiellen Emphysems und des Pneumothorax. Behinderung des venösen Rückstroms.
Über die optimale Einstellung des PEEP bei verschiedenen Atemstörungen gibt es keine evidenzbasierten Daten [2].

▶   **Wichtig** Erhöhung des PEEP ohne Erhöhung des Inspirationsdrucks vermindert das Atemzugvolumen und damit die alveoläre Ventilation: Dies kann zum pCO_2-Anstieg führen.

Mittlerer Atemwegsdruck (MAP, „mean airway pressure")
Bedeutung Wird nicht eingestellt, sondern ergibt sich aus der Einstellung der anderen Parameter. Korreliert direkt mit der Sauerstoffaufnahme: Höherer MAP bedeutet verbesserte Oxygenierung.

Ausnahme Bei Überblähung der Lunge bzw. bei interstitiellem Lungenemphysem kann eine bessere Oxygenierung durch Erniedrigung des MAP erreicht werden.

Gefahr Bei hohem MAP Überblähung der Lunge, interstitielles Emphysem, Pneumothorax. Hoher MAP bewirkt hohen intrathorakalen Druck, Herzbelastung, Erhöhung des zentralen Venendrucks und damit des Hirnvenendrucks: erhöhte Hirnblutungsgefahr (Abschn. 10.6.4).

FiO$_2$ („fraction of inspired oxygen"; O$_2$-Konzentration im Atemgas)
Wirkung Erhöhung bewirkt Anstieg des paO$_2$.

Gefahr Hohe O$_2$-Konzentrationen in der Lunge (FiO$_2$ >0,6) führen zunächst zu reversiblen, spätestens nach ca. 3 Tagen zu chronischen Lungenschäden: Gefahr der BPD steigt. Jede unkontrollierte O$_2$-Zufuhr birgt das Risiko der Retinopathie (Abschn. 3.10)!

Inspirationszeit (t$_{insp}$)
Wirkung Verlängerung bewirkt MAP-Anstieg, dadurch verbesserte Oxygenierung. Soll bei Verkürzung der MAP gleichgehalten werden, so sind höherer Druck und höherer Flow erforderlich.

Gefahr Je länger t$_{insp}$, desto eher Überblähung. Prolongierte Inspirationsdauer sollte wegen ihrer Pneumothoraxgefahr im Surfactantzeitalter nur noch in Ausnahmefällen eingesetzt werden (NNH 8) (E1a) [35].

▶   **Wichtig** Je länger die Inspirationszeit, desto niedriger kann der Flow gehalten werden; je kürzer die Inspirationszeit, desto höherer Flow ist notwendig.

Exspirationszeit (t$_{exsp}$)
Gefahr Eine zu kurze Exspirationszeit (<3 K$_t$) führt zu „unbeabsichtigtem PEEP". Gefahr von Emphysem und Pneumothorax.

Beatmungsfrequenz (f)
Wirkung Erhöhung bewirkt Anstieg des Atemminutenvolumens. Dies bedeutet vermehrte alveoläre Ventilation; als Folge sinkt der pCO$_2$. Umgekehrt steigt bei verminderter Frequenz der pCO$_2$ an, bis die durch den erhöhten pCO$_2$ stimulierte Eigenatmung des Kindes einen weiteren Anstieg bremst. Bei einer Frequenz von 60–120/min wird die Eigenatmung des Kindes meist reflektorisch ausgeschaltet.

Gefahr Hohe Frequenz kann zu niedrigem pCO_2 führen; pCO_2 <35–30 mmHg drosselt die Hirndurchblutung. Bei höheren Frequenzen (>60/min) muss eine der pulmonalen Zeitkonstante entsprechende Ausatemzeit gewährleistet sein, um unbeabsichtigten alveolären PEEP („„gas trapping") mit resultierender Überblähung der Lunge zu verhindern. Die minimal erforderliche Exspirationszeit beträgt beim Frühgeborenen mit Atemnotsyndrom 0,25 s, beim reifen Kind mit Mekoniumaspiration 0,5 s. Abb. 4.1 gibt die Zeitkonstante zur Berechnung der minimalen Ausatemzeit in Abhängigkeit von Compliance und Resistance wieder.

▶   **Wichtig** Bei einer Atemfrequenz >60/min muss die Exspirationszeit ausreichend lang sein, da sonst die Gefahr der Lungenüberblähung zunimmt.

Flow (Gasfluss)
Wirkung Der Flow bestimmt die Geschwindigkeit des Druckanstiegs während der Inspiration. Erhöhter Flow führt über Erhöhung des MAP zu besserer Oxygenierung.

Gefahr Erhöhung des Flow führt zu Vermehrung der Scherkräfte innerhalb der Atemwege. Dadurch erhöhtes Risiko von interstitiellem Lungenemphysem, Pneumothorax und BPD. Bei sehr hohem Flow kommt es zu Verwirbelungen im Konnektor und daher zur Verminderung des Atemzugvolumens.

Atemzugvolumen (AZV)
Bedeutung Ergibt sich aus der Differenz p_{insp}–PEEP. Erhöhung verbessert die alveoläre Ventilation und senkt damit den pCO_2.

Gefahr Hohes AZV kann zu niedrigem pCO_2 führen; pCO_2 <35–30 mmHg drosselt die Hirndurchblutung.

Atemminutenvolumen (AMV)
Bedeutung Ergibt sich aus dem Produkt AZV×f. Erhöhung verbessert die alveoläre Ventilation und senkt damit den pCO_2.

Gefahr Wie bei AZV.

4.7.4   Verbesserung der Oxygenierung

Maßnahmen zur Verbesserung der Oxygenierung zeigt schematisch Abb. 4.4.

4.8   Beatmung nach Surfactantsubstitution

Beim Frühgeborenen mit Atemnotsyndrom sind innerhalb von Minuten nach Substitution von natürlichem Surfactant (Abschn. 5.2.4) folgende Veränderungen zu erwarten:

- Anstieg von Compliance und Atemzugvolumen
- Anstieg der funktionellen Residualkapazität
- Reduktion des Rechts-links-Shunts
- Anstieg des paO_2
- Absinken des pCO_2
- Abfall der Resistance
- Verlängerung der Zeitkonstante
- große Variabilität dieser Reaktionen

Bei den meisten Kindern muss deshalb die Einstellung des Beatmungsgerätes entsprechend den Blutgasen kurzfristig adjustiert werden. Während der ersten mindestens 30 min nach Surfactantsubstitution ist lückenlose Anwesenheit beim Kind erforderlich. Eine akzidentelle Hypokapnie sollte wegen der Gefahr zerebraler Ischämie und Blutung unbedingt vermieden werden. Kontinuierliche Beobachtung des Kindes (Hautfarbe, Thoraxexkursionen, Atemgeräusch), kontinuierliche transkutane Registrierung von pO_2 und pCO_2 und Entnahme einer Blutgasanalyse nach 15 min sind unabdingbar. Wir passen den Respirator nach den in Tab. 4.6 aufgeführten Prinzipien an. Wegen der Gefahr von Überblähung („unbeabsichtigter PEEP") vermeiden wir nach Surfactant lange Inspirationszeiten und hohe Beatmungsfrequenzen.

▶ **Wichtig** Die meisten Frühgeborenen können nach Surfactantsubstitution innerhalb von 1 h extubiert werden

Tab. 4.6 Steuerung der Beatmung nach Surfactantsubstitution: Arzt bleibt am Inkubator, bis die Beatmungseinstellungen korrigiert und die transkutanen Blutgaswerte stabil sind

	Zu verändernde Größe		Orientierung an
Sofort	FiO_2	↓	$tcpO_2/paO_2$
	Exspirationszeit	↑	Thoraxexkursionen
	Inspirationszeit	↓	
Danach	Inspirationsdruck	↓	pCO_2, Röntgenbild
	Frequenz	↓	Wenn >60/min
	PEEP	↓	Wenn >4 cm H_2O

4.9 Beatmungsentwöhnung

Die Entwöhnung vom Beatmungsgerät sollte zum frühestmöglichen Zeitpunkt versucht werden, z. B. wenn das Neugeborene

- mit einer FiO_2 <0,5 auskommt,
- bei guter Blutgasanalyse gegen den Respirator atmet oder
- das Absaugen ohne Beeinträchtigung seines Allgemeinzustands verträgt.

Entwöhnung stufenweise durchführen, immer nur einen Beatmungsparameter verändern, kontinuierlicher transkutaner pO_2 und pCO_2 oder Blutgasanalyse innerhalb von 15 min nach jeder Veränderung. Die Entwöhnung über nasalen CPAP ist häufiger (E1a, NNT 6) [17], die über trachealen CPAP seltener (NNT 5) (E1a) [15] erfolgreich als die direkte Extubation zur Spontanatmung.

Beispiele für Beatmungsentwöhnung
- *Atemnotsyndrom nach Surfactantsubstitution*
  - Extubation kurz nach der Surfactantsubstitution, spätestens nach 1 h: INSURE-Technik („intubate – surfactant – extubate"); wenn nicht möglich:
    Zunächst p_{insp} ↓, minimal 12 cm H_2O (Atelektasengefahr)

Danach Inspirationszeit ↓, minimal 0,2 s

Danach Frequenz ↓

Nach Extubation → NCPAP

- *Frühgeborenes >27 Wochen mit SIMV-Beatmung*
  - Zunächst p_{insp} ↓ in Stufen zu 2 cm H_2O, minimal 12 cm H_2O
  - Danach Inspirationszeit ↓, minimal 0,2 s
  - Keine Frequenzänderung
  - Nach Extubation → NCPAP
- *Persistierende pulmonale Hypertension*
  - p_{insp} ↓, wenn FiO_2 <0,6
  - pCO_2 möglichst nicht >50 mmHg steigen lassen
- *Bronchopulmonale Dysplasie*
  - Zunächst p_{insp} ↓, minimal 20 cm H_2O
  - Danach Frequenz ↓
  - Hohen pCO_2 akzeptieren, sofern pH kompensiert
  - Kein trachealer CPAP
  - Nach Extubation Sauerstoff über pränasale Sonde

4.10 Extubation

Zeitpunkt
- Frühestmöglich: Reduktion von Beatmungskomplikationen und BPD-Inzidenz
- Möglichst nicht kurz vor Schichtwechsel, Absprache mit Pflegenden

Vorbereitung
- Magen mit Sonde entleeren
- Orales und tracheales Absaugen
- Vorbereitung für evtl. Reintubation treffen (Abschn. 19.2.1)
- Transkutane pO_2/pCO_2-Sonde kleben
- Bei Frühgeborenen Coffeingabe: Die prophylaktische Gabe von Methylxanthinen erhöht die Rate an erfolgreichen Extubationen (NNT 4) (E1a) [28].

Durchführung

- Vorsichtige Ventilation mit Beatmungsbeutel während des Zurückziehens des Tubus. Am besten wird eine Atelektase vermieden, wenn der gelockerte Tubus durch einen Beatmungsstoß mit dem Beatmungsbeutel „herausgeblasen" wird.
- Unmittelbar nach Extubation: Bauchlagerung, Lungenauskultation.
- Nach 15 min: Blutgasanalyse.
- Nahrungspause nicht obligat, je nach klinischer Situation.

Bei Frühgeborenen

- ist eine Extubation erfolgreicher, wenn aus Beatmung mit niedrigen Frequenzen extubiert wird als wenn vorher auf endotrachealen CPAP umgestellt wird (NNT 5)(E1a) [15];
- reduzieren NCPAP (NNT 6) und nichtinvasive Beatmung NIPPV (NNT 10) die Rate an Reintubationen (E1a) [17, 39].

Dexamethason [16], Doxapram [54] und inhalatorisches Epinephrin [14] verbessern die Rate an erfolgreichen Extubationen nicht oder sind nicht ausreichend getestet, sind aber mit hohen Nebenwirkungen verbunden. Mit Corticosteroiden kann man bei Neugeborenen einen Stridor nach Extubation weder verhindern noch behandeln (E1a) [36].

4.11   Beatmungskomplikationen

Künstliche Beatmung, insbesondere die über eine kurze Reanimation hinaus durchgeführte Langzeitbeatmung, ist von einer Fülle von akut oder chronisch verlaufenden Komplikationen begleitet, die zu Tod oder lebenslanger Behinderung führen können. In Deutschland darf deshalb künstliche Beatmung bei Neugeborenen nur auf einer Intensivbehandlungsstation durchgeführt werden, auf der rund um die Uhr erfahrene Ärzte und Pflegende anwesend sind [9].

4.11.1 Hypoxie

Ursachen Da beim beatmeten Neugeborenen die Atemfunktion meist hochgradig gestört ist, kann ein Sauerstoffmangel sehr schnell eintreten, z. B. bei zu geringem Atemwegsdruck, Pneumothorax, ungenügender Überwachung während des Absaugens, Tubusobstruktion, Dekonnektion, technischem Defekt des Respirators, fehlkalibrierter Transoxode, Blutdruckabfall, schwerer Anämie.

Folgen Hypoxisch-ischämische Läsion von Gehirn, Niere, Darm etc. (Abschn. 10.9).

4.11.2 Hyperoxie

Ursachen Überschätzung des Risikos von Desaturationen und Unterschätzung des Risikos von Hyperoxämien, unüberwachte Erhöhung der FiO_2 beim Absaugen, bei Beutelbeatmung etc. Zu seltene arterielle Blutgasanalyse, unterlassene transkutane pO_2-Überwachung, kritikloses Vertrauen in Pulsoxymeter.

Folgen Bronchopulmonale Dysplasie (Abschn. 5.6), Retinopathie (Abschn. 3.10), periventrikuläre Leukomalazie (Abschn. 10.8).

4.11.3 Hypokapnie

Ursachen Hyperventilation, Atemwegsdruck oder Frequenz zu hoch, Fehleinschätzung einer zentralen als pulmonale Atemstörung (häufig während des postnatalen Transportes), protrahierte Handbeatmung, fehlkalibrierte Transkapnode, zu seltene Blutgasanalyse, zu späte Blutgasanalyse nach Surfactantsubstitution. Niemals darf gegenüber einem erniedrigten pCO_2 weniger sensibel oder langsamer reagiert werden als gegenüber einem erhöhten.

Folgen Tetanie, Krampfanfälle (neuromuskuläre Erregbarkeit, Abschn. 9.7), zerebrale Minderperfusion mit ihren Folgen (periventrikuläre Leukomalazie, Abschn. 10.8). Das Risiko einer Zerebralparese wird durch pCO_2-Werte <35 mmHg erhöht (E2a) [57].

▶ **Wichtig** Im Zeitalter von Lungenreifeinduktion und Surfactantsubstitution ist die Gefahr einer Hypokapnie unter künstlicher Beatmung größer als die einer Hyperkapnie.

4.11.4 Hyperkapnie

Ursachen Hypoventilation, Atemwegsdruck oder Frequenz zu niedrig. Eine sog. „permissive" Hyperkapnie kann die Beatmungsdauer verkürzen und das Risiko einer Hypokapnie mindern. Sie wirkt sich aber weder positiv noch negativ auf Sterblichkeit, BPD, ROP, PVL oder Hirnblutung aus (E1b) [53, 58].

Folgen Aufgrund fehlender Autoregulation ist die zerebrale Durchblutung linear abhängig vom pCO_2. Bei starker Hyperkapnie erhöht sich das Risiko von intraventrikulärer Blutung (Abschn. 10.6.4), insbesondere bei sehr unreifen Frühgeborenen in den ersten Lebenstagen.

4.11.5 Tubusobstruktion

Ursachen Kann durch Abknicken oder Verstopfung eintreten.

Symptome Folgende Symptome können auftreten:

- Akuter Verfall, Zyanose, Gegenatmung.
- Thoraxexkursionen nicht synchron mit dem Respirator; starke jugulare und thorakale Einziehungen.
- Auskultatorisch kein Atemgeräusch (auch nicht vor dem Tubus).

- Negative Spiegelprobe: Ein vor den geöffneten Tubus gehaltener Spiegel beschlägt exspiratorisch nicht.
- Beim sofort durchzuführenden Versuch des Absaugens kann kein Sekret gewonnen werden.
- Absaugkatheter passiert den Tubus nicht.

Therapie Bei Verstopfung Tubus entfernen, Kind mit Maskenbeatmung stabilisieren, falls nötig Reintubation.

Prophylaxe Bei Beatmung mit richtig angewärmtem und angefeuchtetem Atemgas sowie regelmäßiger Trachealtoilette (Abschn. 4.12.2) kommt es praktisch nicht zu Tubusverstopfungen!

4.11.6 Tubusdislokation

Dekonnektion und Dislokation des Endotrachealtubus sind wahrscheinlich die häufigsten Beatmungskomplikationen. Sie sollten durch den Leckalarm des Respiratormonitors sofort erkannt werden. Ansonsten kommt es zu folgenden Symptomen:

- akute Verschlechterung, Zyanose
- Thoraxexkursionen nicht synchron mit dem Respirator
- abgeschwächtes Atemgeräusch (dieses Symptom ist bei sehr kleinen Frühgeborenen nicht verlässlich)

Dislokation in den Hypopharynx Atemgas bläst inspiratorisch aus dem Mund. Kind hat Stimme. Quietschend-grobblasiges Atemgeräusch besonders über dem Hals auskultierbar.

Dislokation in den Ösophagus Geblähtes Abdomen, Atemgeräusch über dem Magen auskultierbar, negative Spiegelprobe.

Dislokation in einen Hauptbronchus Atemgeräusch einseitig abgeschwächt (nicht verlässlich). Diese Komplikation führt besonders leicht zum Pneumothorax. Sie kann durch die Fixierung

mit einer Sicherheitsnadel praktisch vollständig vermieden werden (Abschn. 19.2.6).

Behandlung Bei Verdacht direkte Laryngoskopie; ggf. Reintubation.

Prophylaxe Gute Fixierung des Nasotrachealtubus (mit Sicherheitsnadel). Tubus muss vor der Intubation abgemessen sein.
Röntgenkontrolle nach jeder Intubation bzw. Lagekorrektur.

▶ **Wichtig** Plötzliche Verschlechterung am Respirator: Tubus-
dislokation? Tubusobstruktion? Pneumothorax?

4.11.7 Druckschädigung durch Tubus

Durch den Tubus oder dessen Fixierung kann es zu Nekrosen und
Deformierungen kommen. Die Schwere der Läsionen ist der
Dauer der Intubation direkt proportional. Die Deformierungen
haben im Allgemeinen eine erstaunlich gute Rückbildungs-
tendenz.

Nase und Rachen Erweitertes Nasenloch, Septumdeviation,
Vestibulumstenose, gespaltene Nase, Gaumengrube oder
Gaumenspalte.

Prophylaxe
- Aufhängung des Schlauchsystems, sodass an der Nase keine
  Hebelwirkung durch dessen Gewicht entstehen kann
- Drehbarer Tubuskonnektor bzw. -adapter
- Bei jeder Reintubation: Wechsel ins andere Nasenloch

Larynx Stimmbandschädigung, heisere Stimme. Subglottische
Granulome und Stenosen können nach langer Beatmungsdauer,
häufigem Tubuswechsel oder Verwendung eines zu großen Tubus
entstehen. Ein Dilemma ist, dass durch einen 2,0er-Tubus wegen

seines hohen Widerstandes oft nicht effektiv beatmet werden kann, der 2,5er-Tubus aber für Kinder <750 g eigentlich zu groß ist. Auch unsanfte Flexion und Extension des Halses (Röntgenaufnahme) kann durch Bewegung des Tubusendes in der Trachea eine Mukosaschädigung verursachen. Wir wechseln Endotrachealtuben nicht routinemäßig. Auch bei Langzeitbeatmung über viele Wochen führen wir keine Tracheotomie durch: Die Prognose eines tracheotomierten Säuglings ist ernst. In manchen Fällen von subglottischen Granulomen ermöglicht endoskopische Laserung eine Extubation.

4.11.8 Extraalveoläre Gasansammlungen

Folgende Beatmungssituationen führen besonders leicht zu extraalveolären Gasansammlungen:

- prolongierte Inspiration
- hoher Inspirationsdruck
- hoher PEEP oder NCPAP
- hohe Frequenz mit kurzer Exspirationszeit
- Reanimation mit forcierter Beutelbeatmung
- ungenügende Synchronisierung, Atmung gegen den Respirator
- invasive Absaugtechnik (Abschn. 4.12.2)
- Mekoniumaspiration (Abschn. 5.3)
- hypoplastische Lunge (z. B. Anhydramnion, Zwerchfellhernie)

4.12 Pflege des beatmeten Neugeborenen

Der Beginn einer künstlichen Beatmung stellt fast nie die Lösung eines klinischen Problems dar, bedeutet aber immer den Anfang einer ganzen Reihe neuer Probleme. Jedes künstlich beatmete Neugeborene muss kontinuierlich überwacht werden und benötigt permanent eine Pflegekraft, die nach Möglichkeit kein anderes Kind gleichzeitig zu betreuen hat.

4.12.1 Überwachung

Bei Bedarf, meist 2-stündlich, durch die Pflegenden
- Hautfarbe, periphere Durchblutung
- Körpertemperatur
- Herzfrequenz (Bradykardie beim Absaugen?)
- Atemfrequenz
- Beobachtung der Thoraxexkursionen (synchron mit Respirator?), Einziehungen
- Lungenauskultation (Atemgeräusch, Tubuslage, Pneumothorax)
- Blutdruck
- Spontanmotorik
- Kontrolle der Einstellung des Beatmungsgeräts

Mindestens 12-stündlich, allgemeine Untersuchung durch den Arzt
- Lungenauskultation
- Herzauskultation (ggf. Beatmungsgerät kurz dekonnektieren)
- Abdomen: Auskultation, Palpation, Lebergröße (Tiefertreten bei Pneumothorax)
- Femoralispulse
- Fontanelle
- Hautturgor (Schleimhäute)
- Mikrozirkulation (Rekapillarisierungszeit)
- Einstellung des Beatmungsgerätes

Nach klinischer Indikation
- Thoraxröntgenaufnahme
- Schädelsonografie
- Echokardiografie
- Einstellung des Beatmungsgerätes

4.12.2 Absaugen des Trachealtubus

Häufigkeit Je nach klinischem Bedarf (Sekretmenge, Auskultationsbefund). Kein routinemäßiges 2-stündliches Absaugen. Eine optimale Häufigkeit für das Absaugen des Endotrachealtu-

bus konnte bisher nicht gefunden werden: Der Vergleich von 6-
und 12-stündlichem Absaugen zeigte keine Unterschiede hinsichtlich BPD, Pneumothorax, IVH, Tod und Beatmungsdauer
(E2a) [8]. Die Frequenz der Trachealtoilette wird bei den Visiten
individuell festgelegt, die Luftwege werden von den Pflegenden
1- bis 2-stündlich durch Handauflegen und auskultatorisch kontrolliert.

Geschlossene Systeme Inzwischen haben Systeme weite Verbreitung gefunden, die ein Absaugen des Endotrachealtubus ohne
Diskonnektion und ohne Hilfsperson erlauben. Sie verursachen
weniger hypoxische Episoden und Bradykardien (E1a) [52]. Allerdings muss beachtet werden, dass die geschlossenen Systeme
bei extrem kleinen Frühgeborenen eine relevante Totraumver-
größerung verursachen können. Deshalb ist im Folgenden das
Vorgehen bei offenem Absaugen beschrieben.

Voraussetzungen und Überwachung Absaugen beeinträchtigt
die Hämodynamik und damit auch die zerebrale Oxygenierung.
Schonendes Absaugen erfolgt durch 2 Personen und wird kontrolliert durch kontinuierliche transkutane Überwachung der Oxygenierung. Aufgabenverteilung: Eine Pflegende saugt ab, die andere
beatmet mit dem Beutel und beobachtet das Kind sorgfältig.
Morphingabe zum Absaugen hat keinen Vorteil (E1b) [10].

Praktische Durchführung
1. Steriles Vorgehen.
2. Vor Absaugvorgang beidseitige Lungenauskultation.
3. Absaugpumpe einstellen (Sog auf 200 cm H_2O begrenzen).
4. Absaugkatheter (Tab. 4.7) mit Fingerschloss an Pumpe anschließen.
5. Ventilation: 5–10 Atemzüge mit Beatmungsbeutel (Mano-
   meterdruckkontrolle)   mit   unveränderter   Sauerstoffkonzentration. Der Nutzen einer Präoxygenierung ist nicht
   erwiesen (E1b) [43].
6. Kopf zur Gegenseite drehen (gegenseitiger Hauptbronchus
   wird gestreckt).
7. Instillation von 0,5–1,0 ml vorgewärmter 0,9 %-iger NaCl-
   Lösung in den Trachealtubus.

Tab. 4.7 Größe des Absaugkatheters. Der Absaugkatheter darf das Lumen des Trachealtubus nicht verschließen: Atelektasengefahr

Trachealtubus Ø (mm)	Absaugkatheter (Charr)
2,5	5
3	6
3,5	8
Orales Absaugen	8

8. Handventilation für 10–15 s mit unveränderter Sauerstoffkonzentration (oder an das Beatmungsgerät anschließen).

9. Abgemessenen sterilen Katheter bis zur vorher angezeichneten Markierung (entsprechend Tubusspitze) ohne Sog in den Tubus einführen, dann Katheter mit eingeschaltetem Unterdruck unter drehender Bewegung zurückziehen (Tubus auswischen). Die optimale Tiefe für den Absaugkatheter ist unbekannt [25]. Der Absaugvorgang sollte nicht länger als 10 s dauern und ist beim Auftreten einer Bradykardie oder eines Sättigungsabfalls sofort abzubrechen. Bei schonendem und raschem Absaugen darf es nicht zu einer Hypoxämie kommen.

10. Erneute Handventilation für 1 min.

11. Kopf zur Gegenseite drehen, Instillation von NaCl wiederholen.

12. Gegenseite absaugen wie unter 8.–10. beschrieben.

13. Respirator wieder anschließen und Einstellung überprüfen. Es folgt vorsichtiges Absaugen von Nase und Rachen (Vorsicht beim Absaugen von Magen und Pharynx, insbesondere bei postasphyktischem Zustand: Vagusreiz, Gefahr von Herzstillstand).

14. Erneute Lungenauskultation (Tubusposition unverändert? Atelektase?).

4.12.3 Anwärmen, Anfeuchten und Vernebeln des Atemgases

Die durch den Tubus ausgefallene Anfeuchtungsfunktion der Nase muss ersetzt werden, da sonst eine Lähmung der Ziliarepithelien im Bronchialbaum erfolgt. Zu starke Befeuchtung oder Erwärmung führt insbesondere bei langem Schlauchsystem zu Wasserkondensation im Respiratorschlauch. Regelmäßige Kontrollen sind erforderlich wegen der Gefahr von Überwässerung, Aspiration oder Drucktrennung im Schlauchsystem. Gastemperaturen müssen kontinuierlich überprüft werden, bei einem Defekt besteht die Gefahr der Überhitzung. Bei nicht erwärmtem Verdunster ist die Wasserdampfsättigung gering; es besteht eine erhebliche Gefahr der Tubusobstruktion.

4.12.4 Physiotherapie

Physiotherapie ist eine eingreifende Maßnahme. Der Wert beim künstlich beatmeten Neugeborenen ist umstritten, Verbesserung wie Verschlechterung der Oxygenierung sind möglich. Ein eindeutiger Nutzen zur Sekretolyse und Atelektasenverhinderung während Beatmung ist nicht nachgewiesen (E1a) [32]. Nach Beendigung der Beatmung kann eine routinemäßige Physiotherapie und Lagerungsbehandlung das Entstehung von Atelektasen nicht verhindern, jedoch die Rate an Reintubationen verringern (NNT 14)(E1a) [24]. Bei Atemnotsyndrom und persistierender pulmonaler Hypertension widerspricht die Physiotherapie dem Prinzip des Minimal Handling (Abschn. 1.9) und ist deshalb kontraindiziert. Wir führen Physiotherapie deshalb nur jenseits der ersten Lebenstage durch bei:

- bronchopulmonaler Dysplasie
- Aspirationspneumonie
- Dystelektase und Atelektase
- Extubation nach Langzeitbeatmung

Nach Perkussion oder Vibration sollte schonendes Absaugen des Trachealtubus erfolgen (Abschn. 4.12.2), beim extubierten Kind oropharyngeales Absaugen nach Hustenreiz.

▶ **Wichtig** Physiotherapie ist eine eingreifende Maßnahme, die durch ärztliche Verordnung an- bzw. abgesetzt werden muss.

4.12.5 Lagerungsbehandlung

Generell sollten ateminsuffiziente Neugeborene mit leicht erhöhtem Oberkörper gepflegt werden, damit die Schwerkraft die
Lungenentfaltung unterstützt. Gegenüber der Rückenlage sind
in der Bauchlage Compliance und Oxygenierung verbessert.
Hochlagerung des Gesäßes („Nest") vermindert das Atemzugvolumen und erhöht die Atemarbeit. Während maschineller Beatmung ist die Oxygenierung in Bauchlage besser als in Rückenlage (E1a) [5, 46]. Während Langzeitbeatmung sollte routinemäßiger Lagewechsel alle 2 h erfolgen:

- Rückenlage mit kleiner Schulterrolle
- Seitlagerung rechts
- Bauchlage flach
- Seitlagerung links

Bei Atelektasen Lagerung je nach Lokalisation. *Prinzip:* ate-
lektatische Lungenabschnitte hoch, emphysematöse Abschnitte
tief lagern.

4.12.6 Hygienische Voraussetzungen

Das Risiko einer nosokomialen Infektion ist während der künstlichen Beatmung (ventilatorassoziierte Infektion) besonders hoch.
Fast ausschließlicher Übertragungsweg für potenziell pathogene
Bakterien sind die Hände des Personals. Zu geeigneten Maßnahmen zur Infektionsverhütung siehe Abschn. 14.13.

4.12.7 Erkennen technischer Fehler

Bei technischen Problemen niemals versuchen, einen defekten
oder ungenügend arbeitenden Respirator zu reparieren, während
ein Kind damit beatmet wird! Neues Gerät einsetzen, Kind stabilisieren, dann defektes Gerät überprüfen (Tab. 4.8).

Tab. 4.8 Fehlfunktionen von Beatmungsgeräten

Nichterreichen des gewählten Inspirationsdrucks trotz genügenden Flows	Leck; häufig im Bereich des Anfeuchters, der Dichtungsringe oder der Wasserabscheider
Plötzlich auftretender hoher Druck, der exspiratorisch nicht abfällt	Ausatemventil verschmutzt oder verklemmt, Schlauch abgeknickt

Literatur

1. Bamat N, Fierro J, Mukerji A, Wright CJ, Millar D, Kirpalani H (2021) Nasal continuous positive airway pressure levels for the prevention of morbidity and mortality in preterm infants. Cochrane Database Syst Rev 11:CD012778
2. Bamat N, Fierro J, Wang Y, Millar D, Kirpalani H (2019) Positive end-expiratory pressure for preterm infants requiring conventional mechanical ventilation for respiratory distress syndrome or bronchopulmonary dysplasia. Cochrane Database Syst Rev 2:CD004500
3. Barrington KJ, Finer N, Pennaforte T (2017) Inhaled nitric oxide for respiratory failure in preterm infants. Cochrane Database Syst Rev 1:CD000509
4. Barrington KJ, Finer N, Pennaforte T, Altit G (2017) Nitric oxide for respiratory failure in infants born at or near term. Cochrane Database Syst Rev 1:CD000399
5. Bhandari AP, Nnate DA, Vasanthan L, Konstantinidis M, Thompson J (2022) Positioning for acute respiratory distress in hospitalised infants and children. Cochrane Database Syst Rev 6:CD003645
6. Bharadwaj SK, Alonazi A, Banfield L, Dutta S, Mukerji A (2020) Bubble versus other continuous positive airway pressure forms: a systematic review and meta-analysis. Arch Dis Child Fetal Neonatal Ed 105(5):526–531
7. Bruet S, Butin M, Dutheil F (2022) Systematic review of high-flow nasal cannula versus continuous positive airway pressure for primary support in preterm infants. Arch Dis Child Fetal Neonatal Ed 107(1):56–59
8. Bruschettini M, Zappettini S, Moja L, Calevo MG (2016) Frequency of endotracheal suctioning for the prevention of respiratory morbidity in ventilated newborns. Cochrane Database Syst Rev 3:CD011493
9. Bundesausschuss, Gemeinsamer (2015) Qualitätssicherungs-Richtlinie Früh- und Neugeborene (QFR-RL). BAnz AT vom 03.02.2016 B2

10. Cignacco E, Hamers JP, van Lingen RA, Zimmermann LJ, Muller R, Gessler P, Nelle M (2008) Pain relief in ventilated preterms during endotracheal suctioning: a randomized controlled trial. Swiss Med Wkly 138(43–44):635–645

11. Colleti Junior J, Azevedo R, Araujo O, Carvalho WB (2020) High-flow nasal cannula as a post-extubation respiratory support strategy in preterm infants: a systematic review and meta-analysis. J Pediatr 96(4):422–431

12. Conte F, Orfeo L, Gizzi C, Massenzi L, Fasola S (2018) Rapid systematic review shows that using a high-flow nasal cannula is inferior to nasal continuous positive airway pressure as first-line support in preterm neonates. Acta Paediatr 107(10):1684–1696

13. Cools F, Offringa M, Askie LM (2015) Elective high frequency oscillatory ventilation versus conventional ventilation for acute pulmonary dysfunction in preterm infants. Cochrane Database Syst Rev (3):CD000104

14. Davies MW, Davis PG (2002) Nebulized racemic epinephrine for extubation of newborn infants. Cochrane Database Syst Rev (1):CD000506

15. Davis PG, Henderson-Smart DJ (2001) Extubation from low-rate intermittent positive airways pressure versus extubation after a trial of endotracheal continuous positive airways pressure in intubated preterm infants. Cochrane Database Syst Rev (4):CD001078

16. Davis PG, Henderson-Smart DJ (2001) Intravenous dexamethasone for extubation of newborn infants. Cochrane Database Syst Rev 2001(4):CD000308

17. Davis PG, Henderson-Smart DJ (2003) Nasal continuous positive airways pressure immediately after extubation for preventing morbidity in preterm infants. Cochrane Database Syst Rev 2(2):CD000143

18. De Paoli AG, Davis PG, Faber B, Morley CJ (2008) Devices and pressure sources for administration of nasal continuous positive airway pressure (NCPAP) in preterm neonates. Cochrane Database Syst Rev 2008(1):CD002977

19. Estay A, Claure N, D'Ugard C, Organero R, Bancalari E (2010) Effects of instrumental dead space reduction during weaning from synchronized ventilation in preterm infants. J Perinatol 30(7):479–483

20. Ethawi YH, Abou Mehrem A, Minski J, Ruth CA, Davis PG (2016) High frequency jet ventilation versus high frequency oscillatory ventilation for pulmonary dysfunction in preterm infants. Cochrane Database Syst Rev 2016(5):CD010548

21. Farley RC, Hough JL, Jardine LA (2015) Strategies for the discontinuation of humidified high flow nasal cannula (HHFNC) in preterm infants. Cochrane Database Syst Rev 6(6):CD011079

22. Fischer HS, Bohlin K, Buhrer C, Schmalisch G, Cremer M, Reiss I, Czernik C (2015) Nasal high-frequency oscillation ventilation in neonates: a survey in five European countries. Eur J Pediatr 174(4):465–471

23. Fleeman N, Dundar Y, Shah PS, Shaw BN (2019) Heated humidified high-flow nasal cannula for preterm infants: an updated systematic review and meta-analysis. Int J Technol Assess Health Care 35(4):298–306

24. Flenady VJ, Gray PH (2002) Chest physiotherapy for preventing morbidity in babies being extubated from mechanical ventilation. Cochrane Database Syst Rev 2(2):CD000283

25. Gillies D, Spence K (2011) Deep versus shallow suction of endotracheal tubes in ventilated neonates and young infants. Cochrane Database Syst Rev 2011(7):CD003309

26. Greenough A, Rossor TE, Sundaresan A, Murthy V, Milner AD (2016) Synchronized mechanical ventilation for respiratory support in newborn infants. Cochrane Database Syst Rev 9:CD000456

27. Gupta S, Sinha SK, Donn SM (2009) The effect of two levels of pressure support ventilation on tidal volume delivery and minute ventilation in preterm infants. Arch Dis Child Fetal Neonatal Ed 94(2):F80–F83

28. Henderson-Smart DJ, Davis PG (2010) Prophylactic methylxanthines for endotracheal extubation in preterm infants. Cochrane Database Syst Rev 12(12):CD000139

29. Henderson-Smart DJ, De Paoli AG, Clark RH, Bhuta T (2009) High frequency oscillatory ventilation versus conventional ventilation for infants with severe pulmonary dysfunction born at or near term. Cochrane Database Syst Rev 2009(3):CD002974

30. Henderson-Smart DJ, Wilkinson A, Raynes-Greenow CH (2002) Mechanical ventilation for newborn infants with respiratory failure due to pulmonary disease. Cochrane Database Syst Rev 2002(4):CD002770

31. Ho JJ, Subramaniam P, Davis PG (2020) Continuous positive airway pressure (CPAP) for respiratory distress in preterm infants. Cochrane Database Syst Rev 10:CD002271

32. Hough JL, Flenady V, Johnston L, Woodgate PG (2008) Chest physiotherapy for reducing respiratory morbidity in infants requiring ventilatory support. Cochrane Database Syst Rev (3):CD006445

33. Iranpour R, Armanian AM, Abedi AR, Farajzadegan Z (2019) Nasal high-frequency oscillatory ventilation (nHFOV) versus nasal continuous positive airway pressure (NCPAP) as an initial therapy for respiratory distress syndrome (RDS) in preterm and near-term infants. BMJ Paediatr Open 3(1):e000443

34. Jardine LA, Inglis GD, Davies MW (2011) Strategies for the withdrawal of nasal continuous positive airway pressure (NCPAP) in preterm infants. Cochrane Database Syst Rev 2011(2):CD006979

35. Kamlin C, Davis PG (2004) Long versus short inspiratory times in neonates receiving mechanical ventilation. Cochrane Database Syst Rev 2003(4):CD004503

36. Khemani RG, Randolph A, Markovitz B (2009) Corticosteroids for the prevention and treatment of post-extubation stridor in neonates, children and adults. Cochrane Database Syst Rev 2009(3):CD001000

37. King BC, Gandhi BB, Jackson A, Katakam L, Pammi M, Suresh G (2019) Mask versus prongs for nasal continuous positive airway pressure in preterm infants: a systematic review and meta-analysis. Neonatology 116(2):100–114

38. Klingenberg C, Wheeler KI, McCallion N, Morley CJ, Davis PG (2017) Volume-targeted versus pressure-limited ventilation in neonates. Cochrane Database Syst Rev 10:CD003666

39. Lemyre B, Davis PG, De Paoli AG, Kirpalani H (2017) Nasal intermittent positive pressure ventilation (NIPPV) versus nasal continuous positive airway pressure (NCPAP) for preterm neonates after extubation. Cochrane Database Syst Rev 2:CD003212

40. Lingappan K, Arnold JL, Fernandes CJ, Pammi M (2018) Videolaryngoscopy versus direct laryngoscopy for tracheal intubation in neonates. Cochrane Database Syst Rev 6:CD009975

41. Malakian A, Bashirnezhadkhabaz S, Aramesh MR, Dehdashtian M (2020) Noninvasive high-frequency oscillatory ventilation versus nasal continuous positive airway pressure in preterm infants with respiratory distress syndrome: a randomized controlled trial. J Matern Fetal Neonatal Med 33(15):2601–2607

42. Patel DS, Rafferty GF, Lee S, Hannam S, Greenough A (2009) Work of breathing during SIMV with and without pressure support. Arch Dis Child 94(6):434–436

43. Pritchard M, Flenady V, Woodgate P (2001) Preoxygenation for tracheal suctioning in intubated, ventilated newborn infants. Cochrane Database Syst Rev 2001(3):CD000427

44. Qureshi MJ, Kumar M (2018) Laryngeal mask airway versus bag-mask ventilation or endotracheal intubation for neonatal resuscitation. Cochrane Database Syst Rev 3:CD003314

45. Rastogi S, Wong W, Gupta A, Bhutada A, Deepa R, Maimonides Neonatal G (2013) Gradual versus sudden weaning from nasal CPAP in preterm infants: a pilot randomized controlled trial. Respir Care 58(3):511–516

46. Rivas-Fernandez M, Roque IFM, Diez-Izquierdo A, Escribano J, Balaguer A (2016) Infant position in neonates receiving mechanical ventilation. Cochrane Database Syst Rev 11:CD003668

47. Rojas-Reyes MX, Orrego-Rojas PA (2015) Rescue high-frequency jet ventilation versus conventional ventilation for severe pulmonary dysfunction in preterm infants. Cochrane Database Syst Rev 2015(10):CD000437

48. Schmolzer GM, Kumar M, Pichler G, Aziz K, O'Reilly M, Cheung PY (2013) Non-invasive versus invasive respiratory support in preterm infants at birth: systematic review and meta-analysis. BMJ 347:f5980

49. Seth S, Saha B, Saha AK, Mukherjee S, Hazra A (2021) Nasal HFOV versus nasal IPPV as a post-extubation respiratory support in preterm infants-a randomised controlled trial. Eur J Pediatr 180(10):3151–3160

50. Subramaniam P, Ho JJ, Davis PG (2021) Prophylactic or very early initiation of continuous positive airway pressure (CPAP) for preterm infants. Cochrane Database Syst Rev 10:CD001243

51. Tang J, Reid S, Lutz T, Malcolm G, Oliver S, Osborn DA (2015) Randomised controlled trial of weaning strategies for preterm infants on nasal continuous positive airway pressure. BMC Pediatr 15:147

52. Taylor JE, Hawley G, Flenady V, Woodgate PG (2011) Tracheal suctioning without disconnection in intubated ventilated neonates. Cochrane Database Syst Rev 2011(12):CD003065

53. Thome UH, Genzel-Boroviczeny O, Bohnhorst B, Schmid M, Fuchs H, Rohde O, et al. (2015) Permissive hypercapnia in extremely low birthweight infants (PHELBI): a randomised controlled multicentre trial. Lancet Respir Med 3(7):534–543

54. Vliegenthart RJ, Ten Hove CH, Onland W, van Kaam AH (2017) Doxapram treatment for apnea of prematurity: a systematic review. Neonatology 111(2):162–171

55. Wilkinson D, Andersen C, O'Donnell CP, De Paoli AG, Manley BJ (2016) High flow nasal cannula for respiratory support in preterm infants. Cochrane Database Syst Rev 2:CD006405

56. Wilkinson DJ, Andersen CC, Smith K, Holberton J (2008) Pharyngeal pressure with high-flow nasal cannulae in premature infants. J Perinatol 28(1):42–47

57. Wong SK, Chim M, Allen J, Butler A, Tyrrell J, Hurley T, et al. (2022) Carbon dioxide levels in neonates: what are safe parameters? Pediatr Res 91(5):1049–1056

58. Woodgate PG, Davies MW (2001) Permissive hypercapnia for the prevention of morbidity and mortality in mechanically ventilated newborn infants. Cochrane Database Syst Rev 2001(2):CD002061

59. Zhu X, Qi H, Feng Z, Shi Y, De Luca D, Nasal Oscillation Post-Extubation Study G (2022) Noninvasive high-frequency oscillatory ventilation vs nasal continuous positive airway pressure vs nasal intermittent positive pressure ventilation as postextubation support for preterm neonates in China: a randomized clinical trial. JAMA Pediatr 176(6):551–559

Pulmonale Erkrankungen

5

Rolf F. Maier

5.1 Differenzialdiagnose

Die Differenzierung zwischen Atemnotsyndrom (Surfactantmangel) und Ateminsuffizienz durch Immaturität kann schwierig sein (Abschn. 3.5). Apnoeanfälle Abschn. 10.5. Pneumonie Abschn. 14.13. Die meisten pulmonalen Erkrankungen des Neugeborenen gehen mit Atemnot einher:

- Tachypnoe über 60/min (Aufrechterhaltung eines normalen Atemzeitvolumens trotz hohen Atemwegwiderstands)
- sternale Einziehungen (vermehrte Retraktionskraft der Lunge durch erhöhte Oberflächenspannung bei noch weichem Thoraxskelett)
- exspiratorisches Stöhnen (verbesserter Gasaustausch durch Hinauszögern des alveolären Kollapses)
- Nasenflügeln (Einsatz der auxiliären Atemmuskulatur)
- abgeschwächtes Atemgeräusch
- blassgraues Hautkolorit
- Zyanose (eher ein Zeichen für insuffiziente Behandlung!)

Bei der Beurteilung von Atemnot muss das Vigilanzstadium des Kindes berücksichtigt werden: Kräftiges Schreien kann eine Dyspnoe (auch mit Zyanose) vortäuschen. Bei Lungenerkrankungen steigt das Ausmaß der Atemnot mit der Schwere des pulmonalen Prozesses. Jedoch sind Atemstörungen keinesfalls spezifisch für pulmonale Erkrankungen: Bei kardialen Problemen (Abschn. 6.5) besteht dagegen meist eine Tachypnoe ohne Dyspnoe, das Kind ist ruhig, aber nicht somnolent. Bei metabolischen (Abschn. 11.5.1) und septischen (Abschn. 14.5.2) Erkrankungen besteht meist eine Tachypnoe, gelegentlich auch eine Neigung zu Apnoe, jedoch meist keine sternale Retraktion.

Einige mit Atemnot einhergehende Lungenkrankheiten sind in Abb. 5.1 aufgelistet. Erkrankungen, die mit Zwerchfellhochstand einhergehen, können eine schwere Ateminsuffizienz verursachen. Die Bezeichnung „Atemnotsyndrom" wird heute nur noch auf den Surfactantmangel angewendet.

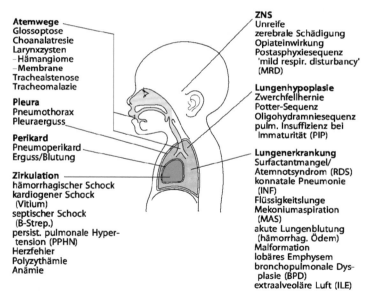

Atemwege
Glossoptose
Choanalatresie
Larynxzysten
– Hämangiome
– Membrane
Trachealstenose
Tracheomalazie

Pleura
Pneumothorax
Pleuraerguss

Perikard
Pneumoperikard
Erguss/Blutung

Zirkulation
hämorrhagischer Schock
kardiogener Schock
(Vitium)
septischer Schock
(B-Strep.)
persist. pulmonale Hypertension (PPHN)
Herzfehler
Polyzythämie
Anämie

ZNS
Unreife
zerebrale Schädigung
Opiateinwirkung
Postasphyxiesequenz
'mild respir. disturbancy'
(MRD)

Lungenhypoplasie
Zwerchfellhernie
Potter-Sequenz
Oligohydramniesequenz
pulm. Insuffizienz bei
Immaturität (PIP)

Lungenerkrankung
Surfactantmangel/
Atemnotsyndrom (RDS)
konnatale Pneumonie
(INF)
Flüssigkeitslunge
Mekoniumaspiration
(MAS)
akute Lungenblutung
(hämorrhag. Ödem)
Malformation
lobäres Emphysem
bronchopulmonale Dysplasie (BPD)
extraalveoläre Luft (ILE)

Abb. 5.1 Ursachen von Atemnot beim Neugeborenen

5.2 Atemnotsyndrom (Surfactantmangel)

5.2.1 Epidemiologie und Pathophysiologie

Häufigkeit und Schwere des Atemnotsyndroms haben mit der antenatalen Lungenreifeinduktion (Betamethason) abgenommen, jedoch ist die Krankheit bei Frühgeborenen <28 SSW immer noch eine wichtige Todesursache.

Pathogenese und Prädisposition Der pulmonale Surfactant senkt die Oberflächenspannung an der Luft-Wasser-Grenzschicht und wirkt dadurch dem exspiratorischen Alveolenkollaps entgegen. Sein Fehlen bedeutet verminderte alveoläre Stabilität und ist der entscheidende Faktor in der Pathogenese des Atemnotsyndroms. Außer einer quantitativen Verminderung der Surfactanthauptkomponente Dipalmitoylphosphatidylcholin (Lecithin) ist das Atemnotsyndrom durch ein vollständiges Fehlen der Nebenkomponente Phosphatidylglycerol und durch das Fehlen spezifischer Apoproteine charakterisiert. Neben der Enzymreifung, die erst ab 35 SSW vollständig ist, gibt es pränatale Faktoren, die das Entstehen der Krankheit begünstigen oder hemmen (Abb. 5.2). Die Lungenreifung ist retardiert bei Kindern diabetischer Mütter und bei schwerer Erythroblastose.

Pathophysiologie
- Herabgesetzte Lungencompliance
- Eingeschränkte alveoläre Ventilation (Mikroatelektasen)
- Verminderte funktionelle Residualkapazität
- Vermehrter intrapulmonaler Shunt
- Kardialer Rechts-links-Shunt (Foramen ovale, Ductus arteriosus)
- Verminderte pulmonale Kapillarperfusion

Diese Veränderungen führen zu einer Reduktion der Sauerstoffaufnahme und zur Entwicklung eines erhöhten alveolär-

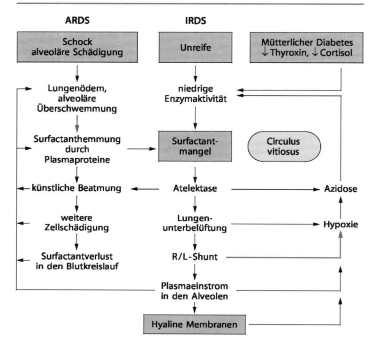

Abb. 5.2 Atemnotsyndrom – Pathogenese und Faktoren, die den Verlauf beeinflussen können. *Links* adulter (ARDS), *rechts* immaturer (IRDS) Pathogeneseweg, die beide beim Neugeborenen vorkommen. *R/L-Shunt* Rechts-links-Shunt

arteriellen Gradienten für Sauerstoff (AaDO$_2$) und Kohlendioxid. Azidose und Hypoxie verschlechtern die Bedingungen für die Phospholipidneusynthese und fixieren einen Circulus vitiosus der Pathogenese. Hyaline Membranen entwickeln sich erst im Gefolge von pulmonaler Hypoperfusion und vermehrter Gefäßpermeabilität als Schockäquivalente.

5.2.2 Symptomatik und Diagnostik

Die klassische Symptomatik wird im Zeitalter von antenataler Lungenreifeinduktion und Surfactantsubstitution nur noch selten gesehen. Die Symptome (Abschn. 5.1) treten unmittelbar postnatal oder in den ersten 6 Lebensstunden auf, erreichen ihr Maximum ohne Surfactantsubstitution am 2.–3. Lebenstag, danach allmähliche Besserung. Die Diagnose wird durch das Röntgenbild gesichert. Differenzialdiagnose Abschn. 5.1.

Röntgenologische Stadieneinteilung des Atemnotsyndroms
I. Feingranuläres Lungenmuster
II. I + über die Herzkonturen hinausreichendes Aerobronchogramm
III. II + Unschärfe oder partielle Auslöschung der Herz- und Zwerchfellkonturen
IV. „Weiße Lunge"

Die röntgenologische Klassifizierung ist in den ersten 6 Lebensstunden wegen noch vorhandener Lungenflüssigkeit und nach Surfactantsubstitution unsicher.

- Die Thoraxröntgenaufnahme ist bei allen atemgestörten Neugeborenen unverzichtbar.
- Bei einem reifen Neugeborenen ist ein Atemnotsyndrom extrem selten und sollte eine Ausschlussdiagnose sein (Ausnahme: Fetopathia diabetica, Abschn. 11.2).
- Eine Sepsis mit Streptokokken der Gruppe B kann bei Früh- und Reifgeborenen das Atemnotsyndrom in Klinik- und Röntgenzeichen simulieren!

5.2.3   Symptomatische Therapie

• *Minimal Handling* (Abschn. 1.9): Möglichst geringe Belastung des Kindes mit Atemnot! Jede Anstrengung und jeder Versuch zu schreien kann den Rechts-links-Shunt vergrößern und die Atmung zur Dekompensation bringen. Vor allem müssen die „Aufnahmeroutinen" der Intensivstation (Wiegen, Messen, Untersuchung, Röntgen, Abstriche, Blutentnahmen, Arterienpunktion usw.) vorsichtig und mit Gefühl für den Zustand des Kindes durchgeführt werden. Als einzige Notfalldiagnostik bestimmen wir sofort auf der Station Blutgase, Hämoglobin, Elektrolyte und Blutzucker aus einer kapillären Blutprobe. Meist hat alles weitere Zeit! Da beim Atemnotsyndrom die pulmonale Sekretion eingeschränkt ist, genügt es während der ersten 24 h meist, den Endotrachealtubus bedarfsorientiert abzusaugen (Abschn. 4.12.2). Während der ersten 3 h nach Surfactantsubstitution sollte der Tubus nur bei klinischer Notwendigkeit abgesaugt werden.
• Sorgfältige *Beobachtung*, regelmäßige Auskultation, Blutdruckkontrolle zunächst stündlich (Normbereich einhalten, ggf. Volumenzufuhr oder Bluttransfusion).
• Regelmäßige *Temperaturkontrolle* von Kind, Inkubator und Atemgas (dokumentieren!): Thermoneutralbereich einhalten (Sauerstoffersparnis, Abschn. 1.7).
• *Blutgasanalyse:* Kombisonde sofort anlegen, sodass Auswirkungen der Versorgung erkannt werden. Arterienpunktion (Abschn. 3.1.3) zur Verifizierung der transkutanen Messung. Die regelmäßige Blutgasanalyse ist obligat zur Steuerung von Respirator und O_2-Zufuhr (Ziel: paO_2 40–60 mmHg).
• *Sauerstoffzufuhr* (Abschn. 3.6) über NCPAP oder Respirator. Vorsichtige Reduktion, sobald paO_2 >60 mmHg: Gefahr plötzlicher Zyanose durch pulmonale Vasokonstriktion und Rechts-links-Shunt. Bessere Oxygenierung in Bauch- als in Rückenlage (E1a) [8].

- *NCPAP* (Abschn. 4.3.1), sobald Sauerstoffbedarf oder wenn das Kind starke Einziehungen hat. Frühzeitiger NCPAP konserviert Surfactant, vermeidet Respiratorbedürftigkeit (NNT 8) und reduziert die Sterblichkeit (NNT 9), erhöht im Vergleich zur Spontanatmung aber die Häufigkeit von Pneumothoraces (NNH 11) (E1a) [22].
- *NIPPV* (Abschn. 4.3.2) ist effektiver als andere nicht invasive Atemhilfen wie HFNC, NCPAP (E1a) [34].
- *Künstliche Beatmung* (Abschn. 4.2), sobald FiO_2-Bedarf >0,6 oder pCO_2 >70 mmHg (je nach Begleitumständen, bei Prädisposition für intraventrikuläre Blutung schon früher). Initiale Respiratoreinstellung Abschn. 4.7.1, Beatmung nach Surfactantsubstitution Abschn. 4.8, Entwöhnung Abschn. 4.9. Bei Frühgeborenen mit Atemnotsyndrom senkt inhalatives NO weder Sterblichkeit noch BPD-Rate (E1a) [5]. Hochfrequenzoszillation senkt die Sterblichkeit nicht und die BPD-Rate nur geringfügig (E1a) [12].
- *Antibiotikabehandlung*, wenn eine Infektion (besonders B-Streptokokken) nicht ausgeschlossen werden kann. Wir behandeln derzeit mit Ampicillin und Gentamycin, brechen diese Behandlung jedoch ab, wenn die Kulturen negativ und die Symptome gebessert sind.
- Sorgfältige *Flüssigkeitsbilanz* (Abschn. 9.1) zur Vermeidung von PDA bzw. prärenalem Nierenversagen. Meist ist in den ersten 24 Lebensstunden eine Flüssigkeitszufuhr von 80 ml/kg KG adäquat. Diuretika sind beim Atemnotsyndrom nicht indiziert (E1a) [43].
- *Persistierender Ductus arteriosus:* Verdacht bei erneuter Verschlechterung nach initialer Stabilisierung, bei atypischem biphasischem Atemnotsyndromverlauf, bei dem eine Entwöhnung vom Respirator nicht innerhalb von 2 Tagen möglich ist. Symptome und Behandlung Abschn. 6.7.2.
- *Laborkontrollen:* Je nach Schwere des Krankheitsbildes regelmäßige Kontrollen von Blutgasen, Blutglukose, Elektrolyten, Gesamteiweiß, Blutbild und Infektzeichen (z. B. IL-6, CRP).

5.2.4   Kausale Therapie: Surfactantsubstitution

Surfactantersatzpräparate werden aus Lungen von Rindern (Survanta®, Alveofact®) oder Schweinen (Curosurf®) hergestellt. Die Wirksamkeit der Substitution natürlicher Surfactants [36], in geringerem Maße auch von künstlichen [3] zur Therapie des Atemnotsyndroms ist durch zahlreiche kontrollierte Studien belegt (E1a).

Dabei sind folgende Wirkungen gesichert:
- Die Sterblichkeit nimmt ab.
- Die Frühgeborenen überleben häufiger ohne BPD.
- Ein Pneumothorax tritt seltener auf.
- Eine Hirnblutung tritt seltener auf.

Nebenwirkungen der Surfactantbehandlung:
- Obstruktion von Tubus oder Beatmungsschlauch
- Transienter Blutdruckabfall
- EEG-Depression
- Schwankungen der zerebralen Blutflussgeschwindigkeit
- Akute Lungenblutung

Indikation zur Surfactantbehandlung:
- Therapeutisch, wenn das Atemnotsyndrom gesichert ist.
- Eine prophylaktische Intubation und Surfactant-Gabe ist angesichts der verschiedenen Möglichkeiten von nicht-invasiver Atemhilfe und Surfactant-Applikation auch bei sehr unreifen Frühgeborenen nicht mehr indiziert (E1a) [35].
- Bei intubierten Frühgeborenen mit Atemnotsyndrom reduziert eine frühe im Vergleich zu einer verzögerten Surfactant-Gabe das Risiko von Pneumothorax, interstitiellem Emphysem, Tod und BPD (E1a) [4].

Applikationsmodus

- *„Klasssische" Applikationsform*: Bei intubierten und beatmeten Frühgeborenen wird das Präparat innerhalb weniger Sekunden entweder über eine in den Trachealtubus eingeführte Ernährungssonde oder über einen Seitenkanal des Tubus in die Atemwege instilliert.

- *INSURE (Intubation-Surfactant-Extubation)*: Eine frühe Surfactant-Substitution mit anschließend sofortiger Extubation und Übergang auf NCPAP vermindert die Notwendigkeit künstlicher Beatmung und die Rate an BPD und extraalveolärer Luft (E1a) [41].

- *LISA (Less invasive surfactant administration)*: Über eine dünne Sonde, die beim unter NCPAP spontanatmenden Kind in die Trachea eingeführt wird [21, 25]. Initial wurde dafür eine Magensonde verwendet, inzwischen stehen spezielle Katheter zur Verfügung. Im Vergleich zur Surfactantgabe über einen Endotrachealtubus ist das Risiko von Intubation innerhalb von 72 h (NNT 8), schwerer IVH (NNT 22), Sterblichkeit (NNT 20), BPD (NNT 13) und Sterblichkeit oder BPD in Kombination (NNT 9) vermindert (E1a) [1]. Im Vergleich zu INSURE sind Sterblichkeit, Beatmungsbedarf und BPD-Rate reduziert (E1a) [7]. Ob die spontanatmenden Kinder für LISA eine Analgosedierung erhalten sollen, wird noch kontrovers diskutiert [47]. Eine Atemdepression sollte ebenso wie bei INSURE nicht durch zentral wirksame Medikamente induziert werden.

- *Vernebelung*: Ist wirksam, aber mit hohem Aufwand verbunden und noch nicht reif für die klinische Routine [18].

Dosierung:

- Initialdosis bei natürlichem Surfactant meist 100 mg/kg KG.
- Bis zu dreimalige Wiederholung nach jeweils 6–12 h, wenn der O_2-Bedarf wieder deutlich ansteigt (E1a) [40].

Reaktion nach Surfactantbehandlung:
Nach einmaliger Surfactantsubstitution gibt es 3 unterschiedliche, typische *Reaktionsweisen:*

- Rasche und anhaltende Besserung der Oxygenierung
- Rückfall nach 6–18 h
- Resistenz, d. h. keine wesentliche Besserung

Die Art der Reaktion hängt mehr von der Art der Lungenkrankheit als von der Unreife des Surfactantsystems ab. Viele neonatale Atemstörungen sind nicht durch Surfactantmangel verursacht (Abb. 5.1).
Beatmung nach Surfactantsubstitution Abschn. 4.8.

▶ **Wichtig** Surfactantsubstitution ersetzt das fehlende oberflächenaktive System der Lunge, nicht aber fehlende Erfahrung mit der künstlichen Beatmung!

5.2.5 Prävention und Prognose

Die Gabe von Betamethason (2x) oder Dexamethason (4x) an die Schwangere innerhalb von 48 h vor der Geburt bewirkt durch vorzeitige Enzyminduktion eine beschleunigte fetale Lungenreifung. Sie mindert bei Frühgeborenen Sterblichkeit, Häufigkeit und Schweregrad des Atemnotsyndroms, der intraventrikulären Blutung und der periventrikulären Leukomalazie. (E1a) [28]. Diese Wirkung wurde auch bei Frühgeborenen <25 SSW gezeigt (E1a) [13]. Ein optimaler Effekt ist nach 36–48 h erreicht und lässt nach etwa 7 Tagen wieder nach. Aber auch schon nach wenigen Stunden ist eine Wirkung auf die Sterblichkeit erkennbar (E2a) [32]. Zu Nutzen und Risiken erneuter antenataler Steroidzyklen bei nach 7 Tagen weiter bestehenden Frühgeburtsbestrebungen gibt es widersprüchliche Daten [48]. Schonende Geburtsleitung bei Frühgeborenen mit primärer Erstversorgung durch erfahrene Neonatologen verhindert die Geburtsasphyxie und verkleinert das Risiko für ein Atemnotsyndrom.

Prognose Beim Atemnotsyndrom haben heute auch Frühgeborene von 27–30 SSW eine Überlebenschance über 80 %, allerdings bestehen bei über 20 % der Überlebenden Langzeitprobleme (bronchopulmonale Dysplasie, periventrikuläre Leukomalazie), wobei nicht die Lungenunreife, sondern die mechanische Beatmung und die zur Frühgeburt führende inflammatorische Reaktion mit ihren Folgen ursächlich sind (Abschn. 5.6 und 10.8).

5.3 Mekoniumaspirationssyndrom (MAS)

Betroffen sind überwiegend hypotrophe und postmature Neugeborene (respiratorische Plazentainsuffizienz). Häufige Warnhinweise:

- fetale Gefährdung (Bradykardie, pathologisches Kardiotokogramm, Wachstumsretardierung, Übertragung)
- prolongierte, komplizierte Geburt
- mekoniumhaltiges Fruchtwasser (grünliches Fruchtwasser kommt bei 10–20 % aller Geburten vor, dickgrünes oder erbsbreiartiges Fruchtwasser in <1 %)

Pathophysiologie Eine fetale Hypoxie führt zu einer mesenterialen Vasokonstriktion und verursacht eine Darmischämie. Ihr folgt eine transitorische Periode mit Hyperperistaltik, Atonie des Analsphinkters und Entleerung von Mekonium. Mit den ersten Atemzügen werden die Mekoniumpartikel bis in die Bronchiolen inspiriert. Es entstehen subsegmentale Atelektasen und Bezirke mit Obstruktionsemphysem sowie eine chemische Pneumonitis. Diese Veränderungen haben einen vermehrten intrapulmonalen Shunt, eine reduzierte Diffusionskapazität, eine erhöhte Resistance und eine leicht herabgesetzte Compliance zur Folge.

Klinik Haut bei Geburt mit Mekonium bedeckt, Haut, Fingernägel und Nabelschnur grünlich gelb verfärbt. Schwere Atemdepression, Schnappatmung, Bradykardie, Hypotonie, Schocksymptome. Asphyxia livida oder pallida.

Bei einsetzender Spontanatmung: grobe Rasselgeräusche,
Tachypnoe, Dyspnoe, interkostale Einziehungen, exspiratorisches
Stöhnen, Giemen, Zyanose. Die schwere Asphyxie kann zu einer
Störung der kardiovaskulären Adaptation mit Rechts-links-Shunt,
persistierender pulmonaler Hypertension, Kardiomegalie (Herzinsuffizienz: Hypoxie, Cor pulmonale) und peripherer Hypoperfusion (Zentralisation) führen.

Radiologie Symmetrisch verteilte, dichte, fleckige, z. T. nodu-
läre Lungeninfiltrate. Lungenüberblähung, abgeflachte Zwerchfelle, gelegentlich kleinere Pleuraergussbildung oder Pneumothorax.

Verlauf Innerhalb von 7–10 Tagen oft Rekonvaleszenz, deutliche Besserung meist nach 24–72 h. In schweren Fällen Übergang in PPHN (Abschn. 6.8) oder Tod in den ersten 24 h. Bei
Überleben protrahierter Verlauf.

Reanimation bei Mekoniumaspiration Ein Vorteil von sofortiger Laryngoskopie und endotrachealem Absaugen konnte bei de-
primierten Kindern nicht nachgewiesen werden (E1a) [46]. Insofern haben sich die Empfehlungen zum Beginn der Maskenbeatmung geändert (E4) [27] :

- Probleme vorhersehen (Übertragung, erbsbreiartiges Frucht-
  wasser)
- Frühzeitig anwesend sein
- Ruhe und Übersicht bewahren
- Ausrüstung kontrollieren (Abschn. 1.6); dicken Absaug-
  katheter bzw. Saugkonnektor für Endotrachealtubus vor-
  bereiten
- Warmhalten.

- Keine prophylaktischen Intubationsversuche, kein prophylaktisches endotracheales Absaugen
- Kurzes Absaugen von Mund, Nase, Rachen
- Bei avitalem Kind rascher Beginn einer Maskenbeatmung

▶ **Wichtig** Nicht jedes dickgrüne Fruchtwasser bedeutet Mekoniumaspiration. Ist das Kind vital, so besteht keine Indikation für Intubation oder endotracheales Absaugen. Ist das Kind avital, soll keine Zeit mit Intubationsversuchen verloren, sondern rasch mit Maske beatmet werden.

Symptomatische Therapie
- Die *Beatmung* kann sehr schwierig sein. Initiale Respiratoreinstellung Abschn. 4.7.1. Meist sind hohe Inspirationsdrücke und ein niedriger PEEP erforderlich. Es muss die Frequenz gefunden werden, bei der das Kind nicht gegen den Respirator kämpft (synchronisierte Beatmung Abschn. 4.4.3). Bei schwerer Ateminsuffizienz ggf. Hochfrequenzoszillation einsetzen (Abschn. 4.4.4).
- Ein *Pneumothorax* muss frühzeitig erkannt und drainiert werden (Abschn. 19.3).
- Eine frühe *Surfactantsubstitution*, möglicherweise in Form einer Surfactantlavage mit 15 ml/kg KG verdünntem Surfactant, verbessert die respiratorische Situation und reduziert die Notwendigkeit von ECMO (E1a) [17].
- *NO-Inhalation* ist beim MAS nicht immer wirksam, ein Behandlungsversuch ist jedoch gerechtfertigt.
- Behandlung der *pulmonalen Hypertension* Abschn. 6.8.
- *Medikamentöse Zusatzbehandlung:* Sedierung oder Relaxierung (Abschn. 18.5). Antibiotika wegen der stets resultierenden sekundären bakteriellen Pneumonie. Kortikosteroide sind bei Mekoniumaspiration erfolglos (E1a) [49].
- Aktive und gründliche *Physiotherapie* (kontraindiziert bei Pneumothorax und PPHN!) (Abschn. 4.12.4) und Lagerungsbehandlung (Abschn. 4.12.5). Häufiges tracheales Absaugen, ggf. nach Instillation von 0,9 %-iger NaCl-Lösung.
- Regelmäßig Oxygenierungsindex bestimmen und rechtzeitig Verlegung an ein ECMO-Zentrum erwägen.

5.4 Flüssigkeitslunge

Definition Transitorische Tachypnoe („"wet lung"), verursacht durch verzögerte Flüssigkeitsresorption. Häufigkeit 1 %, gute Prognose.

Pathogenese und Prädisposition Die fetale Lunge ist mit 40 ml/ kg KG einer surfactant- und fruchtwasserhaltigen Flüssigkeit gefüllt, welche bei den intrauterinen Atemexkursionen bewegt wird. Eine „Fruchtwasseraspiration" gibt es nicht. Diese Flüssigkeit wird jeweils zur Hälfte bei der Geburt ausgepresst bzw. über die pulmonalen Lymphwege abtransportiert. Bei rascher Geburt oder erhöhtem hydrostatischen Druck (Plethora) führt verminderte Resorption zu erhöhtem Flüssigkeitsgehalt zunächst des Alveolarraumes, später des Interstitiums. Prädisponiert sind Neugeborene nach:

- Kaiserschnitt
- Beckenendlage
- Geburtsasphyxie
- Exzessiver Flüssigkeitszufuhr bei der Mutter

Symptome
- Tachypnoe, meist kurz nach Geburt einsetzend
- Nasenflügeln
- Sternale Einziehungen
- Stöhnen (selten)
- Zyanose/Sauerstoffbedarf

Die Symptome sind innerhalb von 24 h rückläufig.

Diagnostik Die Diagnose Flüssigkeitslunge muss oft retrospektiv gestellt werden, da Klinik und Röntgenbefund anfangs oft schwer von Atemnotsyndrom (Abschn. 5.2.2) oder B-Streptokokkenpneumonie (Abschn. 14.4) abzugrenzen sind. Erst Normalisierung von Klinik und Röntgenbild im Alter von 24 h klärt die Diagnose.

Symptomatische Therapie Zahlreiche Therapieansätze, jedoch wenig Evidenz zu Nutzen und Risiken [9]. Angesichts der guten Prognose sind wir mit Interventionsmaßnahmen zurückhaltend.

- Inkubatorpflege, Sauerstoff angewärmt und angefeuchtet
- Nasen- oder Rachen-CPAP (Abschn. 4.3.1) (Cave: Pneumothorax)
- Überwachung durch $tcpO_2$- und $tcpCO_2$-Messung sowie Arterienpunktion
- Antibiotika, wenn eine Pneumonie nicht auszuschließen ist
- Ein positiver Effekt von Flüssigkeitsrestriktion konnte nicht nachgewiesen werden (E1a) [20].

5.5 Pneumothorax

▶ **Wichtig** Jeder Pneumothorax sollte zum Anlass genommen werden, Beatmungs- und Absaugregime der Station kritisch zu überprüfen!

Prädisposition
- NCPAP
- Kontrollierte Beatmung mit PEEP
- Kardiopulmonale Reanimation
- Schlechte Absaugtechnik
- Zu tiefer Endotrachealtubus
- Zu kurze Exspirationszeit
- Atemnotsyndrom
- Mekoniumaspirationssyndrom
- Streptokokkenpneumonie
- Kongenitale Zwerchfellhernie (kontralateral)
- Lungenhypoplasie
- Interstitielles Lungenemphysem

Pathogenese Luft entweicht entlang der perivaskulären Gefäß-
scheiden in das Interstitium (*interstitielles Emphysem*), wobei
innerhalb des Lungenparenchyms umschriebene Luftdepots
(*Pseudozysten*) entstehen können. Bei Fortbestehen des Alveolar-
lecks breitet sich die Luft entlang den Peribronchial- und Vaskulär-
scheiden des Interstitiums über die Pleura visceralis bis zum Mediastinum aus (*Pneumomediastinum*). Pleura visceralis und me-
diastinalis neigen zur Ruptur, sodass Luft in den Pleuraraum
vordringen kann. Unilaterales oder bilaterales Auftreten ist möglich, die rechte Seite ist bevorzugt. Entweicht Luft entlang der
großen Gefäße in den Retroperitonealraum, so kann sich ein
Pneumoperitoneum entwickeln (Differenzialdiagnose gastrointestinale Perforation). Auch die Entwicklung eines zervikalen
Emphysems ist möglich. Gelangt Luft über die perikardiale Um-
schlagfalte in den Herzbeutel, so entsteht ein *Pneumoperikard*.

Klinik
- Plötzlich einsetzende Atemnot
- Zyanose
- Entwicklung von Schocksymptomen
- Asymmetrische Thoraxexkursionen
- Gelegentlich Hautemphysem
- Bradykardie, Asystolie (Pneumoperikard)
- Häufig Abnahme der Herz- und Atemfrequenz, Abfall des
  Blutdrucks und Verminderung der Blutdruckamplitude
- Rasche Entwicklung einer respiratorischen oder gemischten
  Azidose

Außer zu akuter Verschlechterung von Ventilation und Zirkulation führt der Pneumothorax zu erheblicher zerebraler Gefährdung: Durch den abrupten Anstieg von Venendruck und zere-
bralem Blutfluss kann es zu intrazerebraler Blutung kommen.

Diagnostik
- Tubusobstruktion durch sofortige Spiegelprobe ausschließen
- Auskultation: fehlendes oder abgeschwächtes Atemgeräusch.
  Bei kleinen Frühgeborenen kann ein lebensbedrohlicher

Spannungspneumothorax überhört werden! Verlagerung der Herztöne (bei linksseitigem Pneumothorax)

- Thorakale Diaphanoskopie (Kaltlichtquelle mit Ansatz von 5 mm Durchmesser): Aufleuchten über dem betroffenen Hemithorax
- Probepunktion (gleichzeitig Notfalltherapie durch Druckentlastung)
- Auf Röntgen nur warten, sofern Situation nicht bedrohlich

Röntgenbefund Mantel- oder Spannungspneumothorax: Die Lunge ist auf der involvierten Seite kollabiert und von der lateralen Thoraxwand abgedrängt. Im Regelfall begrenzt der Pneumothorax den lateralen Lungenrand, jedoch können sich auch Luftdepots in Interlobärfissuren und basal finden. Abflachung des Diaphragmas, Erweiterung der Zwischenrippenräume, Vorwölbung der Pleura parietalis. Bei exzessiver Ausprägung besteht eine Mediastinalherniation mit Verdrängung des Gefäßbands und des Herzens auf die kontralaterale Seite.

Differenzialdiagnose: Lobäremphysem, große Lungenzyste.

Prävention
- Surfactantsubstitution bei Atemnotsyndrom (Abschn. 5.2.4)
- Sedieren/Relaxieren bei starkem Gegenatmen (Abschn. 18.5)
- Verzicht auf niedrige Beatmungsfrequenz und prolongierte Inspiration (Abschn. 4.7.3)
- HFOV bei prädisponierenden Erkrankungen

Therapie
Interstitielles Emphysem/Pneumomediastinum Keine aktive Intervention. Unter Beatmung nach Möglichkeit Reduktion des PEEP, des inspiratorischen Spitzendrucks oder einer verlängerten Inspirationszeit. Gegenatmen vermeiden, ggf. sedieren (Abschn. 18.5.3). Bei einseitigem Befund Lagerung auf die betroffene Seite. Oszillationsbeatmung (HFOV) kann indiziert sein (Abschn. 4.4.4).

Kleiner Pneumothorax mit geringfügiger Atemstörung Sedierung, sorgfältige Beobachtung, engmaschige Blutgaskontrollen. Schreien und jegliche unnötige Manipulation vermeiden. Die Resorption eines Pneumothorax kann durch erhöhte Gabe von Sauerstoff (FiO$_2$) gesteigert werden, da Sauerstoff über die Pleura besser resorbiert wird als Stickstoff. Diese Maßnahme ist jedoch nicht ungefährlich wegen einer möglichen Hyperoxie mit dem Risiko der Retinopathie.

Spannungspneumothorax (lebensbedrohlicher Notfall!) Der Behandlungserfolg hängt von einer umgehenden Diagnose und einer koordinierten Teamarbeit ab: *Probepunktion* mit Butterfly 19 G, durchgeführt im 2.–3. Interkostalraum in der Medioklavikularlinie. Ende des Butterflyschlauchs unter Wasser halten (z. B. Spritzen): Luftblase bestätigt die Diagnose. Luft mit Spritze nicht vollständig abziehen, da Rückverlagerung der Lunge möglich. Bei der anschließenden Pleurapunktion mittels Trokarkatheter kann es dann zur Verletzung der Pleura visceralis kommen! Nach der Probepunktion stabilisiert sich der Zustand des Kindes meist rasch, und der Pleurakatheter kann nun in Ruhe und unter sterilen Bedingungen gelegt werden (Abschn. 19.3). Die Einmalpunktion kann die Notwendigkeit einer Pleuradrainage reduzieren (E1a) [10].

Pneumoperikard (akut lebensbedrohlicher Notfall!) Seltene Komplikation bei Alveolarleck mit hoher Sterblichkeit. Der Behandlungserfolg hängt von einer umgehenden Diagnose und Entlastung ab (Abschn. 19.4).

▶   **Wichtig** Bei akuter kardiorespiratorischer Verschlechterung bei zentralem Venenkatheter (Silastic-Katheter) immer auch an Infusoperikard denken!

Die Vorbereitung und Technik der Pleuradrainage sind in Abschn. 19.3, die Technik der Entlastungspunktion bei Pneumoperikard in Abschn. 19.4 dargestellt.

5.6 Bronchopulmonale Dysplasie (BPD)

Definition Dieses schwere Krankheitsbild ist der Preis, der für die immer besser gewordene Überlebensrate sehr unreifer Frühgeborener bezahlt wird. Man versteht darunter eine chronische inflammatorische Atemwegserkrankung mit typischen Röntgenzeichen und Abhängigkeit von Sauerstoff und/oder künstlicher Beatmung über den 28. Lebenstag hinaus. Die seit 2001 geltende NIH-Definition [23] legt in Abhängigkeit vom Gestationsalter Schweregrade fest (Tab. 5.1). Die chronische Lungenkrankheit ist eine schwere Bürde für das Frühgeborene, seine Eltern und für das Team der Neugeborenenintensivstation. Ihre Behandlung wurde durch die evidenzbasierte Medizin bislang nicht erleichtert.

Tab. 5.1 Definition der bronchopulmonalen Dysplasie nach [23]: **Behandlung mit FiO_2 >21 % über 28 Tage, plus**

Gestationsalter	<32 Wochen	≥32 Wochen
Beurteilungszeitpunkt	36 Wochen oder bei Entlassung, je nachdem, was zuerst eintritt	>28 Tage, <56 Tage oder bei Entlassung, je nachdem, was zuerst eintritt
Leichte BPD	Spontanatmung in 21 % FiO_2 mit 36 Wochen oder bei Entlassung	Spontanatmung in 21 % FiO_2 mit 56 Tagen oder bei Entlassung
Mittelschwere BPD	Spontanatmung in <30 % FiO_2 mit 36 Wochen oder bei Entlassung	Spontanatmung in <30 % FiO_2 mit 56 Tagen oder bei Entlassung
Schwere BPD	Spontanatmung in ≥30 % FiO_2 und/oder IPPV/CPAP mit 36 Wochen oder bei Entlassung	Spontanatmung in ≥30 % FiO_2 und/oder IPPV/CPAP mit 56 Tagen oder bei Entlassung

Häufigkeit Bei Frühgeborenen >30 SSW ist die BPD selten. Bei Frühgeborenen <28 SSW sind in Europa Inzidenzen zwischen 17 und 73 % beschrieben [39].

Pathogenese und Prädisposition Die „klassische" BPD entsteht durch Zusammenwirken von funktioneller und struktureller Unreife der Lunge, Inflammation, Barotrauma und Sauerstofftoxizität (Abschn. 3.9). Möglicherweise erklärt die Verminderung der Antioxidanzienenzymsysteme die erhöhte Sauerstoffempfindlichkeit des Frühgeborenen. Weitere prädisponierende Faktoren sind:

- Gestationsalter <28 Wochen
- Ateminsuffizienz mit künstlicher Beatmung
- Baro- bzw. Volutrauma, insbesondere interstitielles Emphysem und Pneumothorax
- Persistierender Ductus arteriosus
- Systemische Infektion
- Besiedelung mit Ureaplasma urealyticum
- Genetische Risiken
- Surfactant-Nonresponder

Gegenüber der künstlichen Langzeitbeatmung steht heute die inflammatorische Reaktion der Lunge im Vordergrund. Die „neue" BPD entsteht durch eine gestörte Ausdifferenzierung der Lunge, bei der Infektionen, besonders mit Ureaplasma urealyticum, und inflammatorische Zytokine die Hauptrolle spielen. Sie kann auch ohne Beatmung bei Frühgeborenen auftreten, die unmittelbar nach Geburt kaum pulmonale Probleme haben.

Pathophysiologie Im Frühstadium entwickeln sich exsudative Reaktionen mit Lungenödem, gemischt mit den Veränderungen des Atemnotsyndroms. Später reparativ-proliferative Veränderungen der Alveolen, Alveolargänge, Septen und Bronchiolen. Die Lungenbelüftung ist zunächst vermindert (erhöhter Atemwegswiderstand), die Atemarbeit gesteigert, die Compliance sinkt. Bronchiale Hyperreagibilität kann bei der BPD bereits in der Neonatalperiode zur Bronchokonstriktion führen. Immer findet sich ein erhöhter Lungengefäßwiderstand, der durch Hypoxie noch weiter ansteigt und zum Cor pulmonale führen kann.

Symptome und Diagnose
- Protrahierte Beatmungs- und Sauerstoffabhängigkeit
- Chronische Hyperkapnie
- Tachy- und Dyspnoe, Einziehungen, mittelblasige Rasselgeräusche
- Vermehrte Schleimproduktion
- Anfälle von Bronchospasmus
- Pulmonale Infekte, Bronchiolitis, Atelektasen
- Cor pulmonale, Rechtsherzinsuffizienz
- Gehäuft plötzlicher Kindstod
- Beeinträchtigte Entwicklung

Prävention Zur Prävention und Therapie der BPD gibt es zahlreiche randomisierte Studien und Metaanalysen mit teilweise widersprüchlichen Ergebnissen. Dabei gehen Präventions- und Behandlungsansätze (z. B. mit Steroiden) häufig in einander über. Bei allen Interventionen sind neben der kurzfristigen Wirkung auch die langfristigen Auswirkungen zu berücksichtigen.

- Frühzeitiger Einsatz von NCPAP statt Beatmung (E1a) [44]
- Frühe Surfactantsubstitution bei Atemnotsyndrom (E1a) [4]
- Nicht-invasive Surfactant-Applikation (LISA Abschn. 5.2.4) (E1a) [1]
- Frühe Extubation nach Surfactantsubstitution (INSURE, Abschn. 5.2.4) (E1a) [41]
- Schonende Beatmung unter Vermeidung hoher Spitzendrücke (>30 cm H_2O), hoher Frequenzen und hoher Gasflüsse
- Frühzeitige und konsequente Entwöhnung vom Respirator, ggf. auch unter Akzeptanz einer Hyperkapnie (E1a) [45, 51]
- Vermeidung bzw. frühzeitiger Verschluss eines hämodynamisch wirksamen Ductus arteriosus (Abschn. 6.7.2)

- Vitamin A scheint einen protektiven Effekt zu haben, die aktuelle Evidenz reicht aber noch nicht für routinemäßigen Einsatz in der Klinik (E1a) [2, 19].
- Früh eingesetzte Corticosteroide (Start während der ersten 6 Lebenstage) verhindern BPD und reduzieren die Kombination aus Sterblichkeit und BPD, erhöhen aber das Risiko für gastrointestinale Perforationen, Zerebralparese und die Kombination aus Sterblichkeit und Zerebralparese (E1a). Dabei sind Wirkung und Nebenwirkungen bei Dexamethason stärker ausgeprägt als bei Hydrocortison (E1a) [14].
- Spät eingesetzte Corticosteroide (Start frühestens ab Lebenstag 7) scheinen Sterblichkeit und BPD sowie die Kombination aus beiden zu reduzieren und das Risiko für Zerebralparese nicht zu erhöhen (E1a) [15].
- Zu Wirksamkeit und Sicherheit von systemisch eingesetztem Hydrocortison gibt es widersprüchliche Daten: In einer Metaanalyse waren in der Gruppe der mit Hydrocortison behandelten Frühgeborenen Überleben ohne BPD (NNT 18) und Überleben ohne moderate bis schwere Behinderung (NNT 14) verbessert, aber auch das Risiko von intestinalen Perforationen in Zusammenhang mit PDA-Behandlung (NNH 30) erhöht (E1a) [29]. Dagegen zeigte sich in einer nach dieser Metaanalyse erschienenen randomisierten Studie mit 800 Kindern <30 SSW, die zwischen Tag 14 und 28 für mindestens 7 Tage invasiv beatmet waren, kein positiver Effekt einer 10-tägigen Hydrocortison-Behandlung (Beginn mit 4 mg/kg/Tag für 2 Tage, dann ausschleichend) auf Überleben, BPD, Kombination aus Überleben und BPD, sowie Behinderungs-freies Überleben im Alter von 2 Jahren (E1b) [50].
- Frühzeitig (in den ersten 2 Lebenswochen) eingesetzte inhalative Glukokortikoide reduzieren die Kombination aus Tod und BPD (NNT 17) sowie BPD unter den überlebenden Kindern <1500 g (NNT 14) (E1a) [38], erhöhen jedoch die Sterblichkeit (E1b) [6]. Ein Vorteil von inhalativen gegenüber systemischen Steroiden konnte nicht nachgewiesen werden (E1a) [37].
- Im Vergleich verschiedener Steroid-Regime hat eine mit 8 – 14 Tagen begonnene Dexamethason-Behandlung in mittlerer kumulativer Dosierung (2 – 4 mg/kg) den besten Effekt gezeigt (E1a) [33].

- Mit Leukotrien-Antagonisten, Salbutamol oder Natrium-Cromoglicicum lassen sich Häufigkeit und Schweregrad der BPD nicht vermindern (E1a) [24, 30, 31].

Therapie Die Behandlung der BPD ist mühevoll und erfordert von Ärzten und Pflegekräften in besonderem Maß die Fähigkeit, auf die Eltern der chronisch schwer kranken Kinder einzugehen. Dabei ist es hilfreich, Kind und Eltern feste Bezugspersonen aus dem ärztlichen und pflegerischen Team der Intensivstation für Pflege und Gespräche zuzuordnen (Abschn. 17.4). Ventilation und Beatmungsentwöhnung von Kindern mit BPD können enorm schwierig sein. Feste Regeln gibt es nicht, u. U. muss man zahlreiche Beatmungstechniken immer wieder „ausprobieren". Wir versuchen, hohe Drücke und prolongierte Inspiration zu vermeiden, um die immer bestehende Überblähung nicht zu verschlimmern. Wenn die Entwöhnung vom Beatmungsgerät gelungen ist, sollte die Möglichkeit häuslicher Pflege abgeklärt werden (auch wenn das Kind noch Sauerstoff benötigt), da Kinder mit BPD zu Hause rascher und besser rehabilitiert werden können als im Krankenhaus. Nach Entlassung muss eine interdisziplinäre Betreuung sichergestellt werden. Folgende Maßnahmen werden (in starker Abhängigkeit vom Einzelfall) zur Behandlung der BPD eingesetzt (E4) [16]:

- *Sauerstoff:* Adäquate Oxygenierung ist für Heilung und Wachstum unverzichtbar. Hypoxische Phasen, wie sie insbesondere im Schlaf auftreten können, lösen Bronchospasmus und Anstieg des pulmonalen Gefäßwiderstands aus. Während beim spontanatmenden Kind mit BPD bei normalem pH eine erhebliche Hyperkapnie akzeptiert werden kann, gilt es, Hypoxämien zu vermeiden. Als SpO_2-Zielbereich verwenden wir 90–95 %. Bewährt hat sich die Zufuhr von (angewärmtem und angefeuchtetem) Sauerstoff mit niedrigem Fluss über einen direkt vor der Nase liegenden Schlauch, der nicht in die Nasenlöcher hineinreicht. Die Überwachung der Oxygenierung mittels transkutaner pO_2-Messung ist bei der BPD unzuverlässig, die Pulsoxymetrie ist das Verfahren der Wahl (Abschn. 3.8.4).

- *Ernährung:* Ausreichende Kalorienzufuhr ist für Wachstum und Heilung erforderlich, wegen der erhöhten Atemarbeit meist 130–140 kcal/kg KG/Tag. Dies ist nur mit Spezialdiäten oder Nahrungszusätzen zu erreichen, denn ein Kind mit BPD benötigt auch:
- *Flüssigkeitsrestriktion* auf 120 ml/kg KG/24 h.
- *Diuretikatherapie* verbessert die Lungenfunktion (E1a) [42], hat aber langfristig erhebliche Nebenwirkungen: Osteopenie, Nephrocalcinose, Ototoxizität. Wir verwenden meist niedrigdosiertes Hydrochlorothiazid unter sorgfältiger Überwachung der Elektrolyte in Serum und Urin, ggf. muss eine enterale Elektrolytsubstitution erfolgen.
- *Bronchodilatatoren:* Isoproterenol, Methylxanthine, Salbutamol und Terbutalin werden bei der bronchopulmonalen Dysplasie oft eingesetzt, für ihre Wirksamkeit gibt es jedoch keine Evidenz (E1a) [11]. Bei Obstruktion kann die Inhalationstherapie mit Salbutamol oder Ipratropiumbromid versucht werden.
- *Physiotherapie* (Abschn. 4.12.4) ist bei der bronchopulmonalen Dysplasie eine wichtige Behandlungsmaßnahme. Sie muss vorsichtig durchgeführt werden, da wegen der oft vorhandenen Frühgeborenenosteopenie die Gefahr von Rippenfrakturen besteht und da sie hypoxische Hirnschädigung auslösen oder verschlimmern kann.
- *Antibiotika:* Sofortige und ausreichende Behandlung pulmonaler Infektionen (regelmäßige Kontrolle von Leukozyten, Differenzialblutbild und CRP), jedoch keine Dauerprophylaxe. Beim Nachweis von Ureaplasma urealyticum und schwerer Symptomatik versuchen wir eine 14-tägige Behandlung mit Erythromycin, der Effekt ist jedoch unsicher (E3) [26].
- *Dexamethason* sollte wegen seiner schweren Nebenwirkungen (Blutdruckanstieg, gastrointestinale Blutung, Zerebralparese, geistige Behinderung, diabetische Stoffwechsellage, negative Stickstoffbilanz, Hemmung der hypophysären und adrenalen Hormonproduktion, verminderte Infektabwehr und Myokardhypertrophie) trotz pulmonaler Wirksamkeit nur mit strengster Indikation, nur jenseits der ersten zwei Lebenswochen, mit dokumentierter Elterneinwilligung und in reduzierter Dosis ver-

wendet werden: 0,15 mg/kg KG/Tag für 3 Tage, dann 0,1 mg/kg KG/Tag für 3 Tage, dann 0,05 mg/kg KG/Tag für 2 Tage, dann 0,02 mg/kg KG/Tag für 2 Tage. Extubation meist am 2.–3. Behandlungstag möglich. Wir verwenden Dexamethason systemisch nur bei beatmeten Kindern mit schwerer BPD als Ultima Ratio.

- *Hydrocortison* und *inhalative Corticosteroide* verwenden wir wegen der ungesicherten Wirksamkeit und der möglichen Nebenwirkungen nicht.
- *Transfusion* von Erythrozytenkonzentrat (Abschn. 12.3.1), um die bestehende Hypoxieneigung nicht noch durch einen Mangel an Sauerstoffträgern zu verschlimmern. Hb zwischen 11 und 14 g/dl halten.
- *Endoskopie* der Luftwege und ggf. Laserung von Granulomen sollte bei Kindern erwogen werden, bei denen innerhalb von 14 Tagen die Entwöhnung vom Beatmungsgerät nicht gelungen ist.

Prognose Sterblichkeit der BPD 5–10 %, wobei die meisten Todesfälle jenseits der Neonatalperiode vorkommen. Häusliches Monitoring (Abschn. 10.10) ist während Sauerstofftherapie obligat, danach zu erwägen. Die Prognose des Einzelfalls lässt sich schwer abschätzen. Wir haben Kinder gesehen, deren BPD nach mehrmonatiger künstlicher Beatmung mit hohen Sauerstoffkonzentrationen noch ausheilte. Bronchiale Hyperreagibilität und eine Disposition zum Asthma bronchiale bestehen bis ins Erwachsenenalter. RSV-Impfung: Abschn. 14.7. Im Vergleich zu Frühgeborenen, die ein Atemnotsyndrom komplikationslos überstanden haben, sind Wachstum und Motorik sowie geistige Entwicklung von Kindern mit BPD oft über das 2. Lebensjahr hinaus verzögert.

Literatur

1. Abdel-Latif ME, Davis PG, Wheeler KI, De Paoli AG, Dargaville PA (2021) Surfactant therapy via thin catheter in preterm infants with or at risk of respiratory distress syndrome. Cochrane Database Syst Rev 5(5):CD011672

2. Araki S, Kato S, Namba F, Ota E (2018) Vitamin A to prevent broncho-pulmonary dysplasia in extremely low birth weight infants: a systematic review and meta-analysis. PLoS One 13(11):e0207730

3. Ardell S, Pfister RH, Soll R (2015) Animal derived surfactant extract versus protein free synthetic surfactant for the prevention and treatment of respiratory distress syndrome. Cochrane Database Syst Rev 8(8):CD000144

4. Bahadue FL, Soll R (2012) Early versus delayed selective surfactant treatment for neonatal respiratory distress syndrome. Cochrane Database Syst Rev 11(11):CD001456

5. Barrington KJ, Finer N, Pennaforte T (2017) Inhaled nitric oxide for respiratory failure in preterm infants. Cochrane Database Syst Rev 1(1):CD000509

6. Bassler D, Shinwell ES, Hallman M, Jarreau PH, Plavka R, Carnielli V, et al. (2018) Long-term effects of inhaled budesonide for bronchopulmonary dysplasia. N Engl J Med 378(2):148–157

7. Bellos I, Fitrou G, Panza R, Pandita A (2021) Comparative efficacy of methods for surfactant administration: a network meta-analysis. Arch Dis Child Fetal Neonatal Ed 106(5):474–487

8. Bhandari AP, Nnate DA, Vasanthan L, Konstantinidis M, Thompson J (2022) Positioning for acute respiratory distress in hospitalised infants and children. Cochrane Database Syst Rev 6(6):CD003645

9. Bruschettini M, Hassan KO, Romantsik O, Banzi R, Calevo MG, Moresco L (2022) Interventions for the management of transient tachypnoea of the newborn – an overview of systematic reviews. Cochrane Database Syst Rev 2(2):CD013563

10. Bruschettini M, Romantsik O, Zappettini S, O'Donnell CP, Calevo MG (2019) Needle aspiration versus intercostal tube drainage for pneumothorax in the newborn. Cochrane Database Syst Rev 2(2):CD011724

11. Clouse BJ, Jadcherla SR, Slaughter JL (2016) Systematic review of inhaled bronchodilator and corticosteroid therapies in infants with bronchopulmonary dysplasia: implications and future directions. PLoS One 11(2):e0148188

12. Cools F, Offringa M, Askie LM (2015) Elective high frequency oscillatory ventilation versus conventional ventilation for acute pulmonary dysfunction in preterm infants. Cochrane Database Syst Rev (3):CD000104

13. Deshmukh M, Patole S (2018) Antenatal corticosteroids in impending preterm deliveries before 25 weeks' gestation. Arch Dis Child Fetal Neonatal Ed 103(2):F173–f176

14. Doyle LW, Cheong JL, Hay S, Manley BJ, Halliday HL (2021) Early (< 7 days) systemic postnatal corticosteroids for prevention of bronchopulmonary dysplasia in preterm infants. Cochrane Database Syst Rev 10(10):CD001146

15. Doyle LW, Cheong JL, Hay S, Manley BJ, Halliday HL (2021) Late (≥ 7 days) systemic postnatal corticosteroids for prevention of bronchopulmo-

nary dysplasia in preterm infants. Cochrane Database Syst Rev 11(11):CD001145

16. Duijts L, van Meel ER, Moschino L, Baraldi E, Barnhoorn M, Bramer WM, et al. (2020) European Respiratory Society guideline on long-term management of children with bronchopulmonary dysplasia. Eur Respir J 55(1):1900788

17. El Shahed AI, Dargaville PA, Ohlsson A, Soll R (2014) Surfactant for meconium aspiration syndrome in term and late preterm infants. Cochrane Database Syst Rev 12:CD002054

18. Gaertner VD, Thomann J, Bassler D, Rüegger CM (2021) Surfactant nebulization to prevent intubation in preterm infants: a systematic review and meta-analysis. Pediatrics 148(5):e2021052504

19. Garg BD, Bansal A, Kabra NS (2019) Role of vitamin A supplementation in prevention of bronchopulmonary dysplasia in extremely low birth weight neonates: a systematic review of randomized trials. J Matern Fetal Neonatal Med 32(15):2608–2615

20. Gupta N, Bruschettini M, Chawla D (2021) Fluid restriction in the management of transient tachypnea of the newborn. Cochrane Database Syst Rev 2(2):CD011466

21. Herting E, Härtel C, Göpel W (2020) Less invasive surfactant administration: best practices and unanswered questions. Curr Opin Pediatr 32(2):228–234

22. Ho JJ, Subramaniam P, Davis PG (2020) Continuous positive airway pressure (CPAP) for respiratory distress in preterm infants. Cochrane Database Syst Rev 10(10):CD002271

23. Jobe AH, Bancalari E (2001) Bronchopulmonary dysplasia. Am J Respir Crit Care Med 163(7):1723–1729

24. Jukema M, Borys F, Sibrecht G, Jørgensen KJ, Bruschettini M (2021) Antileukotrienes for the prevention and treatment of chronic lung disease in very preterm newborns: a systematic review. Respir Res 22(1):208

25. Kribs A, Roll C, Göpel W, Wieg C, Groneck P, Laux R, et al. (2015) Nonintubated surfactant application vs conventional therapy in extremely preterm infants: a randomized clinical trial. JAMA Pediatr 169(8):723–730

26. Mabanta CG, Pryhuber GS, Weinberg GA, Phelps DL (2003) Erythromycin for the prevention of chronic lung disease in intubated preterm infants at risk for, or colonized or infected with Ureaplasma urealyticum. Cochrane Database Syst Rev (4):CD003744

27. Madar J, Roehr CC, Ainsworth S, Ersdal H, Morley C, Rüdiger M, et al. (2021) European Resuscitation Council Guidelines 2021: Newborn resuscitation and support of transition of infants at birth. Resuscitation 161:291–326

28. McGoldrick E, Stewart F, Parker R, Dalziel SR (2020) Antenatal corticosteroids for accelerating fetal lung maturation for women at risk of preterm birth. Cochrane Database Syst Rev 12(12):CD004454

29. Morris IP, Goel N, Chakraborty M (2019) Efficacy and safety of systemic hydrocortisone for the prevention of bronchopulmonary dysplasia in preterm infants: a systematic review and meta-analysis. Eur J Pediatr 178(8):1171–1184

30. Ng G, da Silva O, Ohlsson A (2016) Bronchodilators for the prevention and treatment of chronic lung disease in preterm infants. Cochrane Database Syst Rev 12(12):CD003214

31. Ng G, Ohlsson A (2017) Cromolyn sodium for the prevention of chronic lung disease in preterm infants. Cochrane Database Syst Rev 1(1):CD003059

32. Norman M, Piedvache A, Børch K, Huusom LD, Bonamy AE, Howell EA, et al. (2017) Association of short antenatal corticosteroid administration-to-birth intervals with survival and morbidity among very preterm infants: results from the EPICE cohort. JAMA Pediatr 171(7):678–686

33. Ramaswamy VV, Bandyopadhyay T, Nanda D, Bandiya P, Ahmed J, Garg A, Roehr CC, Nangia S (2021) Assessment of postnatal corticosteroids for the prevention of bronchopulmonary dysplasia in preterm neonates: a systematic review and network meta-analysis. JAMA Pediatr 175(6):e206826

34. Ramaswamy VV, More K, Roehr CC, Bandiya P, Nangia S (2020) Efficacy of noninvasive respiratory support modes for primary respiratory support in preterm neonates with respiratory distress syndrome: systematic review and network meta-analysis. Pediatr Pulmonol 55(11):2940–2963

35. Rojas-Reyes MX, Morley CJ, Soll R (2012) Prophylactic versus selective use of surfactant in preventing morbidity and mortality in preterm infants. Cochrane Database Syst Rev 3:CD000510

36. Seger N, Soll R (2009) Animal derived surfactant extract for treatment of respiratory distress syndrome. Cochrane Database Syst Rev (2):CD007836

37. Shah SS, Ohlsson A, Halliday HL, Shah VS (2017) Inhaled versus systemic corticosteroids for the treatment of bronchopulmonary dysplasia in ventilated very low birth weight preterm infants. Cochrane Database Syst Rev 10(10):CD002057

38. Shah VS, Ohlsson A, Halliday HL, Dunn M (2017) Early administration of inhaled corticosteroids for preventing chronic lung disease in very low birth weight preterm neonates. Cochrane Database Syst Rev 1(1):CD001969

39. Siffel C, Kistler KD, Lewis JFM, Sarda SP (2021) Global incidence of bronchopulmonary dysplasia among extremely preterm infants: a systematic literature review. J Matern Fetal Neonatal Med 34(11):1721–1731

40. Soll R, Ozek E (2009) Multiple versus single doses of exogenous surfactant for the prevention or treatment of neonatal respiratory distress syndrome. Cochrane Database Syst Rev 21(1):CD000141

41. Stevens TP, Harrington EW, Blennow M, Soll RF (2007) Early surfactant administration with brief ventilation vs. selective surfactant and continued mechanical ventilation for preterm infants with or at risk for respiratory distress syndrome. Cochrane Database Syst Rev 2007(4):CD003063
42. Stewart A, Brion LP, Ambrosio-Perez I (2011) Diuretics acting on the distal renal tubule for preterm infants with (or developing) chronic lung disease. Cochrane Database Syst Rev 2011(9):CD001817
43. Stewart A, Brion LP, Soll R (2011) Diuretics for respiratory distress syndrome in preterm infants. Cochrane Database Syst Rev 2011(12):CD001454
44. Subramaniam P, Ho JJ, Davis PG (2021) Prophylactic or very early initiation of continuous positive airway pressure (CPAP) for preterm infants. Cochrane Database Syst Rev 10(10):CD001243
45. Thome UH, Ambalavanan N (2009) Permissive hypercapnia to decrease lung injury in ventilated preterm neonates. Semin Fetal Neonatal Med 14(1):21–27
46. Trevisanuto D, Strand ML, Kawakami MD, Fabres J, Szyld E, Nation K, et al. (2020) Tracheal suctioning of meconium at birth for non-vigorous infants: a systematic review and meta-analysis. Resuscitation 149:117–126
47. Tribolet S, Hennuy N, Snyers D, Lefèbvre C, Rigo V (2022) Analgosedation before less-invasive surfactant administration: a systematic review. Neonatology 119(2):137–150
48. Walters A, McKinlay C, Middleton P, Harding JE, Crowther CA (2022) Repeat doses of prenatal corticosteroids for women at risk of preterm birth for improving neonatal health outcomes. Cochrane Database Syst Rev 4(4):CD003935
49. Ward M, Sinn J (2003) Steroid therapy for meconium aspiration syndrome in newborn infants. Cochrane Database Syst Rev 2003(4):CD003485
50. Watterberg KL, Walsh MC, Li L, Chawla S, D'Angio CT, Goldberg RN, et al. (2022) Hydrocortisone to improve survival without bronchopulmonary dysplasia. N Engl J Med 386(12):1121–1131
51. Woodgate PG, Davies MW (2001) Permissive hypercapnia for the prevention of morbidity and mortality in mechanically ventilated newborn infants. Cochrane Database Syst Rev 2001(2):CD002061

Kardiale Erkrankungen

6

Brigitte Stiller

Knapp 8000 Kinder kommen jährlich in Deutschland mit angeborenem Herzfehler zur Welt. Dies entspricht einer Prävalenz von 1 % aller Neugeborenen, unter den Frühgeborenen oder Mehrlingen ist sie jedoch doppelt so hoch [1, 2]. Postnatal ist der Kreislauf erheblichen Umstellungsvorgängen unterworfen. Dadurch werden einige in utero gut tolerierte angeborene Herzfehler in den ersten Stunden nach der Geburt symptomatisch. Heute wird die Mehrzahl der komplexen Herzfehler pränatal diagnostiziert. Die Häufigkeit und Treffsicherheit der Pränataldiagnostik weist große regionale Unterschiede auf und ist von der Art des Herzfehlers abhängig. So wird z. B. die totale Lungenvenenfehlmündung oft nicht pränatal erkannt, da intrauterin kaum Blut über die Lungenvenen fließt. In Anbetracht der sich rasch verbessernden Therapiemöglichkeiten für Neugeborene mit kritischem Herzfehler muss bei pränataler Diagnosestellung und Beratung ein Kinderkardiologe hinzugezogen werden (Schwangerschaftskonfliktgesetz § 2a, Abs. 1). Insbesondere bei komplexen oder zyanotischen Herzfehlern muss die Entbindung an einem Perinatalzentrum erfolgen, welches über Neonatologie, Kinderkardiologie und Kinderkardiochirurgie verfügt (Abschn. 15.1). Es sollte pränatal eine Akte mit allen Konsilen, Verdachtsdiagnosen und Gesprächsnotizen angelegt und interdisziplinär jederzeit erreichbar sein. Knapp 10 % der angeborenen Herzfehler sind sog. kritische, d. h. in der Neonatalperiode vital bedrohliche Vitien.

© Der/die Autor(en), exklusiv lizenziert an Springer-Verlag GmbH, DE, ein Teil von Springer Nature 2023
R. F. Maier et al., *Obladens Neugeborenenintensivmedizin*,
https://doi.org/10.1007/978-3-662-66572-5_6

Als kardiale Grunderkrankung lebensbedrohlicher Situationen kommen folgende Ursachen in Frage:

- angeborene strukturelle Herzfehler
- Herzrhythmusstörungen
- myokardiale Erkrankungen (Kardiomyopathie, Myokarditis)

Symptomatik Herzgeräusche sind bei Neugeborenen als Hinweis auf einen komplexen Herzfehler uncharakteristisch und unzuverlässig. Im Vordergrund stehen vielmehr die Zyanose und/ oder die Herzinsuffizienz, die bis zum kardiogenen Schock führen kann.

Pulsoxymetrie-Screening (POS) zur Erfassung der zyanotischen Herzfehler Insbesondere bei schweren zyanotischen Herzfehlern können zunächst eindeutige Symptome fehlen. In diesen Fällen kann die Pulsoxymetrie in der Geburtsklinik wegweisend sein, um die Diagnose *vor* dem spontanen Duktusverschluss zu stellen, da die Behandlungserfolge mit dem Zeitpunkt der Diagnosestellung korrelieren [3].

Durchführung: Das Pulsoxymetrie-Screening ist seit 2017 als verpflichtendes Screening auf komplexe Herzfehler mit duktusabhängiger Systemperfusion (z. B. Hypoplastisches Linksherz, unterbrochener Aortenbogen) oder duktusabhängiger Lungenperfusion (z. B. Pulmonalatresie) in Deutschland eingeführt. Die Pulsoxymetrie sollte bei allen Neugeborenen zwischen der 24. und 48. Lebensstunde postduktal (am Fuß) abgeleitet werden. Wenn die SpO2 nicht >95 % misst, sollte auch bei klinisch unauffälligem Kind eine Echokardiografie veranlasst werden. Ein Flussdiagramm zum POS auf angeborene Herzfehler zeigt Abb. 6.1.

Die Pulsoxymetrie besitzt eine sehr hohe Spezifität (99,9 %; falsch Positive nur 0,14 %) und eine zufriedenstellende Sensitivität (76 %) bei der Detektion kritischer angeborener Herzfehler [4].

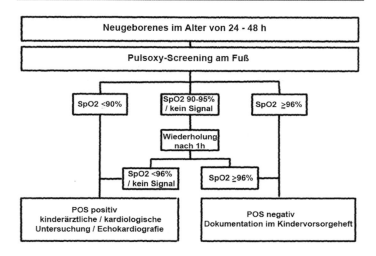

Abb. 6.1 Flussdiagramm zum Pulsoxymetrie-Screening (POS) auf angeborene Herzfehler

6.1 Diagnostik

Anamnese
Familie: Konsanguinität, Herzfehler in der Familie, familiäre unklare Todesfälle, Pränataldiagnostik?
Kind: Trinkverhalten, Erbrechen, Gewichtsverlauf, Atmung, intermittierende Zyanose, Vigilanz?

Inspektion Zyanose: generalisiert, dissoziiert oder nur Akrozyanose? Die Lippen verfärben sich auch bei peripherer, die Zunge aber nur bei zentraler Zyanose. Dissoziierte Zyanose bedeutet: obere Körperhälfte rosig, untere Körperhälfte zyanotisch (Ductus arteriosus mit Rechts-links-Shunt, z. B. bei unterbrochenem

Aortenbogen oder kritischer präduktaler Isthmusstenose). Dys- und Tachypnoe? Blässe? Schwitzen? Ödeme? Stridor? Weitere Fehlbildungen? Präkordiale Pulsation?

Palpation Pulse immer an beiden Armen und Beinen (Femoralispulse) tasten. Präkordiales Schwirren? Leber- und Milzgröße? Ödeme? Zentralisation? Rekapillarisierungszeit >2 s? Kühle Körperperipherie bei warmem Stamm?

Auskultation Außer dem Herzen und der Lunge sollten unbedingt auch der Hals, das Abdomen und der Schädel abgehört werden (a.v.-Fisteln? Lungenödem?). Ein Herzgeräusch fehlt häufig oder ist als „Duktusgeräusch" unspezifisch.

Blutdruck- und O_2-Sättigungsmessung Messung an rechtem Arm und einem Bein. Rechter Arm, weil der Truncus brachiocephalicus sicher präduktal aus der Aorta abgeht (Ausnahme: Arteria lusoria). Bei noch weit offenem Ductus arteriosus (PDA) kann trotz des Vorliegens einer Isthmusstenose die Blutdruckdifferenz fehlen. Ist die SpO2 präduktal höher als postduktal, so kann ein PDA mit Rechts-links-Shunt angenommen werden.

Elektrokardiogramm Extremitäten- und Brustwandableitungen. Beurteilt werden Herzrhythmus, Herzfrequenz, Hypertrophiezeichen oder Hinweise auf Myokardschädigung bzw. Elektrolytstörungen.

Tachykardie (>180/min): Rhythmusstörungen, DD: Volumenmangel, Herzinsuffizienz, Perikardtamponade, Schmerzen, Wachwerden bei unzureichender Beatmung, Dyspnoe, Coffein-Therapie

Bradykardie (<80/min): DD: Sinus-Arrest mit langsamem Ersatzrhythmus, AV-Block, vagale Bradykardie, Intoxikation, Hirndruck, Hypothermie, Hypoxie, Hyperkaliämie

Rechtslagetyp und Rechtshypertrophiezeichen sind in der Neonatalperiode normal.

Ein AV-Block III° könnte auf einen mütterlichen Lupus erythematodes oder eine kongenital korrigierte Transposition der großen Gefäße hinweisen.

Röntgenthorax Zu beurteilen sind: Herzlage, -größe, -form, Lungendurchblutung, Thymusschatten, Lage der Oberbauchorgane, Wirbelsäulen- oder Rippenveränderungen, Zwerchfellstand, Ausschluss von Ergüssen, Pneumothorax und Atelektasen.

Echokardiografie Die Echokardiografie erlaubt, alle für das Neugeborene relevanten Herzfehler rasch, sicher und nicht invasiv zu diagnostizieren, und ist die wichtigste Methode zur kardiologischen Diagnosestellung. Die Bildgebung hat sich so stark verbessert, dass diagnostische Herzkatheteruntersuchungen bei Neugeborenen heute nur noch selten für die Planung der Operationsstrategien nötig sind. Grundlegende Schnitte (lange Achse, kurze Achse, 4-Kammer-Blick) sollten dem auf der Intensivstation tätigen Neonatologen in der Weiterbildung nahegebracht werden, allerdings sollte eine komplette Erstdiagnostik von Herzfehlern stets durch einen Kinderkardiologen erfolgen [5]. Der Neonatologe sollte im Verlauf die Shuntrichtung über das Foramen ovale und den PDA wahrnehmen und die dopplersonografische Messung der retrograden Flussgeschwindigkeit über eine mögliche Trikuspidalinsuffizienz durchführen können.

Kurzer Hyperoxietest Vorsicht bei Herzinsuffizienz und nicht bei Verdacht auf duktusabhängiges Vitium. Bei respiratorisch bedingter Zyanose steigt nach kurzer Gabe von 100 % Sauerstoff der arterielle pO_2 deutlich an, während er sich bei einer kardialen Mischzyanose nicht oder kaum ändert. Arterielle pO_2-Werte unter 50 mmHg nach Sauerstoffgabe sprechen für einen zyanotischen Herzfehler. Besteht die Möglichkeit zur Echokardiografie, sollte auf den Hyperoxietest verzichtet werden: Er ist nicht ganz zuverlässig; ferner bringt das erhöhte O_2-Angebot den u. U. lebenswichtigen PDA zur Kontraktion oder es eröffnet die pulmonale Peripherie so stark, dass ein vermehrter Lungenfluss zu einer Herzinsuffizienz führen kann oder eine vorbestehende verstärkt.

Herzkatheteruntersuchung Die Mehrzahl aller Herzkatheteruntersuchungen in der Neonatalperiode hat einen interventionellen Ansatz und dient der Vermeidung oder Verzögerung von Herzoperationen (Beispiel: Dilatation von kritischen valvulären Pulmonal- oder Aortenklappenstenosen, Rashkind-Manöver, PDA-Stenting).

Magnetresonanztomografie (MRT) und Computertomografie (CT) Das MRT hat trotz der langen Scanzeiten (meist in Narkose) eine zunehmende Relevanz bei größeren Kindern. Auch bei Neonaten lassen sich die Anatomie extrakardialer thorakaler Gefäße inklusive der Flussgeschwindigkeiten (z. B. doppelter Aortenbogen oder "pulmonary sling", bei der Abklärung von inspiratorischem Stridor) wie auch die Myokard- und Klappenfunktion immer besser darstellen und quantifizieren. In Anbetracht des dramatischen Rückgangs der Strahlendosis (Dual-Source-Flash-CTs) und der extrem kurzen Scanzeiten ermöglicht das CT in Zukunft eine hochauflösende Bildgebung. Bei Tachykardie stößt sie allerdings derzeit noch an ihre Grenzen. Beide Untersuchungsmethoden entwickeln sich derzeit rasant. Nach wie vor sind Herz und zentrale Gefäße beim Neonaten derzeit jedoch meist einfacher und besser mittels Echokardiografie zu beurteilen.

Genauso wichtig wie die Diagnose eines Herzfehlers ist auch dessen Ausschluss, da die klinischen Befunde oft eine breite Differenzialdiagnose eröffnen (Tab. 6.1 und 6.2).

Tab. 6.1 Differenzialdiagnostische Überlegungen beim Symptom Hepatosplenomegalie

Ursache	Wichtigste Untersuchungen
Morbus haemolyticus	Labor (Abschn. 13.6)
Sepsis	Labor (Abschn. 14.5)
Stoffwechselkrankheit	Labor (Abschn. 11.5.3)
Fetopathia diabetica	Anamnese, Klinik, Echokardiografie (Abschn. 11.2)
Hypothyreose	Klinik, Labor (Abschn. 11.7)
Arteriovenöse Fisteln	Exakte Auskultation (vor allem Abdomen und Schädel) (Abschn. 10.2.4)
Herzinsuffizienz	Klinik, Echokardiografie, Röntgenthorax (Abschn. 6.5)

Tab. 6.2 Differenzialdiagnostische Überlegungen beim Symptom Zyanose

Ursache	Wichtigste Untersuchungen
Kardial	Echokardiografie
Respiratorisch	Röntgenthorax, Blutgasanalyse
Periphere Zyanose bei septischem Schock	Blutbild, IL-6, CRP, Blutkulturen, Urin, Liquor, Abstriche (Abschn. 14.2)
Methämoglobinämie	Blutgasanalyse (paO_2 normal): Met-Hb-Bestimmung
Polyglobulie	Blutbild, Hämatokrit (Abschn. 12.4)
PPHN	Echokardiografie (Abschn. 6.8)
ZNS, Krampfanfälle, Apnoen	Sonografie Schädel, EEG

6.2 Myokarderkrankungen

6.2.1 Myokarditis

Eine infektiös (meist viral) bedingte Entzündung des Myokards, die mit myokardialem Ödem, Gefügedilatation und sekundärer Myozytolyse einhergeht. Man unterscheidet die akute inflammatorische Form, die sich erholen oder bei persistierendem Virusgenom später in eine dilatative Kardiomyopathie übergehen kann, von der fulminanten Form. Letztere hat eine hohe Akut-

Letalität und macht eine maximale Intensivtherapie (bis hin zum mechanischen Kreislaufersatz) sinnvoll, da nach überstandener fulminanter Myokarditis die Kinder langfristig oft ein gesundes Herz haben [6–8]. Der Einfluss immunsuppressiver oder immunmodulierender Medikationen ist nach wie vor unklar [9].

Diagnostik: Echokardiografie, EKG, MRT ("late enhancement"), ggf. Biopsie.

Meldung der Fälle in das deutschlandweite MYKKE-Register [10].

6.2.2 Kardiomyopathie

Heterogene Gruppe von Krankheiten mit dem Leitsymptom des myokardialen Versagens. Am häufigsten ist die dilatative Form mit schlecht kontraktilen, erheblich dilatierten Ventrikeln. Häufig sind beide Ventrikel betroffen. Ursächlich können metabolische Erkrankungen (z. B. Glykogenose Typ II, mitochondriale Stoffwechseldefekte), chronische Myokarditiden oder angeborene Herzfehler verantwortlich sein. Auch eine arteriovenöse Malformation, eine angeborene Koronaranomalie mit Fehlabgang der linken Koronararterie aus der Pulmonalarterie, chronisch-rezidivierende (manchmal unbemerkte) Tachykardien oder eine Aortenisthmusstenose können das Bild einer dilatativen Kardiomyopathie verursachen.

Seltenere Formen der Kardiomyopathie sind die *hypertrophen* (obstruktiven), die *restriktiven* und die *Non-Compaction-Formen*. Familiäre Häufungen sind bekannt, für einige sind Gendefekte gefunden.

Nach Ausschluss möglicher Ursachen (s. oben) bleibt eine Gruppe „idiopathischer" Kardiomyopathien, welche trotz intensiver medikamentöser Therapie zu einem nicht beherrschbaren kardiogenen Schock mit myokardialem Versagen und Tod oder mechanischem Kreislaufersatz und Herztransplantation führen können [11].

Endokardfibroelastose Die Endokardfibroelastose ist eine narbige Verdickung des Endokards mit Bindegewebsausläufern ins Myokard. Bei diesem „inneren Panzerherzen" sind Kontraktion und Dehnung der Ventrikel eingeschränkt. Echokardiografisch echoreiche Innenauskleidung (meist) des linken Ventrikels. Die Endokardfibroelastose kann als Endzustand einer intrauterin abgelaufenen Karditis angesehen werden.

Klinik Sowohl die Myokarditis als auch die Kardiomyopathie zeigen klinische Zeichen der Herzinsuffizienz. Elektrokardiografisch finden sich Repolarisationsstörungen, PQ-Veränderungen und Rhythmusstörungen, bei der Endokardfibroelastose in der Regel ausgeprägte Linksherzhypertrophiezeichen. Im Röntgenbild ist das Herz groß, eine pulmonalvenöse Stauung kann sich abzeichnen. Im Echokardiogramm Funktionseinschränkung des Herzens, meist des linken Ventrikels. Die Unterscheidung zwischen einer Myokarditis und einer dilatativen Kardiomyopathie ist zunächst oft nicht möglich. Laborparameter können, müssen aber nicht weiterhelfen (CK, Troponin und natriuretisches Peptid [pro-BNP]). Die Virusserologie hat keine hohe Aussagekraft für eine Virusmyokarditis.

6.3 Gefäßringe und Fisteln

Ein doppelter Aortenbogen, eine aus der rechten Pulmonalarterie abgehende linke Pulmonalarterie oder eine Arteria lusoria können eine bedrohliche Trachealkompression hervorrufen. Diese Anomalien sind mit guter Langzeitprognose zu operieren.

Klinik Das Leitsymptom ist der inspiratorische Stridor, der u. U. zur Intubation zwingt. Wenn auch echokardiografisch die Gefäßfehlbildung erkannt werden kann, so ist zur exakten Operationsplanung oft ein CT oder MRT hilfreich. Eine Angiografie oder Tracheoskopie ist meist unnötig. Bei bedrohlicher Symptomatik frühzeitig operieren, da die Trachealwand zwischen dem pulsierenden Gefäß und dem liegenden Tubus rhythmisch komprimiert und ischämisch geschädigt wird. Nach der Operation besteht die Symptomatik zunächst weiter, da die Trachealknorpel an der betreffenden Stelle unterentwickelt sind. Die Intubation kann noch für Wochen erforderlich sein. Tracheotomie möglichst vermeiden.

Periphere arteriovenöse Fisteln Arteriovenöse Fisteln (z. B. große Hämangiome oder Vena-Galeni-Malformation, Abschn. 10.2.4) führen zur Herzinsuffizienz. Ist für eine Herzinsuffizienz keine direkte kardiale Ursache (Herzfehler, Rhythmusstörungen, Myokarditis) zu finden, so ist an eine periphere arteriovenöse Kurzschlussverbindung zu denken. Auffallend dabei ist ein kräftiger Puls. Eine sorgfältige Auskultation besonders des Schädels und des Abdomens ist richtungsweisend. Sonografie und MRT sind indiziert.

6.4 Angeborene Herzfehler

In diesem Kapitel werden nur die für das Neugeborenenalter wichtigen Vitien dargestellt. Sie lassen sich nach hämodynamischen Gesichtspunkten und somit nach klinischem Erscheinungsbild für den Neonatologen in die Gruppen der Herzfehler mit und ohne Zyanose einteilen (Tab. 6.3).

6.4.1 Angeborene Herzfehler ohne Zyanose mit Obstruktion

Diese Herzfehler stellen eine große Gruppe der in der Neonatalperiode kritisch oder letal verlaufenden Vitien dar, die oft unterschätzt werden. Gemeinsames Symptom dieser Herzfehler ist häufig das Bild des Schocks, sodass nicht selten zunächst an eine Sepsis gedacht wird.

Aortenisthmusstenose (ISTA)
Je nach Beziehung der Stenose zur Duktusmündung werden 3 Arten unterschieden (Abb. 6.2).

Tab. 6.3 Einteilung der häufigsten angeborenen Herzfehler in der Neonatalperiode

Ohne Zyanose (70–80 %)		Mit Zyanose (20–30 %)
Mit Obstruktion (Abschn. 6.4.1)	Mit Links-rechts-Shunt (Abschn. 6.4.2)	(Abschn. 6.4.3)
Aortenstenose (AS) – valvulär – subvalvulär – supravalvulär	Ventrikelseptumdefekt (VSD), groß	Transposition der großen Arterien (d-TGA)
Aortenisthmusstenose (ISTA)	Vorhofseptumdefekt (ASD), groß	Fallot'sche Tetralogie (TOF)
Unterbrochener Aortenbogen (IAA)	Atrioventrikulärer Septumdefekt (AVSD)	Pulmonalatresie (PA)
Pulmonalstenose (PS) valvulär	Persistierender Ductus arteriosus (PDA)	Trikuspidalatresie (TA)
		Totale Lungenvenenfehlmündung (TAPVC)
		Truncus arteriosus communis (TAC)
		Hypoplastisches Linksherzsyndrom (HLHS)

Präduktale Stenose Häufig verbunden mit einer Hypoplasie des Aortenbogens. Die Blutversorgung der Aorta descendens erfolgt über den PDA. Fetal bildet sich kein Kollateralkreislauf aus. Daher führt der Verschluss des PDA zu einer abrupten Minderdurchblutung der gesamten Aorta descendens mit dem klinischen Bild der Herzinsuffizienz, des Nieren- und Leberversagens und der mesenterialen Ischämie. Dieses Ereignis tritt in der Regel in der Neugeborenenperiode zum Zeitpunkt des PDA-Verschlusses auf.

Extremform einer präduktalen Stenose ist der *unterbrochene Aortenbogen*. Die Unterbrechung kann im Bogen zwischen den Kopf-Hals-Gefäßen oder nach deren Abgang liegen. Das linke Herz versorgt über die Aorta ascendens die Kopf-Hals-Gefäße

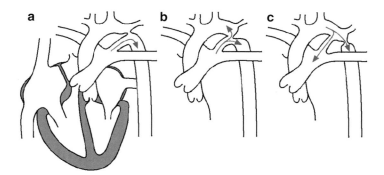

Abb. 6.2 a–c Aortenisthmusstenose. Je nach Beziehung der Stenose zur Duktusmündung werden 3 Arten unterschieden: **a** präduktal, **b** juxtaduktal, **c** postduktal. Prostaglandin E1 (Minprog®) ist bei der prä- und juxtaduktalen Form indiziert

bis zu der Unterbrechung. Die distale Versorgung erfolgt aus dem rechten Herzen durch den Ductus arteriosus (dissoziierte Zyanose). Der Blutdruck unterscheidet sich in den ersten Lebensstunden zwischen den Extremitäten meist nicht, da das rechte Herz noch gut trainiert ist und Systemdruck aufbringen kann.

Juxtaduktale Stenose Bei der Übergangsform liegt die Einengung auf Höhe der Duktusmündung. Klinisch gleicht sie am ehesten der präduktalen Aortenisthmusstenose, da auch hier bei Spontanverschluss des Ductus arteriosus ein protrahiertes Schockgeschehen einsetzt und sehr schnell in die Linksherzinsuffizienz führt, da der linke Ventrikel zunächst durch Steigerung des Blutdruckes um eine genügende Perfusion der distalen Körperhälfte bemüht ist. Solange der Duktus offen ist, versagen die üblichen Hilfsmittel zur Diagnosestellung wie die Blutdruckmessung an allen 4 Extremitäten oder die Dopplerflussmessung mittels Echokardiografie. Allerdings ist das Pulsoxy-Screening mit SpO_2-Messung am Fuß oft wegweisend.

Postduktale Stenose Ist beim Neugeborenen meist asymptomatisch wegen der schon intrauterin ausgebildeten Kollateralen
zur Aorta descendens.

Klinik Die kritische Aortenisthmusstenose äußert sich mit abrupt auftretender Herzinsuffizienz bis zum Vollbild des kardiogenen Schocks. Dann sind weder an der oberen noch an der unteren Extremität die Pulse gut zu tasten, der Blutdruck ist kaum
oder nicht messbar, da der linke Ventrikel erschöpft ist. Erst nach
Rekompensation ist das typische Bild der Aortenisthmusstenose
mit Blutdruckdifferenz zu erwarten. Öffnet sich der Ductus arteriosus bei der präduktalen Form unter Minprog®-Zufuhr wieder,
sind die Femoralispulse palpabel. Eine dissoziierte Zyanose
(SpO_2 am rechten Arm höher als am Bein) kann bestehen. Der
Auskultationsbefund ist uncharakteristisch. Im EKG lässt sich
eine rechtsventrikuläre Hypertrophie ablesen. Radiologisch stellen sich das Herz sehr groß und die Lungengefäßzeichnung betont
dar. Bei der Echokardiografie ist der linke Ventrikel stark erweitert und schlecht kontraktil. Im Stadium der schweren Herzinsuffizienz kann eine Aorten- und/oder Mitralinsuffizienz bestehen.

Diagnostik Wiederholte Blutdruck- und Pulsoxymetriemessung
an allen 4 Extremitäten. Der Blutdruckgradient oder die distal
niedrigere Sättigung geben Hinweis auf eine Isthmusstenose.
Sinkt der Gradient, so kann dies durch verschlechterte linksventrikuläre Funktion verursacht sein. Pathologische Nieren-
bzw. Leberwerte zeigen die Organminderperfusion an. Wegen
gastrointestinaler Minderperfusion können auch reife Neonaten
eine nekrotisierende Enterokolitis erleiden. Diagnosestellung der
ISTA erfolgt mittels Echokardiografie. Bei noch offenem Duktus
ist der erweiterte Abstand zwischen der linken A. carotis und A.
subclavia wegweisend [12].
    Bei jeder ISTA ist mit kardialen (z. B. VSD, Aortenstenose)
und extrakardialen (z. B. Turner-Syndrom) Begleitfehlbildungen
zu rechnen.

Weiteres Vorgehen Die massive Herzinsuffizienz macht eine sofortige Rekompensation (s. unten.) erforderlich. Die Infusion von Prostaglandin E1 (Minprog®) sollte frühzeitig erfolgen (Abschn. 6.7.1). Die kritische ISTA wird in linkslateraler Thorakotomie entweder direkt oder mittels Erweiterungsplastik unmittelbar nach Diagnosestellung operiert [13]. Die primäre Katheterintervention spielt im Säuglingsalter eine untergeordnete Rolle.

Bei zusätzlich hypoplastischem Aortenbogen kann die Erweiterungsplastik mit medianer Thorakotomie, Herz-Lungen-Maschine, selektiver Kopfperfusion und tiefer Hypothermie notwendig werden.

Kritische Aortenstenose (AS)

Sie ist seltener als die kritische ISTA; hinsichtlich des klinischen Bildes ähneln sich die beiden Erkrankungen. Die Echokardiografie führt zur Diagnose. Die Enge des Klappenringes und die Struktur der Segel sind prognostisch entscheidend. Die kritische valvuläre Aortenstenose ist eine Notfallsituation mit Indikation für eine eilige Ballondilatation oder operative Kommissurotomie. Bei beiden Methoden sind die kurz- und mittelfristigen Ergebnisse vergleichbar, bei beiden können Reststenosen bestehen bleiben, nicht selten entwickelt sich eine Klappeninsuffizienz.

Ist der Aortenklappenring sehr eng, die nachfolgende Aorta ascendens jedoch von ausreichender Weite, so kann eine *Ross-Operation* notwendig werden [14]. Dabei wird die autologe Pulmonalklappe in Aortenposition eingesetzt und wächst dort mit dem Herzen des Kindes mit. Ein klappentragendes Konduit (Xenograft) wird in Pulmonalposition (Niederdruckbereich, ventral liegend und ohne abgehende Koronararterien) implantiert und muss mit dem Wachstum des Kindes nach einigen Jahren ausgetauscht werden.

Valvuläre Pulmonalstenose (PS)

Diese wird von den Neugeborenen besser toleriert als die Aortenstenose. Lautes systolisches Herzgeräusch, lange bevor klinische Zeichen der Rechtsherzinsuffizienz sichtbar werden. Als Therapie der Wahl ist (ab einem Gradienten von 60 mmHg) bei genügend großem Klappenring die Ballondilatation unumstritten und hat in der Regel eine gute Prognose. Reststenosen oder Insuffizienzen können auftreten, die Mehrzahl der Kinder benötigt in den folgenden Jahren keinen weiteren Eingriff [15].

6.4.2 Angeborene Herzfehler ohne Zyanose mit Links-rechts-Shunt

Vorhofseptumdefekt (ASD)

Der ASD spielt in der Neonatalperiode keine wichtige Rolle. Selbst nach dem physiologischen Abfall des Lungenwiderstandes in den ersten Lebenstagen ist der gut trainierte rechte Ventrikel in der Lage, das Mehrfache seines normalen Volumens zu pumpen. Es entstehen keine relevanten klinischen Symptome. Das Systolikum bei Kindern mit ASD entsteht nicht an der Vorhoflücke, sondern entspricht einem „relativen" Pulmonalstenosegeräusch bei erhöhtem Durchfluss.

Therapie im Kleinkindalter (3.–5. Lebensjahr)

ASD II: Katheterintervention, wenn genügend Septumrand zur Device-Verankerung vorhanden
ASD I und Sinus-venosus-Defekt: operative Korrektur

Ventrikelseptumdefekt (VSD)

Der VSD, häufigster aller angeborenen Herzfehler, spielt in den ersten Lebenstagen ebenfalls keine große Rolle, da selbst bei großem Defekt ein wirksamer Shunt erst nach Abfall des Pulmonalgefäßwiderstandes zustande kommen kann (meist zum Ende der ersten Lebenswoche). Er ist jedoch zu 22 % mit kardialen Begleitfehlbildungen kombiniert [16]. Größere Defekte im perimembranösen Septum müssen in der Regel operativ verschlossen werden, Defekte im muskulären Anteil des Ventrikelseptums schließen sich in >70 % im Laufe des 1. Lebensjahres spontan. Bei kleinen, hämodynamisch nicht relevanten Defekten besteht ein lautes systolisches Shuntgeräusch. Je größer der Defekt ist, umso geringer ist der Druckgradient zwischen den Ventrikeln und umso leiser ist das Systolikum. Bei Druckausgleich zwischen beiden

Ventrikeln entsteht das meist leise Geräusch über der Pulmonal-klappe als Ausdruck einer relativen Pulmonalstenose bei Fluss-beschleunigung durch pulmonale Re-Zirkulation. Neugeborene mit großem VSD entwickeln eine chronische Herzinsuffizienz. Sie tritt nicht akut innerhalb weniger Stunden auf und führt nicht schnell zu Schock und Organversagen, sondern verläuft parallel zum physiologischen Absinken des Lungengefäßwiderstandes innerhalb der ersten 2 Lebenswochen. Das muss bedacht werden, wenn Eltern ihr noch asymptomatisches Kind mit großem VSD innerhalb der ersten Lebenstage aus der Klinik nach Hause neh-men wollen. Eine engmaschige ambulante kinderkardiologische Überwachung muss sichergestellt sein.

Therapie
Perimembranöser VSD: bei Vorliegen einer pulmonalarteriellen Hypertonie (PAH) operative Korrektur innerhalb des 1. Lebensjahres (meist 4–6 Monate)
Muskulärer VSD: klein, ohne PAH: abwarten und Verlaufs-kontrolle
Muskulärer VSD mit PAH: bereits im 1. Lebensjahr muss die Lunge vor irreversibler PAH geschützt werden. Deshalb ent-weder Korrektur-OP oder Banding der Pulmonalarterie.

Atrioventrikulärer Septumdefekt (AVSD)
Der AVSD oder „AV-Kanal" kommt gehäuft bei Trisomie 21 vor. Es handelt sich um einen Endokardkissendefekt bestehend aus Vorhofseptumdefekt vom Primumtyp, Inlet-VSD und einem va-riablen AV-Klappendefekt, der von der Anlage beider AV-Klappen bis hin zu einer gemeinsamen AV-Klappe reichen kann. Dement-sprechend unterschiedlich ist auch das Ausmaß der Herz-insuffizienz, die durch pulmonale Rezirkulation und AV-Klappeninsuffizienz geprägt ist.

▶ **Wichtig** Vorsicht mit Sauerstoff bei VSD oder AVSD! Sauerstoff ist ein potenter pulmonaler Vasodilatator, der zu einer Steigerung des pulmonalen Blutflusses führt. Damit treibt man ein Kind mit Links-rechts-Shunt über den VSD oder

AVSD innerhalb kurzer Zeit in die Dekompensation. Fazit: SpO2 bis 85 % unter Raumluft ohne O_2-Supplementation tolerieren. Vorsicht bei Eingriffen in Narkose!

6.4.3 Angeborene Herzfehler mit Zyanose

Transposition der großen Gefäße (d-TGA)
Definition und Pathophysiologie Die Aorta und Pulmonalarterie entspringen aus den ihnen normalerweise nicht zugehörigen Ventrikeln: rechter Ventrikel–Aorta, linker Ventrikel–Pulmonalarterie (ventrikuloarterielle Diskordanz). Die Aorta steht meist rechts und ventral der Pulmonalarterie (dextro-Transposition; d-TGA), die großen Gefäße überkreuzen sich nicht (Abb. 6.3). Die beiden Kreisläufe sind also nicht hintereinander-

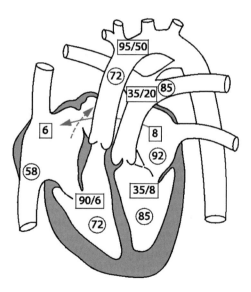

Abb. 6.3 Transposition der großen Arterien. Sauerstoffsättigungswerte (%, *Kreise*) und Blutdrücke (mmHg, *Kästchen*). Der Blutaustausch zwischen den beiden Kreisläufen findet unzureichend durch das Foramen ovale und den PDA statt

geschaltet, sondern verlaufen parallel. Intrauterin wirkt sich die TGA nicht aus. Während extrakardiale Fehlbildungen selten mit einer TGA kombiniert sind, sind weitere kardiale Anomalien häufig, z. B. in 40 % ein Ventrikelseptumdefekt [17].

Klinik Bei den Kindern (2:1 männliches Geschlecht) tritt meist am 1.–3. Lebenstag eine rasche Verschlechterung mit zunehmender Zyanose, Dyspnoe, Herzinsuffizienz und metabolischer Azidose auf, wenn sich der Ductus arteriosus und das Foramen ovale verschließen. Ein Herzgeräusch fehlt oder ist uncharakteristisch. Das EKG ist altersgemäß, das Röntgenbild kann ein eiförmiges Herz und ein schmales Gefäßband zeigen. Je weniger ein reifes zyanotisches Neugeborenes klinisch, elektrokardiografisch und röntgenologisch auffällt, umso wahrscheinlicher liegt eine d-TGA vor.

Diagnostik Diagnostisch entscheidend ist die Echokardiografie. (Die SpO_2 ist an der rechten Hand oft niedriger als am Fuß.)

Weiteres Vorgehen Bei Verdacht, spätestens aber bei gesicherter Diagnose ist sofort eine Prostaglandin-E1-Therapie (Minprog®, Abschn. 6.7.1) zu beginnen. Als operative Therapie der Wahl wird die anatomische Korrektur (arterielle Switch-Operation) in der 1. oder 2. Lebenswoche angestrebt, solange die linksventrikuläre Muskelmasse zur Übernahme der Funktion als Systemventrikel noch genügend groß ist. Die Letalität liegt unter 5 % und kommt vor allem bei Koronaranomalien oder zusätzlich vorliegenden Engen im linken Ausflusstrakt vor [18]. Die Schwierigkeit dieser Operation liegt in der notwendigen Umpflanzung der Koronararterien. Eine diagnostische Herzkatheteruntersuchung ist vor der Operation nicht notwendig, wenn die Abgänge der Koronararterien echokardiografisch gut darstellbar sind.

Rashkind-Manöver Vom Kinderkardiologen steril durchzuführen, zweite Person zur Echokardiografie notwendig.

Von der O_2-Sättigung (Ziel: 75–85 %) ist abhängig, ob nach Diagnosestellung auf der Intensivstation unter echokardiografischer Kontrolle eine Ballonatrioseptostomie (Rashkind-Manöver) durchgeführt werden muss, da es über den offengehaltenen Ductus arteriosus oftmals nicht zu einer ausreichenden Mischung des Blutes der Parallelkreisläufe kommt.

Unter leichter Analgosedierung wird unter Spontanatmung ein Ballonkatheter über die Nabelvene oder die Vena femoralis in den rechten Vorhof eingeführt. Unter Echokontrolle wird das Foramen ovale passiert. Im linken Vorhof wird unter strengster Lagekontrolle (Cave: Mitralklappe und Lungenvenen) der Ballon des Rashkind-Katheters mit NaCl-Lösung gefüllt und durch Zurückziehen des Katheters die Fossa ovalis des Vorhofseptums zerrissen. Der dadurch verursachte 4–6 mm große ASD erlaubt einen Shunt auf Vorhofebene. Sekunden nach dem Eingriff verbessern sich die Sauerstoffsättigung und die Kreislaufsituation.

Fallot'sche Tetralogie (TOF)

Definition und Pathophysiologie Zyanotisches Vitium mit Rechtsobstruktion. Typisch sind der subaortale VSD, die über dem Septumfirst „überreitende" Aorta, die das Blut aus beiden Ventrikeln bezieht, und die infundibuläre, valvuläre und oftmals auch supravalvuläre Pulmonalstenose. Die Rechtsherzhypertrophie entwickelt sich umso stärker, je ausgeprägter die Rechtsobstruktion ist. Fließende Übergänge zu funktioneller oder anatomischer Pulmonalatresie mit Abhängigkeit vom Ductus arteriosus sind möglich. Die Mehrzahl der Neugeborenen mit Fallot-Tetralogie zeigt in den ersten Lebenstagen kein bedrohliches Krankheitsbild. Entscheidend ist die Lungenminderperfusion, die v. a. bei Duktusverschluss kritisch werden kann (Abb. 6.4).

Genetik: Etwa 25 % der Patienten mit Fallot'scher Tetralogie haben chromosomale Aberrationen wie z. B. die Mikrodeletion 22q11.2 oder die Trisomie 21. Die Mikrodeletion ist besonders häufig bei Fallot-Patienten mit einem rechten Aortenbogen nachweisbar.

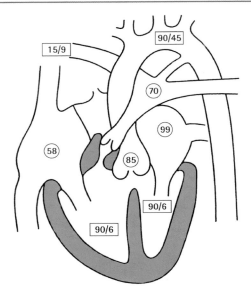

Abb. 6.4 Fallot'sche Tetralogie. Sauerstoffsättigungswerte (%, *Kreise*) und Blutdrücke (mmHg, *Kästchen*). Die systemische Sauerstoffsättigung ist abhängig vom Ausmaß der Pulmonalstenose

Klinik Neugeborene mit TOF sind (zunächst) nicht oder nur wenig zyanotisch. Der infundibuläre Anteil der Pulmonalstenose nimmt innerhalb der ersten Wochen zu. Auskultatorisch besteht ein Systolikum (Pulmonalstenose). Radiologisch ist die Lunge strahlentransparent. Bei der extremen Fallot-Tetralogie bzw. bei der Pulmonalatresie mit Ventrikelseptumdefekt ist das Herz nicht vergrößert, bei der Pulmonalatresie ohne Ventrikelseptumdefekt oder dem Syndrom der fehlenden Pulmonalklappe („absent pulmonary valve") ist es allerdings oft sehr groß (rechter Vorhof stark prominent) [19]. Entscheidend für die Differenzialdiagnose ist die Echokardiografie.

Weiteres Vorgehen Bei dem klinisch unauffälligen, gut gedeihenden „Pink Fallot" ohne Zyanoseanfälle sollte eine Korrekturoperation zwischen dem 4. und 6. Lebensmonat erfolgen. Bei dem früh postnatalen „Blue Fallot" sollte bei niedrigen O_2-Sättigungen (<75 %) die Lungenperfusion zunächst akut durch Prostaglandin-E1-Infusion verbessert werden (Abschn. 6.7.1). Oft kann allein mittels Echokardiografie die Indikation zur palliativen Shuntoperation, zu PDA-Stenting oder Frühkorrektur gestellt werden.

Zyanotische Krisen bei Herzfehlern mit Ventrikelseptumdefekt und dynamischer Rechtsobstruktion: Diese treten durch eine abrupte Zunahme der infundibulären Pulmonalstenose auf. Der Abfall des Systemwiderstandes (z. B. bei Narkoseeinleitung) oder Hypovolämie oder Tachykardie können eine lebensbedrohliche zyanotische Krise auslösen. Diese äußert sich in schwerer Dyspnoe, Unruhe und einer Zunahme der tiefen Zyanose bis hin zu SpO_2 unter 40 %. Das durch die Pulmonalstenose hervorgerufene Herzgeräusch wird dabei leiser; es kann verschwinden, wenn kaum noch Blut in die Lunge fließt.

Akutmaßnahmen
- Beruhigen und Sedieren: Morphin (0,1–0,2 mg/kg KG s.c. oder i.v.). oder Chloralhydrat (30–50 mg/kg KG rektal oder oral) oder Benzodiazepine (z. B. Midazolam 0,1 mg/kg KG iv., 0,5 mg/kg KG rektal oder nasal)
- Volumensubstitution (z. B. 10 ml/kg KG kristalline Infusionslösung, ggf. nach einigen Minuten 2- bis 3-mal wiederholen)
- Sauerstoffvorlage
- Manuelle Bauchpresse (beide Knie des Kindes gegen den Bauch drücken). Damit werden gleichzeitig der ZVD (Vorlast) und der Systemwiderstand (Nachlast) erhöht.
- Kein Epinephrin/Adrenalin. Strenge Kontraindikation! Die positive Inotropie verstärkt die funktionelle Enge im rechtsventrikulären Ausflusstrakt und die Tachykardie.
- Bei weiterführenden intensivmedizinischen Maßnahmen ggf. Systemdruck mit Noradrenalin anheben.

- Vorsicht mit der Gabe von i.v. Betablockern! Ggf. Esmolol 0,5 mg/kg KG oder Propranolol 0,01–0,05 mg/kg KG langsam i.v., um den Circulus vitiosus aus Zyanose und Tachykardie zu durchbrechen. Blutdruck-, Puls- und EKG-Kontrollen sind dabei unbedingt erforderlich. (Vorsicht: Propranolol wird oral 10-mal höher dosiert als intravenös!) Das Wiederauftreten bzw. das Lauterwerden des Pulmonalstenosegeräusches zeigt das Ende der Attacke an.

Pulmonalatresie (PA)

Die Pulmonalatresie (Abb. 6.5) hat eine große Variationsbreite. Sie kann mit intaktem Ventrikelseptum auftreten, ist dann jedoch meist von einer problematischen Trikuspidalinsuffizienz und Koronarsinusoiden begleitet. Besser ist die Prognose der Pulmonal-

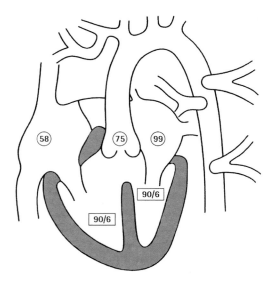

Abb. 6.5 Pulmonalatresie mit aortopulmonalen Kollateralen. Sauerstoffsättigungswerte (%, *Kreise*) und Blutdrücke (mmHg, *Kästchen*). Die systemische Sauerstoffsättigung entspricht der Größe und Anzahl der aortopulmonalen Kollateralen (wenn >85 %, besteht pulmonale Hypertension)

atresie mit VSD. Sie reicht von membranöser Atresie und normal angelegtem Pulmonalarteriensystem mit guter Korrekturmöglichkeit bis zu Atresie des Pulmonalarterienstammes, der Bifurkation und der Pulmonalarterienhauptäste. Die pulmonale Blutversorgung erfolgt durch mehrere große aortopulmonale Kollateralen (MAPCA). Eine Herzkatheterdiagnostik ist zur individuellen Operationsplanung oft sinnvoll.

Bei PA mit rein duktusabhängiger Lungenperfusion muss direkt postnatal mit Prostaglandin E1 (Minprog®) begonnen werden und in den ersten Lebenstagen entweder operativ ein aortopulmonaler Shunt angelegt oder der Duktus katheterinterventionell gestentet werden. Eine interventionelle/operative Eröffnung einer membranösen Pulmonalatresie kann im Einzelfall erwogen werden.

Totale Lungenvenenfehlmündung (TAPVC)
Definition und Pathophysiologie   Man unterscheidet 4 Formen (Abb. 6.6):

- *Suprakardiale Mündung* (55 %), Einmündung eines Lungenvenenkonfluens via V. verticalis in die Vena anonyma und Vena cava superior
- *Intrakardiale Mündung* (30 %), Einmündung der Lungenvenen via Konfluens bzw. direkt in den Koronarvenensinus oder rechten Vorhof
- *Infrakardiale Mündung* (13 %), Einmündung der Lungenvenen in den Ductus venosus oder via Pfortader in die Vena cava inferior
- *Mischform* (2 %)

Fast ein Drittel der Neonaten mit TAPVC weist weitere begleitende Herzanomalien und knapp 20 % der Neonaten mit TAPVC weisen zusätzliche extrakardiale Anomalien auf. Ein Drittel hat eine Lungenvenenobstruktion mit Stauung und radiologisch „weißer Lunge" und die Hälfte eine Disproportionierung mit kleinem linken Ventrikel [20].

Die Diagnose der TAPVC verschließt sich der Pränataldiagnostik oftmals. Besonders der infrakardiale Typ stellt jedoch ein akutes lebensbedrohliches Problem in der Neonatalperiode dar, wird oft spät diagnostiziert und wegen der massiven Lungenstauung fälschlicherweise als PPHN oder BPD behandelt.

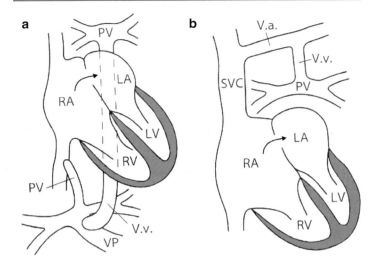

Abb. 6.6 Totale Lungenvenenfehlmündung. **a** Mit Mündung infrakardial mit Obstruktion und Stauung des pulmonalvenösen Blutes, **b** mit Mündung suprakardial. Abfluss des Lungenvenenkonfluens über V. verticalis und V. anonyma in die obere Hohlvene. Der Vorhofseptumdefekt ist obligat. *LA* linker Vorhof, *LV* linker Ventrikel, *PV* Pulmonalvenen, *RA* rechter Vorhof, *RV* rechter Ventrikel, *SVC* obere Hohlvene, *V.a.* V. anonyma, *V.v.* V. verticalis, *VP* Portalvene

Klinik Unterschieden werden muss klinisch zwischen der TAPVC *mit* und *ohne* Pulmonalvenenobstruktion, da diese die Symptome, den Verlauf und die Prognose wesentlich bestimmt.

• Führende Symptome einer TAPVC *ohne Obstruktion* (oft bei suprakardialem Typ) sind die Zyanose und die Herzinsuffizienz. Bei allen Kindern mit TAPVC ist eine ausreichend große Lücke auf Vorhofebene lebensnotwendig. Wenn sich die eigentlich eilige Korrekturoperation verzögert, kann bei restriktivem Foramen ovale eine Ballonatrioseptostomie (Rashkind-Manöver) palliativ eine Stabilisierung bis zur Operation erbringen (s. oben).

- Eine TAPVC mit *Pulmonalvenenobstruktion* (meist bei infrakardialem Typ) ist ein absoluter Notfall und muss schnellstmöglich operativ korrigiert werden. Die Hämodynamik der TAPVC mit Obstruktion gleicht der einer schwersten Mitralstenose. Der pulmonalvenöse und der pulmonalarterielle Druck sind erhöht, das Blut „staut sich" in der Lunge. Das Röntgenbild zeigt eine retikuläre Zeichnung und eine „weiße Lunge" und kann dadurch eine Pneumonie vortäuschen. Es besteht ein Lungenödem, welches neben der Herzinsuffizienz die Dyspnoe verursacht. Maschinelle Beatmung mit erhöhtem PEEP kann im Einzelfall hilfreich sein.

Die echokardiografische Abklärung ist manchmal schwierig, da die Lungenvenen meist dorsal des linken Vorhofes in einen Konfluens münden, der nur durch die dünne Vorhofwand von diesem getrennt ist. Hinweisgebend sind ein Größenmissverhältnis zwischen dem kleinen linken und großen rechten Ventrikel, ein erheblicher Rechts-links-Shunt auf Vorhofebene und ein atypisches Gefäß, welches das oxygenierte Blut meist aus dem retrokardialen Konfluens entweder über die obere Hohlvene, den Koronarvenensinus oder einen Zufluss auf Höhe der Lebervenen Anschluss an das rechte Herz gewinnen lässt.

Eine Herzkatheteruntersuchung sollte vermieden werden, da die Neugeborenen bei begleitender Pulmonalvenenobstruktion unter der Volumengabe des Kontrastmittels leicht dekompensieren.

Operation Nach medianer Thorakotomie und Anschluss an die Herz-Lungen-Maschine wird der Lungenvenenkonfluens von dorsal an den linken Vorhof breitbasig anastomosiert.

Postoperative Probleme
- Adaptationsprobleme des „kleinen, untrainierten" linken Ventrikels
- Pulmonale Widerstandskrisen durch das präoperativ gestaute Lungengefäßbett
- Obstruktionen im Bereich der Neoinsertion oder der distalen Lungenvenen zum Teil mit Progredienz

Truncus arteriosus communis (TAC)

Definition und Pathophysiologie Seltener (<1 %) angeborener Herzfehler, bei dem ein VSD vorliegt und nur ein Gefäßstamm mit einer Semilunarklappe (Trunkusklappe) proximal des VSD entspringt (Abb. 6.7). Das Gefäß teilt sich in Pulmonalarterie, Aorta und Koronararterien auf. Je nach Abgang der Pulmonalarterien werden verschiedene Typen unterschieden, die gemeinsam mit dem Ausmaß der häufig begleitenden Trunkusklappenfehlbildung für die Prognose wegweisend sind. Wie bei anderen zyanotischen Herzfehlern verhält sich die systemarterielle Sauerstoffsättigung direkt proportional zum pulmonalen Blut-

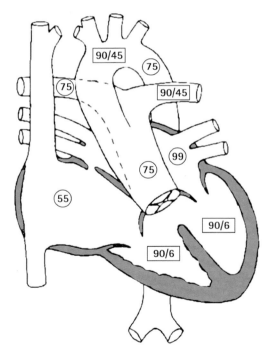

Abb. 6.7 Truncus arteriosus communis. Sauerstoffsättigungswerte (%, *Kreise*) und Blutdrücke (mmHg, *Kästchen*)

fluss. Eine SpO$_2$ von 75–85 % sollte angestrebt werden. Bei höheren Sättigungen kann sich durch pulmonale Rezirkulation eine Herzinsuffizienz entwickeln. Bei der seitentrennenden Operation meist mit Implantation eines klappentragenden Konduits in Pulmonalisposition wird die Trunkusklappe zur Aortenklappe. Bei schwerer Insuffizienz kann auch hier ein zweites klappentragendes Konduit nötig werden. Ohne Operation sterben die Kinder meist in den ersten Lebensmonaten.

22q11-Deletion [21]

Mit dem Truncus arteriosus, dem unterbrochenen Aortenbogen, der Fallot'schen Tetralogie und anderen konotrunkalen Herzfehlern ist häufig das „velo-cardio-facial syndrome" vergesellschaftet (DiGeorge-Sequenz, „CATCH 22"). Der Ausdruck *CATCH 22* („cardiac anomaly, abnormal face, thymus hypoplasia, cleft palate, hypocalcaemia, 22 chromosome") stellt eine mnemotechnische Hilfe für die Kardinalsymptome des „Chromosom 22q11-Deletion"-Syndroms dar, wird aber dem sehr variablen klinischen Erscheinungsbild oft nicht gerecht [21].

Hypoplastisches Linksherzsyndrom (HLHS)

Entspricht zwar nur 1–2 % aller Herzfehler, weist aber während der Behandlung eine hohe Morbidität und oft auch ein langes Verweilen auf neonatologischen oder kinderkardiologischen Intensivstationen auf und ist häufigste Todesursache bei Herzfehlern in der Neonatalperiode. Die Mehrzahl der Patienten mit HLHS wird pränatal diagnostiziert (Abb. 6.8). Die dreistufige Norwood-Operation (oder Hybridtherapie, „Gießen-Procedure" [22]) mit dem Endziel einer univentrikulären Zirkulation (totale kavopulmonale Anastomose, TCPC) ist heute eine therapeutische Option, die zahlreichen Kindern mittelfristig eine gute Lebensqualität erlaubt. Die Langzeitergebnisse haben sich in den letzten Jahren ebenfalls deutlich verbessert. Trotzdem muss im Einzelfall unter Einbeziehung der anatomischen und sozialen Situation die individuell beste Entscheidung möglichst bereits pränatal mit den Eltern erarbeitet werden. Die Geburt sollte in einem Perinatalzentrum mit assoziierter Kinderkardiologie und Kinderherzchirurgie stattfinden.

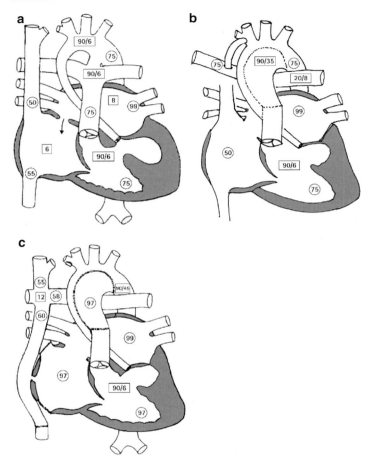

Abb. 6.8 Hypoplastisches Linksherzsyndrom. **a** Nativer Befund, **b** Anatomie nach Norwood-I-Operation, **c** Anatomie nach Fontan-Operation. Sauerstoffsättigungswerte (%, *Kreise*) und Blutdrücke (mmHg, *Kästchen*)

Definition und Pathophysiologie Das Syndrom des hypoplastischen linken Herzens ist gekennzeichnet durch die Kombination einer Mitralstenose/-atresie und einer Aortenstenose/-atresie bei Hypoplasie der Aorta ascendens und des Aortenbogens bis hin zur Duktusmündung bei meist ausgeprägter Unterentwicklung des linken Ventrikels. Da die Blutversorgung des großen Kreislaufs bei atretischer Aortenklappe ausschließlich über den Ductus arteriosus erfolgt, wirkt sich dessen Verschluss unmittelbar tödlich aus. Aber auch bei offenem Ductus entsteht in den ersten Stunden nach der Geburt eine Herzinsuffizienz, da der physiologische Abfall des Lungenwiderstandes oft zu einer pulmonalen Rezirkulation führt. Der für beide Kreisläufe alleinig zuständige anatomisch rechte Ventrikel versagt schnell [23].

Klinik Meist tritt in den ersten Lebensstunden oder -tagen eine rasche Verschlechterung des Allgemeinzustands mit Zyanose und dem klinischen Bild der globalen Herzinsuffizienz ein. Auch eine nekrotisierende Enterokolitis kann früh auftreten [24, 25]. Häufig wird der Zustand zunächst als septischer Schock mit metabolischer Azidose fehlgedeutet.

Diagnostik Die Echokardiografie erlaubt eine exakte anatomische Diagnose mit Größenbeurteilung der linken Kammer und der Aorta sowie eine Beurteilung der Klappenfunktion. Die Pulse fehlen oder sind abgeschwächt palpabel, der Blutdruck erniedrigt oder nicht messbar. Ein Herzgeräusch fehlt oft. Das EKG lässt meist eine rechtsventrikuläre Hypertrophie mit Repolarisationsstörungen erkennen. Radiologisch imponiert eine Kardiomegalie, oft mit Lungenstauung.

Weiteres Vorgehen nach der Geburt [23]
- Bereits im Kreißsaal sollte die niedrig dosierte Dauerzufuhr von Prostaglandin E1 (Minprog®) begonnen werden (Abschn. 6.7.1).
- Sauerstoffgabe unbedingt vermeiden. SpO_2 soll 70–85 % sein. Eine höhere Sättigung stellt ein Problem dar. Pulmonale Rezirkulation mit Minderversorgung des Systemkreislaufes, da der rechte Ventrikel nur eine begrenzte Pumpfunktion leisten kann.

- Minimal Handling gleich nach der Geburt beginnen. Das Kind darf keinen Belastungen ausgesetzt werden. Von Anfang an peripher warmhalten (Wärmebett oder Inkubator), um den Systemwiderstand so gering wie möglich zu halten.
- Maschinelle Beatmung und Sedierung so lange vermeiden, wie pH und pCO_2 ausgeglichen sind. Eine spontane Hyperventilation kann ein frühzeitiger Hinweis auf eine (noch) kompensierte metabolische Azidose (Herzinsuffizienz) sein.
- Betreuung durch ein Team, das mit HLHS-Hämodynamik vertraut ist.
- Gefäßzugänge: 2 periphere Zugänge, damit die Prostaglandinzufuhr ohne Unterbrechung erfolgen kann. Großzügige Indikationsstellung zu NVK (Abschn. 19.1.1). Die zentralvenöse Sättigung (ZVS) ist einer der wichtigsten Parameter zur Beurteilung der hämodynamischen Situation des Kindes.

Monitoring und Zielwerte
- Herzfrequenz, Blutdruck und zentrale Temperatur im Normbereich halten
- Periphere Temperatur, Fußsohle 32–34 °C
- Kontinuierliche Pulsoxymetrie, SpO_2 soll 70–85 % sein (nicht höher)
- $paCO_2$ 40 mmHg (wenn SpO_2 zu hoch, dann $paCO_2$ auf 50–55 mmHg ansteigen lassen)
- paO_2 35–45 mmHg, pH 7,3–7,4
- Zentralvenöse O_2-Sättigung 45–60 %, ausgeglichenes Qp:Qs anstreben

In der präoperativen Phase stellt die Herzinsuffizienz durch pulmonale Rezirkulation ein wesentliches Problem dar. Deshalb ggf. Maßnahmen zur Erhöhung des Pulmonalwiderstandes und gleichzeitig zur Senkung des Systemwiderstandes [23]. Bei Funktionseinschränkung des rechten Systemventrikels oder beginnender Trikuspidalinsuffizienz großzügige Indikationsstellung zur Herzinsuffizienzbehandlung z. B. mit Milrinone (0,5–0,75 mcg/kgKG/min) (Abschn. 6.5.2). Wegen der Erhöhung des myokardialen O_2-Verbrauches und der retrograden und oft eingeschränkten Koronarperfusion sollte man mit Katecholaminen zurückhaltend sein.

Operation

Norwood I Am 3.–5. Lebenstag (bevor der Lungengefäßwiderstand postnatal abgefallen ist, Abb. 6.8b): Dabei wird der zunächst abgetrennte Pulmonalarterienstamm zur Neo-Aorta. Das
Vorhofseptum wird gänzlich entfernt und eine möglichst kurze
und weitlumige Verbindung zwischen der Neoaorta und der Aorta
ascendens angelegt, um eine freie Koronarperfusion zu ermöglichen. Außerdem wird der hypoplastische Aortenbogen durch
das Einnähen von Patchmaterial bis hin zur Aorta descendens erweitert und der Ductus arteriosus durchtrennt. Die Lungenperfusion wird durch Anlage eines Shunts sichergestellt. Dieser wird
entweder aortopulmonal als modifizierter BT-Shunt oder als
Shunt zwischen dem rechten Ventrikel und der Pulmonalarterie
(Sano-Shunt) angelegt. Kurzfristig scheint Letzterer von Vorteil
zu sein, da der bessere diastolische Blutdruck eine bessere
Koronarperfusion gewährleistet. Mittelfristig scheint es hinsichtlich Morbidität und Letalität keinen Unterschied zu geben (E1b)
[26, 27]. Im langfristigen Verlauf bleibt es noch offen, ob die zusätzliche (Sano-Shunt-bedingte) Narbe im RV nachteilige Auswirkungen haben wird.

Norwood II (Obere cavopulmonale Connection, SCPC) Im
Alter von 4–6 Monaten wird der zweite Operationsschritt angestrebt (= modifizierte Glenn-Anastomose, bei der die obere
Hohlvene End-zu-Seit auf die rechte Pulmonalarterie genäht
wird). Das systemvenöse Blut aus der oberen Körperhälfte fließt
nun passiv in die Lunge, der Shunt wird entfernt, die Zyanose
bleibt noch bestehen.

**Totale cavopulmonale Connection (TCPC, modifizierte
Fontan-Operation)** Im Alter von 2–3 Jahren wird durch Absetzen der unteren Hohlvene vom rechten Vorhof und Tunnel-
umleitung mit Anschluss an die Pulmonalarterien nun auch das
systemvenöse Blut aus der unteren Körperhälfte direkt in die
Lunge geleitet.

Alternative Hybridoperation [22]. Bei Früh- oder Mangel-
geborenen oder sonstigen Kontraindikationen gegen eine Herz-
Lungen-Maschinen-Operation in den ersten Lebenstagen kann der
PDA zunächst mittels Stent interventionell offengehalten und die
rechte und linke Pulmonalarterie seitengetrennt chirurgisch ge-
bandelt werden, um den Pulmonalisfluss zu reduzieren und Zeit zu
gewinnen. In diesem Fall muss allerdings beim 2. Operationsschritt neben dem Entfernen der beiden Bändchen, dem Entfernen
des Duktus-Stent und der Schaffung der oberen kavopulmonalen
Anastomose auch das Absetzen der Pulmonalarterie und die
Aortenbogenrekonstruktion erfolgen. Für diesen Operationsschritt
evaluierte eine Multicenterstudie eine Letalität von 12 %. Ver-
gleichende Langzeitergebnisse zur Norwood III Operation (insbesondere hinsichtlich der pulmonalarteriellen Entwicklung nach
initialem Banding) stehen noch aus [28].

6.4.4 Perioperative Intensivversorgung

Die Intensivüberwachung und -behandlung komplexer angeborener Herzfehler unterscheidet sich prä- und postoperativ
fundamental von den Prinzipien der Behandlung Frühgeborener.
Während Frühgeborene die besten Chancen bei Minimal Handling und möglichst wenig invasivem Monitoring haben, sind bei
komplexen kardiologischen Patienten auch in der Neonatalperiode zumindest perioperativ die kontinuierliche arterielle Blut-
drucküberwachung, das zentralvenöse Druckmonitoring, die
intermittierende Bestimmung der zentralvenösen Sättigung und
die kontinuierliche zerebrale NIRS-Messung zur Therapie-
steuerung notwendig. Ein inadäquates Monitoring stellt für herz-
operierte Neugeborene ein größeres Risiko dar als das Legen zentraler Zugänge von einem gut trainierten Intensivteam. Das Ausmaß des jeweils optimalen Monitorings muss für jeden Patienten
individuell unter Abwägung von Nutzen und Risiken festgelegt
werden.

Echokardiografische Beurteilung der Herzfunktion Auf einer
Intensivstation, auf der Neugeborene nach Herzoperationen ver-

sorgt werden, sollte zu jedem Zeitpunkt ein Echokardiografiegerät mit geschultem Arzt zur Verfügung stehen. Bei klinischer Verschlechterung des Kindes sind akut Perikarderguss, Tamponade oder Pleuraerguss auszuschließen. Ferner können damit der Füllungszustand der Ventrikel und die Kontraktilität des Myokards beurteilt werden, um unter Einbeziehung der Blutdrücke, der Füllungsdrücke und anderer klinischer und laborchemischer Parameter das Behandlungsregime zu optimieren. Shunts und Restdefekte können durch Kontrastechokardiografie ausgeschlossen werden. Mittels Doppler lässt sich ein Anhalt über das Herzzeitvolumen (HZV) und den Schweregrad von Stenosen und Insuffizienzen gewinnen.

Zentralvenöse O_2-Sättigung (ZVS) Ein recht zuverlässiger Surrogatparameter zur Abschätzung des Herzzeitvolumens. Eine hohe ZVS bedeutet ein hohes HZV, eine niedrige ZVS bedeutet ein niedriges HZV bei entsprechend höhergradiger Ausschöpfung der O_2-Träger während der systemischen Zirkulation. ZVS-Richtwert 60–70 % bei nichtzyanotischen und 45–60 % bei zyanotischen Herzfehlern.

> ► **Wichtig** Zum invasiven Monitoring gehört die Messung der ZVS als wichtiger Parameter zur Einschätzung des systemischen HZV. Da bei jedem herzoperierten Neugeborenen postoperativ ein mehrlumiger zentralvenöser Zugang liegt, sollte die ZVS regelmäßig bestimmt werden.

Ziele der postoperativen kardiovaskulären Therapie
- Ausreichendes HZV, ZVS >55 %, warme Peripherie, normales Laktat
- Fieber vermeiden. Zentrale Temperatur nicht über 37,9°C (kontinuierliches Temperaturmonitoring). Nach Herz-Lungen-Maschine (Aktivierung von Anaphylatoxinen und anderen Entzündungsmediatoren) reagiert das Kind mit Kapillarlecksyndrom und Fieber, welchem wegen der Gefahr von tachykarden Rhythmusstörungen und vermehrtem HZV-Bedarf frühzeitig medikamentös und durch Kühlung entgegengewirkt werden muss.

- Niedriger ZVD (d. h. nur geringes Zurückgreifen auf den Frank-Starling-Mechanismus)
- Möglichst geringe inotrope Stimulation (um den myokardialen Sauerstoffverbrauch niedrig zu halten)
- Senkung der Nachlast (um den kardialen Auswurf zu erleichtern)
- Erhalt des Sinusrhythmus (ohne den „atrial kick" sinkt das HZV um bis zu 30 %). Postoperativ häufigste Rhythmusstörungen sind junktional ektope Tachykardie und AV-Blockierungen.
- Ausgeglichene oder negative Flüssigkeitsbilanz, um dem Herzen keine zusätzliche Volumenbelastung zuzumuten

6.5   Herzinsuffizienz

Klinische Zeichen der Herzinsuffizienz
- Trinkschwäche
- Tachy-/Dyspnoe
- Tachykardie
- Vermehrtes Schwitzen
- Hepato-/Splenomegalie
- Gewichtszunahme durch Wasserretention
- Ödeme (erst später in Gesicht und prätibial sichtbar)
- Haut oft fahl-blass bis livide und kühl, Rekapillarisierung >3 s
- Pulmonale Rasselgeräusche (bei Lungenstauung)

Differenzialdiagnosen der Herzinsuffizienz bei Neugeborenen
- Struktureller Herzfehler (Tab. 6.3)
- Manifestation:
  - gleich postnatal (z. B. kritische Aortenstenose)
  - in ersten Lebensstunden/-tagen, wenn sich der Duktus verschließt (z. B. Aortenisthmusstenose)
  - nach der 1. Lebenswoche, wenn Lungenwiderstand abgesunken ist (z. B. VSD, AVSD)

- Herzrhythmusstörungen
- Polyglobulie
- Anämie
- Kardiomyopathie/Myokarditis
- Metabolische Ursache (Hypocalcämie, Hypoglykämie, Stoffwechseldefekt)
- Sepsis

Die Herzinsuffizienz ist eine klinische Diagnose. Mittels Echokardiogramm muss ein struktureller Herzfehler bestätigt oder ausgeschlossen werden. Das Röntgenbild gibt Auskunft über Herzgröße und eventuelle Lungenstauung. Das EKG ist bei der Beurteilung der Herzinsuffizienz nicht hilfreich, wohl aber zur Beurteilung möglicher Differenzialdiagnosen.

Nicht der Blutdruck, sondern das Herzzeitvolumen (HZV) ist die zu behandelnde Zielgröße bei Herzinsuffizienz von Neugeborenen. Folgende Messmethoden geben mehr oder weniger genaue Hinweise auf das HZV:

- Zentralvenöse Sättigung (ZVS)
- Zentralvenöser Druck (ZVD)
- Differenz aus zentraler und peripherer Temperatur (zeigt Zentralisierung)
- Blutdruckamplitude
- Integral unter der arteriellen Flusskurve am Monitor
- Laktat im Serum
- Säure-Basen-Status
- Rekapillarisierungszeit

Bei der Herzinsuffizienz kann das Myokard den gestellten Anforderungen nicht mehr genügen. Daraus ergeben sich für die Therapie 2 Ziele:

- Verbesserung der kardialen Leistung (z. B. durch Medikamente, Abschn. 6.5.2)
- Verminderung der Leistungsanforderung an das Herz (Abschn. 6.5.1)

6.5.1   Unterstützende Therapie bei Herzinsuffizienz

Verminderung der Anforderung an das Herz Allgemeine pflegerische Maßnahmen und Medikamente können die Leistungsanforderung an das Herz senken.

Allgemeine Pflegemaßnahmen bei Herzinsuffizienz
- Oberkörperhochlagerung
- Häufige kleine Mahlzeiten, um Magenüberfüllung und Zwerchfellhochstand zu verhindern
- Sondieren der Nahrung, um Trinkarbeit abzunehmen
- Inkubator oder Wärmebett, peripher warmhalten, zentral normale Temperatur
- Flüssigkeitsreduktion auf ca. 100 ml/kg KG/Tag, aber genügend Kalorien zuführen (Nahrung ggf. kalorisch anreichern)
- Überprüfen der Flüssigkeitsbilanz, am einfachsten durch ein- bis zweimaliges Wiegen pro Tag
- Azidoseausgleich; Azidose kann eine Vasokonstriktion im kleinen Kreislauf hervorrufen. Sie verschlechtert außerdem die Wirkung der Katecholamine
- Bei erheblicher Dyspnoe maschinelle Beatmung, um die Atemarbeit abzunehmen

Weitere allgemeine Maßnahmen
- *Bluttransfusion* bei Anämie: zur Erhöhung der Zahl der Sauerstoffträger bei reduziertem HZV
- *Sedierung* bei Unruhe, z. B. mit Phenobarbital oder Morphin [29]
- *Sauerstoffgabe*: Sie kann von Nutzen sein, wenn pulmonale Diffusionsstörungen vorliegen oder der pulmonale Gefäßwiderstand reduziert werden soll (pulmonale Hypertension oder Rechtsherzinsuffizienz). Sie kann aber bei Vitien mit Links-rechts-Shunt schädlich sein und die Herzinsuffizienz verstärken.

Therapeutische Sofortmaßnahmen bei Linksherzinsuffizienz mit Lungenödem

- Diuretikum: Furosemid (bei reifen Neugeborenen bis 0,5 mg/kg KG/h, bei älteren Kindern bis 1 mg/kg KG/h)
- Milrinone (Phosphodiesterase-III-Hemmer), 0,5–0,75 mcg/kg KG/min Dauerzufuhr
- Sedierung (evtl. Morphin: 0,05–0,01 mg/kg KG i.v. als ED)
- Kopf-hoch-Schräglagerung
- Sauerstoffangebot erhöhen
- Positiv-inotrope Substanzen; diese sind aber bei Abflussbehinderungen ins linke Herz (Pulmonalvenenstenosen, Mitralstenose) in manchen Fällen kontraindiziert.
- Beatmung mit PEEP (mindestens 4–6 cmH$_2$O)

6.5.2 Kardiovaskuläre medikamentöse Therapie

Umfassende und geprüfte pädiatrische *Medikamentendosierungen* sind im Buch *Drug Doses* von Frank Shann bereits in der 17. Auflage vorhanden (*Shann F, 17th Edition, orders@drugdoses.com*), die auch als App auf das Mobiltelefon geladen werden kann.

Abb. 6.9 zeigt als zu beeinflussende Größen bei Herzinsuffizienz die Vorlast, die Nachlast, die Herzfrequenz und die Kontraktilität. Jede dieser 4 Größen kann gestört sein. Bei der Behandlung sollten alle 4 Achsen bedacht werden.

Vorlast

Im Allgemeinen verhalten sich die atrialen Füllungsdrücke direkt proportional zum intravasalen Blutvolumen und umgekehrt proportional zur ventrikulären Compliance:

- Bei *niedriger Vorlast* (ZVD 2–4 mmHg) *Volumengabe* (10–15 ml/kg KG kristalline Lösung, ggf. repetitiv)
- Bei *hoher Vorlast* (ZVD >10 mmHg) *Diuretika*

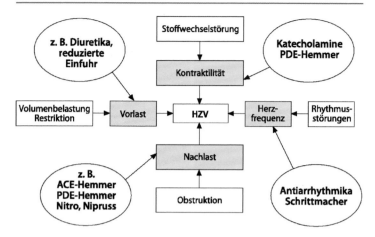

Abb. 6.9 Pathophysiologie der Herzinsuffizienz und beeinflussbare Größen Vorlast, Nachlast, Herzfrequenz und Kontraktilität. Jede dieser 4 Größen kann gestört sein. Bei der Herzinsuffizienzbehandlung sollten alle 4 Achsen bedacht werden

Diuretika Sie senken durch Verringerung des zirkulierenden Blutvolumens die Vorlast, reduzieren dadurch eine überhöhte enddiastolische myokardiale Dehnung und können damit den Dehnungsgrad nach dem Frank-Starling-Gesetz optimieren.

Furosemid
- 0,3–1,0 mg/kg KG ED i.v. oder p.o., alle 4–24 h
- i.v.-Dauerinfusion 0,1–1,0 mg/kg KG/h
- HWZ bei Neugeborenen länger als bei älteren Kindern

▶ **Wichtig** Furosemid ist bei Herzinsuffizienz und intravasaler Hypervolämie (erhöhter ZVD) indiziert, nicht aber zum Ausschwemmen peripherer Ödeme, die bei Kapillarleck oder nach schwerem Schock/Sepsis bei relativer intravasaler Hypovolämie verblieben sind. Hypotensions- und Schockgefahr.

Furosemid als Schleifendiuretikum kann bei Hyponatriämie kaum wirken. Bei Herzinsuffizienz sind aber die natriuretischen Peptide erhöht und das Natrium wird ausgeschieden. Deshalb parallel zur Furosemidgabe vorsichtig und langsam die Natriumzufuhr erhöhen (Serumnatrium soll >135 mmol/l)

Furosemid führt zu Kaliumverlust. Eine Elektrolytüberwachung ist unumgänglich. Bei Langzeitbehandlung ist Hydrochlorothiazid dem Furosemid vorzuziehen.

Spironolacton
- 2–3 mg/kg KG/Tag in 1–2 ED p.o. oder i.v.

Spironolacton (= Aldosteronantagonist) hat neben der gering diuretischen und guten kaliumsparenden Wirkung auch einen positiv inotropen Effekt auf das Myokard größerer Kinder (Renin-Angiotensin-Aldosteron-System) und ist deshalb ein fester Bestandteil der Herzinsuffizienztherapie größerer Kinder und Erwachsener (E1b) [30].

▶ **Wichtig** Hyperkaliämie bei Kombination von Spironolacton mit ACE-Hemmern [31]

Hydrochlorothiazid
- 2–4 mg/kg KG/Tag in 2 ED p.o.

Die sog. Diuretikaresistenz kann durch Nephronblockade mit Hydrochlorothiazid in Kombination mit Furosemid überwunden werden.

Nachlast
Mit steigender Nachlast nimmt die Pumpfunktion des Herzens ab. Der arterielle Blutdruck ist (sofern keine Aortenisthmusstenose vorliegt) ein Maß für den systemischen Perfusionsdruck, jedoch kein Maß für die Nachlast oder die Herzfunktion. Auch ein isovolumetrisch kontrahierender Ventrikel erzeugt einen Druck, ohne Volumen auszuwerfen. Aus guten arteriellen systolischen Drücken kann weder auf eine normale Pumpfunktion des Herzens noch auf eine ausreichende Gewebeperfusion geschlossen werden, da der Systemwiderstand peripher erhöht sein kann.

Phosphodiesterase-III-Hemmer

Milrinone Milrinone ist das geeignete Medikament zur Steigerung des HZV durch die Kombination aus Nachlastsenkung und positiver Inotropie [E1b] [32]. Rezeptorunabhängiger Wirkungsmechanismus durch Hemmung der Phosphodiesterase. Dadurch Erhöhung des intrazellulären cAMP-Spiegels und konsekutiv Beeinflussung des intrazellulären Calciumspiegels und Steigerung der Kontraktilität. An glatten Gefäßmuskeln führt eine Erhöhung des cAMP zur Steigerung des Calciumausstroms und dadurch zu einer Vasodilatation.

Indikation Sehr effektives und nebenwirkungsarmes Medikament postoperativ oder bei schwerer Herzinsuffizienz. Milrinone führt zu einer Steigerung der Kontraktilität und zu einer Vasodilatation. Beides zusammen bewirkt die Steigerung des HZV.

Nebenwirkungen Die periphere Vasodilatation kann einen bestehenden Volumenmangel verstärken und zu einer Abnahme des Koronarperfusionsdrucks (diastolischer Blutdruck) mit schlechterer myokardialer Funktion führen. Wenn nötig mit niedrig dosiertem Dopamin, Suprarenin oder Volumensubstitution kombinieren. Die seltene Nebenwirkung der Thrombopenie ist dosisabhängig und in wenigen Tagen reversibel.

Dosierung Bolus: 50 µg/kg KG als Kurzinfusion über 10–30 min zur Aufsättigung; Perfusor: 0,5–0,75 µg/kg KG/min.

Nachlastsenker
Nitroglycerin

Perfusor: 0,5–5 µg/kg KG/min.

Relaxation von glatter Muskulatur durch Stimulation der Guanylatcyclase, dadurch Verminderung des Calciumeinstroms und Erhöhung des Calciumausstroms. Nitroglycerin wirkt gering als exogene NO-Quelle.

Indikation Schnelles Durchbrechen einer (postoperativen) Zentralisation. Vorlastsenkung bei erhöhten Füllungsdrucken (E 3) [33].

Positive Inotropie

Katecholamine Bei Kindern mit akuter schwerer Herzinsuffizienz und eingeschränkter Kontraktilität sind kurzfristig rasch wirksame Katecholamine indiziert.

Dopamin Endogenes Katecholamin, 50 % der Wirkung ist direkt durch α-, β- und Dopaminrezeptoren vermittelt, 50 % durch Freisetzung von Noradrenalin aus sympathischen Nervenendigungen.

Nebenwirkungen Intrapulmonale Shunts, Steigerung der Füllungsdrücke.

Dosis
- Dopamin wird in folgenden Dosierungen verabreicht:
- 2–5 μg/kg KG/min. Fragliche Steigerung der Nierendurchblutung durch Stimulation der Dopaminrezeptoren. Saluretische Wirkung.
- 5–10 μg/kg KG/min. Hauptsächlich β-Rezeptorwirkung (z. T. durch myokardiale Noradrenalinfreisetzung).
- >10 μg/kg KG/min. Überwiegend α-Rezeptorwirkung. Systemische und pulmonale Vasokonstriktion mit Anstieg der Füllungsdrücke.

Dobutamin Unter Dobutamin kommt es im Wesentlichen zu einer Steigerung des HZV ohne Anstieg des peripheren oder pulmonalen Widerstands und ohne Zentralisation [34].

Nebenwirkungen Häufig kommt es zu Gewöhnung oder Tachykardie.

Dosis 5–20 μg/kg KG/min.

Adrenalin Hauptindikation liegt bei schwer reduzierter Kontraktilität und postoperativ reduzierter Myokardfunktion. Potentes Katecholamin, dosisabhängige Wirkung auf β- und α-Rezeptoren, in höheren Dosen (>0,1 µg/kg KG/min) signifikante α-Stimulation und Zentralisation.

Dosis 0,01–0,1–1,0 µg/kg KG/min. Dabei blutige kontinuierliche Arteriendruckmessung notwendig.

Noradrenalin Neurotransmitter des sympathischen Nervensystems. Hauptsächlich α-Rezeptorwirkung mit Vasokonstriktion. Die Nachlasterhöhung führt zu einer erhöhten systolischen Wandspannung, schlechterer Pumpfunktion und zu einem erhöhten Sauerstoffverbrauch. In hohen Dosen entsteht durch Vasokonstriktion eine Zentralisation und möglicherweise Oligo-/Anurie.

Indikation Bei volumenrefraktärer Hypotension mit guter myokardialer Funktion (z. B. „high output failure" bei Sepsis, Anaphylaxie).

Kontraindikation und Nebenwirkungen Kontraindiziert bei schlechter Myokardfunktion. Wichtig: Umfassendes Monitoring mit ZVS-Kontrollen, invasiver Blutdruckmessung, peripherer und zentraler Temperatur (Zentralisationsgefahr). Myokardiale Funktion wird wegen steigender Nachlast darunter oft schlechter.

Dosis 0,01–0,1–1,0 µg/kg KG/min.

Orciprenalin

Dosis 0,05–0,5 µg/kg KG/min.

Indikation Indiziert nur bei bradykarden Rhythmusstörungen (z. B. AV-Block III zur akuten Anhebung der Ersatzfrequenz).

Digitalis

Wirkmechanismus Hemmung der Na/K-ATPase. Vor allem bei Frühgeborenen spricht die Nutzen-Risiko-Analyse *gegen* die Gabe von Digitalis. In der Mehrzahl der deutschen Kinderkardiologien ist Digitalis überhaupt nicht mehr im Gebrauch. Bei Erwachsenen mit Herzinsuffizienz hat Digitalis nicht zu einer Reduzierung der Letalität geführt (E1b) [35]. Die Digitalisrezeptoren sind beim Neugeborenen noch nicht ausgereift, sodass bei ihnen erst recht keine wesentliche positiv-inotrope Wirkung zu erwarten ist. Wohl aber ist die breite Palette der Nebenwirkungen lebensgefährlich.

ACE-Hemmer ACE-Hemmer sind ein fester Bestandteil der Herzinsuffizienztherapie bei Erwachsenen, nachdem ihr positiver Effekt auf die Letalität gesichert wurde. Studien bei Kindern mit Kardiomyopathien haben vergleichbare positive Effekte auf Hämodynamik, Ventrikelfunktion und die neurohumorale Aktivität gezeigt. Eine arterielle Hypotension und eine Niereninsuffizienz sollten durch eine langsame Dosissteigerung unter Blutdruck- und Kreatininkontrollen vermieden werden. Insbesondere in Kombination mit Aldosteronantagonisten kann es zu schweren Hyperkaliämien kommen. Für Neugeborene gibt es z. Zt. keine prospektiven Studien, die einen positiven klinischen Effekt nachweisen.

Captopril

Dosis 0,1–2,0 mg/kg KG/Tag in 3 ED.

β-Rezeptorantagonisten β-Blocker reduzieren die zirkulierende Katecholaminkonzentration und wirken deren schädlichen myokardialen Effekten entgegen. Folge: Langfristige Erhöhung des HZV, Reduzierung der kardialen Nekrosen, der Ventrikelhypertrophie und Fibrose. Der positive Effekt auf die Mortalität und auf wichtige Surrogatparameter ist bei Erwachsenen gesichert. Erste kleine Studien bei Kindern mit Kardiomyopathien bestätigen den positiven Effekt auf die klinische Symptomatik und Ejektionsfraktion bei der dilatativen Kardiomyopathie. Für Neugeborene gibt es noch keine ausreichenden prospektiven Studien [36].

Metoprolol

Dosis Oral: Start mit 0,1–0,2 mg/kg KG ED, alle 8–12 h. Ziel-
dosis 1–3 mg/kg KG/Tag in 2–3 ED po.

6.5.3 Hypotension bei Früh- und Neugeborenen ohne Vitium cordis

Abb. 6.10 zeigt systolische Blutdruckperzentilen in Abhängigkeit
vom Gestationsalter für den 1. und den 10. Lebenstag [37].
  Der Einsatz von Katecholaminen bei Früh- und Neugeborenen
ohne strukturellen Herzfehler oder myokardiale Insuffizienz ist
nur unzureichend studiert. Um eine zu Organminderperfusion
führende arterielle Hypotension nach Adaptationsstörungen, Asphyxie oder Sepsis zu behandeln, sollte in erster Linie eine
Volumensubstitution (Abschn. 1.6.3) erfolgen [38, 39]. Anhaltende Organminderperfusion ist mit IVH [40] und möglicherweise auch NEC, PVL und Nierenversagen assoziiert. Abb. 6.10
zeigt, dass in den ersten Lebensstunden deutlich niedrigere Norm-

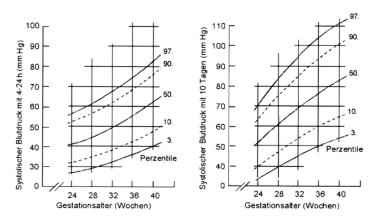

Abb. 6.10 Perzentilen des systolischen Blutdrucks beim Neugeborenen
(Manschettenmethode, Doppler-Technik) in Abhängigkeit vom Gestationsalter. *Links* am 1., *rechts* am 10. Lebenstag

werte für Neugeborenen vorliegen als in den folgenden Tagen. Der gemessene Blutdruck korreliert mit der Organperfusion jedoch nur bedingt. Bei hohem Systemwiderstand kann auch ein normaler Blutdruck mit „low-cardiac output" einhergehen. Klinische Zeichen wie Rekapillarisierungszeit >3 s, Anurie, Laktatazidose können wegweisend sein.

Wann Katecholamine verabreichen? Wenn Volumenmangel ausgeschlossen oder adäquat behandelt ist und die Hypotension persistiert (Normwerte Abb. 6.10).

Welche Katecholamine verabreichen? Hier liegen keine ausreichenden randomisierten Studien und Langzeitergebnisse vor [41]. Jedoch bestand bei Kindern unter 1500 g kein Unterschied hinsichtlich der gemessenen zerebralen Oxygenierung (NIRS), der Blutdrucksteigerung und der Nebenwirkungen, wenn niedrig dosiertes Epinephrin (Adrenalin) oder Dobutamin gegeben wurde [42]. Dopamin hebt bei Frühgeborenen den Blutdruck bei schwerer Hypotonie effektiver an als Dobutamin. Die Metaanalyse zeigt jedoch keinen Unterschied hinsichtlich Letalität, Tachykardie, PVL oder IVH. Langzeiteffekte sind nicht ausreichend untersucht (E1a, NNT 4,4) [43, 44]. Die Inzidenz der arteriellen Hypotension steigt durch Sedierung der Kinder rapide an (Reduzierung der endogenen Katecholamine und periphere Vasodilatation). Lokalanästhesie bei kleinen Eingriffen, frühzeitige Extubation oder individuelle Respiratoreinstellungen ermöglichen eine weitgehende Vermeidung von Sedierung mit der Folge der Vermeidung von Katecholaminen.

6.5.4 Arterielle Hypertonie

Definition Häufig wird in der Literatur die (nicht sehr differenzierte) Definition von Adelman [45] verwendet (Tab. 6.4).

Für gestations- und lebensaltersspezifische Perzentilenkurven für den Blutdruck siehe Abb. 6.10.

Je nach Definition wird die Häufigkeit einer arteriellen Hypertonie in der Neonatalperiode mit 1–5 % angegeben [45].

Tab. 6.4 Definition der arteriellen Hypertonie

	Systolischer Blutdruck	Diastolischer Blutdruck
Reife Neugeborene	>90 mmHg	>60 mmHg
Frühgeborene	>80 mmHg	>50 mmHg

Ursachen

Gefäßanomalien
- Aortenisthmusstenose
- Nierenarterienstenose

Renale Ursachen
- Nierenhypoplasie, -dysgenesie
- obstruktive Uropathie
- akutes Nierenversagen
- Nierenarterien-, Nierenvenenthrombose
- Nierentumor
- Nephrocalcinose

Endokrine Ursachen
- adrenogenitales Syndrom
- Morbus Cushing
- Neuroblastom

Andere Ursachen
- erhöhter intrakranieller Druck
- starke Schmerzen
- Flüssigkeitsüberladung
- Medikamente (Steroide, Methylxanthine, Sympathomimetika)

Diagnostik
- Blutdruckmessung in Ruhe an allen vier Extremitäten
- Ultraschalluntersuchung mit Gefäßdoppler von Schädel, Herz, großen Gefäßen, Nieren und ableitenden Harnwegen
- Sammelurin auf Katecholamine
- 17-OH-Progesteron, Cortisol
- Medikamentenanamnese

Therapie Aufgrund des seltenen Auftretens gibt es keine kontrollierten Studien. Die Therapieempfehlungen sind großenteils von der Behandlung älterer Kinder übernommen.

- Flüssigkeitsrestriktion
- Stufenweise orale medikamentöse Therapie entsprechend Tab. 6.5, in der Regel beginnend mit einem Diuretikum, dann ggf. Zugabe eines β-Blockers und eines Vasodilatators oder ACE-Hemmers
- Intravenöse Therapie bei lebensbedrohlichen Zuständen

Tab. 6.5 Medikamentöse Therapie der arteriellen Hypertonie

Wirkprinzip	Präparat	Einzeldosis [mg/kg]	Häufigkeit (pro Tag)
Milde bis moderate Hypertonie: orale Behandlung			
Diuretika	Hydrochlorothiazid	2–2,5	2
	Furosemid	1–2	2–4
β-Blocker	Propranolol	0,25	3–4
Vasodilatator	Hydralazin	0,2–0,5	2–3
ACE-Hemmer	Captopril	0,02–0,5	2–3
Ca-Antagonist	Nifedipin	0,25–0,5	Wiederholt
Hypertensive Notfälle: intravenöse Behandlung			
Vasodilatator	Hydralazin	0,1–0,5	4
Vasodilatator	Diazoxid	2–5 mg	2
Vasodilatator	Nitroprussid-Natrium	0,05–1 (–5) µg/ kg/min	Dauerinfusion

6.6   Herzrhythmusstörungen

Herzrhythmusstörungen fallen häufig schon vor der Geburt (CTG, Sonografie) auf und sind in der Mehrzahl der Fälle bei Neugeborenen harmlos, v. a. wenn sie nicht Symptome kardialer Grunderkrankungen sind. Zu den harmlosen Rhythmusstörungen zählen Extrasystolen, die bei Neugeborenen meist supraventrikulären Ursprungs sind. EKG und Langzeit-EKG sind diagnostisch entscheidend [46].

Im Tiefschlaf kann eine Sinusbradykardie in einen wandernden Schrittmacher oder eine einfache AV-Interferenz übergehen, zwei ebenfalls in der Regel belanglose Arrhythmien. Auch AV-Blockierungen 1. und 2. Grades sind zunächst nicht bedrohlich. Sie bedürfen aber der genauen Überwachung und kinderkardiologischen Abklärung; sie können z. B. auch Hinweis auf eine Myokarditis oder eine Elektrolytentgleisung (Hyperkaliämie) sein.

Evidenz: Zu Rhythmusstörungen und deren Therapie in der Neonatal- oder Säuglingszeit existiert keine Evidenz höher als Stufe E3.

6.6.1   Supraventrikuläre Rhythmusstörungen

Ursache *Supraventrikuläre Tachykardien (SVT)* sind die häufigsten symptomatischen Tachykardien im Neugeborenen- und Säuglingsalter. In diesem Alter verbirgt sich dahinter in den meisten Fällen eine *akzessorische Leitungsbahn*. Alternativ kommen AV-Knoten-Reentry-Tachykardien oder selten ektop atriale Tachykardien oder Vorhofflimmern oder Vorhofflattern als Ursache in Frage. Etwa jede vierte SVT ist mit einem angeborenen Herzfehler assoziiert, weshalb in jedem Fall eine Echokardiografie erfolgen sollte.

Symptome Eine SVT kann sich als lebensbedrohliches Ereignis manifestieren, kann aber auch über Stunden oder Tage symptomarm bleiben oder/und zu einer chronischen Herzinsuffizienz (Tachymyopathie) führen. In diesem Falle ähnelt die Erkrankung echokardiografisch einer dilatativen Kardiomyopathie.

Therapie der SVT hängt von der Symptomatik des Kindes ab.

In *lebensbedrohlicher Situation mit Kreislaufschock* und Bewusstlosigkeit sollte umgehend eine synchronisierte elektrische Kardioversion (1–4 Joule/kg KG) erfolgen. Eine vorsichtige Vagusstimulation (z. B. Eisbeutel ins Gesicht, einseitiger Karotissinusdruck oder Spateldruck auf Zungengrund) sollte in der Vorbereitungsphase nur dann versucht werden, wenn dadurch keine Zeitverzögerung entsteht. In seltenem Fall können eine Herzdruckmassage, Intubation und Reanimation zeitgleich mit der Kardioversion nötig werden.

Bei *SVT mit geringen Zeichen der Herzinsuffizienz* kann neben der Vagusstimulation ein i.v.-Zugang gelegt und Adenosin verabreicht werden. Bei Erfolglosigkeit oder baldiger Wiederkehr nach initialer Terminierung sollte (immer in Abhängigkeit von der Symptomatik des Kindes bei strenger Nutzen/Risiko-Abwägung) eine medikamentöse Therapie unter optimaler Kreislaufüberwachung auf der Intensivstation begonnen werden. Propafenon, Flecainid oder Sotalol (und bei Erfolglosigkeit auch Amiodaron) kommen in Frage. All diese Medikamente haben neben ihrer negativen Inotropie auch ein eigenes Potenzial zur Proarrhythmie und sollten nach Ausschluss eines Vitium cordis von Kinderkardiologen gesteuert werden (QRS-Breite beachten). Bei 80 % der innerhalb der beiden ersten Lebensmonate erstmals aufgetretenen SVT kam es bis zum Alter von 8 Monaten zu einem spontanen Sistieren der Tachykardieneigung, weshalb sich zum Ende des 1. Lebensjahres bei den medikamentös behandelten Kindern ein Auslassversuch anbietet [47].

Adenosin Bolus: 0,1–0,3 mg/kg KG.
Injektion nur unter Monitorüberwachung und EKG-Schreibung
[48].

Halbwertszeit von nur 2–3 s, deshalb muss Adenosin hoch
konzentriert aufgezogen und rasch injiziert werden. Sofortige
Nachinjektion von Glukose 5 %, damit es in ausreichender Bolus-
konzentration im Herzen ankommt. Bereits nach 20–30 s kann die
Injektion mit gesteigerter Dosis wiederholt werden.

Wirkmechanismus Dieses Purinnukleosid führt innerhalb weniger Sekunden zu einer kurzanhaltenden höhergradigen AV-
Blockierung.

Nebenwirkungen Bradykardie, vorzeitige ventrikuläre Extra-
systolen, Hautrötung, Übelkeit, selten Atemstörung, (sehr selten
Auslösen einer ventrikulären Tachykardie, deshalb Defi-
Bereitschaft).

Amiodaron [49] Amiadoron verlängert die Dauer des Aktions-
potenzials und der Refraktärperiode. Es hat bei langfristiger Anwendung Nebenwirkungen auf unterschiedliche Organe (auch
Augen und Schilddrüse) und sollte bei supraventrikulären Tachykardien erst als Medikament der letzten Wahl vom Kinderkardiologen eingesetzt werden. Seine Halbwertszeit von mehreren Wochen muss bei der Wahl von nachfolgenden Antiarrhythmika beachtet werden.

6.6.2 Sonstige Rhythmusstörungen

Der *AV-Block 3. Grades* wird als idiopathische Rhythmusstörung
von reifen Neugeborenen meist gut toleriert; die Ventrikel-
frequenz liegt in diesem Alter dann um 60–80/min. Als Ursache
der „idiopathischen" Form findet sich oft ein Lupus erythematodes der Mutter. Tritt der AV-Block 3. Grades aber als Begleit-
erscheinung eines Herzfehlers, einer Myokarditis, einer Digitalis-
medikation oder Hypoxie auf, so stellt er eine vitale Bedrohung

dar. Die Ventrikelfrequenzen können dann weit unter 60/min abfallen. Bei der Asystolie wird entweder kein Reiz mehr im Sinusknoten gebildet, oder die Reizleitung ist total blockiert, ohne dass Ersatzrhythmen einspringen.

Beim *Kammerflattern* (Frequenz 200–300/min) und v. a. beim *Kammerflimmern* (Frequenz >300/min) ist keine effektive Ventrikelkontraktion mehr möglich. Funktionell entspricht die Situation einer Asystolie und erfordert eine sofortige elektrische Defibrillation (asynchron 2–10 Joule/kg KG) und Reanimation mit Herzdruckmassage, Intubation und Beatmung etc.

Der Weg zur gezielten antiarrhythmischen Therapie führt über die elektrokardiografische Differenzialdiagnose. Dabei sind zu unterscheiden:

- *Bradykarde Formen*
  - AV-Bock 3. Grades mit inadäquatem Ersatzrhythmus
  - sinuatrialer Block 3. Grades mit inadäquatem Ersatzrhythmus
- *Tachykarde Formen*
  - Kammerflattern
  - Kammerflimmern
  - Mischformen

Bei den *tachykarden ventrikulären Formen* steht die wiederholte Defibrillation oder im Einzelfall auch Amiodaron (5 mg/kg KG als langsame Kurzinfusion) oder Xylocain (1–2 mg/kg KG i.v.) im Vordergrund.

Bei den *bradykarden Formen* muss eine Schrittmacherstimulation (transösophageal oder transthorakal) erfolgen, wenn Adrenalin i.v. oder intratracheal (0,01–0,03 mg/kg) und Orciprenalin (Dosierung wie Adrenalin), Atropin (0,01 mg/kg) und Calciumglukonat 10 % (1–2 ml/kg) i.v. erfolglos bleiben.

Implantierbare Ventrikelschrittmacher sind inzwischen so miniaturisiert, dass sie bei Frühgeborenen ab 1500 g implantiert werden können [50]. Bei noch kleineren Kindern können externe temporäre Elektroden mittels Mini-Thorakotomie chirurgisch auf das Ventrikelmyokard geheftet und getunnelt transdermal ausgeleitet werden. Die Stimulation erfolgt dann über Wochen mittels des extern liegenden Schrittmachers.

Bei Frühgeborenen wurden vereinzelte Phasen von Asystolie (>3 s) und Bradykardie (HF <20/min) bei 1,8 % der Kinder beobachtet. Diese Phasen waren mit Apnoen und Sättigungsabfällen assoziiert, die Kinder hatten bei späteren Nachuntersuchungen keine kardialen Auffälligkeiten [51].

6.7 Ductus arteriosus

6.7.1 Ductus arteriosus bei duktusabhängigen Vitien

Bei einigen angeborenen Herzfehlern ist die Persistenz des Ductus arteriosus lebensrettend:

- Der Ductus arteriosus ist notwendig zur Aufrechterhaltung des *Systemkreislaufs*
  - bei Aortenatresie oder kritischer Aortenstenose,
  - bei präduktaler Aortenisthmusstenose,
  - beim unterbrochenen Aortenbogen,
  - beim hypoplastischen Linksherz.
- Der Ductus arteriosus ist notwendig zur Aufrechterhaltung der *Lungendurchblutung*
  - bei Pulmonalatresie mit oder ohne Ventrikelseptumdefekt,
  - bei kritischer Pulmonalstenose,
  - bei schwerer Ebstein-Anomalie.

Bei der d-Transposition der großen Arterien ohne VSD sollte der Ductus arteriosus bis zur Korrekturoperation offengehalten werden. Zum *Offenhalten* oder *Wiedereröffnen* des Ductus arteriosus steht für Neugeborene *Prostaglandin E1* (Alprostadil) als Minprog® 500 mcg zur Verfügung [52]. Eine Therapie über mehrere Wochen ist wegen vielfältiger Nebenwirkungen zu vermeiden.

Akute Nebenwirkungen der Prostaglandin-E1-(PGE)-Therapie treten bei höheren Dosierungen auf:

- Zu *Beginn* der Behandlung:
  - Oft *Blutdruckabfall* durch systemische Vasodilatation. Deshalb insbesondere bei d-TGA zeitgleich mit PGE-Beginn schnelle Volumengabe, kristallin 10–15 ml/kg KG als Kurzinfusion über 5–20 min und ggf. wiederholen.
- Im *Verlauf* der Behandlung (dosisabhängig):
  - Vasodilatation in der Haut mit Ödembildung
  - Herzrhythmusstörungen
  - zentralnervöse Erscheinungen: Krampfbereitschaft, Lethargie, Fieber
  - respiratorische Insuffizienz: mit Hypoventilation bis zur Apnoe
  - NEC-Risiko, Durchfall, Blutungsneigung

Bei pränatal bekanntem duktusabhängigem Vitium sollte bereits im Kreißsaal ein peripherer Zugang gelegt und die PGE-Dauerzufuhr begonnen werden. Dann kann mit einer moderaten Erhaltungsdosis (5–10 ng/kg KG/min) statt mit Bolusgabe begonnen werden, und Nebenwirkungen sind dann unwahrscheinlich [53].

Wegen der zahlreichen Nebenwirkungen unter höheren Dosierungen sollten vor und während PGE-Therapie überprüft werden: Atemfrequenz, Herzfrequenz, EKG, Blutdruck an Armen und Beinen, Blutgase, transkutaner Sauerstoffpartialdruck bzw. Sauerstoffsättigung, Rektaltemperatur.

Während der Medikation zu überprüfen: Blutbild einschließlich Thrombozyten, Elektrolyte, Blutzucker, Kreatinin und Transaminasen.

Dosieranleitung Minprog*
- In 50 ml G 5 % werden 50 µg Minprog® aufgezogen: 2 ml = 2 µg (= 2000 ng) Minprog®; 1 ml/h = 17 ng/min
- Bei einem reifen Kind mit 3,3 kg entspricht dies: 2 ml/h = 10 ng/kg KG/min (Erhaltdosierung 5–10 (−15) ng/kg KG/min)

* 1 Ampulle Minprog® enthält 500 µg und kann in der klinikeigenen Apotheke in 10 Anteile à 50 µg fraktioniert werden.

Wenn das duktusabhängige Vitium erst mit Duktusverschluss bei symptomatischem Kind erkannt wird, sollte zur Wiedereröffnung mit einer gesteigerten Dosis (z. B. 30–50 ng/kg KG/min) für 30–120 Minuten begonnen und bei Therapieerfolg zügig reduziert werden. Eine begleitende Volumengabe ist wichtig.

▶ **Wichtig** Bei hoch dosierter PGE-Medikation sollte wegen NEC-Gefahr eine Nahrungspause erfolgen.

Für die PGE-Medikation muss ein zweiter sicher liegender peripherer Zugang vorhanden sein, damit keine intermittierenden Bolusgaben aus dem Schlauch erfolgen. Wegen der Gefahr der Apnoe muss Intubationsbereitschaft bestehen.

Klinische Zeichen des PGE-Effekts:

- Bei duktusabhängiger Lungendurchblutung: Anstieg der O_2-Sättigung; Wirkungsmaximum evtl. erst nach 30 min.
- Bei duktusabhängiger Systemdurchblutung: bessere Pulsqualität, Anstieg des Blutdrucks, Besserung der Nierenfunktion, Abfall des Laktats. Der Effekt wird erst später sichtbar als bei der duktusabhängigen Lungendurchblutung.

Operativer aortopulmonaler Shunt oder Duktus-Stenting
Wenn eine Korrekturoperation (noch) nicht möglich ist, kann ein aortopulmonaler Shunt durch einen Kinderherzchirurgen operativ angelegt werden. Je nach Anatomie kann ein zentraler Shunt zwischen Aorta ascendens und Pulmonalarterienstamm oder ein modifizierter BT-Shunt zwischen Truncus brachiocephalicus und rechter Pulmonalarterie erfolgen. In den letzten Jahren hat sich das katheterinterventionelle „Duktus-Stenting" (Offenhalten mit einem Drahtgeflecht) durch den interventionellen Kinderkardiologen als gleichwertige Alternative zu dem chirurgischen Eingriff entwickelt. [54, 55]. Die Frühletalität ist vergleichbar, die mittlere Sterblichkeit und die prozedurale Komplikationsrate sind sogar niedriger, aber das Risiko für unerwartete Re-Interventionen ist höher als bei der operativen Variante [56]. In beiden Fällen ist die Thrombozytenhemmung mit ASS (3–5 mg/kg KG/d) zum Offenhalten unabdingbar.

6.7.2   Persistierender Ductus arteriosus (PDA) des Frühgeborenen

Die Inzidenz eines PDA korreliert invers mit dem Gestationsalter. Etwa 20–30 % der Frühgeborenen unter 1500 g entwickeln einen symptomatischen PDA. Je unreifer ein Frühgeborenes ist, umso unreifer ist auch die Muskulatur des Ductus arteriosus. Sie reagiert schwächer auf die postnatalen Kontraktionsreize. Über den PDA erfolgt ein Rückfluss von Blut aus der Aorta in die Pulmonalarterien, welches einer pulmonalen Rezirkulation zugeführt wird (Lungenüberflutung, Lungenödem, „weiße Lunge"). Dieses Blut wird dem Körperkreislauf entzogen, sodass die Durchblutung des Gehirns, des Gastrointestinaltraktes und der Nieren reduziert ist (Abb. 6.11). Diese Symptomatik fällt auf, wenn der Lungengefäßwiderstand in den ersten Lebenstagen absinkt und sich der Linksrechts-Shunt über den PDA vermehrt, denn solange der System- und der Lungenwiderstand nicht unterschiedlich sind, kann kein großes Volumen fließen.

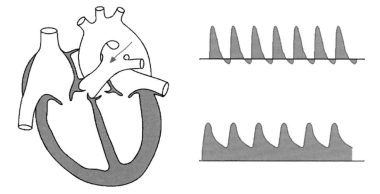

Abb. 6.11 Persistierender Ductus arteriosus (PDA). Dopplersonografischer Blutfluss in der A. cerebri anterior vor (*oben*) und nach (*unten*) Duktusverschluss

Diagnosekriterien
Klinische Zeichen
- Systolisches-diastolisches Herzgeräusch (aber ein fehlendes Geräusch schließt einen PDA nicht aus)
- Hyperaktives Präkordium
- Kräftige periphere Pulse (celer et altus)
- Große Blutdruckamplitude bei niedriger Diastole (ggf. Hypotension)
- Herzinsuffizienz (z. B. Hepatomegalie, Tachykardie, Ödeme)
- Verschlechterung oder fehlende Besserung der respiratorischen Situation (z. B. Beatmungsbedarf auch nach Surfactant, Re- oder Neuintubation, Erhöhung der Beatmungsparameter)
- Auffälliges Abdomen oder NEC-Verdacht (bei dopplersonografisch erfasstem diastolischem Flussverlust im Mesenterial- oder Zerebralstromgebiet) (Abb. 6.11).

Radiologische Zeichen
- Verstärkte Lungengefäßzeichnung
- Anzeichen eines Lungenödems
- Kardiomegalie

Echokardiografische Zeichen
- Nachweis des Shuntflusses und der Shuntrichtung
- Durchmesser des PDA >2 mm an engster Stelle bei FG <1500 g weist auf Bedeutsamkeit des PDA hin (E2b) [57]
- Größenverhältnisse des linken Vorhofes zur Aorta, LA/AO-Ratio >1,5 weist ab dem 2. Lebenstag auf Bedeutsamkeit des PDA hin (E2b) [58]
- Diastolisch retrograder Fluss in der Aorta descendens
- Erhöhtes linksventrikuläres Schlagvolumen und erhöhter Fluss in der oberen Hohlvene

▶ **Wichtig** Sicherer Ausschluss duktusabhängiger Vitien (Abschn. 6.7.1) und Ausschluss einer PPHN (Abschn. 6.8) mit Rechts-links-Shunt über den PDA.

Gefäß-Doppler Pathologischer diastolischer Fluss in den Zerebralarterien bei PDA (Resistance-Index erhöht oder „time average velocity" erniedrigt).

Prävention Flüssigkeitsrestriktion (bei normalem Serumkreatinin) führt zu einer niedrigeren Inzidenz von PDA bei gleichzeitiger Senkung der NEC-Häufigkeit (E1a) [59].

►   **Wichtig** Eine PDA-assoziierte Minderperfusion parenchymatöser Organe kann zu PVL, Niereninsuffizienz und/oder NEC führen.

Therapie
- Verbesserung der Oxygenierung (Hypoxie steigert die Prostaglandinproduktion), Cave: Retinopathie (Abschn. 3.10)
- Eventuell Bluttransfusion bei Hämatokritwerten unter 45 %

Wird damit in 1–2 Tagen keine Besserung erzielt, sollte der hämodynamisch belastende symptomatische Ductus arteriosus beim beatmeten VLBW medikamentös oder operativ verschlossen werden.

Indikation zum Duktusverschluss Die Häufigkeit der Duktusintervention ist in den letzten Jahren deutlich zurückgegangen. Im Vermont Oxford Network wurden kürzlich 291.292 VLBW der Geburtsjahre 2012–2019 aus 806 US NICUs analysiert. Ein Viertel wies einen PDA auf und 20 % wurden spezifisch behandelt. Allerdings variierte die Behandlungsrate zwischen den NICUs von 0–67 %, obwohl sich die Patienten nicht wesentlich unterschieden [60].

Neue Metaanalysen bestätigen zwar die Effektivität der Indometacin- oder Ibuprofentherapie, können jedoch im Vergleich zu Placebo oder „no treatment" wenig positiven Langzeiteffekt bezüglich der BPD-Rate, der NEC-Rate und der Magen-Darm-Blutungsrate finden [61]. Allerdings scheint die Duktusbehandlung bei Kindern <1000 g die höhergradige Hirnblutungsrate zu vermindern [62].

Es gibt keine einheitliche Definition von „hämodynamischer Relevanz". In vielen Kliniken wird eine PDA-Intervention ab einem Lebensalter von 24 h durchgeführt, wenn folgende Kriterien erfüllt sind:

- PDA mit Links-rechts-Shunt *und*
- mechanische Beatmung oder FiO_2 >0,3 unter CPAP *und*
- Duktusdurchmesser an engster Stelle >2 mm *und/oder*
- LA/Ao-Ratio >1,5 *und/oder*
- diastolischer Nullfluss in der A. cerebri anterior oder im Truncus coeliacus

Fünf echokardiographische Variablen (der Pulmonary Perfusion Index, LV-Output, das Velocity Time Integral der Arteria mesenterior superior, die Peak Diastolic Flow Velocity der Lungenvenen und der diastolische Rückwärtsfluss in der deszendierenden Aorta) scheinen prädiktive unabhängige Parameter bezüglich der Entwicklung einer chronischen Lungenerkrankung oder des Versterbens zu sein [63].

▸ **Wichtig** Der langfristige Nutzen der Duktusintervention ist fraglich. Je geringfügiger die klinische Symptomatik, desto eher besteht keine Indikation zum Duktusverschluss.

Kontraindikation zum medikamentösen Duktusverschluss
- Duktusabhängiges Vitium cordis (Ausschluss durch Kinderkardiologen)
- PPHN
- Thrombopenie <70/nl
- Nekrotisierende Enterokolitis
- Niereninsuffizienz mit Kreatinin >1,5 mg/dl oder Oligurie <1 ml/kg KG/h

Medikamentöser PDA-Verschluss Ibuprofen scheint genau so wirksam wie Indomethacin beim PDA-Verschluss zu sein. Ibuprofen reduziert das NEC-Risiko und die transiente renale Insuffizienz. Orale Ibuprofenverabreichung scheint genauso wirksam zu sein wie die intravenöse Gabe. Die Datenlage des Ibuprofens reicht allerdings bisher nicht aus, um die Vor- oder Nachteile zwischen Hoch- vs. Standarddosis, kontinuierlicher Verabreichung vs. Bolusgabe oder früher vs. später Verabreichung zu bestimmen. Außerdem fehlen bei Ibuprofen Studien zum Langzeit-Follow-up [64]. Bei einer Hyperbilirubinämie an der Austauschgrenze sollte auf Ibuprofen verzichtet werden.

Ibuprofen   Wird seit 1995 in klinischen Studien zum Duktusverschluss eingesetzt und erhielt 2004 die Zulassung zur Duktusintervention bei Frühgeborenen in Europa. Die HWZ ist mehr als doppelt so lang wie bei Indometacin.

Dosierung   10–5–5 mg/kg KG im Abstand von jeweils 24-h als 30-min-i.v.-Kurzinfusion.

Indomethacin   Das nichtsteroidale Antiphlogistikum wird seit mehr als 40 Jahren erfolgreich zum medikamentösen PDA-Verschluss eingesetzt.

Wirkmechanismus   Nichtselektive Hemmung der an der Prostaglandinbiosynthese beteiligten Enzyme Cyclooxygenase-1 und -2, HWZ 20 h.

Nebenwirkungen   Einschränkung der zerebralen, mesenterialen und renalen Durchblutung mit transienter Niereninsuffizienz und Thrombozytenaggregationshemmung.

Die Indomethacin-Behandlung des *asymptomatischen PDA* hat zwar die Häufigkeit des symptomatischen PDA gesenkt und die Dauer der O_2-Gabe verkürzt, hatte aber keinen Einfluss auf Letalität, Retinopathie, Hirnblutungs-, NEC-Häufigkeit oder auf die Dauer des stationären Aufenthaltes (E1a) [65].

Dosierung   Initial: 3-mal 0,2 mg/kg als i.v. 30-min-Kurzinfusion (oder i.m.) im Abstand von jeweils 12 h.

Da der Duktusverschluss zunächst immer funktionell ist, kann er sich wieder öffnen, wenn der Reiz zur Kontraktion nachlässt. Jedoch zeigt die Metaanalyse keinen Vorteil in einer anschließenden Erhaltungstherapie [66].

Keine Flüssigkeitsrestriktion während Indomethacinbehandlung. Die Erfolgsrate (ca. 70 %) ist abhängig vom Gestations- und Lebensalter. Jenseits der 4. Lebenswoche nimmt die Erfolgsquote rapide ab.

Chirurgischer PDA-Verschluss Verschließt sich der PDA unter medikamentöser Therapie nicht, eröffnet er sich wieder oder liegt eine Kontraindikation für eine medikamentöse Behandlung vor, so kann in Abhängigkeit von der Schwere der Symptomatik eine chirurgische Intervention (Duktusligatur) durchgeführt werden [67]. Diese sollte ohne Transport des Kindes auf der Intensivstation durch einen erfahrenen Kinderherzchirurgen erfolgen. Hierbei wird nach linkslateraler Thorakotomie und Schonung der umgebenden Strukturen ein Clip auf den PDA gesetzt. Auf eine Durchtrennung wird in der Regel verzichtet.

Katheterinterventioneller PDA-Verschluss In bisher weltweit wenigen Zentren wird auch bei Kindern zwischen 700 g und 2 kg der neue Amplatzer Piccolo Occluder interventionell (derzeit noch im Herzkatheterlabor) zum PDA-Verschluss des Frühgeborenen in vereinzelten Fällen eingesetzt. Ob und für welche Patientengruppe sich diese Methode als Alternative zur chirurgischen Duktusligatur durchsetzen wird, werden die kommenden Jahre zeigen [68].

Hämodynamisch nicht wirksamer PDA Wenn der Ductus arteriosus zum Zeitpunkt der Entlassung des Kindes noch persistiert, sollte eine echokardiografische Kontrolle im Alter von ca. 6 Monaten erfolgen. Dann kann falls nötig mit den Eltern über den richtigen Zeitpunkt des katheterinterventionellen Verschlusses gesprochen werden [69]. Selten gibt es einen PDA, der bei zunächst kaum symptomatischem Kind mit pulmonaler Hypertension einhergeht und in einer Eisenmenger-Reaktion enden kann. Dieser muss im 1. Lebensjahr interventionell oder operativ verschlossen werden.

6.8 Persistierende pulmonale Hypertension des Neugeborenen (PPHN)

Pathophysiologie Normalerweise sinkt der pulmonale Gefäßwiderstand postnatal rasch ab. Die fetalen Kreislaufkurzschlüsse – offener Ductus arteriosus, offenes Foramen ovale und Ductus venosus Arantii – schließen sich (das Foramen zunächst nur funktionell). Unterbleibt dieser kardiopulmonale Adaptationsprozess, resultiert das Krankheitsbild der PPHN: Der pulmonalarterielle Druck und Widerstand bleiben hoch, über das Foramen ovale bleibt ein Rechts-links-Shunt bestehen. Über verschiedene Triggermechanismen kann eine Vasokonstriktion im kleinen Kreislauf ausgelöst werden, die ihrerseits in einen Circulus vitiosus einmündet (Abb. 6.12). Das Blut der Aorta ascendens und der Aortenbogengefäße ist dabei mäßig, das der Aorta descendens (wegen des PDA mit Rechts-links-Shunt) deutlich untersättigt

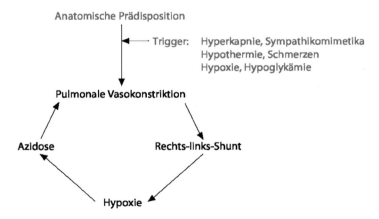

Abb. 6.12 Pathogenese der persistierenden pulmonalen Hypertension (PPHN)

(dissoziierte Zyanose). Chronische fetale Hypoxie führt zu Hypertrophie der pulmonalen Gefäßmuskulatur.

Die PPHN ist ein uneinheitliches Krankheitsbild. Man kann 2 Formen unterscheiden:

- primäre oder idiopathische Form
- sekundäre oder symptomatische Form

Ein erhöhtes Risiko besteht, wenn Mütter einen Diabetes mellitus haben [70], Raucherinnen sind [71] oder in der zweiten Schwangerschaftshälfte Antidepressiva (selektive Serotonin-Wiederaufnahme-Hemmer; SSRI) eingenommen haben (E1a) [72].

Bei der *sekundären Form* sind verschiedene Auslöser bekannt:

- Asphyxie/Hypoxie (v. a. ante partum und sub partu)
- Mekoniumaspiration [73]
- B-Streptokokken-Pneumonie
- Polyzythämie (Akzeptor bei fetofetaler Transfusion)
- Hydrops fetalis
- Lungenhypoplasie
- Surfactant-Protein-B-Mangel (Abschn. 5.2.1)
- Zwerchfellhernie (Abschn. 7.1.5)

Ob ein Neugeborenes in einer der o. g. Situationen eine sekundäre PPHN entwickelt, hängt von seiner genetischen Disposition und von der Qualität der neonatologischen Versorgung ab. Ersten Anzeichen sollte frühestmöglich entgegengewirkt werden, damit kein Circulus vitiosus (Abb. 6.12) entsteht [74].

Bei der *primären Form* werden angeschuldigt:

- Unterentwicklung der Lungen
- gesteigerte Bildung von Endothelin oder verminderte Produktion von NO in den Endothelzellen [75]
- Fehlentwicklung   pulmonalarterieller   Gefäße   (alveolär-kapilläre Dysplasie) [76]

▶ **Wichtig** Bei Verdacht auf alveolär-kapilläre Dysplasie (letaler Ausgang) frühzeitig Diagnosesicherung durch Lungenbiopsie, um sinnlose ECMO zu vermeiden [77]

Solange die kardiale Leistung nicht beeinträchtigt ist, spricht man von einfacher PPHN, bei zusätzlichem myokardialem Versagen von einer komplizierten bzw. komplexen Form. Die einfache kann jedoch in die komplexe Form übergehen, wenn durch hohen Lungengefäßwiderstand die Funktion des rechten Herzens zunehmend schlechter wird.

Klinik Es sind v. a. reife Neugeborene betroffen, wohl weil bei ihnen im Gegensatz zu Frühgeborenen die pulmonale Gefäßmuskulatur besser entwickelt ist. Unmittelbar postnatal oder in den ersten Lebensstunden:

- Zyanose und Tachypnoe
- Einziehungen und Stöhnen gering ausgeprägt
- oft Herzgeräusch vorhanden
- Blutdruck und Pulsqualität normal
- dissoziierte Zyanose

Mit dieser Symptomatik kann die PPHN einen zyanotischen Herzfehler vortäuschen, z. B. eine Transposition der großen Arterien. Geht das Bild in die Form der komplexen PPHN über, ist die Verwechslungsgefahr mit angeborenen Vitien noch größer. Während die Prognose der einfachen Form in der Regel gut bis befriedigend ist, hat die komplexe Form 15–20 % Letalität.

Diagnostisches Vorgehen Differenzialdiagnostisch abzugrenzen sind vor allem akute pulmonale Erkrankungen (Abschn. 5.1), Herzfehler, Methämoglobinämie, Sepsis, ZNS-Erkrankungen.

Vorgehen
- Pulsoxymetrie am rechten Arm und am Bein, um eine dissoziierte Zyanose zu erfassen
- arterielle BGA, ferner transkutane pO_2-Messung im Verlauf
- regelmäßige Blutdruckmessungen, um einer Hypotension frühzeitig entgegen wirken zu können
- Ein-/Ausfuhrbilanz

Röntgenbild Bei der einfachen PPHN ist das Herz normal groß, die Lungengefäßzeichnung ist normal bis vermindert. Bei einer pulmonalen Grunderkrankung (z. B. Mekoniumaspiration) oder bei myokardialen Komplikationen finden sich typische radiologische Veränderungen.

Echokardiografie Erstens Ausschluss kardialer Fehlbildungen. Zweitens zeigen sich folgende mittelbare und unmittelbare Hinweise auf das Vorliegen einer PPHN: Der rechte Ventrikel ist groß, die Kontraktilität eingeschränkt, der linke Ventrikel ist klein und leer, da über die Lungenvenen nur wenig Blut nach links fließt. Die Pulmonalarterie ist weit, das Vorhofseptum nach links konvex vorgewölbt. Rechts-links-Shunt auf Duktus- und Vorhofebene. Druckmessung des rechten Ventrikels mit Doppler über die Trikuspidalinsuffizienz.

Natriuretisches Peptid Die BNP-Bestimmung kann bei reifen Neugeborenen zur Diskriminierung zwischen PPHN mit kardialer Beteiligung und einer rein pulmonalen Form hilfreich sein (E3) [78].

▶ **Wichtig** Herzkatheteruntersuchung und Angiografie sind wegen der hohen Sterblichkeit bei der PPHN kontraindiziert!

iNO-Beatmung Inhalatives Stickstoffmonoxid (iNO) wird zur Senkung des Druckes im Pulmonalkreislauf bei der pulmonalen Hypertension reifer Neugeborener eingesetzt. Stickstoffmonoxid wird physiologischerweise in den Endothelzellen der Gefäße synthetisiert und diffundiert von dort aus zur benachbarten glatten Muskelzelle. Dort aktiviert NO die Guanylatzyklase, steigert die Synthese von cGMP und bewirkt eine Relaxierung der glatten Muskelzelle mit dem Ergebnis einer Vasodilation. Indikationen zur Therapie mit NO sind bei reifen und beinahe reifen (Gestationsalter >34 Wochen) Neugeborenen alle Erkrankungen, die zu einer pulmonalen Hypertension mit Rechts-links-Shunts auf Duktusebene bzw. über das Foramen ovale führen. Die Wirksamkeit ist in mehreren randomisierten Studien belegt (E1a) [79]. Eine Ausnahme stellt die Gruppe der Neugeborenen mit Zwerchfellhernie dar [80], bei denen iNO unwirksam ist. Die übliche initiale iNO-Dosierung ist 20 ppm, bei der Entwöhnung ist wegen Inaktivierung der NO-Synthase meist eine längere Phase mit 1–4 ppm erforderlich. Während NO-Inhalation muss Met-Hb gemessen werden.

Bei Frühgeborenen hat iNO keinen positiven Effekt auf Letalität und Entwicklung einer chronischen Lungenerkrankung (E1a) [81] Möglicherweise erhöht es das Risiko einer Hirnblutung (E1b) [81], sodass iNO bei Kindern <34 SSW nicht routinemäßig eingesetzt werden sollte.

Therapie Die Therapie ist abhängig von der Grundkrankheit und dem Ausmaß der PPHN. Neben der Optimierung der Behandlung der Grundkrankheit (z. B. Surfactantlavage bei Mekoniumaspiration) sind folgende Maßnahmen sinnvoll:

- *Optimierung der Oxygenierung,* wenn beatmet und paO_2 <60 mmHg, iNO beginnen (20 ppm). Laut Metaanalyse verbessern 50 % der Kinder unter iNO ihre Oxygenierung, Notwendigkeit von ECMO konnte drastisch reduziert werden [82], nicht jedoch die Letalität. Wenn nicht ausreichender Erfolg, dann additiv HFO-Beatmung (E1b) [83]
- *Optimierung der Blutgase:* niedrig normalen pCO_2 (35 mmHg) und pH >7,45 anstreben (ggf. durch Natriumbikarbonat-Alkalisierung, denn Azidose und Hypoxie verstärken pulmonale Vasokonstriktion)

- *Optimierung der Hämodynamik:* Anheben des arteriellen Blutdruckes (>35 SSW MAD >45 mmHg). Solange keine Einschränkung der Rechtsherzfunktion besteht, kann Volumen substituiert werden. Bei dilatiertem rechtem Ventrikel, Trikuspidalinsuffizienz oder ZVD >8 mmHg eher Milrinone (0,5–0,75 mcg/kg/min) und Katecholamine einsetzen (E3) [84]. Keine Hypotension akzeptieren. Möglichst keine Sedierung, da Systemwiderstand abfällt. Auch eine Relaxierung kann eine PPHN dramatisch verschlechtern. Wenn der Lungenwiderstand nicht gesenkt werden kann, muss (solange die kardiale Funktion dieses erlaubt) der Systemwiderstand ebenfalls hoch gehalten werden, damit nicht zu viel Rechts-links-Shunt herrscht.
- *Sildenafil* (0,5–1,0–2,0 mg/kg alle 6 h) hat bereits in Metaanalysen Wirksamkeit gezeigt: Mit einem Peak nach 72 Stunden scheint es die Oxygenierung zu verbessern und den pulmonalen Hypertonus zu senken und den ECMO-Einsatz zu reduzieren [85] (ECMO, Abschn. 6.9.1) .

Vielversprechend ist der neue Therapieansatz mit Prostacyclin, PGI 2 (Ilomedin, Iloprost), der zurzeit in weiteren PAH-Studien überprüft wird. Für Neugeborene genügt die Datenlage zur Empfehlung des Einsatzes derzeit nicht, da Nebenwirkungen wie Blutdruckabfall durch Vasodilatation als Nebenwirkung bestehen können [86, 87].

Bei Erfolglosigkeit der konservativen PPHN-Therapie steht als Ultima Ratio die ECMO zur Verfügung, die ebenfalls ein nicht unerhebliches Risikopotenzial birgt. Fatale Lungenerkrankungen wie die alveolar-kapilläre Dysplasie, T-box transcription factor 4 Gen, thyroid tran-scription factor-1, ATP-binding cassette A3 Gen und der Surfactant-Protein-B-Mangel müssen aktiv ausgeschlossen werden [88].

6.9   Mechanische Kreislaufunterstützung

Sie dient der Unterstützung von Herz oder/und Lunge.

6.9.1 Extrakorporale Membranoxygenierung (ECMO)

Unter dem Begriff ECMO wird sowohl die venovenöse (v-v) ECMO als auch die venoarterielle (v-a) ECMO (eigentlich ECLS, „extracorporal life support") subsumiert.

ECMO ist die häufigste mechanische Kreislaufunterstützung in der Neonatalperiode. Seit 1989 hat die Extracorporeal Life Support Organisation (ELSO) mehr als 35.000 ECMO-Patienten registriert, überwiegend in Nordamerika, davon sind 66 % Neugeborene mit akutem Lungenversagen [89]. Reife Neugeborene mit potenziell reversibler Lungenerkrankung, die konventionell (inklusive HFO oder iNO) nicht mehr ausreichend zu beatmen waren und mit ECMO behandelt wurden, zeigten laut Cochrane-Metaanalyse [90] eine niedrigere Frühmortalität als solche, bei denen ECMO bei vergleichbaren Rahmenbedingungen unterlassen wurde (Ausnahme: Kinder mit Zwerchfellhernie) (E1a). In Europa ist die neonatale ECMO-Anwendung geringer und seit 20 Jahren rückläufig.

Nicht alle Ein- und Ausschlusskriterien (Tab. 6.6) sind obligat, sondern variieren zwischen den ECMO-Zentren. Vor Ent-

Tab. 6.6 Einschlusskriterien zur ECMO-Behandlung [91]

Generelle Kriterien	Gestationsalter ≥34 SSW
	Geburtsgewicht ≥2000 g
	Keine Gerinnungsstörung
	Keine Hirnblutung >1°
	Keine irreversible Lungenerkrankung
	Reversible Lungenerkrankung und Beatmung <10–14 Tage
	Keine letalen Komorbiditäten
Respiratorische Kriterien	Oxygenationsindex (OI[a]) >35–60 für 1–6 h
	paO_2 <35–60 mmHg für 2–12 h
	$AaDO_2$ >600–620 mmHg für 4–12 h
	Azidose und Schock therapieresistent, pH <7,25
	Akute Verschlechterung mit paO_2 <30–40 mmHg

[a]OI = (MAP×FiO_2×100)/paO_2

scheidung zur ECMO muss eine Echokardiografie erfolgen: Ausschluss zyanotischer Herzfehler, insbesondere Ausschluss einer totalen Lungenvenenfehlmündung. Ein angeborener Herzfehler ist an sich keine Kontraindikation zur ECMO, solange diese als Stabilisierung bis zur Korrekturoperation oder bis zur Myokarderholung nach der Operation geplant ist.

Hinweis In verschiedenen Herzzentren wird v-a ECMO aus „kardialer Indikation" überwiegend bei herzoperierten Kindern durchgeführt. Man sollte bei der Wahl des kooperierenden ECMO-Zentrums darauf achten, dass ausreichend Erfahrung mit neonataler ECMO aus „pulmonaler Indikation" besteht [92].

Unterstützungsdauer Stunden bis 1–3 Wochen. Oft treten jenseits der ersten Behandlungswoche ernste Probleme (Blutung, Hämolyse, Nierenversagen, Kapillarlecksyndrom) auf, welche eine Erholung nach Tag 14 unwahrscheinlich machen.

Komplikationen In erster Linie Hirnblutungen, welche in ihrer Häufigkeit streng mit dem Gestationsalter korrelieren [93]. Aber auch andere hämorrhagische Komplikationen, Nierenversagen und Infektionen sind beschrieben.

Prognose Die Prognose, aus der Klinik entlassen zu werden, ist für Neugeborene mit pulmonaler ECMO-Indikation mit 75 % am besten (Mekoniumaspiration 94 % und Zwerchfellhernien 72 %) [92, 94]. Die Entwicklung einer nachfolgenden chronischen Lungenerkrankung und anderer Langzeitkomplikationen korreliert mit der Dauer der ECMO-Therapie und dem Körpergewicht bei Behandlungsbeginn [95].

6.9.2   Kardiale Langzeitunterstützungssysteme

Wenn nach Herzchirurgie eine Entlastung des linken oder rechten Ventrikels für 2–4 Wochen notwendig wird, dann kann dieses auch durch eine extrakorporale Blutbeschleunigung mittels

Zentrifugalpumpe erfolgen. Die eigene Lungenfunktion muss erhalten sein. Wenn keine Erholung jenseits dieser Zeit eintritt, kann das System gewechselt und ein pulsatiles System (Berlin Heart, Excor) implantiert werden.

Vorteile des pulsatile Device im Vergleich zu ECMO: Zeitgewinn zur Ausheilung der akuten Myokarditis oder bis zum Transplantationsangebot. Wachwerden, Spontanatmen, enterale Ernährung, Ausheilen eines Multiorganversagens möglich. Bessere neurologische Beurteilung vor Transplantation möglich. Weniger Blutungskomplikationen, da weniger Heparin nötig. Weniger Kapillarleck bei weniger Fremdflächenkontakt.

Literatur

1. Lindinger A, Schwedler G, Hense HW (2010) Prevalence of congenital heart defects in newborns in Germany: Results of the first registration year of the PAN Study (July 2006 to June 2007). Klin Padiatr 222(5):321–326
2. Tanner K, Sabrine N, Wren C (2005) Cardiovascular malformations among preterm infants. Pediatrics 116(6):e833–e838
3. Arlettaz R, Bauschatz AS, Mönkhoff M, Essers B, Bauersfeld U (2006) The contribution of pulse oximetry to the early detection of congenital heart disease in newborns. Eur J Pediatr 165(2):94–98
4. Plana MN, Zamora J, Suresh G, Fernandez-Pineda L, Thangaratinam S, Ewer AK (2018) Pulse oximetry screening for critical congenital heart defects. Cochrane Datab Syst Rev 3(3):CD011912
5. Groves AM, Singh Y, Dempsey E, Molnar Z, Austin T, El-Khuffash A et al (2018) Introduction to neonatologist-performed echocardiography. Pediatr Res 84(Suppl 1):1–12
6. Schubert S, Opgen-Rhein B, Boehne M, Weigelt A, Wagner R, Müller G et al (2019) Severe heart failure and the need for mechanical circulatory support and heart transplantation in pediatric patients with myocarditis: Results from the prospective multicenter registry „MYKKE". Pediatr Transplant 23(7):e13548
7. McCarthy RE 3rd, Boehmer JP, Hruban RH, Hutchins GM, Kasper EK, Hare JM et al (2000) Long-term outcome of fulminant myocarditis as compared with acute (nonfulminant) myocarditis. N Engl J Med 342(10):690–695
8. Stiller B, Dähnert I, Weng YG, Hennig E, Hetzer R, Lange PE (1999) Children may survive severe myocarditis with prolonged use of biventricular assist devices. Heart 82(2):237–240

9. Robinson J, Hartling L, Vandermeer B, Sebastianski M, Klassen TP (2020) Intravenous immunoglobulin for presumed viral myocarditis in children and adults. Cochrane Datab Syst Rev 8(8):CD004370

10. Seidel F, Opgen-Rhein B, Rentzsch A, Boehne M, Wannenmacher B, Boecker D et al (2022) Clinical characteristics and outcome of biopsy-proven myocarditis in children – Results of the German prospective multicentre registry „MYKKE". Int J Cardiol 357:95–104

11. Stiller B, Hetzer R, Weng Y, Hummel M, Hennig E, Nagdyman N et al (2003) Heart transplantation in children after mechanical circulatory support with pulsatile pneumatic assist device. J Heart Lung Transpl 22(11):1201–1208

12. Dodge-Khatami A, Ott S, Di Bernardo S, Berger F (2005) Carotid-subclavian artery index: new echocardiographic index to detect coarctation in neonates and infants. Ann Thorac Surg 80(5):1652–1657

13. Wood AE, Javadpour H, Duff D, Oslizlok P, Walsh K (2004) Is extended arch aortoplasty the operation of choice for infant aortic coarctation? Results of 15 years' experience in 181 patients. Ann Thorac Surg 77(4):1353–1357. discussion 7-8.

14. Shinkawa T, Bove EL, Hirsch JC, Devaney EJ, Ohye RG (2010) Intermediate-term results of the Ross procedure in neonates and infants. Ann Thorac Surg 89(6):1827–1832. discussion 32

15. Garty Y, Veldtman G, Lee K, Benson L (2005) Late outcomes after pulmonary valve balloon dilatation in neonates, infants and children. J Invas Cardiol 17(6):318–322

16. Glen S, Burns J, Bloomfield P (2004) Prevalence and development of additional cardiac abnormalities in 1448 patients with congenital ventricular septal defects. Heart 90(11):1321–1325

17. Wetter J, Belli E, Sinzobahamvya N, Blaschzok HC, Brecher AM, Urban AE (2001) Transposition of the great arteries associated with ventricular septal defect: surgical results and long-term outcome. Eur J Cardiothoracic Surg 20(4):816–823

18. Tobler D, Williams WG, Jegatheeswaran A, Van Arsdell GS, McCrindle BW, Greutmann M et al (2010) Cardiac outcomes in young adult survivors of the arterial switch operation for transposition of the great arteries. J Am Coll Cardiol 56(1):58–64

19. Villafañe J, Feinstein JA, Jenkins KJ, Vincent RN, Walsh EP, Dubin AM et al (2013) Hot topics in tetralogy of Fallot. J Am Coll Cardiol 62(23):2155–2166

20. Paladini D, Pistorio A, Wu LH, Meccariello G, Lei T, Tuo G et al (2018) Prenatal diagnosis of total and partial anomalous pulmonary venous connection: multicenter cohort study and meta-analysis. Ultrasound Obstetric Gynecol 52(1):24–34

21. McDonald-McGinn DM, Sullivan KE, Marino B, Philip N, Swillen A, Vorstman JA et al (2015) 22q11.2 deletion syndrome. Nat Rev Dis Primers 1:15071

22. Yerebakan C, Valeske K, Elmontaser H, Yörüker U, Mueller M, Thul J et al (2016) Hybrid therapy for hypoplastic left heart syndrome: Myth, alternative, or standard? J Thorac Cardiovasc Surg 151(4):1112–21, 23. e1-5

23. Alphonso N, Angelini A, Barron DJ, Bellsham-Revell H, Blom NA, Brown K et al (2020) Guidelines for the management of neonates and infants with hypoplastic left heart syndrome: The European Association for Cardio-Thoracic Surgery (EACTS) and the Association for European Paediatric and Congenital Cardiology (AEPC) Hypoplastic Left Heart Syndrome Guidelines Task Force. Eur J Cardio-thoracic Surg 58(3):416–499

24. ElHassan NO, Tang X, Gossett J, Zakaria D, Ross A, Kona SK et al (2018) Necrotizing enterocolitis in infants with hypoplastic left heart syndrome following stage 1 palliation or heart transplant. Pediatr Cardiol 39(4):774–785

25. McElhinney DB, Hedrick HL, Bush DM, Pereira GR, Stafford PW, Gaynor JW et al (2000) Necrotizing enterocolitis in neonates with congenital heart disease: risk factors and outcomes. Pediatrics 106(5):1080–1087

26. Ohye RG, Sleeper LA, Mahony L, Newburger JW, Pearson GD, Lu M et al (2010) Comparison of shunt types in the Norwood procedure for single-ventricle lesions. N Engl J Med 362(21):1980–1992

27. Wernovsky G, Ghanayem N, Ohye RG, Bacha EA, Jacobs JP, Gaynor JW et al (2007) Hypoplastic left heart syndrome: consensus and controversies in 2007. Cardiol Young 17(Suppl 2):75–86

28. Photiadis J, Sinzobahamvya N, Hraška V, Asfour B (2012) Does bilateral pulmonary banding in comparison to Norwood procedure improve outcome in neonates with hypoplastic left heart syndrome beyond second-stage palliation? A review of the current literature. Thorac Cardiovasc Surg 60(3):181–188

29. Simons SH, van Dijk M, van Lingen RA, Roofthooft D, Boomsma F, van den Anker JN et al (2005) Randomised controlled trial evaluating effects of morphine on plasma adrenaline/noradrenaline concentrations in newborns. Arch Dis Child Fetal Neonatal Ed 90(1):F36–F40

30. Pitt B, Zannad F, Remme WJ, Cody R, Castaigne A, Perez A et al (1999) The effect of spironolactone on morbidity and mortality in patients with severe heart failure. Randomized Aldactone Evaluation Study Investigators. N Engl J Med 341(10):709–717

31. Buck ML (2005) Clinical experience with spironolactone in pediatrics. Ann Pharmacother 39(5):823–828

32. Hoffman TM, Wernovsky G, Atz AM, Kulik TJ, Nelson DP, Chang AC et al (2003) Efficacy and safety of milrinone in preventing low cardiac output syndrome in infants and children after corrective surgery for congenital heart disease. Circulation 107(7):996–1002

33. Balaguru D, Auslender M (2000) Vasodilators in the treatment of pediatric heart failure. Prog Pediatr Cardiol 12(1):81–90

34. Hallik M, Ilmoja ML, Standing JF, Soeorg H, Jalas T, Raidmäe M et al (2020) Population pharmacokinetics and pharmacodynamics of dobutamine in neonates on the first days of life. Br J Clin Pharmacol 86(2):318–328

35. Digitalis Investigation Group (1997) The effect of digoxin on mortality and morbidity in patients with heart failure. N Engl J Med 336(8):525–533

36. Alabed S, Sabouni A, Al Dakhoul S, Bdaiwi Y (2020) Beta-blockers for congestive heart failure in children. Cochrane Datab Syst Rev 7(7):CD007037

37. Initiative NN (1999) Systolic blood pressure in babies of less than 32 weeks gestation in the first year of life. Northern Neonatal Nursing Initiative. Arch Dis Child Fetal Neonatal Ed 80(1):F38–F42

38. Osborn DA, Evans N (2004) Early volume expansion for prevention of morbidity and mortality in very preterm infants. Cochrane Datab Syst Rev 2004(2):CD002055

39. Brierley J, Carcillo JA, Choong K, Cornell T, Decaen A, Deymann A et al (2009) Clinical practice parameters for hemodynamic support of pediatric and neonatal septic shock: 2007 update from the American College of Critical Care Medicine. Crit Care Med 37(2):666–688

40. Evans N, Kluckow M, Simmons M, Osborn D (2002) Which to measure, systemic or organ blood flow? Middle cerebral artery and superior vena cava flow in very preterm infants. Arch Dis Child Fetal Neonatal Ed 87(3):F181–F184

41. Paradisis M, Osborn DA (2004) Adrenaline for prevention of morbidity and mortality in preterm infants with cardiovascular compromise. Cochrane Datab Syst Rev (1):CD003958

42. Pellicer A, Valverde E, Elorza MD, Madero R, Gayá F, Quero J et al (2005) Cardiovascular support for low birth weight infants and cerebral hemodynamics: a randomized, blinded, clinical trial. Pediatrics 115(6):1501–1512

43. Bhayat SI, Gowda HM, Eisenhut M (2016) Should dopamine be the first line inotrope in the treatment of neonatal hypotension? Review of the evidence. World J Clin Pediatr 5(2):212–222

44. Subhedar NV, Shaw NJ (2003) Dopamine versus dobutamine for hypotensive preterm infants. Cochrane Datab Syst Rev 2003(3):CD001242

45. Adelman RD (1988) The hypertensive neonate. Clin Perinatol 15(3):567–585

46. Schwartz PJ, Garson A Jr, Paul T, Stramba-Badiale M, Vetter VL, Wren C (2002) Guidelines for the interpretation of the neonatal electrocardiogram. A task force of the European Society of Cardiology. Eur Heart J 23(17):1329–1344

47. Paul T, Bertram H, Kriebel T, Windhagen-Mahnert B, Tebbenjohanns J, Hausdorf G (2000) Supraventricular tachycardia in infants, children and

adolescents: diagnosis, drug and interventional therapy. Z Kardiol 89(6):546–558

48. Paul T, Pfammatter JP (1997) Adenosine: an effective and safe antiarrhythmic drug in pediatrics. Pediatr Cardiol 18(2):118–126

49. Kriebel T, Lindinger A (2014) Tachycardiac arrhythmia in children without congenital heart diseases. Herzschrittmacherther Elektrophysiol 25(3):140–147

50. Deloof E, Devlieger H, Van Hoestenberghe R, Van den Berghe K, Daenen W, Gewillig M (1997) Management with a staged approach of the premature hydropic fetus due to complete congenital heart block. Eur J Pediatr 156(7):521–523

51. Dorostkar PC, Arko MK, Baird TM, Rodriguez S, Martin RJ (2005) Asystole and severe bradycardia in preterm infants. Biol Neonate 88(4):299–305

52. Akkinapally S, Hundalani SG, Kulkarni M, Fernandes CJ, Cabrera AG, Shivanna B et al (2018) Prostaglandin E1 for maintaining ductal patency in neonates with ductal-dependent cardiac lesions. Cochrane Datab Syst Rev 2(2):CD011417

53. Vari D, Xiao W, Behere S, Spurrier E, Tsuda T, Baffa JM (2021) Low-dose prostaglandin E1 is safe and effective for critical congenital heart disease: is it time to revisit the dosing guidelines? Cardiol Young 31(1):63–70

54. Bauser-Heaton H, Qureshi AM, Goldstein BH, Glatz AC, Nicholson GT, Meadows JJ et al (2020) Use of carotid and axillary artery approach for stenting the patent ductus arteriosus in infants with ductal-dependent pulmonary blood flow: a multicenter study from the congenital catheterization research collaborative. Catheterization Cardiovasc Interv 95(4):726–733

55. Glatz AC, Petit CJ, Goldstein BH, Kelleman MS, McCracken CE, McDonnell A et al (2018) Comparison between patent ductus arteriosus stent and modified blalock-taussig shunt as palliation for infants with ductal-dependent pulmonary blood flow: insights from the congenital catheterization research collaborative. Circulation 137(6):589–601

56. Alsagheir A, Koziarz A, Makhdoum A, Contreras J, Alraddadi H, Abdalla T et al (2021) Duct stenting versus modified Blalock-Taussig shunt in neonates and infants with duct-dependent pulmonary blood flow: a systematic review and meta-analysis. J Thorac Cardiovasc Surg 161(2):379–90.e8

57. Kluckow M, Evans N (1995) Early echocardiographic prediction of symptomatic patent ductus arteriosus in preterm infants undergoing mechanical ventilation. J Pediatr 127(5):774–779

58. Iyer P, Evans N (1994) Re-evaluation of the left atrial to aortic root ratio as a marker of patent ductus arteriosus. Arch Dis Child Fetal Neonatal Ed 70(2):F112–F117

59. Bell EF, Acarregui MJ (2014) Restricted versus liberal water intake for preventing morbidity and mortality in preterm infants. Cochrane Datab Syst Rev 2014(12):CD000503

60. Runte KE, Flyer JN, Edwards EM, Soll RF, Horbar JD, Yeager SB. Variation of patent ductus arteriosus treatment in very low birth weight infants. Pediatrics 2021;148(5):e2021052874

61. Evans P, O'Reilly D, Flyer JN, Soll R, Mitra S (2021) Indometacin for symptomatic patent ductus arteriosus in preterm infants. Cochrane Datab Syst Rev 1(1):CD013133

62. Jansen EJS, Hundscheid T, Onland W, Kooi EMW, Andriessen P, de Boode WP (2021) Factors associated with benefit of treatment of patent ductus arteriosus in preterm infants: a systematic review and meta-analysis. Front Pediatr 9:626262

63. Umapathi KK, Muller B, Sosnowski C, Thavamani A, Murphy J, Awad S, et al. A novel patent ductus arteriosus severity score to predict clinical outcomes in premature neonates. J Cardiovasc Dev Dis 2022;9(4):114

64. Ohlsson A, Walia R, Shah SS (2020) Ibuprofen for the treatment of patent ductus arteriosus in preterm or low birth weight (or both) infants. Cochrane Datab Syst Rev 2(2):CD003481

65. Cooke L, Steer P, Woodgate P (2003) Indometacin for asymptomatic patent ductus arteriosus in preterm infants. Cochrane Datab Syst Rev 2003(2):CD003745

66. Herrera C, Holberton J, Davis P (2007) Prolonged versus short course of Indometacin for the treatment of patent ductus arteriosus in preterm infants. Cochrane Datab Syst Rev 2007(2):CD003480

67. Malviya MN, Ohlsson A, Shah SS (2013) Surgical versus medical treatment with cyclooxygenase inhibitors for symptomatic patent ductus arteriosus in preterm infants. Cochrane Datab Syst Rev 2013(3):CD003951

68. Sathanandam SK, Gutfinger D, O'Brien L, Forbes TJ, Gillespie MJ, Berman DP et al (2020) Amplatzer Piccolo Occluder clinical trial for percutaneous closure of the patent ductus arteriosus in patients ≥700 grams. Catheterization Cardiovasc Interv 96(6):1266–1276

69. Pass RH, Hijazi Z, Hsu DT, Lewis V, Hellenbrand WE (2004) Multicenter USA Amplatzer patent ductus arteriosus occlusion device trial: initial and one-year results. J Am Coll Cardiol 44(3):513–519

70. Shu LP, Zhang RH, Cai YH, Zhou JB, Yang JK, Qi L (2020) Maternal diabetes mellitus and persistent pulmonary hypertension of the newborn: accumulated evidence from observational studies. Can J Diabetes 44(4):327–34.e3

71. Zhou R, Zheng YN, Zhang XY, Cheng YY (2021) A meta-analysis of the risk factors of persistent pulmonary hypertension in newborns. Front Pediatr 9:659137

72. Chambers CD, Hernandez-Diaz S, Van Marter LJ, Werler MM, Louik C, Jones KL et al (2006) Selective serotonin-reuptake inhibitors and risk of

persistent pulmonary hypertension of the newborn. N Engl J Med 354(6):579–587

73. Lin HC, Su BH, Lin TW, Tsai CH, Yeh TF (2005) System-based strategy for the management of meconium aspiration syndrome: 198 consecutive cases observations. Acta paediatrica Taiwanica = Taiwan er ke yi xue hui za zhi 46(2):67–71

74. Lai MY, Chu SM, Lakshminrusimha S, Lin HC (2018) Beyond the inhaled nitric oxide in persistent pulmonary hypertension of the newborn. Pediatric Neonatol 59(1):15–23

75. Wedgwood S, Black SM (2005) Endothelin-1 decreases endothelial NOS expression and activity through ETA receptor-mediated generation of hydrogen peroxide. Am J Physiol Lung Cell Mol Physiol 288(3):L480–L487

76. Michalsky MP, Arca MJ, Groenman F, Hammond S, Tibboel D, Caniano DA (2005) Alveolar capillary dysplasia: a logical approach to a fatal disease. J Pediatr Surg 40(7):1100–1105

77. Steinhorn RH, Cox PN, Fineman JR, Finer NN, Rosenberg EM, Silver MM et al (1997) Inhaled nitric oxide enhances oxygenation but not survival in infants with alveolar capillary dysplasia. J Pediatr 130(3):417–422

78. Reynolds EW, Ellington JG, Vranicar M, Bada HS (2004) Brain-type natriuretic peptide in the diagnosis and management of persistent pulmonary hypertension of the newborn. Pediatrics 114(5):1297–1304

79. Finer NN, Barrington KJ (2006) Nitric oxide for respiratory failure in infants born at or near term. Cochrane Datab Syst Rev (4):CD000399

80. Putnam LR, Tsao K, Morini F, Lally PA, Miller CC, Lally KP et al (2016) Evaluation of variability in inhaled nitric oxide use and pulmonary hypertension in patients with congenital diaphragmatic hernia. JAMA Pediatr 170(12):1188–1194

81. Barrington KJ, Finer N, Pennaforte T (2017) Inhaled nitric oxide for respiratory failure in preterm infants. Cochrane Datab Syst Rev 1(1):CD000509

82. Howard LS, Morrell NW (2005) New therapeutic agents for pulmonary vascular disease. Paediatr Respir Rev 6(4):285–291

83. Kinsella JP, Truog WE, Walsh WF, Goldberg RN, Bancalari E, Mayock DE et al (1997) Randomized, multicenter trial of inhaled nitric oxide and high-frequency oscillatory ventilation in severe, persistent pulmonary hypertension of the newborn. J Pediatr 131(1 Pt 1):55–62

84. Siefkes HM, Lakshminrusimha S (2021) Management of systemic hypotension in term infants with persistent pulmonary hypertension of the newborn: an illustrated review. Arch Dis Child Fetal Neonatal Ed 106(4):446–455

85. He Z, Zhu S, Zhou K, Jin Y, He L, Xu W et al (2021) Sildenafil for pulmonary hypertension in neonates: an updated systematic review and meta-analysis. Pediatr Pulmonol 56(8):2399–2412

86. Martinho S, Adão R, Leite-Moreira AF, Brás-Silva C (2020) Persistent pulmonary hypertension of the newborn: pathophysiological mechanisms and novel therapeutic approaches. Front Pediatr 8:342

87. Shivanna B, Gowda S, Welty SE, Barrington KJ, Pammi M (2019) Prostanoids and their analogues for the treatment of pulmonary hypertension in neonates. Cochrane Datab Syst Rev 10(10):CD012963

88. Mandell E, Kinsella JP, Abman SH (2021) Persistent pulmonary hypertension of the newborn. Pediatr Pulmonol 56(3):661–669

89. Barbaro RP, Bartlett RH, Chapman RL, Paden ML, Roberts LA, Gebremariam A et al (2016) Development and validation of the neonatal risk estimate score for children using extracorporeal respiratory support. J Pediatr 173:56 e3–61 e3

90. Mugford M, Elbourne D, Field D (2008) Extracorporeal membrane oxygenation for severe respiratory failure in newborn infants. Cochrane Datab Syst Rev (3):CD001340

91. Wild KT, Rintoul N, Kattan J, Gray B (2020) Extracorporeal life support organization (ELSO): guidelines for neonatal respiratory failure. ASAIO J 66(5):463–470

92. Wegele C, Schreiner Y, Perez Ortiz A, Hetjens S, Otto C, Boettcher M, et al. Impact of time point of extracorporeal membrane oxygenation on mortality and morbidity in congenital diaphragmatic hernia: a single-center case series. Children (Basel) 2022;9(7):986

93. Hardart GE, Hardart MK, Arnold JH (2004) Intracranial hemorrhage in premature neonates treated with extracorporeal membrane oxygenation correlates with conceptional age. J Pediatr 145(2):184–189

94. Bahrami KR, Van Meurs KP (2005) ECMO for neonatal respiratory failure. Semin Perinatol 29(1):15–23

95. Perez Ortiz A, Glauner A, Dittgen F, Doniga T, Hetjens S, Schaible T et al (2022) Chronic lung disease following neonatal extracorporeal membrane oxygenation: a single-center experience. Front Pediatr 10:909862

Magen-Darm-Erkrankungen 7

Rolf F. Maier

Bei Bauchsymptomen in den ersten Lebenstagen sollte stets an eine Fehlbildung gedacht und rechtzeitig ein Kinderchirurg hinzugezogen werden.

Kinder mit angeborenen gastrointestinalen Fehlbildungen haben ein erhöhtes Risiko für Störungen der kognitiven, sensorischen, motorischen und sprachlichen Entwicklung, deren Ausmaß unter anderem von der Länge des Krankenhausaufenthaltes und der Zahl der operativen Eingriffe abhängt [63]. Betroffen davon sind ein Viertel der Kinder mit Zwerchfelldefekt [43]. Eine entwicklungsdiagnostische Begleitung dieser Kinder nach der Entlassung sollte sichergestellt werden.

7.1 Zwerchfelldefekt

7.1.1 Häufigkeit und Formen

Defekt im Zwerchfell mit Verlagerung von Bauchorganen in den Thorax, in 80 % linksseitig (Abb. 7.1). Inzidenz 1:3500. Verlagert sein können Dünn- und Dickdarm, Magen, linker Leberlappen und Milz, bei rechtsseitigen Defekten Leber und Dickdarm. Bei einer Herniation mit Bruchsack scheint die Prognose besser zu sein als bei einem echten Defekt [60]. Die Prognose ist entscheidend abhängig vom Grad der Entwicklungsstörung der Lunge und von begleitenden Fehlbildungen.

© Der/die Autor(en), exklusiv lizenziert an Springer-Verlag GmbH, DE, ein Teil von Springer Nature 2023
R. F. Maier et al., *Obladens Neugeborenenintensivmedizin*, https://doi.org/10.1007/978-3-662-66572-5_7

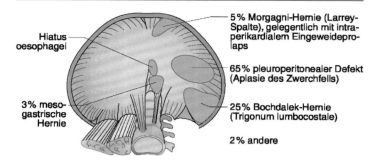

Abb. 7.1 Häufigkeitsverteilung und Lokalisation der konnatalen Zwerchfelldefekte

7.1.2 Klinik

- Schwere kardiorespiratorische Störungen durch Lungenhypoplasie, Herzverlagerung und pulmonale Hypertension (Abschn. 6.8)
- Atemnot bei paradoxer Atmung (Abb. 7.2)
- Zyanose, beginnend wenige Minuten nach der Geburt, zunehmend mit jedem Atemzug durch die Blähung des Darms
- Einseitige Atemexkursion
- Verlagerung der Herztöne
- Eingesunkenes Abdomen
- Einseitig fehlendes Atemgeräusch, Tympanie, Dämpfung
- Evtl. Darmgeräusche im Thorax, später auch Ileussymptomatik
- Schocksymptome

7.1.3 Diagnostik

- *Pränatal:* Sonografie. Bei Verlagerung der Leber in den Thorax und/oder Lungen/Kopf-Verhältnis unter 1,0 schlechte Prognose [52, 64].
- *Postnatal:* Abzugrenzen sind Pleuraerguss, Chylothorax, Pneumothorax, Zysten, Lungensequester, zystisch-adenoide Lungenmalformation. Differenzierungshilfen: Transillumination, Sonografie, Röntgenthorax, eventuell Angiografie und Kontrasteinlauf mit wasserlöslichem Kontrastmittel.

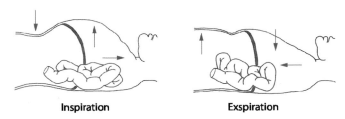

Inspiration   **Exspiration**

Abb. 7.2 Paradoxe Atmung. Bauchdecke und Brustkorb bewegen sich gegensinnig. Bei Inspiration werden Leber, Darm und Milz in den Thorax gesaugt, bei Exspiration in die Bauchhöhle gedrückt

7.1.4 Geburt

Geburt in einem Perinatalzentrum mit spezieller neonatologischer und kinderchirurgischer Erfahrung mit Zwerchfellhernien, hoher Fallzahl und ECMO verbessert die Prognose (E2a) [44, 70]. Eine geplante Sectio nahe am Termin hat organisatorische Vorteile, um die notwendige Versorgung des Kindes in den ersten Lebensstunden sicherzustellen.

Erstversorgung
- Bei pränatal bekannter Zwerchfellhernie primäre Intubation, keine Maskenbeatmung
- Beatmung mit Spitzendruck möglichst <25 cm H_2O
- Magensonde mit Sog (Replogle-Schlürfsonde)
- Vollständiges Monitoring (NAK, NVK, prä- und postduktale Sauerstoffsättigung, arterieller Blutdruck)
- *Cave:* Pneumothorax!

7.1.5   Beatmung und supportive Behandlung

Mit dem Ziel „Stabilisierung" (ausreichende Oxygenierung mit möglichst niedrigem p_{insp} und möglichst niedriger F_iO_2, bei arterieller Normotonie ohne Katecholamine) wird eine möglichst „schonende" Beatmung angestrebt:

- Konventionelle Beatmung (IPPV): PIP <25 cm H_2O, PEEP 3–5 cm H_2O, Frequenz 40–60/min (cave: Pneumothorax!) (E1b) [69]
- Hochfrequenzoszillation hat keinen Vorteil hinsichtlich Überleben und BPD, aber Nachteile hinsichtlich Beatmungsdauer und ECMO-Rate (E1b) [69].
- Ziel: Sauerstoffsättigung präduktal 80–95 %, postduktal >70 %
- Vermeidung von Hyperventilation, pCO_2-Werte bis 70 mmHg akzeptieren
- Sedierung, Analgesie, Relaxierung (nach klinischem Bedarf bei ruhiger Umgebung und gedämpftem Licht)
- Katecholamine bei arterieller Hypotonie
- Behandlung der pulmonalen Hypertonie (Echokardiografie!) siehe Abschn. 6.8
- Eine NO-Inhalation erhöht möglicherweise ECMO-Rate und Sterblichkeit, sodass sie allenfalls in Einzelfällen gerechtfertigt ist (E2a) [2, 58].

7.1.6   Extrakorporale Membranoxygenierung (ECMO)

Zu Indikation und Durchführung von ECMO siehe Abschn. 6.9.1. Ein positiver Effekt auf die Überlebensrate ist bei der Zwerchfellhernie nicht belegt (E1a) [45].

7.1.7 Operation

Keine Notfalloperation! Verschluss des Zwerchfelldefektes erst nach respiratorischer Stabilisierung. Ein Großteil der Defekte kann primär verschlossen werden, bei großen Defekten kann ein Kunststoffpatch erforderlich sein. Nach Patch-Verschluss ist das Risiko für Rezidive, Chylothorax und Dünndarmobstruktion höher (E2a) [29]. Ein endoskopischer Verschluss ist verbunden mit kürzerer Verweildauer, weniger Dünndarmobstruktionen, aber höherer Rezidivrate (E2a) [14, 57].

Das postoperative Röntgenbild zeigt immer einen Pneumothorax auf der operierten Seite. Dieser persistiert über Tage, da sich die hypoplastische Lunge nur langsam ausdehnt. *Keine Saugdrainage!*

Bei isolierter linksseitiger Zwerchfellhernie verbessert ein antenataler Verschluss der Trachea ("fetoscopic endoluminal tracheal occlusion"; FETO) die Überlebensrate, erhöht aber das Risiko für vorzeitigen Blasensprung und Frühgeburt und sollte vorerst klinischen Studien vorbehalten sein (E1b) [19, 75].

7.2 Ösophagusatresie

7.2.1 Häufigkeit und Formen

Angeborener Verschluss der Speiseröhre durch Störung der tracheoösophagealen Septierung. Inzidenz 1:3500, ein Drittel sind Frühgeborene. Bei 30 % der Kinder bestehen weitere Fehlbildungen, z. B. VACTERL-Assoziation (vertebrale, anale, cardiale, tracheoösophageale, renale, Extremitäten (Limbs)-Fehlbildungen). Meist bestehen Fistelgänge zwischen Trachea und distalem Ösophagusblindsack (Abb. 7.3).

7.2.2 Klinik

- Mütterliches Hydramnion
- Ösophagus (im Kreißsaal) nicht sondierbar
- Verstärkter Speichelfluss

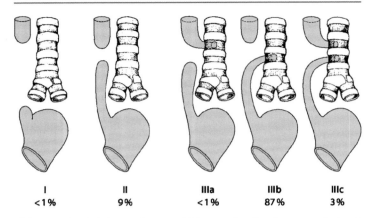

I	II	IIIa	IIIb	IIIc
<1%	9%	<1%	87%	3%

Abb. 7.3 Häufigkeitsverteilung und Formen der Ösophagusatresie (nach Vogt)

- Ansammlung von schaumigem Fruchtwasser im Nasen-Rachen-Raum
- Husten und Niesen
- Nahrungsmittelaspiration
- Aspirationspneumonie

7.2.3 Diagnostik

- Fetale Sonografie: Polyhydramnion, Fehlen einer Magenblase, aber bei den häufigen Typen mit unterer Fistel (Typ IIIb und IIIc) kann eine Magenblase darstellbar sein.
- Sondierung der Speiseröhre: Stopp nach 10–12 cm distal der Gingivaleiste. Zu verwenden ist eine steife, dicke, sich nicht aufrollende Sonde.
- Röntgen: Einführen einer röntgendichten, starren Sonde (10 Charr), Insufflation von 10 ml Luft, nur bei unklaren Fällen Instillation von 0,5 ml eines nicht ionischen, wasserlöslichen Kontrastmittels. Stets müssen Thorax und Abdomen abgebildet werden, damit evtl. vorhandene weitere intestinale Atresien erfasst werden. Bei einer unteren Fistel (Typ IIIb und IIIc) ist Luft im Magen.

- Echokardiografie zum Ausschluss eines Herzfehlers und einer rechts deszendierenden Aorta
- Abklärung begleitender Fehlbildungen

7.2.4 Transport und präoperative Versorgung

- Erhöhter Oberkörper (45°) bei Linksseiten- oder Bauchlage, um den Magensaftreflux zu verhüten
- Speichel mit Replogle-Schlürfsonde fortlaufend absaugen
- Möglichst Spontanatmung, bei Beatmung Gefahr der Überblähung von Magen und Darm über die Fistel

7.2.5 Operation

Ziel der chirurgischen Maßnahmen sind Fistelverschluss und primäre End-zu-End-Anastomose der Speiseröhre.

- Um Aspirationen zu vermeiden, sollte die Operation möglichst frühzeitig, insbesondere bei Frühgeborenen aber erst nach stabiler postnataler Adaptation erfolgen.
- Standardvorgehen ist die rechtsseitige Thorakotomie.
- Eine thorakoskopische Technik ist der offen operativen hinsichtlich Morbidität nicht unterlegen, dauert aber länger (E1a) [31, 77].
- Die routinemäßige intraoperative Einlage einer Thoraxdrainage hat keine Vorteile, erhöht aber die Komplikationsrate (E1a) [35].
- Intraoperatives Einlegen einer großlumigen Sonde für Ernährung und Schienung über die Anastomose in den Magen
- Postoperativ möglichst kein NCPAP
- Enteraler Nahrungsaufbau nach 3–4 Tagen über die Ernährungssonde
- Am 10. postoperativen Tag Röntgenbreischluck, um Undichtigkeiten, Stenosen und Fisteln zu erkennen (E1a) [11]
- Danach Entscheidung über Trinken und ggf. Bougierung der Anastomose

Eine langstreckige Ösophagusatresie stellt nach wie vor ein erhebliches Problem dar. Zu den Vorgehensweisen zählen: Ligatur einer vorhandenen Fistel zur Trachea, Anlage einer Ernährungsfistel, Bougierung oder Traktion der Ösophagusenden und verzögerte Anastomose, Magenhochzug, Dünndarm- oder Dickdarminterponat [24, 47, 71, 72].

7.2.6 Postoperative Komplikationen

Die Mortalität (ca. 10 %) hängt vom Unreifegrad des Kindes ab. Eine erfolgreiche Operation normalisiert die Anatomie, jedoch nicht die Peristaltik des Ösophagus. Die postoperative Komplikationsrate ist hoch, insbesondere bei langstreckigen Atresien und wenn die Anastomose unter Spannung steht, und macht eine langfristige interdisziplinäre Betreuung erforderlich.

- *Früh:* Pneumonie, Atelektase, Anastomoseninsuffizienz, Pneumothorax, Serothorax, Mediastinitis
- *Spät:* Motilitätsstörungen (78 %), gastroösophagealer Reflux (43 %), Schluckstörungen (44 %), Anastomosenstrikturen (26 %), rezidivierende Fisteln (7 %), Ösophagitis (47 %) [13]. Mit der Entwicklung einer Skoliose nach Thorakotomie muss bei etwa 1:8 Kindern gerechnet werden [42].

7.3 Bauchwanddefekt

7.3.1 Omphalozele

Hemmungsfehlbildung der Bauchdecke infolge unvollständiger Rückbildung des physiologischen Nabelschnurbruchs (Beginn in der 10. SSW) (Abb. 7.4). Der Darm liegt in der Whartonschen Sulze und ist dadurch vor Fruchtwasser geschützt. Bei frühzeitiger Störung der Retraktion auch Prolaps der Leber. Inzidenz: 1:4000. Oft mit Fehlbildungen anderer Organe (z. B. Herz, Niere) kombiniert und im Rahmen von Syndromen (z. B. Down, Beckwith-Wiedemann).

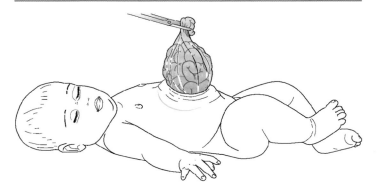

Abb. 7.4 Omphalozele. Der Bruchsack besteht aus den Nabelschnurhäuten

Behandlung Körper nach der Geburt in sterilen Plastikbeutel einpacken, Wärmeschutz! Rechtsseitenlagerung bei Prolaps der Leber wegen Abknicken der V. cava inferior (Low-Output-Syndrom, kardiogener Schock), Magenablaufsonde. Bei Atemstörung keine Maskenbeatmung. Ausschluss weiterer Fehlbildungen. Kleine Omphalozelen können reponiert und durch Ligatur an der Basis versorgt werden. Bei größeren Zelen kann durch Aufhängen der Nabelschnur der Zeleninhalt langsam in die zu kleine Bauchhöhle zurückgleiten und diese erweitern. Zum Vorgehen bei sehr großen Omphalozelen gibt es unterschiedliche Techniken (z. B. Silotechnik, Kompressionsverbände, silberimprägnierte Verbände, Erweiterungsplastik) [4, 34, 68]. Postoperativ kann eine metabolische Azidose auf Kompression der V. cava inferior infolge des erhöhten intraabdominellen Drucks hinweisen.

7.3.2 Gastroschisis

Paraumbilikaler Defekt der Bauchwand rechts, seltener links neben der normal inserierenden Nabelschnur, wahrscheinlich durch vaskulären Insult bei vorzeitigem Verschluss der A. vitellina. Inzidenz 1:8000, Mädchen häufiger betroffen als Knaben. Der Defekt ist in der Regel klein, ein Bruchsack fehlt. Die pro-

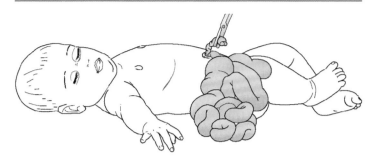

Abb. 7.5 Paraumbilikaler Bauchwanddefekt, sog. Gastroschisis. Ein schützender Bruchsack besteht nicht

labierten Darmschlingen sind oft torquiert, stranguliert, ödematös verquollen und durch eine chemische fibrinöse Peritonitis geschädigt (Abb. 7.5). Es prolabieren Dünn- und Dickdarm, meist mit Duodenum, Magen, Harnblase, beim Mädchen auch das innere Genitale. Weitere Fehlbildungen sind selten (10 %) und beschränken sich auf den Darm: Stenosen, Atresien, Aganglionose und Kurzdarm als Folgen der hochgradigen Strangulation durch die enge Bruchpforte.

Behandlung Durch fetale Sonografie werden die Gastroschisis und der Zustand des Darmes (Dilatation, Wandverdickung, Beläge) erfasst [73]. Der Zeitpunkt und der Modus der Entbindung werden interdisziplinär abgestimmt. Ein eindeutiger Vorteil einer frühzeitigen Entbindung wurde bislang nicht gezeigt (E1b) [26]. Eine Schnittentbindung erfolgt oft wegen organisatorischer Vorteile, sie hat aber keinen Einfluss auf die Sterblichkeit und die Morbidität (E1b) [33, 38]. Erstversorgung wie bei Omphalozele. Operation so bald wie möglich. Entscheidende Maßnahme ist die rasche Erweiterung der Bruchpforte, damit die Strangulation behoben wird. Wenn möglich primärer Bauchdeckenverschluss nach Reposition der Darmanteile. Wenn dies nicht gelingt, Anlage eines Kunststoffbeutels (Schusterplastik), der aufgehängt und schrittweise verkleinert wird. Der enterale Nahrungsaufbau kann erheblich erschwert sein. Prognose beeinträchtigt durch die Folgeschäden am Darm infolge der intrauterinen Strangulation.

7.4 Ileus

Bei jedem Neugeborenen mit Ileussymptomatik sind vorrangig folgende Fragen zu klären:

- *Liegt überhaupt ein Ileus vor?* Er kann durch Aszites und andere Flüssigkeitsansammlungen, intraabdominelle Geschwülste und Zysten, Organvergrößerungen und extraabdominelle Erkrankungen (Pneumonie, Lungenemphysem, intrakranielle Blutungen, Sepsis, Herzinsuffizienz, Hypothyreose) vorgetäuscht werden.
- *Besteht ein mechanischer oder funktioneller Ileus?* Initial meist leicht zu unterscheiden. Beim funktionellen Ileus fehlen Darmgeräusche, beim mechanischen Ileus steht die Hyperperistaltik mit Stenosegeräuschen im Vordergrund. Im Röntgenbild werden neben den Flüssigkeitsspiegeln stehende Schlingen sichtbar (Abb. 7.6). Im fortgeschrittenen Stadium ist die Abgrenzung klinisch oft nicht mehr möglich.
- *Liegt eine Strangulation vor?* Dringend zu klären, da bei der Strangulation immer eine Ischämie des Darms vorliegt und schon nach wenigen Stunden die Gangrän mit Durchwanderungsperitonitis eintritt. Jede Verzögerung ist bei einer Strangulation lebensgefährlich.
- *Liegt ein Dünn- oder Dickdarmileus vor?* Beim hohen Ileus setzt das Erbrechen frühzeitig und vehement ein. Die Distension ist auf den Oberbauch beschränkt. Beim tiefen Ileus beherrscht die Bauchdistension das Bild, Mekonium wird nicht entleert, das Erbrechen setzt erst nach 8–10 h (Dünndarmverschluss) bzw. nach einem oder mehreren Tagen (Dickdarmverschluss) ein.

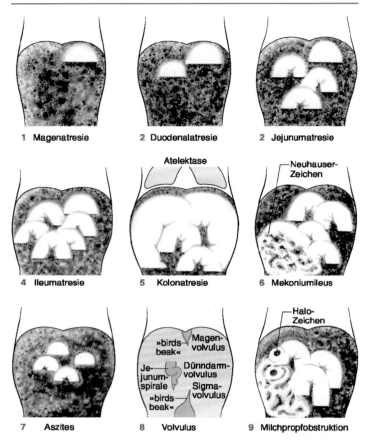

Abb. 7.6 Typische Röntgenbilder des Abdomens (im Hängen) beim Neu-
geborenenileus. Bei den hohen Atresien *(1–3)* ist das Abdomen klein, tailliert,
die Zwerchfelle stehen tief, das Herz ist tropfenförmig. Beim tiefen Ileus *(5,
6)* ist das Abdomen stark vergrößert, die Zwerchfelle stehen hoch, das Herz
liegt quer. Atelektasen und Pneumonien sind häufig. Im Abdomen ist das Gas
inhomogen verteilt und bildet Hauben mit Flüssigkeitsspiegeln in den stehenden Schlingen. Beim Milchpfropfsyndrom *(9)* und Mekoniumileus *(6)* ist der
rechte Unterbauch verschattet (Neuhauser-Zeichen). Verkalkungen durch bereits ausgetretenes Mekonium. Beim Volvulus *(8)* zeigt die Kontrastdar-
stellung das typische Schnabelphänomen

7.4.1 Funktioneller (paralytischer) Ileus

Die Hälfte aller Darmobstruktionen ist funktionell. In der Regel liegt ein hypomotiler Ileus durch eine gestörte Peristaltik vor („intestinale Pseudoobstruktion").
Ursachen und Formen:

- Unreife bei Frühgeborenen
- mesenteriale Hypoperfusion, insbesondere bei Frühgeborenen durch diagnostische Blutverluste, Hypovolämie, „steal syndrome" bei kardiovaskulären Shunts (PDA, Abschn. 6.7.2)
- Hypokaliämie (Abschn. 9.6.1)
- Medikamente (z. B. Morphin)
- Peritonitis, NEC
- extraperitoneale Infektionen (Sepsis, Pneumonie, Omphalitis)
- nach Bauchoperation
- neurologische Störungen

7.4.2 Strangulationsileus

Darmverschluss mit Ischämie des Darms infolge Mitbeteiligung des Mesenteriums. Ursachen Abb. 7.7. Es bestehen heftige, plötzlich einsetzende Bauchschmerzen und nichtgalliges, sog. reflektorisches Erbrechen. Die Neugeborenen sind marmoriert, zentralisiert und verfallen sehr schnell. Das Abdomen ist anfangs nicht distendiert, die Bauchdecke noch eindrückbar, im Bereich der torquierten Darmschlinge aber heftig druckschmerzhaft. Gefahr von Gangrän (6 h) und Durchwanderungsperitonitis (8–12 h).

Am schwerwiegendsten ist der intestinale *Volvulus*, weil der gesamte Dünndarm torquiert und damit ischämisch ist: Plötzlich einsetzendes Erbrechen, Bauchschmerzen und Kreislaufschock, eingesunkenes Abdomen mit druckdolenter Masse im Nabelbereich und Oberbauch, die dem torquierten Darmkonvolut entspricht, kennzeichnen das Bild. Die Röntgenaufnahme zeigt ein nahezu luftleeres Abdomen. Nur seitlich aufgereiht sind einzelne Lufthauben zu erkennen. Bei diagnostischem Zweifel ist die

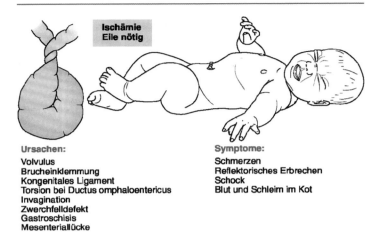

Ursachen:
Volvulus
Brucheinklemmung
Kongenitales Ligament
Torsion bei Ductus omphaloentericus
Invagination
Zwerchfelldefekt
Gastroschisis
Mesenteriallücke

Symptome:
Schmerzen
Reflektorisches Erbrechen
Schock
Blut und Schleim im Kot

Abb. 7.7 Strangulationsileus

Kontrastmitteldarstellung zum Nachweis des pathognomonischen Entenschnabelphänomens („bird beak") bzw. der Jejunumspirale unverzüglich vorzunehmen (Abb. 7.6). Auch abdomineller Ultraschall kann bei der Diagnosestellung hilfreich sein („whirlpool sign") [48]. Größte Eile ist geboten, um den letalen Verlauf zu verhindern. Bei Torsion einzelner Schlingen ist die Darmresektion möglich, ausgedehnte Resektionen können evtl. durch einen „second look" nach 24 h vermieden werden.

7.4.3 Okklusionsileus

Passagebehinderung durch intraluminale, extraluminale oder intramurale Faktoren ohne Beeinträchtigung der intestinalen Zirkulation. Allmählicher, meist schmerzloser Beginn, zunehmende Distension des Abdomens, galliges Erbrechen und Mekoniumverhaltung. Immer liegen erhebliche Elektrolyt-, Wasser- und Eiweißverluste vor, da das Überlauferbrechen erst nach Füllung des ganzen vorgeschalteten Darms einsetzt. Die Kinder sind exsikkiert, schlaff wegen des fehlenden Muskeltonus infolge Hypo-

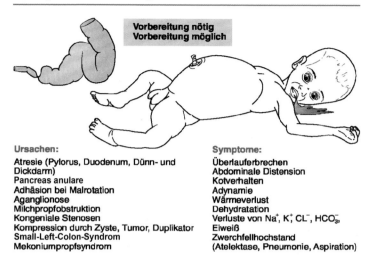

Ursachen:

Atresie (Pylorus, Duodenum, Dünn- und Dickdarm)
Pancreas anulare
Adhäsion bei Malrotation
Aganglionose
Milchpropfobstruktion
Kongeniale Stenosen
Kompression durch Zyste, Tumor, Duplikator
Small-Left-Colon-Syndrom
Mekoniumpropfsyndrom

Symptome:

Überlauferbrechen
Abdominale Distension
Kotverhalten
Adynamie
Wärmeverlust
Dehydratation
Verluste von Na^+, K^+, CL^-, HCO_3^-,
Eiweiß
Zwerchfellhochstand
(Atelektase, Pneumonie, Aspiration)

Abb. 7.8 Okklusionsileus

kaliämie, oft haben sie aspiriert, da die Schutzreflexe Husten und Niesen gleichzeitig gestört sind (Abb. 7.8). Das Abdomen ist stark distendiert, tympanitisch und glänzend. Die Darmgeräusche plätschern, klingen und sind hochgestellt. Die Röntgenaufnahme zeigt je nach Lokalisation des Hindernisses mehrere Flüssigkeitsspiegel bei stehenden Schlingen (Abb. 7.6).

7.5 Darmatresie

7.5.1 Duodenalatresie

Okklusion meist postpapillär, Erbrechen daher gallig. Inzidenz 1:6000, bei 70 % begleitende Fehlbildungen: Trisomie 21 (30 %), Herzfehler (17 %), Darmfehldrehungen (20 %), Pancreas anulare, Ösophagus- und Rektumatresien. 50 % sind wegen des Hydramnions Frühgeborene. Diagnostische Hinweise sind das Hydramnion, ein pränatal sonografisch nachgewiesenes Doppelblasenphänomen, welches durch das postnatale Röntgenbild bestätigt wird, und ein postnatales Magensekretvolumen >10 ml. Differenzialdiagnostisch abzugrenzen sind Pancreas anulare und Ladd-Adhäsionen.

Keine Notoperation. Bei liegender Magenablaufsonde und adäquater Infusionstherapie kann die operative Versorgung bis zur endgültigen Klärung eventueller weiterer Fehlbildungen aufgeschoben werden. Zu verhindern sind insbesondere die hypochlorämische Alkalose und Aspirationspneumonien.

7.5.2 Dünndarmatresie

Angeborenes Fehlen oder Verschluss des Lumens von Abschnitten des Darms. Inzidenz etwa 1:5000. In 10 % der Fälle multiple Atresien mit konsekutivem Kurzdarmsyndrom. *Leitsymptome* sind galliges Erbrechen und abdominelle Distension. Bei den primären Atresien wird farbloses Mekonium, bei den sekundären Formen zwar wenig und trockenes, aber typisch gefärbtes Mekonium entleert. Später dann Kotverhaltung. Immer ist der Blindsack vor der Atresie sehr stark dilatiert und mit Fruchtwasser gefüllt, meist pränatal sonografisch erkennbar. Die Schlingen sind als dicke Walzen durch die Bauchdecke sicht- und tastbar. Durch Undulation ist Plätschern auszulösen. Extraintestinale Fehlbildungen sind selten. Gefahren drohen aber durch einen Volvulus des Blindsacks, durch Darmperforation, Ateminsuffizienz infolge Zwerchfellhochstand und Aspirationspneumonie. Abzugrenzen sind Kolonatresie, Morbus Hirschsprung und Obstruktionen bei Kolonhypoplasie, Mekoniumileus, Mekoniumpfropf und Milchpfropf.

Diagnostik Röntgenübersicht (Abb. 7.6), evtl. Kontrasteinlauf

Therapie Baldige Operation wegen der drohenden Komplikationen. Magenablaufsonde mit Dauersog, Infusionstherapie.

7.5.3 Analatresie

Atresie des Anus und von unterschiedlich langen Abschnitten des Rektums (Abb. 7.9). Inzidenz 1:1500. In 75 % der Fälle bestehen Fisteln, bei den tiefen Atresien (infralevatorisch) zum Perineum, bei den hohen Atresien (supralevatorisch) zum Genitale, beim Mädchen zum Vestibulum der Vulva oder zur Vagina, beim Knaben zur Harnröhre. Beim Knaben besteht immer ein tiefer Ileus, beim Mädchen ist die Mekoniumentleerung über die Fistel möglich, sodass eine Ileussymptomatik fehlen kann. Begleitfehlbildungen sind weitere Atresien (Duodenum, Ösophagus), VACTERL-Assoziation, Morbus Hirschsprung, Fehlbildungen am Genitale mit kloakenförmiger Anomalie.

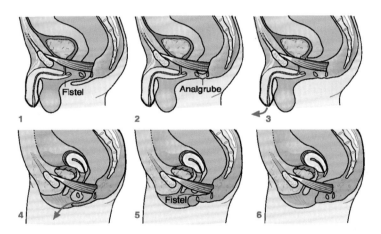

Abb. 7.9 Wichtigste Formen des angeborenen Enddarmverschlusses (*1–3* bei Knaben, *4–6* bei Mädchen). *1* Infralevatorische Atresie mit perinealer Fistel. *2* Translevatorische Atresie, hier ohne Fistel. *3* Supralevatorische Atresie mit rektourethraler Fistel. *4* Infralevatorische Atresie mit perinealer Fistel. *5* Translevatorische Atresie mit vestibulärer Fistel. *6* Supralevatorische Atresie mit rektovaginaler Fistel

Die Distanz zwischen Analgrübchen und Rektumblindsack kann sonografisch bestimmt werden, Fisteln zum Urogenitaltrakt werden durch Miktionszystourethrografie dargestellt.

Die Therapie richtet sich nach der Höhe der Malformation [7]. Ziel ist die Herstellung der Kontinenz. Bei tiefen Atresien mit perinealer Fistel zunächst Bougierung. Bei problemloser Stuhlausscheidung operative Korrektur ohne Kolostoma in den ersten Monaten durch Verlagerung der Fistel in das Zentrum der Sphinktermuskulatur. Bei hohen Atresien mit Fistel zu den Harnwegen sowie bei Kloakenfehlbildung am 1. oder 2. Lebenstag Anlage eines doppelläufigen Anus praeter am Querkolon. Im Alter von 3–6 Monaten posterior-sagittale Anorektoplastik. In bestimmten Fällen kann auch laparoskopisch vorgegangen werden [8]. Die Korrektur einer Kloakenfehlbildung sollte spezialisierten Zentren vorbehalten sein. Die langfristige Prognose hängt vom Typ der Fehlbildung ab: Im Erwachsenenalter sind Stuhlinkontinenz, Verstopfung und sexuelle Probleme häufig [17].

7.6   Andere Ursachen der Darmobstruktion

7.6.1   Mekoniumileus

Obturation des terminalen Ileums durch eingedicktes, klebriges Mekonium bei Mukoviszidose, seltener auch als sog. Mekoniumkrankheit. Inzidenz 1:10.000, familiäre Häufung. Oft bereits intrauterine Komplikationen: Atresie, Volvulus, Perforation mit Mekoniumperitonitis, Pseudozysten und Adhäsionen. Die Symptomatik beginnt am 1. Lebenstag mit galligem Erbrechen, starker abdomineller Distension und Mekoniumverhalt. Die Röntgenübersichtsaufnahme zeigt eine starke Gasdistension der Darmschlingen ohne Flüssigkeitsspiegel und die Mekoniumansammlung vor der Ileozökalklappe (Neuhauser-Zeichen, Abb. 7.6).

Therapie Beim unkomplizierten Mekoniumileus Auflösung und Entleerung des Mekoniums mit rektalen Kontrastmittelspülungen. Gleichzeitig wegen der drohenden Dehydratation i.v.-Flüssigkeitszufuhr. Bei fortbestehendem Ileus operative Darmentleerung und ggf. Anlage eines Ileostomas [22, 36].

7.6.2 Milchpfropfobstruktion

Obstruktion des Dünndarms durch eingedickte Milch, besonders bei männlichen hypotrophen Frühgeborenen <1000 g (2,2 %) bzw. <28 SSW (2,4 %) bei Zusatz von Muttermilchverstärkern (Abschn. 2.2.3) [37]. Manifestation ab der 3. Lebenswoche. Es besteht ein tiefer Dünndarmileus. Das Abdomen ist nach der Geburt unauffällig, die Mekoniumentleerung erfolgt zunächst regelrecht. Erst nach einigen Tagen bis Wochen zunehmende abdominelle Distension, Nahrungsverweigerung, Kotverhalt, entfärbte Stühle, galliges Erbrechen. Frühzeitig Durchwanderungsperitonitis und Darmperforation durch Druckulzerationen.

Diagnostik Röntgenbild: Abb. 7.6, Halo-Effekt durch Abdrängen des Milchbolus von der Darmwand, wodurch eine ringförmige Pneumatosis vorgetäuscht wird.

Therapie Behandlung mit Nahrungskarenz und Versuch der Fragmentation des Bolus mit Röntgenkontrastmittel per os. Bei drohenden oder bereits eingetretenen Komplikationen Laparotomie.

7.6.3 Mekoniumpfropfsyndrom

Obstruktion des Rektums oder Rektosigmoids durch festen grau-weißen Mekoniumpfropf. Inzidenz 1:1000. Schon bald nach der Geburt stark geblähtes Abdomen. Die Mekoniumentleerung bleibt mehr als 24 h aus. Bei Fortbestehen Verweigerung der Nahrung und gelegentlich galliges Erbrechen. Im Röntgenbild tiefer Ileus bei luftleerem Becken. Abzugrenzen sind Aganglionose, Small-Left-Colon-Syndrom und funktionelle Pseudoobstruktion. Bei der Bildgebung sollte die Mekoniumentleerung durch Darmrohr bzw. Kontrasteinlauf herbeigeführt werden.

7.6.4 Morbus Hirschsprung

Primäre Aganglionose eines unterschiedlich langen Segments des Dickdarms. Inzidenz 1:5000, meist Knaben, familiäre Häufung bei 5–10 %, hohe Inzidenz bei Trisomie 21. Das aganglionäre Rectum ist enggestellt, der proximale Kolonrahmen aufgeweitet. Manifestation bei über zwei Dritteln der Kinder im 1. Lebensmonat, davon 50 % am 1. Lebenstag, bei einem weiteren Drittel am 2. und 3. Lebenstag. Es besteht ein tiefer Ileus mit verzögerter oder fehlender Mekoniumentleerung und abdomineller Distension.

Diagnostik Die Röntgenübersichtsaufnahme zeigt die starke Darmblähung, der Kolonrahmen ist mit schaumigem Kot gefüllt, das kleine Becken ist luftleer. Die Diagnose wird durch eine Rectum-Saugbiopsie gesichert.

Komplikationen Koprostatische Enterokolitis, Darmperforation (am gestauten Zökum), Durchwanderungsperitonitis und Endotoxinschock.

Therapie Sofortige Entlastung durch Darmrohr. Antibiotische Behandlung bei Enterokolitis und Durchwanderungsperitonitis, Infusionstherapie bei Nahrungskarenz, Magenablaufsonde. Selten (in weniger als 10 %) ist die Anlage eines Anus praeter erforderlich. Korrektur durch transanale Resektion des aganglionären Segmentes, Durchzug und Anastomose des gesunden Sigmas [18].

15 % der Patienten haben langfristig Darmprobleme, vor allem eine Obstipationsneigung [79].

7.6.5 Malrotation

Störung der embryonalen Drehung des Darms bei Unterbleiben der mesenterialen Haftung im 2. und 3. Schwangerschaftsmonat (Abb. 7.10).

- *Nonrotation:* 90°-Rotation, Ausbleiben der 2. und 3. Drehung. Colon ascendens mittelständig, Dünndarm rechts gelegen, Duodenum deszendiert rechts neben der Mesenterialwurzel. Symptome durch Volvulus (dicht nebeneinander liegende Fußpunkte) und angeborene Verwachsungen.
- *Malrotation I:* 180°-Rotation, Ausbleiben der 3. Drehung. Das Zökum liegt rechts im Oberbauch und ist durch Ladd-Adhäsionen am Duodenum fixiert. Oft Duodenalileus.
- *Malrotation II:* Inverse 2. Drehung mit nachfolgender regelrechter oder fehlgerichteter 3. Drehung. Das Zökum verläuft hinter der Mesenterialwurzel. Oft symptomfrei.

Die operative Korrektur der Malrotationen erfolgt durch Lösung aller Verwachsungen, Entfaltung des Mesenteriums, Reposition und Fixation des Darms in anatomiegerechter Lage. Eine laparoskopische Korrektur ist bei hämodynamisch stabilen Neugeborenen möglich [16].

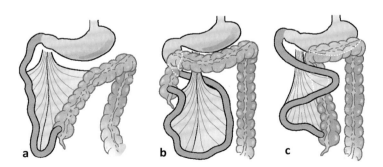

Abb. 7.10 a–c Grundformen der Malrotation nach Grob. **a** Nonrotation, **b** Malrotation I, **c** Malrotation II

7.7   Nekrotisierende Enterokolitis (NEC)

Hämorrhagisch-nekrotisierende und ulzerierende Entzündung des Dünn- und Dickdarms, seltener auch des Magens und des Rektums. Häufigste notfallmäßig zu operierende Erkrankung im Neugeborenenalter. Die Ursache ist unbekannt. Die Inzidenz variiert in verschiedenen Studien je nach Definition und Einschlusskriterien erheblich: 2 %–7 % bei Kindern <32 SSW und 5 %–22 % bei Kindern <1000 g [3]. Die nach Gestationsalter aufgeschlüsselte Inzidenz in Deutschland im Jahr 2020 zeigt Tab. 15.4. Prädisponiert sind Frühgeborene mit Atemstörungen, Ductus arteriosus, Rechtslinks-Shunt und Herzfehlern. Begünstigende Faktoren sind Ernährung mit Formulanahrung, Hyperosmolalität von Nahrung und oralen Medikamenten, eine intestinale Minderperfusion (Hypotension, Hypovolämie, diastolischer Negativfluss), auslösend ist eine bakterielle Infektion.

7.7.1   Klinik

Häufigster Krankheitsbeginn ist die 2. Lebenswoche, die meisten Kinder wurden enteral ernährt. Der Beginn ist meist schleichend. Nahezu unbemerkt kommt es zur Störung des Allgemeinbefindens: Nahrungsverweigerung, Temperaturinstabilität, Apnoeanfälle und passagere Bradykardien. Sie gehen der Bauchsymptomatik um mehrere Stunden, oft sogar um einige Tage voraus. Hinzu treten gastrointestinale Symptome mit vermehrten Magenresten, abdomineller Distension und Entleerung schleimigblutiger, fade riechender Stühle. Nach einem unterschiedlich langen zeitlichen Intervall verschlimmert sich das Krankheitsbild dramatisch. Die Kinder werden lethargisch, die Haut ist blassgrau, marmoriert und kühl. Das Abdomen wird praller, glänzt und weist eine verstärkte Gefäßzeichnung auf. Bald folgen Bauchdeckenphlegmone und flächenhafte Nekrosen. Sepsis, metabolische Azidose, disseminierte intravasale Gerinnung und Ateminsuffizienz zeigen den fortgeschrittenen Krankheitsprozess an.

7.7.2 Stadieneinteilung

Die Stadieneinteilung der NEC (Abb. 7.11) stammt ursprünglich (1978) von Bell et al. und wurde 1986 von Walsh & Kliegman modifiziert [5, 76]. Daneben gibt es weitere, allerdings weniger verbreitete Definitionen [55].

- *Stadium Ia: Verdacht auf NEC mit abdomineller Distension:* geblähtes, berührungsempfindliches Abdomen, vermehrte Magenreste, schleimiger, fade riechender Kot. Ausreichender Allgemeinzustand, Lethargie, Haut marmoriert, einzelne Apnoeanfälle, Temperatur instabil. Besserung bei Nahrungskarenz.
- *Stadium Ib: Verdacht auf NEC mit blutigem Stuhl*: Symptome ansonsten wie Ia. *Röntgenbild:* Gasdistension des Darms, geringes Darmwandödem, Entrundung der Darmschlingen, leichte Vergrößerung von Leber und Milz.
- *Stadium IIa: Definitive NEC mit mittelschwerer Allgemeinsymptomatik*: Lethargie, Hypothermie, herabgesetzter Muskeltonus, Zentralisation. Apnoeanfälle häufen sich und halten an. Bradykardie, galliges Erbrechen, Blut im Stuhl. Abdominelle Distension nimmt zu, Bauchdecken glänzen, sind druckschmerzhaft, hyperämisiert (Besenreiserzeichnung), Leber und Milz vergrößert. *Röntgenbild:* Zunahme der Gasansammlung im Darm, Subileus mit Flüssigkeitsspiegeln, starkes Darmwandödem, fixierte Darmschlingen, evtl. geringe bläschenförmige Pneumatosis, Separation der Darmschlingen durch freie Flüssigkeit im Abdomen. Ohne Intensivtherapie folgt innerhalb weniger Stunden das Stadium IIb bzw. Stadium III.
- *Stadium IIb: Definitive NEC mit gestörter Vitalfunktion:* Ateminsuffizienz, Bradykardie, Herzinsuffizienz, metabolische Azidose, Neutropenie, Thrombozytopenie, Ikterus, Oligurie, Somnolenz, fehlende Spontanmotorik. Starkes Bauchwandödem und heftiger Druckschmerz. *Röntgenbild:* Abnahme des Gasgehalts bei Zunahme der freien peritonealen Flüssigkeit mit starker Separation der Darmschlingen. Bläschenförmige und lineare, evtl. ringförmig zu erkennende Pneumatosis intestini,

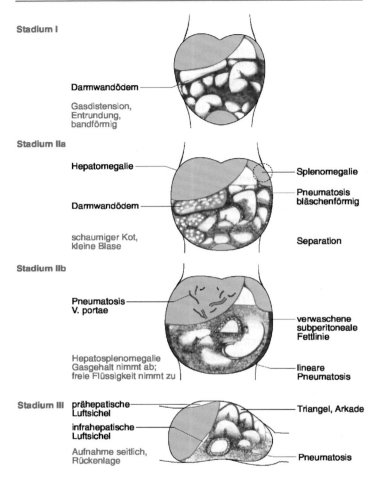

Abb. 7.11 Typische Röntgenbefunde bei der NEC

Pneumatosis der Portalvene, schaumiger Kot im Darm. Präperitoneale Fettlinie verwaschen. Dieses Stadium ist flüchtig. Die Komplikationen stehen unmittelbar bevor, können durch eine konsequente medikamentöse und intensivmedizinische Behandlung aber noch verhütet werden.

- *Stadium IIIa: Fortgeschrittene NEC ohne Perforation:* schwere Allgemeinsymptomatik, Durchwanderungsperitonitis, Gangrän, noch keine Darmperforation. Extrem geblähtes, gespanntes Abdomen, Spannungsblasen, Ekchymosen, starke Hyperämie bis zur Bauchwandphlegmone, u. U. Knistern durch Pneumatosis der Bauchdecke. Sepsis, Anurie, Atem- und Kreislaufinsuffizienz, Kapillarlecksyndrom und Multiorganversagen.
- *Stadium IIIb: Fortgeschrittene NEC mit Perforation:* schwere Allgemeinsymptomatik, Durchwanderungsperitonitis, Pneumoperitoneum, Gangrän. *Röntgenbild:* große Leber und Milz, kleine Harnblase. Der Gasgehalt hat weiter abgenommen bei starker Zunahme freier Flüssigkeit und Zunahme der Pneumatosis intestini und Pneumatosis der Pfortader. Freie Luft wird am frühesten erkennbar bei seitlicher Aufnahme in Rückenlage: sichelförmig zwischen Bauchwand und Leber, sichtbares Lig. falciforme, triangel- oder arkadenförmig zwischen Bauchwand und anliegenden Darmschlingen.

7.7.3 Diagnostik

Wichtigste Maßnahme: Röntgen-Seitaufnahme. Im Stadium IIb in 4- bis 6-stündlichen Abständen wiederholen. Die Röntgenveränderungen gehen den klinischen Zeichen oft um mehrere Stunden voraus. Abdomineller Ultraschall hat eine niedrige Sensitivität und kann bei Verdacht auf NEC die Röntgenuntersuchung nicht ersetzen [15].
Weitere Untersuchungen:

- Bauchumfangskontrolle 2-stündlich
- Transillumination
- Differenzialblutbild, Thrombozyten
- CRP, IL-8, Gesamteiweiß
- plasmatische Gerinnung
- Blutgasanalyse, Serumelektrolyte, Kreatinin
- Blutkultur

▶ **Wichtig** Keine Palpationen des Abdomens bei Verdacht auf NEC wegen Perforationsgefahr!

Die *Differenzialdiagnose* ist schwierig. Im Stadium I Abgrenzung einer Virusenteritis, eines Blähbauchs bei Beatmung oder Nasen-CPAP, einer funktionellen Pseudoobstruktion und eines mesenterialen Hypoperfusionssyndroms. Im Stadium II sind eine Hirschsprung-Kolitis, bakterielle Enteritis (Staphylokokken, Streptokokken, Pseudomonas) und Kolitiden (Anaerobier, Escherichia coli), eine Nabelveneninfektion und eine Pfortaderthrombose auszuschließen. Das Stadium III kann durch bakterielle Peritonitiden, Magen- und Darmperforationen, Mesenterialinfarkt, verschleppten Volvulus, Sepsis und Nebenniereninsuffizienz vorgetäuscht werden. Abzugrenzen ist die (zunächst nicht entzündliche) fokale intestinale Perforation des Frühgeborenen (Abschn. 7.8).

7.7.4 Prävention

Im Vergleich zu Mutter- oder gespendeter Frauenmilch erhöht die Ernährung mit Formula das Risiko einer NEC (NNH 33) (E1a) [59]. Verzögerter Beginn der enteralen Ernährung (E1a) [78] oder langsamer Nahrungsaufbau (E1a) [49] schützen nicht vor NEC. Prophylaktische enterale Probiotika (meist eine Kombination von Laktobazillen und Bifidusbakterien) (NNT 33) und Symbiotika (Kombination aus Prä- und Probiotika) (NNT 14) scheinen das NEC-Risiko zu senken (E1a) [65] [66]. Eine Lactoferrin-Supplementierung hat dagegen keinen Einfluss auf das NEC-Risiko (E1a) [53]. Prophylaktische enterale Antibiotika haben einen geringen protektiven Effekt (E1a, NNT 10), bergen aber das Risiko von Resistenzentwicklung und sind deshalb nicht zu empfehlen [12]. Enterale Immunglobuline sind wirkungslos (E1a) [23]. Bei der Behandlung des PDA hat Ibuprofen ein geringeres NEC-Risiko als Indomethacin (E1a) [50]. Wir kombinieren Ernährung mit Frauenmilch und Supplementierung enteraler Probiotika.

7.7.5 Behandlung

Bereits bei Verdacht auf eine NEC ist sofort mit der Therapie zu beginnen:

- Nahrungskarenz, Magenablaufsonde, parenterale Ernährung
- Volumensubstitution bzw. Transfusion
- Ggf. Intubation und Beatmung, kein nasaler oder pharyngealer CPAP
- Frühzeitig Antibiotika: Es gibt keine Evidenz für eine bestimmte Kombination, insbesondere für den Einsatz eines Antibiotikums gegen Anaerobier [21, 25]. „Hauskeime" und lokale Resistenzen sind zu berücksichtigen. Eine Behandlung länger als 10 Tage hat keinen Vorteil gezeigt (E3) [46]. Wir behandeln mit Gentamycin und Meropenem und richten die Dauer nach dem klinischen Zustand und den Laborbefunden.
- Im Stadium II chirurgische Mitbeobachtung und kurzfristige Kontrollen mit Transillumination und Röntgen. Im Stadium IIb Operationsbereitschaft, im Stadium III unverzügliche Laparotomie. Säuberung der Bauchhöhle von ausgetretenem Darminhalt, Entfernung sicher nekrotischer Darmanteile, Anlegen eines Ileostoma und Ausleiten des distalen Darmschenkels. Belassen von fraglich nekrotischen Darmanteilen und „Second Look-OP", um Kurzdarmsyndrom zu vermeiden.
- Eine Peritonealdrainage hat gegenüber der Laparotomie keinen Vorteil hinsichtlich Sterblichkeit und Behinderung mit 18–22 Monaten gezeigt (E1b) [10, 61].
- Zum Zeitpunkt der Wiederaufnahme der enteralen Ernährung nach NEC gibt es weder nach konservativer noch nach operativer Behandlung eine ausreichende Evidenz [1, 30, 54]. Wir richten uns nach klinischem Zustand und Laborbefunden.
- Bei erfolgreicher Therapie sind Spätkomplikationen zu beachten, Kontrasteinlauf nach 6–8 Wochen zum Ausschluss von Strikturen.

7.7.6   Prognose

Die Sterblichkeit ist hoch: 23,5 % (95 % CI 18,5 %–28,8 %) unter
allen Neugeborenen mit NEC (Stadium IIa), 34,5 %
(30,1 %–39,2 %) bei operierter NEC, 40,5 % (37,2 %–43,8 %) bei
Kindern <1000 g und 50,9 % (38,1 %–63,5 %) bei operierten Kindern <1000 g [32]. Eine längerdauernde parenterale Ernährung
führt zur Cholestase mit entsprechender Leberschädigung. Mit
langfristigen Problemen bei Ernährung, Verdauung und Gedeihen
muss gerechnet werden. Ein besonderes Problem stellt das sog.
Kurzdarmsyndrom dar. Die generalisierte Entzündungsreaktion
führt zu einer hohen Rate an zerebralen Schädigungen und späteren Behinderungen (24,8 %–61,1 %), vor allem Zerebralparesen
(18 %) [32, 41]. Eine entwicklungsneurologische Begleitung ist
deshalb bei jedem Kind mit NEC obligat.

7.8   Fokale intestinale Perforation (FIP)

Die fokale intestinale Perforation (FIP) (auch als spontane intestinale Perforation [SIP] bezeichnet) betrifft vor allem sehr untergewichtige Frühgeborene. Im Unterschied zur NEC ist der Darm
mit Ausnahme der Perforationsstelle nicht entzündlich oder nek-
rotisch verändert. Die Ätiologie ist unklar, eine lokale Ischämie
wahrscheinlich. Auch genetische Faktoren wie Mutationen von
NOD2, einem Regulator der intestinalen Immunität, und die Blutgruppe AB sind mit FIP (und NEC) assoziiert [28, 39]. Häufig
ging ein Nabelarterienkatheter oder die Gabe von Indomethacin
bei PDA voran [56]. Eine frühe enterale Ernährung scheint
protektiv zu sein [51]. Während die Häufigkeit der NEC rückläufig ist, nimmt die der FIP zu [74].

7.8.1   Klinik

Krankheitsbeginn früher als bei NEC. Plötzlich entwickelt sich
ein akutes vorgewölbtes Abdomen mit tympanitischem Klopf-
schall bei der Perkussion. Die Röntgenaufnahme zeigt freie Luft,

und bei der Operation findet man eine oft nur stecknadelkopfgroße, wie ausgestanzt wirkende Öffnung der Darmwand, meistens im terminalen Ileum. Häufig ist es präoperativ schwierig, eine FIP von einer NEC zu unterscheiden, die Sterblichkeit ist bei der NEC höher [9].

7.8.2 Therapie

Laparotomie und Übernähung der Perforationsstelle, gelegentlich muss ein Enterostoma angelegt werden.

7.9 Peritonitis

7.9.1 Bakterielle Peritonitis

Lokale oder generalisierte Entzündung des viszeralen und parietalen Bauchfells. Ursachen sind bakterielle oder virale Infektionen und chemische oder physikalische Einwirkungen. Meist handelt es sich um eine *sekundäre Peritonitis:*

- Durchwanderungsperitonitis (bei NEC, Volvulus, Darmgangrän)
- Perforation von Magen, Duodenum, Dünn- oder Dickdarm
- fortgeleitete Peritonitis (z. B. Omphalitis, Pleuritis, Pyelonephritis, Beckenosteomyelitis etc.)

Klinik Ähnlich NEC-Stadium III: akut-entzündlicher Bauchbefund, verbunden mit Temperaturinstabilität und septischem Schock. Galliges Erbrechen. Die Kotentleerungen sistieren noch nicht, meist wird dünnflüssiger Stuhl mit Beimengungen von Blut und Schleim in kurzen Abständen abgesetzt (sog. Peritonitisstuhl). Wichtig ist die Differenzierung zwischen der primär hämatogenen und der sekundären Peritonitis, da bei der hämatogenen Peritonitis eine Operation sinnlos ist: Die Peritonitis ist dann nicht Ursache, sondern Folge eines Allgemeininfekts.

Diagnostik BB, Thrombozyten, IL-8, CRP, Gesamteiweiß, Gerinnungsfaktoren, D-Dimere, Kreatinin, BZ, Elektrolyte, Transaminasen, BGA, Laktat.

Röntgenbild und Transillumination der Bauchhöhle sichern schnell die Diagnose. Sie sind bei jedem Verdacht und ggf. kurzfristig zu wiederholen. Ein ausgeprägtes Pneumoperitoneum weist auf die Magenperforation, ein Pneumoperitoneum mit reichlich freier Flüssigkeit im Abdomen auf die Dickdarmperforation mit lokalem Konglomerattumor durch die Verklebungen hin. Der Nachweis geringer Mengen freier Luft in der Peritonealhöhle gelingt besser durch die seitliche Aufnahme bei liegendem Kind. Dabei sind die Darmschlingen separiert, die Darmwand verdickt, die Bauchdecke ödematös, sodass die peritoneale Fettlinie und die anderen Weichteilstrukturen verwaschen sind. Leber und Milz sind im Allgemeinen vergrößert, die Harnblase infolge der Anurie nicht zu erkennen.

Therapie Gastrointestinale Dekompression durch Magenablaufsonde, Nahrungskarenz, parenterale Ernährung, Wärmeschutz, gute Oxygenierung, Schocktherapie, Antibiotikatherapie (Abschn. 14.5.3). Die sekundäre Peritonitis stellt eine Indikation zur Operation dar. Verzögernde Maßnahmen sind nicht berechtigt, da der deletäre Verlauf beim Endotoxinschock nur durch die schnelle Laparotomie und Spülung der Bauchhöhle beeinflusst werden kann.

7.9.2 Mekoniumperitonitis

Pränatale Perforation des Darms mit Austritt von Mekonium in die Bauchhöhle (frühestens im 5. Fetalmonat). Inzidenz 1:15.000. Die Perforationsöffnung am Darm vernarbt sehr oft spontan, sodass sie zum Zeitpunkt der Operation nicht mehr nachzuweisen ist. Ursache der pränatalen Darmperforation ist in der Regel eine gestörte Passage (intrauterine Invagination, Atresie, Stenose, Volvulus, innere Hernie, ligamentäre Strangulation, Mekoniumobstruktion bei Mukoviszidose). Seltener sind Perforationen ohne Darmobstruktion durch mesenteriale Ischämie, Muskeldefekte, Gewebeheterotopie, Duplikatur, Divertikel, Angiome usw.

Klinik Symptomatik abhängig vom Zeitpunkt der Perforation und von der Perforationsöffnung. Bei fortbestehendem Mekoniumaustritt liegt eine generalisierte Mekoniumperitonitis mit Mekoniumaszites vor, bei vernarbter Perforationsöffnung und pränataler Resorption des Mekoniums verbleiben Narbenstränge (fibroadhäsive Form) und Pseudozysten (pseudozystische Form). Stets ist das Abdomen schon unmittelbar postnatal hochgradig aufgetrieben. Dabei galliges Erbrechen und fehlende Mekoniumentleerung. Bei der fibroadhäsiven und pseudozystischen Form bereits intrauterin abdominelle Distension, die im Extremfall ein Geburtshindernis darstellt. Hydramnion, fetale Tachykardie und Mangelentwicklung des Fetus sind häufige Hinweise.

Komplikationen Intestinaler Volvulus, Strangulation mit sekundärer Atresie, Kurzdarm, bakterielle Superinfektion, Mikrogastrie und Mikrokolon, Zwerchfellhochstand mit Ateminsuffizienz.

Diagnostik Differenzierung des großen Abdomens durch Transillumination, Sonografie und Röntgenaufnahme. Nachweis von freier Flüssigkeit und von Mekonium in der Peritonealhöhle, häufig mit Verkalkungen. Bei der pseudozystischen Form kann die große Schleim- bzw. Mekoniumhöhle den ganzen Bauchraum ausfüllen und verschatten. Bei der fibroadhäsiven Form liegt meist ein mechanischer Ileus im mittleren Dünndarm vor. Bei postnatal fortbestehender Perforationsöffnung tritt Luft aus dem Darm aus, das Pneumoperitoneum entwickelt sich mitunter sehr schnell und kann infolge zunehmenden Zwerchfellhochstands zur Ateminsuffizienz führen.

Therapie Durch die Mekoniumperitonitis sind die Neugeborenen vital gefährdet. Bei der komplizierten Mekoniumperitonitis ist die Prognose zudem durch Spätfolgen erheblich getrübt. Mit einer Operation darf nicht gezögert werden. Bei pränatalem Nachweis sollte die Entbindung in einem Perinatalzentrum mit kinderchirurgischer Expertise erfolgen [67].

7.10 Raumfordernde Prozesse

Jede Raumforderung im Abdomen bedarf einer vordringlichen Abklärung. Oft wird sie durch andere Erkrankungen vorgetäuscht und ist dann klinisch schwer einzuordnen. Abzugrenzen sind:

- Organvergrößerungen (Nebenniere, Niere, Ureter, Harnblase, Leber, Milz, Ovar)
- Flüssigkeitsansammlungen (Aszites, Cholaskos, Hämaskos, Chylaskos, Urinaskos, Hydrokolpos)
- Organverlagerungen (Niere bei suprarenaler Blutung, Leber bei Zwerchfelltiefstand, Lien mobilis)
- Darmkonvolut, Kotballen, Perforationshöhle
- Neubildungen und Zysten: gutartig: Lymphangiom, Hämangiom, Zyste, Teratom (Ovar, Hoden, Steißbein), Urachus, Choledochus, Mesenterium, Dottergang; bösartig: Neuroblastom, Wilms-Tumor, Sarkom

Wichtige Informationen geben:

- *Atemverschieblichkeit:* sehr gut bei Geschwülsten der Leber und Milz, Fehlen bei den retroperitoneal fixierten Geschwülsten (Neuroblastom, Teratom) und bei Vergrößerungen der Niere
- *Manuelle Verschieblichkeit:* nicht gegeben bei entzündlich-reaktiven Schwellungen (Perforationshöhle, Abszess, infizierte Zyste am Nabel oder in der Bauchdecke), bei Hämatomen von Leber, Nebenniere, Milz und Niere, bei retroperitonealen Geschwülsten (Neuroblastom, Teratom)

Hilfreich ist die Berücksichtigung der Ausdehnung einer Geschwulst:

- *Einseitiger Prozess:* Wilms-Tumor, multizystische Nierendysplasie, Hydronephrose, Nierenvenenthrombose, Nieren- und Nebennierenzysten, Nebennierenblutung
- *Mediane Prozesse:* Ovarialzysten, Tumore und Zysten des Omentums, des Pankreas, des Magens und der Harnblase, Urachuszysten, Dottergangszysten, Plica-epigastrica-Zysten, Zysten und Abszesse des Lig. falciforme hepatis, Hydrokolpos
- *Beidseitige Prozesse:* beidseitige Nebennierenblutung, bilaterale Hydronephrose, polyzystische Nierendegeneration, beidseitige Nierenvenenthrombose, Megaureteren bei subvesikaler Harnröhrenstenose, beidseitiger Uretermündungsstenose, beidseitigen Ureterozelen

7.10.1 Neuroblastom

Siehe Abschn. 10.2.5

7.10.2 Teratom

Teratome sind extragonadale Keimzelltumoren, die auch maligne Zellen enthalten können. Sie können in allen Regionen des Körpers angetroffen werden und gefährden Neugeborene, insbesondere bei einer Lokalisation im Bereich des Halses, des Mediastinums und des Perikards bzw. des Herzens. Häufiger sind jedoch intraabdominelle (Ovarien, Nebennieren, Retroperitoneum, kleines Becken, Pankreas, Lig. hepatoduodenale, Magen) und sakrokokzygeale Teratome. Große Teratome können Geburtshindernisse darstellen und postnatal zu hämodynamischer Belastung, durch Kompression des Darms zum Ileus und durch Ruptur zu heftigen Blutungen führen. Ziel ist die frühzeitige, möglichst komplette operative Entfernung.

7.10.3 Zystisches Lymphangiom

Lymphangiome sind polyzystische, teils aus derber Matrix bestehende, diffus und infiltrierend wachsende Geschwülste des
Lymphgefäßsystems, welche in allen Bereichen des Körpers
auftreten können. Sie bevorzugen bestimmte Körperstellen
(Hals, Axilla, Mediastinum, Thoraxwand) und können durch
schnelle Größenzunahme die Neugeborenen erheblich beeinträchtigen. Die Größenzunahme tritt mitunter sehr plötzlich
durch Lymphstau oder Einblutung in eine oder mehrere Zysten
ein und kann innerhalb weniger Tage die Atemwege verlegen.
Lymphangiome können sich sanduhrförmig in die Brusthöhle
ausbreiten, weswegen grundsätzlich die klinische Untersuchung
durch eine Röntgenübersichtsaufnahme des Thorax zu ergänzen
ist. Eine spontane Rückbildung tritt nicht ein. Neben chirurgischen Resektionen werden Lasertherapie und Injektion von
sklerosierenden Substanzen (OK-432) eingesetzt. Die Rezidivrate ist jedoch sehr hoch.

7.10.4 Leistenhernie

Eine Leistenhernie im Neugeborenenalter tritt vor allem bei Frühgeborenen auf, oft beidseits, und ist so gut wie immer eine indirekte Hernie: Der Darm prolabiert über den weit offenen Processus vaginalis durch den inneren Leistenring in den Leistenkanal
und dann weiter, ggf. bis ins Skrotum. Mittels Diaphanoskopie
oder Sonografie wird die Leistenhernie von einer Hydrozele unterschieden. Die Diagnose einer Leistenhernie ist gleichbedeutend
mit der Indikation zur Operation, da das Risiko einer Inkarzeration
besteht. Der optimale Operationszeitpunkt (vor Entlassung aus der
Neonatologie oder später) ist umstritten [27, 40]. Wir warten unter
stationärer Überwachung mit der Operation, bis das Kind ein Gewicht von ca. 2000 g erreicht hat. Nach Spinalanästhesie gibt es
deutlich seltener Apnoen und Bradykardien und weniger postoperative Nachbeatmung als nach Allgemeinnarkose. Außerdem
ist die Operationsdauer kürzer (E1a) [20].

7.10.5 Chylothorax

Ein Chylothorax ist beim Neugeborenen selten, aber die häufigste Ursache für einen Pleuraerguss in diesem Alter und potenziell lebensbedrohlich. Ein angeborener Chylothorax kommt im Rahmen von Fehlbildungen oder Syndromen (Down-, Noonan-, Turner-Syndrom) vor, oft bleibt die Ursache aber unklar. Postnatal kann er infolge von thorakalen oder abdominellen operativen Eingriffen auftreten.

Die *Diagnose* wird durch Nachweis von Triglyzeriden und Lymphozyten im Pleurapunktat gestellt. Die *Behandlung* ist schwierig und langwierig. Zur Basistherapie zählen Pleuradrainage, künstliche Beatmung, totale parenterale Ernährung, enterale Ernährung mit MCT-Formula (E3) [62]. Bei Erfolglosigkeit dieser Maßnahmen wurde in Einzelfällen Octreotid, ein Somatostatin-Analog, eingesetzt. Es gibt dazu allerdings keine kontrollierten Studien, aber Berichte über schwerwiegende Komplikationen (z. B. NEC) (E3) [6].

7.11 Operationsvorbereitung

Vor der Operation eines Neugeborenen sind zu beachten:

- Unreife der vitalen Funktionen
- Dynamik und spezifische Problematik der meist angeborenen Erkrankungen mit bereits pränatal eingetretenen Sekundärschäden: Lungenhypoplasie bei Zwerchfelldefekten, Darmnekrose bei Gastroschisis, Nierenatrophie bei langbestehendem intrauterinem Harnaufstau
- Komplexität der Fehlbildungen: Mehrfachatresien, kloakale Fehlbildungen, kaudales Regressionssyndrom, Atresie des Duodenums mit Pancreas anulare und Malrotation
- Zweit- und Drittfehlbildungen, besonders bei chromosomalen Störungen
- fetale Mangelentwicklung
- Begleiterkrankungen wie Atemnotsyndrom, pulmonale Hypertension, Aspiration, Sepsis, Hirnblutung

Die Vorbereitung zur Operation ist auf das Notwendigste zu beschränken, insbesondere wenn wegen Strangulation oder Peritonitis rasches Handeln erforderlich ist.

7.11.1 Diagnostik des Grundleidens

Sonografie Bei großem Abdomen zum Nachweis von Aszites, raumfordernden Geschwülsten und Zysten, Hydronephrose, Megavesica, evtl. eines Zwerchfelltiefstandes, Pleuraerguss.

Röntgen Thorax- und Abdomenübersicht, ggf. Zusatzaufnahmen:

- in Rückenlage seitlich bei Verdacht auf gastrointestinale Perforation
- Magen-Darm-Passage bei Verdacht auf Volvolus
- Kontrasteinlauf bei tiefem Ileus

Labor Blutbild, Thrombozyten, Elektrolyte, Gesamteiweiß, BZ, Blutgase, Blutgruppe, Gerinnung, Kreatinin. Evtl. benötigte Blutkonserve mit mütterlichem Blut kreuzen (Abschn. 12.3.3).

7.11.2 Pflegerische Vorbereitungen

- *Wärmeschutz* durch Inkubator, Wärmestrahler, Wärmematratze, Hitzeschild, Folie
- *Lagerung*: Bei Zwerchfelldefekten auf die betroffene Seite, bei Bauchwanddefekten auf die rechte Seite, bei Ösophagusatresien auf die linke Seite oder den Bauch, bei Ileus auf die linke Seite oder den Rücken
- *Magenablaufsonde:* Dekompression des Magen-Darm-Trakts mit weitlumiger groß- und mehrlöchriger Sonde, Dauersog zur Verhütung einer Aspiration, Beseitigung des Zwerchfellhochstands bei Ileus, Kontrolle der Rückflussmengen. Regelmäßige

Kontrolle der Sondenlage durch Insufflation von 3–5 ml Luft und anschließende Aspiration

- *Replogle-Sonde mit Dauersog*: bei Schluckstörungen durch Ösophagusatresie, Gaumenspalte oder Gaumensegelparese
- *Darmentleerung*: nur durch Darmrohr bzw. Auslösen des Analreflexes
- *Aufzeichnung* von Magenrückfluss, Mekoniumentleerung, Harnmenge, Körpertemperatur, Puls, Blutdruck, Atmung, Oxygenierung

7.11.3 Elterngespräch

Das präoperative Gespräch wird am besten gemeinsam durch Neonatologen, Kinderchirurgen und Anästhesisten mit beiden Eltern geführt. Nichts belastet das Vertrauensverhältnis mehr als widersprüchliche oder missverständliche Informationen (Abschn. 17.6). Erläuterung des aktuellen Zustandes, der erforderlichen und beabsichtigten Maßnahmen und der Prognose. Besondere Berücksichtigung der Anlage von Stomata (Gastrostomie, Anus praeter, Ernährungsstoma), der Einführung von Sonden und Drainagen. Darlegung der postoperativen Probleme bezüglich parenteraler Ernährung, zentralvenösen Katheters, Nahrungsaufbaus, Nachbeatmung, evtl. Bougierungsmaßnahmen, Pflege von intestinalen Schienen, Urogenitalsplints und anderer Sonden. Operations- und Narkoseeinwilligung nach Erklärung der möglichen und der zu erwartenden Komplikationen.

7.12 Narkose und intraoperative Überwachung

7.12.1 Voraussetzungen

Nahrungskarenz und Prämedikation sind von untergeordneter Bedeutung. Entscheidender sind Wärmeschutz, Volumensubstitution, Freihalten der Atemwege und sorgfältige Dekompression des Magen-Darm-Kanals durch eine weitlumige Ablaufsonde.

Intubation nasotracheal mit nicht geblockten Tuben. Zwei sichere periphere Venenzugänge, von denen einer im sichtbaren Bereich (Kopfvene, nach kranial gelagerte Handrückenvene) liegen muss. Eventuell Kanülierung der A. radialis. Bei voraussichtlich längerfristiger parenteraler Ernährung (Gastroschisis, Kurzdarm, chronische intestinale Pseudoobstruktion, totale Aganglionose) zentraler Venenkatheter (Silastic-Katheter, Abschn. 19.5).

7.12.2 Intraoperative Überwachung

Die Überwachung im Operationssaal muss mindestens so gründlich sein wie die auf der Intensivstation. Bei Frühgeborenen sollten während der Operation folgende Parameter überwacht werden:

- EKG, Pulsoxymetrie, transkutaner pO_2, transkutaner pCO_2
- F_iO_2: Hypoxie *und* Hyperoxie vermeiden!
- präkordiales oder ösophageales Stethoskop
- arterieller Blutdruck (indirekt) oder direkt (A. radialis)
- rektale Temperatursonde
- HK, Blutgase, BZ, Ca, Na, K

Zur Überwachung bei Herzoperationen siehe Abschn. 6.4.4.

7.12.3 Intraoperative Bluttransfusion

Blutgaben sind in der Neugeborenenchirurgie meist nicht nötig. Doch sollte bei jeder chirurgischen Maßnahme am Neugeborenen die Blutgruppe bekannt sein und mit Mutterblut gekreuztes Blut zur Verfügung stehen, in Notfällen kann ungekreuztes Blut der Blutgruppe 0 rhesus negativ verwendet werden (zu den Besonderheiten der Transfusion bei Neugeborenen siehe Abschn. 12.3.3). Das zu transfundierende Volumen muss nach klinischem Zustand, akuten Blutverlusten und Laborwerten individuell festgelegt werden.

7.13   Postoperative Versorgung

7.13.1   Pflege und Überwachung

Besonders postoperativ ist das Prinzip des Minimal Handling zu beachten (Abschn. 1.9): Umlagerung, Blutentnahmen, Verbandswechsel, Absaugen sorgfältig planen und aufeinander abstimmen. Schwerpunkte der Überwachung:

- Luftweg frei?
- Hypoxämie? Hyperoxämie?
- Schmerzhinweise (Hypertension, Agitation)?
- Blutdruck? Herzfrequenz?
- Ggf. Zentralvenendruck?
- Diurese (Oligurie)?
- Temperatur?
- Blutungen?

7.13.2   Postoperative Schmerztherapie

Eine adäquate postoperative Schmerzbehandlung ist obligat. Zum Erkennen und Behandeln von Schmerzen siehe Abschn. 18.5.

7.13.3   Ablaufsonden

Ablaufsonden dienen der Druckentlastung und der Entleerung von Sekreten (Abb. 7.12):

- Verhütung bzw. Beseitigung eines Zwerchfellhochstands
- Verhinderung des Erbrechens
- Verhütung einer Aspirationspneumonie
- Kontrolle der Rückflussmengen und Elektrolytverluste
- Behandlung der Magen- und Darmatonie
- Verhütung von Anastomosenrupturen

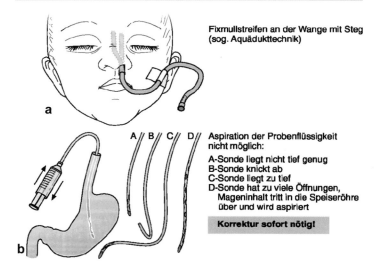

Fixmullstreifen an der Wange mit Steg
(sog. Aquädukttechnik)

Aspiration der Probenflüssigkeit
nicht möglich:

A-Sonde liegt nicht tief genug
B-Sonde knickt ab
C-Sonde liegt zu tief
D-Sonde hat zu viele Öffnungen,
    Mageninhalt tritt in die Speiseröhre
    über und wird aspiriert

Korrektur sofort nötig!

Abb. 7.12 Fixation (**a**) und Kontrolle (**b**) der Lage von Magenablaufsonden zur Dekompression des Magen-Darm-Kanals

Ablaufsonden müssen weitlumig und mit mehreren großen Öffnungen am inneren Sondenende versehen sein, das äußere Ende ist offen, das Sekret wird aufgefangen, sein Volumen wird zur Bilanzierung gemessen. Zum Heben müssen Sonden lang sein und eine Flüssigkeitssäule enthalten. Da diese wegen der Luftblasen immer wieder abreißt, müssen die Dekompression und Entleerung des Magens durch stündliches Absaugen oder durch einen intermittierenden Dauersog gewährleistet sein. Bei Lageveränderungen drohen Aspirationspneumonie, Anastomosenruptur und Fortbestehen der Darmatonie. Ablaufsonden dürfen wegen ihrer Länge und Weitlumigkeit nicht der Nahrungszufuhr dienen!

7.13.4 Ernährungssonden

Ernährungssonden sind kurz und englumig. Sie dürfen keine Nahrungsmittelreste enthalten, da diese Bakteriennährböden darstellen. Nach jeder Nahrungsgabe ist daher mit 0,5 ml steriler

0,9 %-NaCl-Lösung oder Luft nachzuspülen, und zu verschließen. Nur eine Öffnung an der Sondenspitze, damit bei Fehllage Nahrung nicht in Trachea, Pharynx oder Speiseröhre fließt (Abschn. 2.6.4).

7.13.5 Schienungssonden

Darmschiene: weiche Sonden mit zahlreichen seitlichen Öffnungen. Sie dienen meist gleichzeitig zur Dekompression und zur Schienung von Anastomosen an Duodenum und Dünndarm, ferner als Schiene bei ausgeprägten postoperativen Verwachsungen im Abdomen mit rezidivierenden Abknickungen des Darms. Darmschienen bleiben 2–3 Wochen liegen und dürfen in ihrer Lage nicht verändert werden.

Speiseröhrenschienen können ohne Operation endoskopisch zur Bauchdecke herausgeführt werden (perkutane endoskopische Gastrostomie). Die Pflege der Schienen beschränkt sich auf die regelmäßige Säuberung und Desinfektion der Ein- und Austrittstelle sowie die Kontrolle der Fixationsnaht.

7.13.6 Künstliche Stomata

Abb. 7.13 zeigt schematisch gebräuchliche Stomata bei Neugeborenen.

Ein *Gastrostoma* ist indiziert bei langstreckiger Ösophagusatresie, bei langfristiger enteraler Ernährung unter Umgehung der Speiseröhre (besser ist ein Jejunostoma) und gelegentlich zur effektiveren Dekompression des Digestionstrakts bei Gastroschisis und Omphalozelen. Nach 4–5 Tagen kann ein Gastrostoma problemlos ausgewechselt werden. Der Verschluss erfolgt spontan innerhalb von 24 h nach Entfernen einer solchen Sonde.

Dünndarmöffnungen dienen der Ableitung von Darminhalt. Sie werden endständig, doppelläufig oder schornsteinförmig (sog. Chimney-Anastomose) angelegt. Indikationen sind Mekoniumileus bei Mukoviszidose und die Anastomosensicherung bei nekrotisierender Enterokolitis oder schwierig zu anastomosierenden

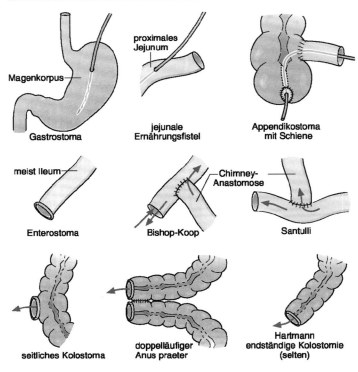

Abb. 7.13 Schematische Darstellung der bei Neugeborenen gebräuchlichen intestinalen Stomata

Darmatresien. Sie sollten – wenn immer möglich – schon wegen der großen Flüssigkeits- und Elektrolytverluste und der sehr schwierigen Pflege vermieden werden. Abdeckung zunächst durch feuchte Kompressen, Stomabeutel erst, wenn Peristaltik in Gang gekommen. Hohe Jejunostomata fördern oft große Mengen an dünnflüssigem Dünndarminhalt, die eine Bilanzierung und Substitution erfordern. Durch die fermenthaltigen Ingesta wird periorifiziell die Haut auch bei bester Pflege (Stomaadhäsivplatte) sehr geschädigt. Ein baldiger Verschluss ist daher anzustreben. Bei der Chimney-Anastomose tritt häufig ein spontaner Verschluss ein, sodass Zweitoperationen überflüssig werden.

Kolostoma: Am bekanntesten sind endständige und doppelläufige okkludierende Kunstafter. Sie werden am Sigma beim Morbus Hirschsprung und am Querkolon bei Rektumatresie angelegt, wenn die primäre Endversorgung wegen Unreife oder anderer Erkrankungen dem Neugeborenen nicht zugemutet werden darf. Beim doppelläufigen Anus praeter wird auch die Hinterwand des Dickdarms über dem Bauchdeckenniveau durch Anbringen eines Silastic-Stegs vorgelagert. Dadurch ist eine sichere Ableitung des Kots bei absoluter Ausschaltung des distalen Dickdarms (Fisteln zum Harntrakt bei Rektumatresie) gewährleistet. Dieser abführende „Schenkel" des Kolons ist durch Spülung mit physiologischer Kochsalzlösung regelmäßig zu säubern, um einem Blindsacksyndrom vorzubeugen. Gelegentlich kann man sich auf die Anlage von seitlichen Kolostomien beschränken, so zur Entlastung bei schwerer NEC oder Hirschsprung-Kolitis. Von Vorteil ist der spontane Verschluss nach einigen Wochen. Eine operative Rückverlagerung ist bei seitlicher Kolostomie daher meist nicht nötig. Die Pflege eines Kolostomas ist leicht. In den ersten postoperativen Tagen ist lediglich dafür zu sorgen, dass die Öffnung nicht verkrustet, was durch Betupfen der Schleimhaut mit 0,9 % NaCl in 3- bis 4-stündigen Abständen erreicht wird. Bei einem proximalen Kolostoma (Zökostomie, Appendikostomie) können aber gleiche Probleme wie bei einer Ileostomie auftreten.

7.13.7 Wundversorgung

Im Allgemeinen bei Neugeborenen problemlos, da Sekundärheilungen selten sind. Desinfektion bei Neugeborenen nur mit jodfreien Präparaten. Anderenfalls sind T_3-, T_4- und TSH-Bestimmungen zum Ausschluss einer behandlungsbedürftigen Hypothyreose erforderlich (Abschn. 11.7).

7.13.8 Drainagen

Drainagen sind in der Neugeborenenchirurgie nur selten erforderlich, z. B. für Sekretabfluss aus der Bauchhöhle. Wir unterscheiden Saugdrainagen, Sperrdrainagen und Spüldrainagen.

Saugdrainagen sind bei intrapleuralen Eingriffen meist vermeidbar, werden beim Spannungspneumothorax benötigt (Abschn. 19.3). Nach Operation einer Zwerchfellhernie wird nicht am Thorax gesaugt (Abschn. 7.1.7). Nach 24 h erster Abklemmversuch, 6 h später röntgen und ggf. entfernen. Nur bei stärkerer Sekretion, nach Blutung oder bei intrapleuralen Eiterungen wird diese Zeit überschritten und dann individuell verlängert.

Sperrdrainagen dienen dem Sekretabfluss und bleiben liegen, um einen Kanal offenzuhalten, über den evtl. ein instrumenteller Zugang zu einem unsicheren Operationsgebiet wieder ermöglicht wird. Sie werden gezielt an die Anastomose gelegt sowie bei Eingriffen am Pankreas und an den Gallenwegen verwendet. Eine Spülung ist nicht sinnvoll. Ihre Lichtung verstopft meist schon nach einem Tag. Werden die Drainagen dann nach 4–5 Tagen entfernt, kann der Kanal jedoch zur Sondierung und zur Spülung genutzt werden.

Spüldrainagen werden verwendet bei fortgeschrittener Peritonitis oder Pankreatitis ggf. mit mehreren Drainageschläuchen. Vier dicke, mit zahlreichen kleinen Öffnungen versehene Drainagen werden rechts subhepatisch, links subphrenisch, rechts zum Douglas-Raum und links parasigmoidal gelegt und sollen den Sekret- und Flüssigkeitsabfluss gewährleisten. Die Zufuhr der Spülflüssigkeit erfolgt über einen weiteren, ins Epigastrium eingeführten dünnen Schlauch. Peritonealspülungen über mehrere Tage (so bei kotiger Peritonitis) können bei Anwendung von Dialysierflüssigkeit gleichzeitig die Peritonealdialyse bei Anurie ermöglichen.

7.13.9 Stuhlgang

Die Darmtätigkeit setzt bei gesunder Darmwand immer spontan ein. Auf Purgativa und „Peristaltika" sollte bei Neugeborenen daher grundsätzlich verzichtet werden, zumal deren Nebenwirkungen unkontrollierbar sind.

Auch Einläufe sind überflüssig. Allenfalls eine vorsichtige Sondierung des Anus mit einem dicken Darmrohr oder dem kleinen Finger (ausschließlich des Operateurs) ist erlaubt. Voraussetzungen für das Wiedereinsetzen der Darmperistaltik ist eine vollständige Dekompression des Magens und des ganzen Darms. Diese muss daher unbedingt bei jeder anhaltenden Atonie herbeigeführt werden, u. U. sogar durch eine Relaparotomie zur manuellen Dekompression und Einlage einer Darmschiene. Ausgenommen ist die chronische Atonie bei schwerer Darmwandschädigung durch Strangulation bei einer Gastroschisis, bei der die Darmperistaltik mitunter erst nach 3–4 Wochen spontan wieder einsetzt. Voraussetzung sind auch hier die gute intestinale Dekompression und kalorisch ausreichende parenterale Ernährung.

7.13.10   Postoperativer Nahrungsaufbau

Er ist individuell zu gestalten.

▶ **Wichtig** Wenn der Magenrückfluss nicht mehr grün gefärbt ist und die Rückflussmengen 2 ml/kg/h unterschreiten, kann mit der Ernährung begonnen werden.

Das gelingt bei intrathorakalen und retroperitonealen Eingriffen meist nach 24 h, bei Dickdarmresektionen nach 2–3 Tagen, bei Dünndarmresektionen nach 4–5 Tagen postoperativ. Länger dauert es bei Neugeborenen mit Gastroschisis und nekrotisierender Enterokolitis.

Enteraler Nahrungsaufbau: Beginn mit täglich 12-mal 1 ml/kg Glukose 5 %, bei guter Verträglichkeit nach 4–6 Mahlzeiten Verdoppelung und zusätzlich Muttermilch (oder Semielementardiät) zunächst verdünnt, dann in allmählich steigender Konzentration. Im Einzelfall ist ein individuell modifiziertes Vorgehen mit Zusammensetzung aus Einzelbausteinen notwendig. Richtschnur ist die Verträglichkeit des Nahrungsangebots, messbar an der gastrischen Retention.

Literatur

1. Arbra CA, Oprisan A, Wilson DA, Ryan RM, Lesher AP (2018) Time to reintroduction of feeding in infants with nonsurgical necrotizing enterocolitis. J Pediatr Surg 53(6):1187–1191
2. Barrington KJ, Finer N, Pennaforte T, Altit G (2017) Nitric oxide for respiratory failure in infants born at or near term. Cochrane Database Syst Rev 1(1):CD000399
3. Battersby C, Santhalingam T, Costeloe K, Modi N (2018) Incidence of neonatal necrotising enterocolitis in high-income countries: a systematic review. Arch Dis Child Fetal Neonatal Ed 103(2):F182–f189
4. Bauman B, Stephens D, Gershone H, Bongiorno C, Osterholm E, Acton R, et al. (2016) Management of giant omphaloceles: a systematic review of methods of staged surgical vs. nonoperative delayed closure. J Pediatr Surg 51(10):1725–1730
5. Bell MJ, Ternberg JL, Feigin RD, Keating JP, Marshall R, Barton L, Brotherton T (1978) Neonatal necrotizing enterocolitis. Therapeutic decisions based upon clinical staging. Ann Surg 187(1):1–7
6. Bellini C, Cabano R, De Angelis LC, Bellini T, Calevo MG, Gandullia P, Ramenghi LA (2018) Octreotide for congenital and acquired chylothorax in newborns: a systematic review. J Paediatr Child Health 54(8):840–847
7. Bischoff A, Levitt MA, Peña A (2013) Update on the management of anorectal malformations. Pediatr Surg Int 29(9):899–904
8. Bischoff A, Martinez-Leo B, Peña A (2015) Laparoscopic approach in the management of anorectal malformations. Pediatr Surg Int 31(5):431–437
9. Blakely ML, Lally KP, McDonald S, Brown RL, Barnhart DC, Ricketts RR, et al. (2005) Postoperative outcomes of extremely low birth-weight infants with necrotizing enterocolitis or isolated intestinal perforation: a prospective cohort study by the NICHD Neonatal Research Network. Ann Surg 241(6):984–989; discussion 989–994
10. Blakely ML, Tyson JE, Lally KP, Hintz SR, Eggleston B, Stevenson DK, et al. (2021) Initial laparotomy versus peritoneal drainage in extremely low birthweight infants with surgical necrotizing enterocolitis or isolated intestinal perforation: a multicenter randomized clinical trial. Ann Surg 274(4):e370–e380
11. Braungart S, Peters RT, Lansdale N, Wilkinson DJ (2022) Congenital oesophageal stenosis in oesophageal atresia: underrecognised and often missed? Pediatr Surg Int 38(2):331–335
12. Bury RG, Tudehope D (2001) Enteral antibiotics for preventing necrotizing enterocolitis in low birthweight or preterm infants. Cochrane Database Syst Rev 2001(1):CD000405
13. Comella A, Tan Tanny SP, Hutson JM, Omari TI, Teague WJ, Nataraja RM, King SK (2021) Esophageal morbidity in patients following repair

of esophageal atresia: a systematic review. J Pediatr Surg 56(9):1555–1563

14. Criss CN, Coughlin MA, Matusko N, Gadepalli SK (2018) Outcomes for thoracoscopic versus open repair of small to moderate congenital diaphragmatic hernias. J Pediatr Surg 53(4):635–639

15. Cuna AC, Lee JC, Robinson AL, Allen NH, Foley JE, Chan SS (2018) Bowel ultrasound for the diagnosis of necrotizing enterocolitis: a meta-analysis. Ultrasound Q 34(3):113–118

16. da Costa KM, Saxena AK (2021) Laparoscopic ladd procedure for malrotation in newborns and infants. Am Surg 87(2):253–258

17. Danielson J, Karlbom U, Graf W, Wester T (2017) Outcome in adults with anorectal malformations in relation to modern classification – which patients do we need to follow beyond childhood? J Pediatr Surg 52(3):463–468

18. De La Torre L, Langer JC (2010) Transanal endorectal pull-through for Hirschsprung disease: technique, controversies, pearls, pitfalls, and an organized approach to the management of postoperative obstructive symptoms. Semin Pediatr Surg 19(2):96–106

19. Deprest JA, Nicolaides KH, Benachi A, Gratacos E, Ryan G, Persico N, et al. (2021) Randomized trial of fetal surgery for severe left diaphragmatic hernia. N Engl J Med 385(2):107–118

20. Dohms K, Hein M, Rossaint R, Coburn M, Stoppe C, Ehret CB, et al. (2019) Inguinal hernia repair in preterm neonates: is there evidence that spinal or general anaesthesia is the better option regarding intraoperative and postoperative complications? A systematic review and meta-analysis. BMJ Open 9(10):e028728

21. Donà D, Gastaldi A, Barbieri E, Bonadies L, Aluvaala J, English M (2021) Empirical antimicrobial therapy of neonates with necrotizing enterocolitis: a systematic review. Am J Perinatol 40(6):646–656

22. Farrelly PJ, Charlesworth C, Lee S, Southern KW, Baillie CT (2014) Gastrointestinal surgery in cystic fibrosis: a 20-year review. J Pediatr Surg 49(2):280–283

23. Foster JP, Seth R, Cole MJ (2016) Oral immunoglobulin for preventing necrotizing enterocolitis in preterm and low birth weight neonates. Cochrane Database Syst Rev 4(4):CD001816

24. Gallo G, Zwaveling S, Groen H, Van der Zee D, Hulscher J (2012) Long-gap esophageal atresia: a meta-analysis of jejunal interposition, colon interposition, and gastric pull-up. Eur J Pediatr Surg 22(6):420–425

25. Gill EM, Jung K, Qvist N, Ellebæk MB (2022) Antibiotics in the medical and surgical treatment of necrotizing enterocolitis. A systematic review. BMC Pediatr 22(1):66

26. Goldstein MJ, Bailer JM, Gonzalez-Brown VM (2022) Preterm vs term delivery in antenatally diagnosed gastroschisis: a systematic review and meta-analysis. Am J Obstet Gynecol MFM 4(4):100651

27. Gulack BC, Greenberg R, Clark RH, Miranda ML, Blakely ML, Rice HE, et al. (2018) A multi-institution analysis of predictors of timing of inguinal hernia repair among premature infants. J Pediatr Surg 53(4):784–788

28. Härtel C, Hartz A, Pagel J, Rupp J, Stein A, Kribs A, et al. (2016) NOD2 loss-of-function mutations and risks of necrotizing enterocolitis or focal intestinal perforation in very low-birth-weight infants. Inflamm Bowel Dis 22(2):249–256

29. Heiwegen K, de Blaauw I, Botden S (2021) A systematic review and meta-analysis of surgical morbidity of primary versus patch repaired congenital diaphragmatic hernia patients. Sci Rep 11(1):12661

30. Hock AM, Chen Y, Miyake H, Koike Y, Seo S, Pierro A (2018) Initiation of enteral feeding after necrotizing enterocolitis. Eur J Pediatr Surg 28(1):44–50

31. Iacona RV, Saxena AK (2020) Thoracoscopic repair of esophageal atresia with distal tracheoesophageal fistula (type C): systematic review. Surg Laparosc Endosc Percutan Tech 30(4):388–393

32. Jones IH, Hall NJ (2020) Contemporary outcomes for infants with necrotizing enterocolitis-a systematic review. J Pediatr 220:86–92.e83

33. Kirollos DW, Abdel-Latif ME (2018) Mode of delivery and outcomes of infants with gastroschisis: a meta-analysis of observational studies. Arch Dis Child Fetal Neonatal Ed 103(4):F355–f363

34. Kogut KA, Fiore NF (2018) Nonoperative management of giant omphalocele leading to early fascial closure. J Pediatr Surg 53(12):2404–2408

35. Ladefoged MR, Korang SK, Hildorf SE, Oehlenschlæger J, Poulsen S, Fossum M, Lausten-Thomsen U (2022) Necessity of prophylactic extrapleural chest tube during primary surgical repair of esophageal atresia: a systematic review and meta-analysis. Front Pediatr 10:849992

36. Long AM, Jones IH, Knight M, McNally J (2021) Early management of meconium ileus in infants with cystic fibrosis: a prospective population cohort study. J Pediatr Surg 56(8):1287–1292

37. Longardt AC, Loui A, Bührer C, Berns M (2019) Milk curd obstruction in human milk-fed preterm infants. Neonatology 115(3):211–216

38. Lopez A, Benjamin RH, Raut JR, Ramakrishnan A, Mitchell LE, Tsao K, et al. (2019) Mode of delivery and mortality among neonates with gastroschisis: a population-based cohort in Texas. Paediatr Perinat Epidemiol 33(3):204–212

39. Martynov I, Göpel W, Rausch TK, Härtel C, Franke A, Franz AR, et al. (2021) Blood group AB increases risk for surgical necrotizing enterocolitis and focal intestinal perforation in preterm infants with very low birth weight. Sci Rep 11(1):13777

40. Masoudian P, Sullivan KJ, Mohamed H, Nasr A (2019) Optimal timing for inguinal hernia repair in premature infants: a systematic review and meta-analysis. J Pediatr Surg 54(8):1539–1545

41. Matei A, Montalva L, Goodbaum A, Lauriti G, Zani A (2020) Neurodevelopmental impairment in necrotising enterocolitis survivors: systematic review and meta-analysis. Arch Dis Child Fetal Neonatal Ed 105(4):432–439

42. Mishra PR, Tinawi GK, Stringer MD (2020) Scoliosis after thoracotomy repair of esophageal atresia: a systematic review. Pediatr Surg Int 36(7):755–761

43. Montalva L, Raffler G, Riccio A, Lauriti G, Zani A (2020) Neurodevelopmental impairment in children with congenital diaphragmatic hernia: Not an uncommon complication for survivors. J Pediatr Surg 55(4):625–634

44. Moya FR, Lally KP (2005) Evidence-based management of infants with congenital diaphragmatic hernia. Semin Perinatol 29(2):112–117

45. Mugford M, Elbourne D, Field D (2008) Extracorporeal membrane oxygenation for severe respiratory failure in newborn infants. Cochrane Database Syst Rev 2008(3):CD001340

46. Murphy C, Nair J, Wrotniak B, Polischuk E, Islam S (2020) Antibiotic treatments and patient outcomes in necrotizing enterocolitis. Am J Perinatol 37(12):1250–1257

47. Nasr A, Langer JC (2013) Mechanical traction techniques for long-gap esophageal atresia: a critical appraisal. Eur J Pediatr Surg 23(3):191–197

48. Nguyen HN, Navarro OM, Bloom DA, Feinstein KA, Guillerman RP, Munden MM, et al. (2022) Ultrasound for midgut malrotation and midgut volvulus: AJR expert panel narrative review. AJR Am J Roentgenol 218(6):931–939

49. Oddie SJ, Young L, McGuire W (2021) Slow advancement of enteral feed volumes to prevent necrotising enterocolitis in very low birth weight infants. Cochrane Database Syst Rev 8(8):CD001241

50. Ohlsson A, Walia R, Shah SS (2018) Ibuprofen for the treatment of patent ductus arteriosus in preterm or low birth weight (or both) infants. Cochrane Database Syst Rev 9(9):CD003481

51. Olaloye O, Swatski M, Konnikova L (2020) Role of nutrition in prevention of neonatal spontaneous intestinal perforation and its complications: a systematic review. Nutrients 12(5):1347

52. Oluyomi-Obi T, Kuret V, Puligandla P, Lodha A, Lee-Robertson H, Lee K, et al. (2017) Antenatal predictors of outcome in prenatally diagnosed congenital diaphragmatic hernia (CDH). J Pediatr Surg 52(5):881–888

53. Pammi M, Suresh G (2020) Enteral lactoferrin supplementation for prevention of sepsis and necrotizing enterocolitis in preterm infants. Cochrane Database Syst Rev 3(3):CD007137

54. Patel EU, Wilson DA, Brennan EA, Lesher AP, Ryan RM (2020) Earlier re-initiation of enteral feeding after necrotizing enterocolitis decreases recurrence or stricture: a systematic review and meta-analysis. J Perinatol 40(11):1679–1687

55. Patel RM, Ferguson J, McElroy SJ, Khashu M, Caplan MS (2020) Defining necrotizing enterocolitis: current difficulties and future opportunities. Pediatr Res 88(Suppl 1):10–15

56. Pumberger W, Mayr M, Kohlhauser C, Weninger M (2002) Spontaneous localized intestinal perforation in very-low-birth-weight infants: a distinct clinical entity different from necrotizing enterocolitis. J Am Coll Surg 195(6):796–803

57. Putnam LR, Tsao K, Lally KP, Blakely ML, Jancelewicz T, Lally PA, Harting MT (2017) Minimally invasive vs open congenital diaphragmatic hernia repair: is there a superior approach? J Am Coll Surg 224(4):416–422

58. Putnam LR, Tsao K, Morini F, Lally PA, Miller CC, Lally KP, Harting MT (2016) Evaluation of variability in inhaled nitric oxide use and pulmonary hypertension in patients with congenital diaphragmatic hernia. JAMA Pediatr 170(12):1188–1194

59. Quigley M, Embleton ND, McGuire W (2019) Formula versus donor breast milk for feeding preterm or low birth weight infants. Cochrane Database Syst Rev 7(7):CD002971

60. Raitio A, Salim A, Losty PD (2021) Congenital diaphragmatic hernia-does the presence of a hernia sac improve outcome? A systematic review of published studies. Eur J Pediatr 180(2):333–337

61. Rao SC, Basani L, Simmer K, Samnakay N, Deshpande G (2011) Peritoneal drainage versus laparotomy as initial surgical treatment for perforated necrotizing enterocolitis or spontaneous intestinal perforation in preterm low birth weight infants. Cochrane Database Syst Rev 6(6):CD006182

62. Resch B, Sever Yildiz G, Reiterer F (2022) Congenital chylothorax of the newborn: a systematic analysis of published cases between 1990 and 2018. Respiration 101(1):84–96

63. Roorda D, Königs M, Eeftinck Schattenkerk L, van der Steeg L, van Heurn E, Oosterlaan J (2021) Neurodevelopmental outcome of patients with congenital gastrointestinal malformations: a systematic review and meta-analysis. Arch Dis Child Fetal Neonatal Ed 106(6):635–642

64. Senat MV, Bouchghoul H, Stirnemann J, Vaast P, Boubnova J, Begue L, et al. (2018) Prognosis of isolated congenital diaphragmatic hernia using lung-area-to-head-circumference ratio: variability across centers in a national perinatal network. Ultrasound Obstet Gynecol 51(2):208–213

65. Sharif S, Heath PT, Oddie SJ, McGuire W (2022) Synbiotics to prevent necrotising enterocolitis in very preterm or very low birth weight infants. Cochrane Database Syst Rev 3(3):CD014067

66. Sharif S, Meader N, Oddie SJ, Rojas-Reyes MX, McGuire W (2020) Probiotics to prevent necrotising enterocolitis in very preterm or very low birth weight infants. Cochrane Database Syst Rev 10(10):CD005496

67. Shinar S, Agrawal S, Ryu M, Van Mieghem T, Daneman A, Ryan G, et al. (2022) Fetal meconium peritonitis – prenatal findings and postnatal outcome: a case series, systematic review, and meta-analysis. Ultraschall Med 43(2):194–203
68. Skarsgard ED (2019) Immediate versus staged repair of omphaloceles. Semin Pediatr Surg 28(2):89–94
69. Snoek KG, Capolupo I, van Rosmalen J, Hout Lde J, Vijfhuize S, Greenough A, et al. (2016) Conventional mechanical ventilation versus high-frequency oscillatory ventilation for congenital diaphragmatic hernia: a randomized clinical trial (the VICI-trial). Ann Surg 263(5): 867–874
70. Snoek KG, Reiss IK, Greenough A, Capolupo I, Urlesberger B, Wessel L, et al. (2016) Standardized postnatal management of infants with congenital diaphragmatic hernia in Europe: The CDH EURO consortium consensus – 2015 update. Neonatology 110(1):66–74
71. Stadil T, Koivusalo A, Pakarinen M, Mikkelsen A, Emblem R, Svensson JF, et al. (2019) Surgical repair of long-gap esophageal atresia: a retrospective study comparing the management of long-gap esophageal atresia in the Nordic countries. J Pediatr Surg 54(3):423–428
72. Stadil T, Koivusalo A, Svensson JF, Jönsson L, Lilja HE, Thorup JM, et al. (2019) Surgical treatment and major complications Within the first year of life in newborns with long-gap esophageal atresia gross type A and B – a systematic review. J Pediatr Surg 54(11):2242–2249
73. Sun RC, Hessami K, Krispin E, Pammi M, Mostafaei S, Joyeux L, et al. (2021) Prenatal ultrasonographic markers for prediction of complex gastroschisis and adverse perinatal outcomes: a systematic review and meta-analysis. Arch Dis Child Fetal Neonatal Ed 107(4):371–379
74. Swanson JR, Hair A, Clark RH, Gordon PV (2022) Spontaneous intestinal perforation (SIP) will soon become the most common form of surgical bowel disease in the extremely low birth weight (ELBW) infant. J Perinatol 42(4):423–429
75. Van Calster B, Benachi A, Nicolaides KH, Gratacos E, Berg C, Persico N, et al. (2022) The randomized Tracheal Occlusion To Accelerate Lung growth (TOTAL)-trials on fetal surgery for congenital diaphragmatic hernia: reanalysis using pooled data. Am J Obstet Gynecol 226(4):560.e561–560.e524
76. Walsh MC, Kliegman RM (1986) Necrotizing enterocolitis: treatment based on staging criteria. Pediatr Clin N Am 33(1):179–201
77. Way C, Wayne C, Grandpierre V, Harrison BJ, Travis N, Nasr A (2019) Thoracoscopy vs. thoracotomy for the repair of esophageal atresia and tracheoesophageal fistula: a systematic review and meta-analysis. Pediatr Surg Int 35(11):1167–1184

78. Young L, Oddie SJ, McGuire W (2022) Delayed introduction of progressive enteral feeds to prevent necrotising enterocolitis in very low birth weight infants. Cochrane Database Syst Rev 1(1):CD001970

79. Zimmer J, Tomuschat C, Puri P (2016) Long-term results of transanal pull-through for Hirschsprung's disease: a meta-analysis. Pediatr Surg Int 32(8):743–749

Erkrankungen von Nieren und Urogenitalsystem

8

Rolf F. Maier

8.1 Neonatale Nierenfunktion

Bei Neugeborenen ist die Nierenfunktion im Vergleich zu älteren Kindern und Erwachsenen eingeschränkt (Tab. 8.1). Bedingt durch einen hohen renalen Gefäßwiderstand sind während der Fetalzeit der renale Blutfluss und damit auch die glomeruläre Filtrationsrate (GFR) niedrig. Nach der Geburt sinkt der renale Gefäßwiderstand, renaler Blutfluss und GFR steigen in den ersten

Tab. 8.1 Besonderheiten der Nierenfunktion bei Neugeborenen

Lokalisation	Funktionseinschränkung	Mögliche Folgen
Glomerulum	Filtrationsrate reduziert	Retention von Wasser, harnpflichtigen Substanzen, Elektrolyten, Medikamenten
Proximaler Tubulus	Rückresorption von Wasser, Natrium, Bikarbonat, Glukose, Aminosäuren, Phosphat vermindert	Hyponatriämie, metabolische Azidose, Verlust von Nährstoffen
Distaler Tubulus und Sammelrohr	Sekretion von Kalium und Protonen vermindert, Konzentrationsfähigkeit vermindert, Sekretion von Medikamenten vermindert	Hyperkaliämie, metabolische Azidose, Dehydratation, Retention von Medikamenten

R. F. Maier et al., *Obladens Neugeborenenintensivmedizin*,
https://doi.org/10.1007/978-3-662-66572-5_8

Tab. 8.2 Altersspezifische Entwicklung der Kreatinin-Clearance (ml/min/1,73 m^2). (Mod. nach [33])

	Postnatales Alter	Median	10.–90. Perzentile
Frühgeborene 26–34 SSW	Woche 1	12	7–22
	Woche 2	16	10–28
	Woche 3–4	20	11–34
	Woche 5–6	23	15–36
	Woche 7–9	29	17–36
		Mittelwert	
Reife Neugeborene	1 Woche	30	
Säuglinge	1 Monat	50	
Kinder	1 Jahr	100	
Erwachsene		125	

Lebensmonaten kontinuierlich an. Erwachsenenwerte werden mit etwa 18 Monaten erreicht.

Da Kreatinin im Tubulus weder resorbiert noch sezerniert wird, stellt die Kreatinin-Clearance ein Maß für die GFR dar (Tab. 8.2).

Berechnung der Kreatinin-Clearance:

$$C_{Krea}\left(ml\,/\,min\right) = \frac{U_{Krea}\left(mg\,/\,dl\right)}{S_{Krea}\left(mg\,/\,dl\right)} \times Harmminutenvolumen$$

C_{Krea} Kreatinin-Clearance, U_{Krea} Urinkreatinin, S_{Krea} Serumkreatinin

Wie für Herz und Gehirn existiert auch für die renale Durchblutung eine Autoregulation, d. h., die Nierendurchblutung bleibt bei Blutdruckschwankungen innerhalb bestimmter Grenzen konstant. Erst bei Unterschreiten eines kritischen Blutdruckwertes sinkt die GFR mit weiter sinkendem Blutdruck. Bei Reifgeborenen und insbesondere bei Frühgeborenen scheint der Bereich, innerhalb dessen diese Autoregulation funktioniert, aber noch relativ schmal zu sein.

Der proximale Tubulus ist bei Reifgeborenen und noch ausgeprägter bei Frühgeborenen sehr vulnerabel gegenüber toxischen (Medikamente) und hypoxischen Insulten. Beim Erwachsenen werden im proximalen Tubulus etwa zwei Drittel des Wasser- und Natriumfiltrates rückresorbiert. Diese Resorption ist bei Früh- und Reifgeborenen vermindert. Ab etwa 32 SSW kann dies durch eine erhöhte Resorption im distalen Tubulus kompensiert werden. Unreifere Kinder haben eine negative Natriumbilanz und können eine Hyponatriämie entwickeln. Eine hohe Proteinzufuhr (>4 g/kg KG/Tag) erhöht die Säurebelastung und kann bei Frühgeborenen zu einer späten metabolischen Azidose führen (Abschn. 3.3). Im Gegensatz dazu ist die frühe metabolische Azidose durch mangelnde Bikarbonatrückresorption im proximalen Tubulus bedingt. Die maximale Konzentrationsfähigkeit des Urins liegt bei Kindern und Erwachsenen bei etwa 1200 mosmol/l, bei Reifgeborenen bei etwa 600 mosmol/l und bei Frühgeborenen bei etwa 550 mosmol/l.

Medikamente Da zahlreiche Medikamente über die Niere ausgeschieden werden, muss die unreife Nierenfunktion bei deren Dosierung berücksichtigt werden (Abschn. 18.1). Umgekehrt können Medikamente die noch unreife Niere in ihrer Funktion (z. B. Indomethacin, Ibuprofen) und Entwicklung (z. B. Aminoglykoside, Dexamethason) stören [32].

Urinausscheidung Innerhalb der ersten 12 Lebensstunden ist jedes Urinvolumen akzeptabel, im Alter von 12–24 h sollten 0,5 ml/kg KG/h ausgeschieden werden, später 1–3 ml/kg KG/h. Bei sehr unreifen Frühgeborenen kann die Ausscheidung 5–7 ml/kg KG/h und mehr erreichen.

8.2   Akutes Nierenversagen

Plötzliche Einschränkung der GFR, was zu Oligo- oder Anurie, Ödemen, Akkumulation harnpflichtiger Substanzen und Störungen des Elektrolyt- und Säure-Basen-Haushalts führt. Je nach zugrunde gelegter Definition wird über eine Inzidenz von 8–63 % der Patienten auf einer neonatologischen Intensivstation berichtet, wobei das Risiko mit abnehmendem Gestationsalter und Geburtsgewicht und mit vorhandenen Komorbiditäten steigt [15].

Definition Die Frage, ob für die klinische Diagnose eher die Kreatininkonzentration im Serum oder die Urinausscheidung oder beides zugrunde gelegt werden soll, wird kontrovers diskutiert. Tab. 8.3 zeigt eine internationale Klassifikation des neonatalen Nierenversagens.

Biomarker Serumkreatinin ist der am häufigsten genutzte diagnostische Parameter, zeigt eine Nierenschädigung aber erst spät an. Andere potenzielle Biomarker, wie z. B. Cystatin C (CysC) oder Neutrophilengelatinase-assoziiertes Lipocalin (NGAL) sind noch nicht ausreichend validiert für die klinische Routine in der Neonatologie.

Ätiologie
Prärenales Nierenversagen (Hypoperfusion)
- Hypovolämie (Blutungen, fetale Transfusionssyndrome, Kapillarleck, Dehydratation)
- Arterielle Hypotonie (Sepsis, Herzinsuffizienz, Aortenisthmusstenose, Hypothermie)

Tab. 8.3 Internationale Klassifikation des neonatalen Nierenversagens. (modifiziert nach [8, 34])

Stadium	Serumkreatinin als Kriterium	Urinausscheidung als Kriterium
0	Keine Änderung oder Anstieg <0,3 mg/dl	≥0,5 ml/kg/h
1	Anstieg ≥0,3 mg/dl in 48 h oder ≥1,5–1,9fach	<0,5 ml/kg/h für 6–12 h
2	Anstieg ≥2,0–2,9fach	<0,5 ml/kg/h für ≥12 h
3	Anstieg ≥3fach oder >2,5 mg/dl oder Ersatztherapie	<0,3 ml/kg/h für ≥24 h oder Anurie für ≥12 h

Anstieg jeweils vom niedrigsten vorher gemessenen Wert

Renales Nierenversagen (Parenchymschädigung)
- Kongenitale Fehlbildungen der Niere (Agenesie, polyzystische Degeneration)
- Vaskuläre Ursachen (Nierenvenen-/Nierenarterienthrombosen, disseminierte intravasale Gerinnung)
- Hypoxisch-ischämische Schädigung (Asphyxie, Schock, Vitium cordis, Atemstörungen)
- Unbehandeltes prärenales Nierenversagen
- Nephrotoxische Medikamente beim Neugeborenen (z. B. Indomethacin, Aminoglykoside) oder bei der Schwangeren (z. B. nichtsteroidale Antiphlogistika)

Postrenales Nierenversagen (Obstruktion der ableitenden Harnwege)
- Obstruktive Uropathien (Urethralklappen, Ureterstenosen, Tumoren)
- Neurogene Blasenlähmung (Spina bifida)

8.2.1 Prärenales Nierenversagen

Häufigste Form (80 %) des Nierenversagens beim Neugeborenen, auch wenn es seit der Einführung routinemäßiger Blutdruckmessung seltener geworden ist. Bei frühzeitiger adäquater Behandlung mit Normalisierung der renalen Perfusion gute Prognose. Hilfreich zur Differenzierung zwischen prärenalem und renalem Nierenversagen sind die in Tab. 8.4 zusammen gestellten Parameter.

Tab. 8.4 Differenzierung zwischen prärenalem und renalem Nierenversagen. Die Werte beziehen sich auf Reifgeborene, für Frühgeborene schwanken sie deutlich stärker. FE_{Na} fraktionelle Natriumausscheidung

	Prärenal	Renal
Urinosmolarität (mosmol/l)	>400	<400
Spezifisches Uringewicht (g/l)	>1015	<1010
Urinnatrium (mmol/l)	10–50	30–90
Kreatinin (Urin : Plasma)	30	10
Osmolarität (Urin : Plasma)	>1,5	<1,0
Fraktionelle Natriumausscheidung (%)	<1	>3

Berechnung der fraktionellen Natriumausscheidung:

$$FE_{Na} = \frac{U_{Na} \times S_{Krea}}{S_{Na} \times U_{Krea}} \times 100$$

FE_{Na} fraktionelle Natriumausscheidung, U_{Na} Urinnatrium, S_{Na} Serumnatrium, U_{Krea} Urinkreatinin, S_{Krea} Serumkreatinin

Therapie
- Bei akutem Blutverlust: Transfusion unter Kontrolle des Zentralvenendruckes
- Bei Hypovolämie/Dehydratation: Infusion von 10–20 ml/kg KG NaCl 0,9 % über 60–120 min
- Bei weiter bestehender Oligurie (nach Ausgleich der Hypovolämie): Therapieversuch mit Furosemid (1 mg/kg KG i.v.)

Bleibt eine adäquate Diurese aus, muss ein renales Nierenversagen angenommen werden:

- Keine weitere Volumenexpansion!
- Keine wiederholten Furosemidgaben (Ototoxizität)!

8.2.2 Renales Nierenversagen

Hier gibt es keine kausale, sondern nur eine symptomatische Behandlung der (drohenden) metabolischen Entgleisung.

Therapie
- Flüssigkeitsrestriktion: Zufuhr = ausgeschiedene Urinmenge + insensibler Wasserverlust (20–30 ml/kg KG/Tag bei Reifgeborenen, 40–60 ml/kg KG/Tag bei Frühgeborenen; bei Fototherapie 20 ml/kg KG/Tag mehr)
- Natriumzufuhr entsprechend der vorangehenden Urinausscheidung als Natriumbikarbonat; bei Anurie kein Natrium
- Keine Kaliumzufuhr

- Furosemid (1–2 mg/kg KG i.v.), sofern keine Hypovolämie oder arterielle Hypotonie besteht
- Dopamin 2–5 µg/kg KG/min
- Vorsichtige Pufferung bei pH <7,2
- Behandlung von Elektrolytentgleisungen (Kap. 9)
- Orale Gabe von Calciumkarbonat bei Hyperphosphatämie. Aluminiumhydroxid ist wegen seiner Neurotoxizität nicht zu empfehlen.
- Transfusion von Erythrozytenkonzentrat bei Anämie
- Ernährung hochkalorisch, möglichst frühzeitig oral: Muttermilch, angereichert mit Maltodextrin (2–3 g/100 ml) und Fett (1 ml/100 ml als mittelkettige Triglyzeride). Proteinrestriktion (<1 g/kg KG/Tag)
- Behandlung der arteriellen Hypertonie (Abschn. 6.5.4)
- Soweit möglich alle potenziell nephrotoxischen Medikamente absetzen
- Bei Versagen dieser Maßnahmen Nierenersatztherapie in Abhängigkeit von der Grunderkrankung (Abschn. 8.3)

Präventive Ansätze Nach schwerer perinataler Asphyxie reduziert eine einmalige Gabe von Theophyllin die Inzidenz eines akuten Nierenversagens, verbessert die Nierenfunktion, beeinflusst aber nicht die Sterblichkeit (E1a) [3, 4].

Eine Behandlung mit Coffein in den ersten Lebenstagen scheint das Risiko für ein akutes Nierenversagen bei Frühgeborenen zu reduzieren (NNT 4,3) (E2a) [13].

Überwachung
- Gewichtskontrolle 1- bis 2-mal täglich
- Elektrolyte, Säure-Basen-Status, Kreatinin, Harnstoff
- Flüssigkeits- und Elektrolytbilanzierung (4-stündlich, jeweils Anpassung der Zufuhr)
- Spezifisches Gewicht im Urin
- Dosisanpassung der Medikamente entsprechend Spiegelkontrollen, nephrotoxische Medikamente vermeiden!

8.2.3 Postrenales Nierenversagen

• Diagnostik durch Ultraschall, Miktionszystourethrografie und Nierensequenzszintigrafie
• Operative Korrektur bzw. Entlastung (Abschn. 8.9)

8.3 Peritonealdialyse

Nierenersatztherapie ist auch bei Neugeborenen möglich, sollte bei insgesamt infauster Prognose aber nicht eingesetzt werden. Da die Hämodialyse besonders bei kleinen Kindern technisch und hämodynamisch an Grenzen stößt, ist die Peritonealdialyse die Methode der Wahl in dieser Altersgruppe [30]. Ziele sind der Flüssigkeitsentzug und die Korrektur metabolischer Entgleisungen. Voraussetzung ist eine enge Zusammenarbeit zwischen Neonatologen und Kindernephrologen in einem Zentrum mit entsprechender Erfahrung.

Indikation
• Überwässerung mit Lungenödem und Herzinsuffizienz
• Therapierefraktäre Entgleisung des Elektrolyt- und Säure-Basen-Haushalts (Na <120 mmol/l, Kalium >8 mmol/l, Kreatinin >6,0 mg/dl (= 530 µmol/l), pH <7,1 (trotz Pufferung)
• Urämiebedingte zentralnervöse Erscheinungen
• Hypertensive Enzephalopathie
• Oligo-/Anurie über 5–7 Tage
• Toxische Stoffwechselstörung (z. B. Hyperammonämie, Abschn. 11.5.4)

Durchführung In der Regel über einen chirurgisch eingelegten Tenckhoff-Katheter. Füllvolumen initial 10–20 ml/kg KG, dann Steigerung bis 30 ml/kg KG. Limitierend ist oft der Zwerchfellhochstand mit Beeinträchtigung der Atmung. Ein Zyklus dauert in der Regel 1 h (5–10 min Einlauf, 40–50 min Verweildauer,

5–10 min Auslauf). Die relativ große Peritonealoberfläche, die erhöhte Permeabilität und der höhere Energiebedarf führen bei Neugeborenen dazu, dass die Glukoseresorption höher ist als beim Erwachsenen und damit der osmotische Gradient rasch abnimmt. Dies kann durch kürzere Verweildauer, größeres Volumen und höhere Glukosekonzentration kompensiert werden. Während der Dialyse muss eine engmaschige (initial 4-stündliche) Überwachung von Körpergewicht, Blutzucker, Elektrolyten und Säure-Basen-Haushalt erfolgen.

Komplikationen Überwässerung, Hyperglykämie, Elektrolytentgleisungen, mechanische Beeinträchtigung der Atmung, Leck an der Drainagestelle, Verstopfen des Katheters, Darmperforation, Peritonitis, Leistenhernien.

8.4   Diuretikatherapie

Für die Diuretikatherapie bei Früh- und Reifgeborenen stehen Furosemid, Hydrochlorothiazid und Spironolacton zur Verfügung. Mannit ist wegen seiner hohen Osmolarität insbesondere bei Frühgeborenen kontraindiziert, sein Nutzen beim Hirnödem des Neugeborenen ist nicht nachgewiesen.

Furosemid Furosemid zählt zu den Schleifendiuretika, die ihren Hauptangriffspunkt in der Henle-Schleife haben und dort die Rückresorption von Natrium, Chlorid und Kalium hemmen. Die diuretische Wirkung setzt schnell ein, klingt aber auch rasch wieder ab. Danach kann es durch Gegenregulationsmechanismen zu einer Natriumretention kommen. Furosemid wird insbesondere dann eingesetzt, wenn eine schnelle Entwässerung erfolgen soll, z. B. bei Lungenödem oder Herzinsuffizienz (Abschn. 6.5.2). Möglicherweise wirkt Furosemid dem Verschluss des Ductus arteriosus entgegen.

Hydrochlorothiazid Thiazide greifen am distalen Tubulus an und hemmen dort die Natrium- und Chloridresorption. Im Vergleich zu den Schleifendiuretika ist der akute diuretische Effekt schwächer und setzt langsamer ein, hält dafür aber länger an. Hydrochlorothiazid wird vor allem für den längerdauernden Gebrauch eingesetzt, z. B. bei der bronchopulmonalen Dysplasie (Abschn. 5.6). Die Gefahr der Nephrocalcinose ist geringer als bei Furosemid.

Spironolacton Als kompetitiv wirkender Aldosteronantagonist hemmt Spironolacton im distalen Tubulus und im Sammelrohr die Natriumresorption und die Kaliumsekretion. Die maximale Wirkung wird erst mit einigen Tagen Verzögerung erreicht. Ob eine im Tierversuch beobachtete Neurotoxizität für menschliche Neugeborene relevant ist, ist noch unbekannt.

Indikationen
- Herzinsuffizienz (Abschn. 6.5.2)
- Lungenödem (Abschn. 6.5.2)
- Arterielle Hypertonie (Abschn. 6.5.4)
- Akutes Nierenversagen (Abschn. 8.2.2)
- Bronchopulmonale Dysplasie (Abschn. 5.6)

Kontraindikationen
- Hypovolämie
- Dehydratation
- Arterielle Hypotonie
- Elektrolytentgleisungen

Beim Atemnotsyndrom des Frühgeborenen bringen Diuretika keinen Vorteil, können aber zu Kreislaufproblemen und Persistenz des Ductus arteriosus beitragen (E1a) [35]. Während Indomethacinbehandlung verschlechtert Furosemid bei bestehendem Flüssigkeitsdefizit und eingeschränkter Nierenfunktion die glomeruläre Filtrationsrate und ist deshalb kontraindiziert. Die transiente Tachypnoe des Neugeborenen (E1a) [5] sowie periphere

Tab. 8.5 Nebenwirkungen einer Diuretikatherapie bei Früh- und Reifgeborenen

	Furosemid	Hydrochlorothiazid	Spironolacton
Blutdruckabfall	+	+	+
Dehydratation	+	+	+
Thrombosierung	+	+	+
Nephrocalcinose	+		
Metabolische Alkalose	+	+	
Hypocalcämie	+		+
Hypercalcämie		+	
Hyponatriämie	+	+	
Hypokaliämie	+	+	
Hyperkaliämie			+
Hyperglykämie		+	
Ototoxizität	+		
Persistierender Ductus arteriosus	+		

Ödeme des Frühgeborenen (insbesondere bei Hypoproteinämie) stellen keine Indikation für Diuretika dar. Eine Behandlung des posthämorrhagischen Hydrozephalus mit Acetazolamid in Kombination mit Furosemid ist nicht nur unwirksam, sondern verschlechtert die neurologische Entwicklung (E1b) [36]. Die wichtigsten Nebenwirkungen einer Diuretikatherapie sind in Tab. 8.5 zusammengefasst. Die bei der Behandlung mit Schleifendiuretika regelhaft auftretende Hypokaliämie kann durch gleichzeitige Behandlung mit Spironolacton kompensiert werden.

8.5   Harnwegsinfektionen

Harnwegsinfektionen kommen bei 0,1–1 % der Neugeborenen vor. Der Infektionsweg ist in diesem Alter meist hämatogen und nicht aszendierend.

Die Symptomatik ist unspezifisch: reduzierter Allgemeinzustand, Lethargie, Trinkschwäche, Erbrechen, Temperaturinstabilität, Hyperbilirubinämie.

Diagnose Eine Harnwegsinfektion kann beim Neugeborenen nur durch eine suprapubische Blasenpunktion zweifelsfrei festgestellt oder ausgeschlossen werden. Ein steriler Beutelurin spricht zwar gegen eine Harnwegsinfektion, ein Nachweis von Bakterien im Beutelurin beruht aber häufig auf einer Kontamination. Das Unterlassen einer Blasenpunktion führt zu unnötigen Behandlungen oder verzögert notwendige Behandlungen.

Blasenpunktion Vorbereitung und Durchführung siehe Abschn. 19.6

Behandlung Häufigste Erreger sind E. coli, Enterokokken, Proteus, Klebsiellen. Wir behandeln initial mit einer Kombination aus Aminoglykosid und Ampicillin und setzen ggf. nach Antibiogramm um. Sulfonamide sind bei Neugeborenen wegen der Verdrängung des Bilirubins aus seiner Eiweißbindung kontraindiziert.

Weiterführende Diagnostik In jedem Fall müssen durch bildgebende Verfahren Anomalien der Nieren und der ableitenden Harnwege ausgeschlossen werden:

- Ultraschalluntersuchung nach Diagnosestellung
- Miktionszystourethrografie nach Sanierung
- ggf. Funktionsszintigrafie im weiteren Verlauf

8.6 Nierenvenenthrombose

Thrombotischer Verschluss der Nierenvene mit hämorrhagischer Infarzierung der Niere [24]. Die linke Nierenvene ist häufiger betroffen, beidseitiger Befall kommt vor, in etwa 10 % ist auch die V. cava inferior involviert. Da der venöse Abfluss aus der linken Nebenniere in die Nierenvene erfolgt, kann es links häufiger als rechts auch zu einer Nebennierenblutung kommen.

Risikofaktoren Gesunde Neugeborene erkranken nur selten. Risikofaktoren sind zentrale Venenkatheter, Dehydratation, Infektion, chronische fetale Hypoxie, Asphyxie, Polyzythämie, mütterlicher Diabetes mellitus. In bis zu 50 % der Fälle lässt sich eine angeborene Thrombophilie (z. B. APC-Resistenz) nachweisen (Abschn. 12.6) [17]. Die Thrombose kann bereits pränatal eintreten.

Symptomatik Hämaturie, Proteinurie, Oligurie bzw. Anurie, vergrößerte und druckdolente Niere(n), abdominelle Distension, Blässe, Schock, Azidose, Thrombozytopenie und Gerinnungsstörung im Sinne einer Verbrauchskoagulopathie (Abschn. 12.5.3).

Differenzialdiagnose der Hämaturie
- Geburtstrauma
- Nierenvenenthrombose
- Nierenarterienthrombose
- Akutes Nierenversagen
- Kortikale und medulläre Nekrose
- Nephroblastom
- Harnwegsinfektion
- Medikamente
- Hämorrhagische Diathese (disseminierte intravasale Gerinnung, Thrombozytopenie)

▶ **Wichtig** Hämaturie nicht verwechseln mit vaginaler Blutung bei Mädchen.

Komplikationen Schwellung und Zyanose der Beine und des Genitale zeigen das Übergreifen der Thrombose auf die V. cava inferior an. Weitere Komplikationen sind Ausbreitung auf die Gegenseite, Nekrose der Niere, Nebennierenblutung, retroperitoneale Blutung bei Kapselruptur, Hämoperitoneum, bakterielle Superinfektion, arterielle Hypertonie, Lungenembolie.

Diagnostik

- Sonografie: große Niere mit inhomogenen Echos, deformiertes Nierenbeckenkelchsystem, unter Umständen mit Blutkoageln gefüllt, Nierenvene thrombosiert, perirenales Ödem, evtl. Aszites
- Farb-Doppler-Sonografie: fehlender diastolischer Fluss intrarenal und in der Nierenvene
- Ggf. MR-Angiografie

Therapie Wegen der Seltenheit existieren keine kontrollierten Studien. Die vorliegenden Fallberichte sind teilweise widersprüchlich.

- Zentralvenöse Katheter umgehend entfernen.
- Die supportive Therapie beinhaltet gute Hydrierung und Kreislauftherapie.
- Bei *einseitiger Nierenvenenthrombose* kann eine Behandlung mit Heparin erwogen werden (Abschn. 12.6). Sie führt allerdings nicht zur Auflösung des Thrombus, sondern soll lediglich weitere Appositionen und ein Übergreifen auf die V. cava inferior verhindern.
- Bei *beidseitiger Nierenvenenthrombose* kann eine Lyse mit rt-PA bzw. Urokinase erwogen werden, sofern die Diagnose frühzeitig gestellt wird (E3) [22].

Langfristige klinische Verlaufskontrollen (Nierenfunktion, Blutdruck) müssen sich anschließen, da es in den meisten Fällen zu Folgeschäden wie Nierenatrophie, Nierenversagen und arterieller Hypertonie kommt [20].

8.7   Konnatales nephrotisches Syndrom

Seltene, heterogene Gruppe von Krankheiten, die mit folgenden Symptomen einhergehen und schon bei Geburt bestehen können oder sich in den ersten Lebenswochen manifestieren:

- Proteinurie
- Hypalbuminämie
- generalisierte Ödeme
- Hyperlipidämie

Am häufigsten ist der sog. finnische Typ, der autosomal-rezessiv vererbt wird [27], in Finnland mit einer Inzidenz von 1 : 8200 Neugeborenen vorkommt, aber auch außerhalb Finnlands auftritt. Inzwischen ist eine ganze Reihe von Mutationen ohne eindeutige Genotyp-Phänotyp-Korrelation nachgewiesen [19]. Nicht genetisch bedingte Formen des konnatalen nephrotischen Syndroms kommen gelegentlich auch im Rahmen konnataler Infektionen (Lues, Toxoplasmose, Zytomegalie) vor.

Therapie Die Behandlung dieser seltenen Erkrankung sollte spezialisierten Zentren vorbehalten bleiben. Parenterale Eiweißsubstitution, Nephrektomie, Dialyse und Transplantation haben die Prognose verbessert, Über medikamentöse Behandlungsansätze mit ACE-Hemmern und Indomethacin liegen bisher nur wenige, teilweise widersprüchliche Fallberichte vor. Steroide und Immunsuppressiva sind bei den genetisch determinierten Formen des nephrotischen Syndroms in der Regel nicht wirksam, sodass sie den betroffenen Kindern erspart werden können [6, 14].

8.8   Hyperprostaglandin-E-Syndrom (Antenatales Bartter-Syndrom)

Autosomal-rezessiv vererbte Salzverlusttubulopathie mit klinischer Manifestation bereits in der Fetalperiode.

Pathophysiologie Symptomatik sowie biochemische und pharmakologische Merkmale gleichen dem Bild einer Langzeitbehandlung mit Furosemid [28]. Zugrunde liegen Genmutationen für den furosemidsensiblen Natrium-Kalium-2-Chlorid-Cotransporter (NKCC2) oder den Kaliumkanal ROMK, die dazu führen, dass im aufsteigenden Teil der Henle-Schleife Natrium, Kalium und Chlorid nicht rückresorbiert werden können. Außerdem ist die Rückresorption von Calcium beeinträchtigt.

Symptome Antenatal Polyhydramnion, das typischerweise zur Frühgeburtlichkeit führt. Postnatal exzessiver renaler Salzverlust mit Iso- oder Hyposthenurie und massive Polyurie, bei NKCC2-Defekt auch massive Hypokaliämie. Charakteristisch ist eine Hypercalciurie, die schon innerhalb der 1. Lebenswoche zur Nephrocalcinose führen kann.

Therapie Die Behandlung dieser seltenen Erkrankung sollte spezialisierten Zentren vorbehalten bleiben. Postnatal müssen große Mengen an Wasser (oft mehrere Hundert ml/kg KG) und NaCl, ggf. auch KCl parenteral substituiert werden. Zur Überwachung sind engmaschige Gewichts- und Elektrolytkontrollen sowie Flüssigkeitsbilanzen erforderlich. Durch Therapie mit Indomethacin (1–2 mg/kg KG/Tag) lässt sich die Hyperprostaglandinurie supprimieren und der renale Verlust von NaCl, Wasser und Calcium senken. Sollte der sekundäre Hyperaldosteronismus trotz der genannten Therapie persistieren, kann der Einsatz von Aldosteronantagonisten (Spironolacton) erwogen werden.

8.9   Fehlbildungen des Urogenitaltraktes

8.9.1   Angeborene zystische Erkrankungen der Nieren

Unter dem Begriff der zystischen Nierenerkrankungen sind heterogene Krankheitsbilder zusammengefasst, deren Gemeinsamkeit in der Ausbildung von Nierenzysten besteht [12]. Sie können genetisch bedingt sein, einseitig, beidseitig, isoliert oder im Rahmen von Syndromen auftreten. Mittlerweile sind zahlreiche zugrunde liegende genetische Mutationen identifiziert. Lange Zeit erfolgte die Klassifikation nach Potter (I–IV), inzwischen gibt es eine neuere WHO-Klassifikation. Relevant für die Neonatalperiode sind vor allem die Folgenden:

Die *autosomal rezessive polyzystische Nierenerkrankung* (ARPKD; Potter I) betrifft beide Nieren und ist charakterisiert durch große, echoreiche, schlecht differenzierte Nieren mit zahlreichen kleinen Zysten. Typisch ist eine Beteiligung der Gallengänge.

Die *multizystische Nierendysplasie* (MCDK; Potter II) ist charakterisiert durch multiple große Zysten. Sie tritt sporadisch, meist einseitig, gelegentlich auch beidseitig auf.

Die *zystische Nierendysplasie* (Potter IV) kann ein- oder beidseitig auftreten und resultiert aus einer frühzeitig auftretenden Harnabflussstörung.

Die genannten Erkrankungen fallen in der Regel schon im fetalen Ultraschall auf. Sie können schon intrauterin zu einem Nierenversagen mit zu wenig Fruchtwasserbildung führen (siehe Abschn. 8.9.2). Postnatal kann das Ausmaß der Nierenfunktionsstörung sehr variabel sein. Die Prognose und die Therapieoptionen (Dialyse, Transplantation) sollten interdisziplinär (Neonatologen und Kindernephrologen) mit den Eltern besprochen werden. Wenn die veränderten Nieren aufgrund ihrer Größe zur Kompression und Funktionsstörung von anderen Organen wie Lunge und Intestinaltrakt führen, kann eine Nephrektomie indiziert sein [29].

8.9.2 Oligohydramnie-Sequenz

Als Oligohydramnie- oder (früher) Potter-Sequenz werden die Folgen des langfristigen Fehlens von Fruchtwasser bezeichnet. Neben dem sehr frühen Blasensprung sind Fehlbildungen des Urogenitaltraktes ursächlich.

Symptome
- Lungenhypoplasie
- Gelenkkontraktionen, Klumpfüße
- Gesichtsdysmorphien (tief ansetzende, flache Ohren, flache Nase, Mikrogenie)

Die Prognose wird vor allem vom Ausmaß der Lungenhypoplasie bestimmt und ist oft infaust. Ob ein Behandlungsversuch mit künstlicher Beatmung und Nierenersatztherapie unternommen oder palliativ behandelt wird, muss in einem interdisziplinären Team mit den Eltern im Einzelfall entschieden werden.

8.9.3 Harntransportstörungen

Harnwegsanomalien kommen familiär gehäuft vor. Sie sind durch die fetale Sonografie sehr gut zu erfassen. Ein gezieltes pränatales Screening ist bei familiärer Disposition und bei Vorliegen eines Oligohydramnions angezeigt. Eine Einteilung nach Lokalisation und Ursachen zeigt Abb. 8.1.

Diagnostik
Pränatal
- Relevante Harnabflussstörungen fallen in der Regel im fetalen Ultraschall auf und sind bei Geburt bekannt.

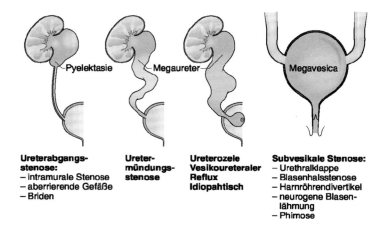

Ureterabgangs-   **Ureter-**   **Ureterozele**   **Subvesikale Stenose:**
stenose: **mündungs-**   **Vesikoureteraler**   – Urethralklappe
– intramurale Stenose   **stenose**   **Reflux**   – Blasenhalsstenose
– aberrierende Gefäße   **Idiopahtisch**   – Harnröhrendivertikel
– Briden   – neurogene Blasen-
                                                                       lähmung
                                                                     – Phimose

Abb. 8.1 Ursachen und Formen der Harntransportstörungen

Postnatal

- Anamnese (familiäre Belastung, Schwangerschaft)
- Klinische Untersuchung (Genitale, Anus, vorgewölbtes Abdomen, palpable Resistenz, sonstige Fehlbildungen)
- Singuläre Nabelarterie (oft kombiniert mit anderen Anomalien)
- Kreatinin, Harnstoff, Elektrolyte, Säure-Basen-Status
- Blutdruck
- Urinstatus und Urinkultur
- Ultraschall (Nieren, ableitende Harnwege, Restharn? Weitere Fehlbildungen?)
- Miktionszystourethrografie
- Seitengetrennte Nierenfunktionsszintigrafie
- Zystoskopie

▶ **Wichtig** Aufgrund mangelnder Flüssigkeitszufuhr und verminderter Urinproduktion kann eine milde Harntransportstörung in den ersten Lebenstagen im Ultraschall kaschiert sein.

Therapie Das therapeutische Vorgehen bei den Harnabflussstörungen richtet sich nach der auslösenden Ursache. Dabei muss beachtet werden, dass sich ein großer Teil der pränatal diagnostizierten Hydronephrosen postnatal zurückbildet und dass eine Hydronephrose nicht immer mit einer Obstruktion der ableitenden Harnwege einhergeht, sodass abwartendes Verhalten unter regelmäßiger sonografischer Kontrolle gerechtfertigt sein kann (E3) [2]. Am ehesten hilft die seitengetrennte Isotopenszintigrafie, frühzeitig die Kinder zu identifizieren, bei denen eine Operation erforderlich ist.

8.9.4 Ureterabgangsstenose

Engstelle des Ureterabgangs führt zu Aufstau und Dilatation des Nierenbeckens (Hydronephrose), der Harnleiter ist nicht erweitert. Da es zur spontanen Besserung des Urinabflusses kommen kann, ist bei normaler Nierenfunktion ein abwartendes Verhalten unter sonografischer Kontrolle gerechtfertigt. Bei zunehmender Hydronephrose sowie Rückgang der Nierenfunktion in der Szintigrafie ist eine Druckschädigung des Nierenparenchyms zu befürchten und die Indikation zur operativen Therapie gegeben.

8.9.5 Megaureter

Erweiterung eines oder beider Ureteren, die sich im Ultraschall geschlängelt darstellen.

Ursachen
- Uretermündungsstenose
- Ureterozele
- Vesikoureteraler Reflux
- Subvesikale Obstruktion (meist beidseitige Erweiterung)
- Idiopathisch

Behandlung Entsprechend der Ursache. Wenn eine Urethralklappe und ein vesikoureteraler Reflux ausgeschlossen sind, kann bei geringgradiger Erweiterung die spontane Besserung abgewartet werden (E3) [7, 10, 21].

8.9.6 Vesikoureteraler Reflux (VUR)

Normalerweise mündet der Ureter schräg durch die Harnblasenwand. Dadurch ist eine Art „Rückstoßventil" gegeben, welches den Reflux von Urin aus der Blase in den Harnleiter verhindert. Bei Mündung im falschen Winkel (primärer VUR) oder bei subvesikaler Obstruktion (sekundärer VUR) kann Urin zurück in den Ureter fließen, teilweise bis in das Nierenbecken.

Einteilung Der VUR wird durch eine Miktionszystourethrografie (MCU) nachgewiesen und eingeteilt:

- Grad I: Reflux in den Ureter, das Nierenbecken wird nicht erreicht.
- Grad II: Der Reflux erreicht das Nierenbecken.
- Grad III: Leichte Dilatation des Nierenbeckens, das Kelchsystem ist nicht gestaut.
- Grad IV: Mäßige Dilatation des Nierenbeckens, die Nierenkelche sind verplumpt.
- Grad V: Der Ureter ist stark dilatiert mit Knickbildung (*Kinking*), das Nierenbeckenkelchsystem ist stark erweitert.

Ein VUR prädisponiert zu Harnwegsinfektionen. In den niedrigen Stadien ist die Therapie zunächst konservativ abwartend, da sich in vielen Fällen der Reflux spontan zurückbildet, ggf. unter Antibiotikaprophylaxe. Der Nutzen einer kontinuierlichen Antibiotikaprophylaxe konnte bislang allerdings nicht gezeigt werden (E1a) [18]. In den höhergradigen Stadien und bei rezidivierenden Harnwegsinfektionen trotz Antibiotikaprophylaxe sind operative Interventionen angezeigt, meist jenseits der Neonatalperiode.

8.9.7 Untere Harnwegsobstruktion

Der Begriff LUTO („lower urinary tract obstruction") bezeichnet einen meist schon in der Fetalperiode wirksam werdenden Harnstau unterhalb der Blase.

Ursachen
- Urethralklappen (häufigste Ursache, kommen praktisch nur bei Knaben vor)
- Blasenhalsstenose
- Harnröhrendivertikel
- Neurogene Blasenlähmung
- Phimose (hochgradig)

Die Therapie richtet sich nach der Ursache.

8.9.8 Urethralklappen

Segelförmige Ausstülpungen der Urethralwand auf Höhe des Colliculus seminalis in der Pars prostatica der Urethra. Durch einen Ventilmechanismus kommt es bereits intrauterin zu:

- Stauung in der Blase
- Blasenwandhypertrophie mit Pseudodivertikeln (Balkenblase)
- Megaureteren
- sekundärem vesikoureteralem Reflux
- Zerstörung des Nierenparenchyms mit konsekutiver Niereninsuffizienz

Die Segelklappen selbst sind im pränatalen Ultraschall nicht darstellbar, wohl aber die Balkenblase und der Aufstau der Harnwege.

Therapie Nach der Geburt wird zur Entlastung der Blase ein suprapubischer Katheter eingelegt. Nach der postnatalen Adaptation werden zystoskopisch die Urethralklappen mit dem Laser oder dem elektrischen Messer geschlitzt. Postoperativ wird die Urethra für 1 Woche mit einem Blasenkatheter geschient. Wenn sich nach Monaten Blasenwandhypertrophie und Ureterdilatation zurückgebildet haben, erfolgt ggf. die Neueinpflanzung der Ureteren in die Blase. Ein positiver Langzeiteffekt eines fetalchirurgischen Eingriffes (ultraschallgesteuerte Einlage eines vesikoamnialen Katheters) ist bisher ebenso wenig belegt wie der Nutzen einer vorzeitigen Entbindung (E1a) [25, 31].

8.9.9 Prune-Belly-Syndrom

Häufigkeit 1:40.000, fast ausschließlich Knaben.

Symptome
- Subvesikale Harnwegsobstruktion mit massiver Blasendistension, hochgradigem beidseitigem vesikoureteralem Reflux, massiver Dilatation und geschlängeltem Verlauf der Ureteren, Aszitesbildung
- Hypoplasie der Bauchmuskulatur mit dünner, gefältelter, schlaffer Bauchhaut (Aspekt wie bei einer Dörrpflaume = namensgebend)
- Kryptorchismus

8.9.10 Hodenhochstand/Kryptorchismus

Zu beachten ist, dass der Descensus testis von der Reife des Neugeborenen abhängt. In der Neugeborenenperiode ist in der Regel keine Therapie erforderlich.

8.9.11 Blasenekstrophie

Häufigkeit 1: 20.000, 80 % sind Knaben.

Klinischer Befund Spaltung von Symphyse und Klitoris bzw. Penis und ventral offene Blase, welche aufgeklappt als Platte den großen Bauchwanddefekt schließt. Die Ureterostien sind verzogen und häufig stenosiert. Oft bestehen weitere Anomalien: vesikoureteraler Reflux, Ureterabgangsstenose, Megaureter, bei Mädchen eine Atresie der Vagina mit Hydrokolpos, bei Knaben eine Retentio testis.

Behandlung Nach der Geburt Abdecken der Blasenplatte mit sterilen Kompressen, welche aufgrund der Durchtränkung mit Urin häufig gewechselt werden müssen. Nierenfunktion und Urinausscheidung über die Ureteren auf die freiliegende Blasenplatte sind meist normal.

Die operative Korrektur erfolgt meist mehrzeitig, auch wenn über erfolgreiche einzeitige Korrekturen berichtet wurde (E3) [11].

8.9.12 Hypospadie

Häufigkeit 1:500 der männlichen Neugeborenen. Es werden 4 Formen unterschieden, abhängig von der Position des Meatus: Harnröhrenmündung an der Unterseite der Glans (Hypospadia coronaria), an der Peniswurzel (Hypospadia penilis), in der Raphe des Skrotums (Hypospadia scrotalis) oder perineal (Hypospadia perinealis). Bei den schweren Formen ist die Urethralrinne in eine derbe Narbenplatte, die sog. Chorda, umgewandelt, wodurch eine starke Krümmung des Penis resultiert. Meist liegt eine dorsale Präputialschürze vor, oft ist der Meatus stenosiert. Kombinationen mit anderen Fehlbildungen des ableitenden Harntrakts sind häufig. Bei den skrotalen und perinealen Hypospadien kann die Geschlechtszuordnung schwierig sein, insbesondere wenn ein Kryptorchismus vorliegt.

Diagnostik
- Beobachtung: Miktion im Strahl? Ggf. Ausschluss einer Meatusstenose durch Sondierung des Orificium urethrae externum.
- Bildgebung: Sonografie, Miktionszystourethrografie zum Ausschluss von Begleitfehlbildungen am übrigen Harntrakt
- Chromosomenanalyse: bei der skrotalen und perinealen Hypospadie

Behandlung Bei Meatusstenose ist baldmöglichst eine Meatotomie vorzunehmen. Bei glandulärer Hypospadie kann bei gutem Harnstrahl auf eine Korrektur verzichtet werden. Penisverkrümmungen werden im allgemeinen ab dem 6. Lebensmonat durch eine Aufrichtungsoperation beseitigt, die Harnröhrenplastik wird 8–10 Monate später angeschlossen oder in einer Sitzung durchgeführt (E3) [1]. Davor keine Zirkumzision, da das Präputium eventuell zur Rekonstruktion benötigt wird.

8.9.13 Epispadie

Es besteht eine dorsale Spalte der Harnröhre, häufig kombiniert mit Harninkontinenz, gelegentlich besteht ein Spaltbecken. Häufigkeit 1:30.000. Die Epispadie ist obligat bei der Blasenekstrophie. Sie kann gelegentlich auf die Glans und auf den Penisschaft begrenzt sein. Dabei liegt eine volare Präputialschürze vor.

Diagnostik Wie bei der Hypospadie.

Behandlung Bei rezidivierenden Harnwegsinfekten frühzeitige Korrektur, u. U. kombiniert mit einer Penisstreckung. Bei leichteren Formen Korrektur ab dem 18. Lebensmonat. Bei Harninkontinenz Versuch der Kontinenzplastik im 4. Lebensjahr.

8.9.14 Hydrokolpos

Ansammlung von Vaginal- und Zervixsekret durch Hymenalokklusion oder Scheidenverschluss. Das Krankheitsbild ist unterschiedlich und hängt von der zugrunde liegenden Fehlbildung ab.

Hymen occlusus Häufigste Form. Das Hymen wölbt sich zwischen den Labien vor, das Abdomen kann durch das Seromukokolpos aufgetrieben sein. Harn und Mekonium können aufgestaut sein, gelegentlich besteht sogar eine Kompression der unteren Hohlvene mit Einflussstauung.

Sinus urogenitalis Die Vaginalatresie ist längerstreckig, eine Protrusio hymenalis fehlt daher. Der Sekretaufstau ist im allgemeinen weniger stark, da Fisteln zur Harnröhre und zum Rektum bestehen. Aus dem vermeintlichen Scheideneingang entleert sich häufig gleichzeitig Urin und Mekonium. Die Infektionsgefahr (Pyokolpos, Urosepsis) ist groß. Begleitfehlbildungen sind häufig, v. a. an Nieren, Harnwegen und Rektum. Bei Duplikaturen kann sich die Okklusion der Scheide auf eine Seite beschränken, das klinische Bild kann dann noch stärker verschleiert sein.

Diagnostik
- Sonografie (oft schon pränatal auffällig): großer echofreier Hohlraum dorsal der Blase mit Impression von Rektum und Harnblase, evtl. Aufstau der Ureteren
- MRT bei komplexeren Genitalfehlbildungen

Differenzialdiagnose Megavesika, großes Urachus- oder Blasendivertikel, Darmduplikaturen.

Behandlung Beim Hymen occlusus reicht die Inzision des Hymens bzw. des vaginalen Septums aus.

8.10 Ovarialzyste

Durch maternale oder plazentare hormonelle Stimulation können sich Ovarialzysten entwickeln, die schon im pränatalen Ultraschall sichtbar sind. Diese Zysten sind fast immer gutartig, sodass die spontane Rückbildung abgewartet werden kann (E3) [9]. Ab einem Durchmesser von ca. 5 cm steigt die Gefahr von Komplikationen wie Torsion des Ovars, intrazystische Blutung oder Ruptur, Kompression von Rektum und Harnblase. In diesen Fällen besteht die Indikation zur operativen Therapie, die auch minimalinvasiv durchgeführt werden kann.

8.11 Hodentorsion

Torsion von Hoden und Nebenhoden mit (supravaginale Torsion) oder ohne (intravaginale Torsion) Torsion von Samenstrang und Hodenhüllen. Hämorrhagische Infarzierung.

Symptome
- Skrotum geschwollen, gerötet und druckschmerzhaft.
- Skrotalhaut glänzend, ödematös, Fältelung aufgehoben.

Bei pränataler Torsion steht die Hodenschwellung, bei postnataler Torsion der heftig einsetzende Schmerz im Vordergrund.

Diagnostik Zur Abgrenzung von Hydatidentorsion, inkarzerierter Leistenhernie, Epididymitis oder Orchitis hilft die rasche Durchführung einer Ultraschalluntersuchung mit Dopplersonografie.

Behandlung Bei fehlender oder zweifelhafter Durchblutung ist die unverzügliche operative Freilegung des Hodens indiziert. Ischämietoleranzzeit des Hodens maximal 4 h. Die Sicherheitsorchidopexie des kontralateralen Hodens sollte zeitnah erfolgen. Anschließend sind regelmäßige Kontrollen des betroffenen Hodens erforderlich, um seine weitere Entwicklung zu beurteilen [23, 26].

8.12 Nebennierenblutung

Blutung in das Nebennierenmark. Häufigkeit 0,5–1 %. Bei einem Drittel der Kinder beidseitig.

Die Ursache ist multifaktoriell. Auslösend ist in der Regel ein Geburtstrauma bei erschwerter Geburt, prädisponierend sind die Größe und die starke Vaskularisierung der neonatalen Nebennieren und Gerinnungsstörungen. Gelegentlich tritt die Hämorrhagie bereits pränatal ein.

Diagnostik Sonografie: Das anfänglich noch flüssige Hämatom ist weitgehend frei von Binnenechos, bei Gerinnung und Organisation des Hämatoms kommen in zunehmendem Maße Binnenstrukturen zur Darstellung, die innerhalb von 2–3 Wochen durch eine erneute Verflüssigung und Resorption des Hämatoms wieder verschwinden. Abgrenzung gegenüber Neuroblastom.

Behandlung In der Regel kommt es zur spontanen Resorption. Punktionen sind kontraindiziert.

8.13 Varianten der Geschlechtsentwicklung

Um Diskriminierungen zu vermeiden, wurden Begriffe wie „Hermaphroditismus", „Pseudohermaphroditismus" oder „Intersexualität" durch den Begriff „Varianten der Geschlechtsentwicklung" ersetzt.

Klinischer Befund Genaue Inspektion des äußeren Genitales mit Einteilung des Phänotyps nach Prader (Abb. 8.2).

Anamnese
- Medikamente während der Schwangerschaft
- Erkrankungen der Mutter
- Familienstammbaum

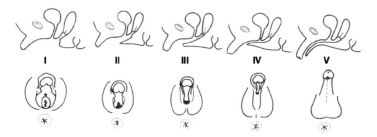

Abb. 8.2 Nicht eindeutiges Genitale (Einteilung nach Prader). *Typ I:* Klitorisvergrößerung bei sonst weiblich aussehendem Genitale. *Typ II:* Klitorisvergrößerung. Vagina und Urethra münden in einen gemeinsamen Sinus urogenitalis. *Typ III:* Klitorisvergrößerung entspricht kleinem Phallus. Langer und enger Sinus urogenitalis. *Typ IV:* Klitoris imponiert als Phallus. Gemeinsamer Ausführungsgang von Vagina und Urethra mündet als kleinlumiger Canalis urogenitalis an der Basis. Gefahr der Verwechslung mit proximaler Hypospadie! *Typ V:* Ähnelt einem männlichen Genitale. Die Urethra entspricht jedoch dem Canalis urogenitalis

Diagnostik
- Klinische Untersuchung
- Stoffwechseldiagnostik, v. a. Ausschluss eines AGS
- Chromosomenanalyse
- Hormonelle Diagnostik
- Sonografie
- MRT

Behandlung Diagnostik und Betreuung sollen multidisziplinär mit Vertretern der beteiligten medizinischen und psychosozialen Fachgruppen gemeinsam mit einem Kompetenzzentrum erfolgen. Das Vorgehen hat sich grundsätzlich gewandelt. Frühe, festlegende operative Eingriffe bei nicht einwilligungsfähigen Kindern sollen nicht mehr erfolgen. Vielmehr sollen die betroffenen Menschen mitentscheiden können. Wichtig ist eine frühzeitige psychologische und ärztliche Begleitung der betroffenen Kinder und ihrer Familien [16].

Literatur

1. Baskin LS, Ebbers MB (2006) Hypospadias: anatomy, etiology, and technique. J Pediatr Surg 41(3):463–472
2. Belarmino JM, Kogan BA (2006) Management of neonatal hydronephrosis. Early Hum Dev 82(1):9–14
3. Bellos I, Pandita A, Yachha M (2021) Effectiveness of theophylline administration in neonates with perinatal asphyxia: a meta-analysis. J Matern Fetal Neonatal Med 34(18):3080–3088
4. Bhatt GC, Gogia P, Bitzan M, Das RR (2019) Theophylline and aminophylline for prevention of acute kidney injury in neonates and children: a systematic review. Arch Dis Child 104(7):670–679
5. Bruschettini M, Hassan KO, Romantsik O, Banzi R, Calevo MG, Moresco L (2022) Interventions for the management of transient tachypnoea of the newborn – an overview of systematic reviews. Cochrane Database Syst Rev 2(2):CD013563
6. Büscher AK, Kranz B, Büscher R, Hildebrandt F, Dworniczak B, Pennekamp P, et al. (2010) Immunosuppression and renal outcome in congenital and pediatric steroid-resistant nephrotic syndrome. Clin J Am Soc Nephrol 5(11):2075–2084

7. Chertin B, Pollack A, Koulikov D, Rabinowitz R, Shen O, Hain D, et al. (2008) Long-term follow up of antenatally diagnosed megaureters. J Pediatr Urol 4(3):188–191

8. Coleman C, Tambay Perez A, Selewski DT, Steflik HJ (2022) Neonatal acute kidney injury. Front Pediatr 10:842544

9. Comparetto C, Giudici S, Coccia ME, Scarselli G, Borruto F (2005) Fetal and neonatal ovarian cysts: what's their real meaning? Clin Exp Obstet Gynecol 32(2):123–125

10. Di Renzo D, Aguiar L, Cascini V, Di Nicola M, McCarten KM, Ellsworth PI, et al. (2013) Long-term followup of primary nonrefluxing megaureter. J Urol 190(3):1021–1026

11. Gargollo PC, Borer JG, Diamond DA, Hendren WH, Rosoklija I, Grant R, Retik AB (2008) Prospective followup in patients after complete primary repair of bladder exstrophy. J Urol 180(4 Suppl):1665–1670; discussion 1670

12. Gimpel C, Avni FE, Bergmann C, Cetiner M, Habbig S, Haffner D, et al. (2018) Perinatal diagnosis, management, and follow-up of cystic renal diseases: a clinical practice recommendation with systematic literature reviews. JAMA Pediatr 172(1):74–86

13. Harer MW, Askenazi DJ, Boohaker LJ, Carmody JB, Griffin RL, Guillet R, et al. (2018) Association between early caffeine citrate administration and risk of acute kidney injury in preterm neonates: results from the AWAKEN study. JAMA Pediatr 172(6):e180322

14. Hinkes BG, Mucha B, Vlangos CN, Gbadegesin R, Liu J, Hasselbacher K, et al. (2007) Nephrotic syndrome in the first year of life: two thirds of cases are caused by mutations in 4 genes (NPHS1, NPHS2, WT1, and LAMB2). Pediatrics 119(4):e907–e919

15. Hu Q, Li SJ, Chen QL, Chen H, Li Q, Wang M (2021) Risk factors for acute kidney injury in critically ill neonates: a systematic review and meta-analysis. Front Pediatr 9:666507

16. Krege SEF, Richter-Unruh A (2016) Varianten der Geschlechtsentwicklung. AWMF-Leitlinie. 174–001

17. Kuhle S, Massicotte P, Chan A, Mitchell L (2004) A case series of 72 neonates with renal vein thrombosis. Data from the 1-800-NO-CLOTS registry. Thromb Haemost 92(4):729–733

18. Leigh J, Rickard M, Sanger S, Petropoulos J, Braga LH, Chanchlani R (2020) Antibiotic prophylaxis for prevention of urinary tract infections in the first year of life in children with vesicoureteral reflux diagnosed in the workup of antenatal hydronephrosis: a systematic review. Pediatr Nephrol 35(9):1639–1646

19. Machuca E, Benoit G, Nevo F, Tête MJ, Gribouval O, Pawtowski A, et al. (2010) Genotype-phenotype correlations in non-Finnish congenital nephrotic syndrome. J Am Soc Nephrol 21(7):1209–1217

20. Marks SD, Massicotte MP, Steele BT, Matsell DG, Filler G, Shah PS, et al. (2005) Neonatal renal venous thrombosis: clinical outcomes and prevalence of prothrombotic disorders. J Pediatr 146(6):811–816
21. McLellan DL, Retik AB, Bauer SB, Diamond DA, Atala A, Mandell J, et al. (2002) Rate and predictors of spontaneous resolution of prenatally diagnosed primary nonrefluxing megaureter. J Urol 168(5):2177–2180; discussion 2180
22. Messinger Y, Sheaffer JW, Mrozek J, Smith CM, Sinaiko AR (2006) Renal outcome of neonatal renal venous thrombosis: review of 28 patients and effectiveness of fibrinolytics and heparin in 10 patients. Pediatrics 118(5):e1478–e1484
23. Monteilh C, Calixte R, Burjonrappa S (2019) Controversies in the management of neonatal testicular torsion: a meta-analysis. J Pediatr Surg 54(4):815–819
24. Moudgil A (2014) Renal venous thrombosis in neonates. Curr Pediatr Rev 10(2):101–106
25. Nassr AA, Shazly SAM, Abdelmagied AM, Araujo Júnior E, Tonni G, Kilby MD, Ruano R (2017) Effectiveness of vesicoamniotic shunt in fetuses with congenital lower urinary tract obstruction: an updated systematic review and meta-analysis. Ultrasound Obstet Gynecol 49(6):696–703
26. O'Kelly F, Chua M, Erlich T, Patterson K, DeCotiis K, Koyle MA (2021) Delaying urgent exploration in neonatal testicular torsion may have significant consequences for the contralateral testis: a critical literature review. Urology 153:277–284
27. Patrakka J, Kestilä M, Wartiovaara J, Ruotsalainen V, Tissari P, Lenkkeri U, et al. (2000) Congenital nephrotic syndrome (NPHS1): features resulting from different mutations in Finnish patients. Kidney Int 58(3):972–980
28. Peters M, Jeck N, Reinalter S, Leonhardt A, Tönshoff B, Klaus GG, et al. (2002) Clinical presentation of genetically defined patients with hypokalemic salt-losing tubulopathies. Am J Med 112(3):183–190
29. Pettit S, Chalmers D (2021) Neonatal multicystic dysplastic kidney with mass effect: a systematic review. J Pediatr Urol 17(6):763–768
30. Raina R, Vijayaraghavan P, Kapur G, Sethi SK, Krishnappa V, Kumar D, et al. (2018) Hemodialysis in neonates and infants: a systematic review. Semin Dial 31(3):289–299
31. Saccone G, D'Alessandro P, Escolino M, Esposito R, Arduino B, Vitagliano A, et al. (2020) Antenatal intervention for congenital fetal lower urinary tract obstruction (LUTO): a systematic review and meta-analysis. J Matern Fetal Neonatal Med 33(15):2664–2670
32. Schreuder MF, Bueters RR, Allegaert K (2014) The interplay between drugs and the kidney in premature neonates. Pediatr Nephrol 29(11):2083–2091

33. Sonntag J, Prankel B, Waltz S (1996) Serum creatinine concentration, urinary creatinine excretion and creatinine clearance during the first 9 weeks in preterm infants with a birth weight below 1500 g. Eur J Pediatr 155(9):815–819

34. Starr MC, Charlton JR, Guillet R, Reidy K, Tipple TE, Jetton JG, et al. (2021) Advances in neonatal acute kidney injury. Pediatrics 148(5):e2021051220

35. Stewart A, Brion LP, Soll R (2011) Diuretics for respiratory distress syndrome in preterm infants. Cochrane Database Syst Rev 2011(12): CD001454

36. Whitelaw A, Kennedy CR, Brion LP (2001) Diuretic therapy for newborn infants with posthemorrhagic ventricular dilatation. Cochrane Database Syst Rev 2001(2):CD002270

Flüssigkeits- und Elektrolytbilanz

9

Rolf F. Maier

9.1 Flüssigkeitsbilanz

Der Gesamtgehalt an Wasser und die Extrazellulärflüssigkeit des Fetus nehmen im letzten Trimenon der Schwangerschaft ab. Postnatal setzt sich diese Entwicklung bei gleichzeitiger Zunahme der Intrazellulärflüssigkeit fort. Das Gesamtkörperwasser macht bei reifen Neugeborenen im Mittel 73,8 % (95 % KI 72,47–75,06 %) des Körpergewichtes aus. Es ist bei Frühgeborenen umgekehrt proportional zum Gestationsalter und sinkt im Mittel um 1,44 % (95 % KI 0,63–2,24 %) pro Gestationswoche: Bei Frühgeborenen mit 36 SSW beträgt es etwa 75 %, bei Frühgeborenen mit 26 SSW bis zu 90 % [20]. Bei eutrophen Frühgeborenen zwischen 26 und 30 SSW beträgt der gesamte Wassergehalt bei der Geburt somit etwa 850 –900 ml/kg KG, die extrazelluläre Flüssigkeit etwa 500 ml/kg KG.

9.1.1 Insensibler Wasserverlust

Insensibler Wasserverlust erfolgt über Haut und Respirationstrakt. Das Ausmaß ist abhängig von Reife und Lebensalter sowie von äußeren Bedingungen (Abb. 9.1). Er ist besonders bei sehr unreifen Frühgeborenen und in den ersten Lebenstagen beträchtlich, erhöht Wärmeverlust und Sauerstoffbedarf und trägt zur

© Der/die Autor(en), exklusiv lizenziert an Springer-Verlag GmbH, DE, ein Teil von Springer Nature 2023
R. F. Maier et al., *Obladens Neugeborenenintensivmedizin*,
https://doi.org/10.1007/978-3-662-66572-5_9

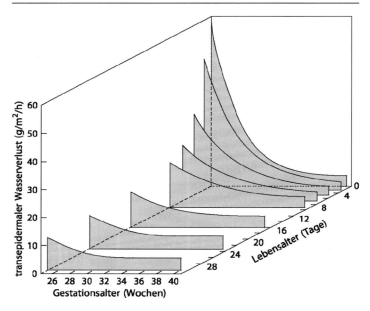

Abb. 9.1 Transepidermaler Wasserverlust bei Frühgeborenen in Abhängigkeit von Gestationsalter und Lebensalter. (Mod. nach [8])

hyperchlorämischen metabolischen Azidose bei, da die transepidermal verlorene Flüssigkeit nur wenig NaCl enthält.

Maßnahmen, die den transepidermalen Wasserverlust bei sehr kleinen Frühgeborenen reduzieren:

- Pflege im Inkubator statt offen unter einem Wärmestrahler (E1a) [4]
- Pflege in einem Inkubator mit Doppelwand (E1a) [12]
- Anfeuchtung der Inkubatorluft (E1a) [5]

Der Grad der Anfeuchtung richtet sich nach dem Gestationsalter bzw. dem Gewicht und dem postnatalen Alter. Wir stellen die Feuchte im Inkubator in der ersten Lebenswoche gewichtsabhängig ein:

- bei einem Gewicht von <1250 g auf mindestens 80 % (bei sehr unreifen Kindern bis zu 95 % [11]),
- bei einem Gewicht von 1250 < 1500 g auf mindestens 60 %,
- bei einem Gewicht von 1500 < 1800 g auf mindestens 40 %,

und passen sie entsprechend dem Gewichts- und Elektrolytverlauf an. Bedacht werden muss dabei, dass mit zunehmender Feuchte im Inkubator das Risiko von mikrobiellem Wachstum ansteigt (E1a) [5].

9.1.2 Flüssigkeitsbedarf

Der Flüssigkeitsbedarf ist besonders bei sehr kleinen Frühgeborenen im Einzelfall schwer zu ermitteln. Tab. 9.1 und Abb. 9.2 können deshalb nur einen Anhaltspunkt vermitteln. Insbesondere in den ersten Lebenstagen sind eine Überwachung von Körpergewicht, Flüssigkeitsbilanz, Serumelektrolyten, Urinmenge, spezifischem Uringewicht und eine individuelle Anpassung der Flüssigkeits- und Elektrolytzufuhr erforderlich, bei Bedarf auch mehrfach am Tag. Mäßige Entgleisungen sind bei der Bilanzierung sehr kleiner Frühgeborener oft kaum zu vermeiden, da der Flüssigkeitsbedarf überwiegend auf Schätzungen beruht.

Tab. 9.1 Täglicher Flüssigkeitsbedarf (ml/kg Geburtsgewicht) eutropher Früh- und Reifgeborener in den ersten Lebenstagen (Näherungswerte). Der Bedarf hypotropher Neugeborener liegt 10–20 % höher

	Reifgeborene	Frühgeborene		
		1500–2000 g	1000–1499 g	500–999 g
1. Tag	60	70	80	90
2. Tag	80	90	100	100
3. Tag	90	110	120	120
4. Tag	110	130	140	140
5.–7. Tag	130	150	150	150
Ab 2. Woche	130–160	160	160	160

▶

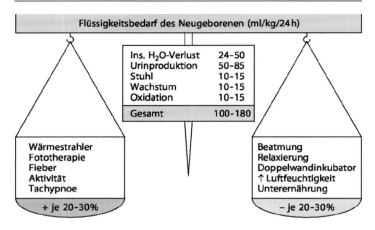

Abb. 9.2 Flüssigkeitsbilanz bei Neugeborenen

▶   **Wichtig** Die wichtigste Maßnahme zur Steuerung der
     Flüssigkeitshomöostase ist das regelmäßige Wiegen min-
     destens 1-mal am Tag. Dies gilt auch und besonders für
     schwer kranke und operierte Neugeborene. Ein- und Aus-
     fuhrbilanzen sind ungenau und können das Wiegen nicht
     ersetzen.

Die optimale Flüssigkeitszufuhr bei Frühgeborenen und kranken Reifgeborenen wird kontrovers diskutiert. Ein liberales
Flüssigkeitsregime bei Frühgeborenen in den ersten Lebenstagen
erhöht das Risiko von persistierendem Ductus arteriosus, nekrotisierender Enterokolitis und Sterblichkeit (E1a) [1], während
Flüssigkeitsrestriktion zwar den postnatalen Gewichtsverlust vergrößert, aber das Risiko für persistierenden Ductus arteriosus und
nekrotisierende Enterokolitis verringert (E1a) [2]. Ein Gewichtsverlust von 5–15 % scheint bei extrem kleinen Frühgeborenen am
günstigsten zu sein (E2a) [17]. Eine relevante Dehydratation
sollte aber vermieden werden. Auch eine Überwässerung sollte

bei kritisch kranken Neugeborenen vermieden werden, da sie mit höherer Mortalität und gesteigertem Bedarf an künstlicher Beatmung einhergeht (E1a) [13].

Flüssigkeitszufuhr steigern bei

- Gewichtsabnahme >10 % bei Reifgeborenen, >15 % bei Frühgeborenen
- Hypovolämie mit verminderter Diurese (Urinausscheidung <2,0 ml/kg KG/h)
- spezifischem Uringewicht >1010 g/l in 3 Proben
- gesteigerter Diurese (Glukosurie, Coffeinbehandlung)
- Sekretverlusten (Drainagen, Ablaufsonden)
- Fototherapie (+20 ml/kg KG/Tag)

Flüssigkeitszufuhr reduzieren auf

- *60–100 ml/kg KG/Tag*
  - bei persistierendem Ductus arteriosus (nicht während Indomethacinbehandlung; Abschn. 6.7.2)
  - bei Herzinsuffizienz (Abschn. 6.5.1)
- *50–60 ml/kg KG/Tag*
  - nach perinataler Asphyxie (Abschn. 1.3)
  - wenn kein Gewichtsverlust in den ersten Tagen auftritt
  - bei spezifischem Uringewicht <1003 g/l in 3 Proben
- *20–30 ml/kg KG/Tag + Urinmenge (Anpassung alle 8 h)*
  - bei renalem Nierenversagen (ohne Hypovolämie; Abschn. 8.2.2)
  - bei inadäquat gesteigerter ADH-Sekretion (Abschn. 9.9)

In die Flüssigkeits- und Elektrolytbilanz sind bei sehr kleinen Frühgeborenen auch einzuberechnen:

- Medikamente
- Transfusionen und Plasma
- Durchspülen von Kathetern und Infusionsleitungen

9.2 Dehydratation

Wegen der genannten postnatalen Flüssigkeitsverschiebungen ist eine Dehydratation in der Neonatalperiode schwer zu definieren. Bezogen auf das Geburtsgewicht spricht für eine Dehydratation ein Verlust von:

- >10 % des Geburtsgewichtes bei Reifgeborenen
- >15 % des Geburtsgewichtes bei Frühgeborenen

Ursachen
- Mangelnde Flüssigkeitszufuhr (Trinkschwäche, Laktationsprobleme, Rechenfehler)
- Vermehrter transepidermaler Wasserverlust (Unreife, Fototherapie)
- Medikamentös gesteigerte Diurese (Diuretika, Coffein)
- Osmotische Diurese (Hyperglykämie)
- Endokrine Störung (Diabetes insipidus, Adrenogenitales Syndrom)
- Tubulopathie (Bartter-Syndrom) (Abschn. 8.8)
- Flüssigkeitsverluste (Erbrechen, Durchfall, Drainagen)

Symptome Verminderter Hautturgor, trockene Schleimhäute, eingesunkene Fontanelle, Apathie, Oligurie bis Anurie, gestörte Mikrozirkulation, arterielle Hypotonie, Tachykardie, metabolische Azidose. Kinder mit hypertoner Dehydratation (Natrium >150 mmol/l) haben oft weniger deutliche klinische Dehydratationszeichen als Kinder mit isotoner Dehydratation.

Diagnostik
- Gewichtsverlauf (obligates Wiegen)
- Säure-Basen-Status
- Blut: Elektrolyte, Kreatinin, Glukose, Eiweiß, Osmolarität, Hämatokrit
- Urin: Volumen, spezifisches Gewicht, ggf. Elektrolyte

Therapie Eine Indikation zur intravenösen Rehydratation besteht bei reifen Neugeborenen bei einem Verlust von >10 % des Geburtsgewichtes. Der Volumen- und Elektrolytausgleich muss vorsichtig erfolgen. Insbesondere bei der hypertonen Dehydratation besteht ansonsten die Gefahr eines Hirnödems (E1a) [3].

- Initial Volumensubstitution mit 20 ml/kg KG NaCl 0,9 % über 2 h
- Rehydratation mit 150–200 ml/kg KG/Tag Glukoselösung (Konzentration je nach Blutzucker)
- Natriumzusatz je nach Serumelektrolyten, ggf. als $NaHCO_3$, niemals natriumfreie Infusion
- Kaliumzusatz erst nach Einsetzen der Diurese

Überwachung
- Gewicht mindestens 2-mal täglich
- Einfuhr-Ausfuhr-Bilanz mit spezifischem Uringewicht
- Initial 4-stündliche Kontrolle: Serumelektrolyte, Säure-Basen-Status, Blutzucker

9.3 Ödeme

Ödeme sind bei Frühgeborenen häufig und müssen differenzialdiagnostisch geklärt werden.

Ursachen
- Kardial (Herzinsuffizienz)
- Renal (Nierenversagen, konnatales nephrotisches Syndrom, obstruktive Uropathie)
- Gewebeschädigung (Kapillarleck: Hypoxie, Ischämie, Hypothermie, Infektion)

- Hypoproteinämie (häufig bei Frühgeborenen)
- Lokalisiert (z. B. Fußrücken bei Turner-Syndrom, im Genitalbereich bei Frühgeborenen)
- Iatrogen (inadäquate Wasser- und Elektrolytzufuhr)

Diagnostik
- Blutdruck an allen 4 Extremitäten
- Serum: Gesamteiweiß, Albumin, Elektrolyte, Kreatinin, Osmolarität
- Urin: Volumen, Status, Elektrolyte, spezifisches Gewicht
- Ultraschall der Nieren und ableitenden Harnwege
- Echokardiografie
- ZVD-Messung bei lebensbedrohlichen Ödemen

Therapie Da Ödeme in der Regel Symptom einer Grundkrankheit sind, richtet sich die Therapie nach deren Ursache. Eine diuretische Therapie (Abschn. 8.4) ist nur symptomatisch. Vor Behandlung mit Diuretika muss eine Hypovolämie ausgeschlossen sein. Die bei Frühgeborenen im Alter von einigen Wochen häufig auftretenden Ödeme bedürfen in der Regel keiner Intervention.

9.4   Elektrolytbedarf

Wie der Flüssigkeitsbedarf, muss auch der Elektrolytbedarf (Tab. 2.2) individuell ermittelt und die Zufuhr entsprechend angepasst werden (durch Kontrollen der Serumelektrolyte).

9.5   Natrium

Störungen der Natriumhomöostase treten bei Frühgeborenen besonders in den ersten Lebenstagen auf. Durch erhöhten transepidermalen Wasserverlust kann es schnell zu einer Hypernatriämie und einer hyperchlorämischen Azidose kommen, wenn die entsprechenden Gegenmaßnahmen nicht eingehalten werden (Abschn. 9.1.1). Andererseits geraten Frühgeborene in den ersten 2 Lebenswochen häufig in eine negative Natriumbilanz, da sie über die Niere aufgrund ungenügender Rückresorption im proximalen und distalen Tubulus viel Natrium verlieren und über den Magen-Darm-Kanal wenig resorbieren.

Der tägliche Natriumbedarf liegt in der 1. Lebenswoche bei 1–2 mmol/kg KG, in der 2. Lebenswoche bei 2–3 mmol/kg KG und danach bei 3–5 mmol/kg KG. Eine Natriumrestriktion in der 1. Lebenswoche verringert das Risiko einer chronischen Lungenerkrankung (E1b) [9].

9.5.1   Hyponatriämie (<130 mmol/l)

► **Wichtig** Eine Hyponatriämie ist häufiger bedingt durch Flüssigkeitsüberladung als durch Natriummangel.

Ursachen Die Differenzierung zwischen inadäquat gesteigerter ADH-Sekretion und negativer Natriumbilanz ist aus therapeutischen Überlegungen wesentlich (Tab. 9.2). Sie erfolgt klinisch anhand der Symptome Gewichtszunahme (Ödeme) versus Gewichtsabnahme (Turgorverlust). Adrenogenitales Syndrom, Aldosteronmangel und Nebenniereninsuffizienz müssen in die differenzialdiagnostischen Überlegungen einbezogen werden und bedürfen einer über die Elektrolytstörung hinausgehenden Abklärung.

Tab. 9.2 Ursachen einer Hyponatriämie

Pathogenese	Ätiologie	Klinik/Labor
Gesteigerte ADH-Sekretion	Asphyxie, Hirnblutung, Hydrozephalus, Sepsis, Meningitis	Unphysiologische Gewichtszunahme Hämatokritabfall Natriurie trotz Hyponatriämie
Gesteigerte Natriurese	Unreife des Renin-Angiotensin-Aldosteron-Systems Dissoziierte Reifung der glomerulären und tubulären Funktionen Diuretika Chronische respiratorische Azidose	Sehr unreife Frühgeborene Gewichtsverlust, verminderter Hautturgor Erhöhter Hämatokrit Erhöhte renale Natriumausscheidung
Ungenügende Natriumzufuhr/ erhöhter Natriumbedarf	Verzögerter enteraler Nahrungsaufbau Elektrolytarme Infusionslösung Erbrechen, Diarrhö Drainagen	Gewichtsverlust, Dehydratation Erhöhter Hämatokrit
Adrenogenitales Salzverlustsyndrom	21-Hydroxylasedefekt	Knaben: hyperpigmentiertes Skrotum Mädchen: Klitorishypertrophie Erbrechen, Apathie, Exsikkose Kombination mit Hyperkaliämie 17-OH-Progesteron im Urin erhöht

Symptome Kinder mit Hyponatriämie fallen häufig durch die in Tab. 9.2 aufgeführten Symptome und durch muskuläre Hypotonie, Apathie, Hyperexzitabilität, Tremor, Krampfanfälle und Apnoen auf.

Diagnostik
- Blut: Natrium, Chlorid, Kalium, Osmolarität, Hämatokrit, Kreatinin, Eiweiß, pH
- Urin: Osmolarität, spezifisches Gewicht, Natrium, Chlorid, Kalium, Kreatinin

Therapie
Manifeste Hyponatriämie Natriumsubstitution. Berechnung der Natriumsubstitution (mmol) = Defizit (mmol/l)×kg KG×0,3. Die Substitution sollte bei schwerer Elektrolytentgleisung parenteral und langsam (24-h-Infusion) erfolgen: 50 % innerhalb von 8 h ausgleichen, den Rest in den folgenden 16 h.

Inadäquat gesteigerte ADH-Sekretion Flüssigkeitsrestriktion (Abschn. 9.9).

9.5.2 Hypernatriämie (>150 mmol/l)

Ursachen
1. Unzureichende Flüssigkeitszufuhr (z. B. bei gestillten Kindern)
2. Gesteigerter transepidermaler Wasserverlust (bei Frühgeborenen)
3. Überhöhte Natriumzufuhr durch Infusion
4. Pufferung mit Natriumbikarbonat
5. Fehlerhafte Komposition der Nahrung (zu hohes Pulver-Wasser-Verhältnis)
6. Enteritis (hypertone Dehydratation)

Symptome Meist fällt eine Hypernatriämie lediglich bei routinemäßigen Elektrolytkontrollen auf.

Hypertone Dehydratation: Apathie, Hyperexzitabilität, eingesunkene Fontanelle, Exsikkose; im fortgeschrittenen Stadium Schock, Hypotension, periphere Zyanose, kalte Extremitäten, Koma, Krampfanfälle.

Prophylaxe und Therapie

- *Zu 1:* Ausreichende Flüssigkeitszufuhr während der ersten Lebenstage (Abschn. 9.1.2).
- *Zu 2:* Verminderung des transepidermalen Flüssigkeitsverlustes (Abschn. 9.1.1).
- *Zu 3:* Individuelle Ausrichtung des parenteralen Ernährungsregimes auf den Flüssigkeits- und Elektrolytbedarf von Früh- und Reifgeborenen (Abschn. 2.8).
- *Zu 4:* Natriumbikarbonatzufuhr macht Natriumkontrollen im Serum erforderlich. Sprunghafter Anstieg der Plasmaosmolarität kann eine zerebrale Blutung auslösen!
- *Zu 5:* Umstellung des Nahrungsregimes auf eine adaptierte Milchnahrung (niedriger Natriumgehalt).
- *Zu 6:* Protrahierte Senkung der Hypernatriämie und Hyperosmolarität erst nach Rehydrierung mit isotoner NaCl-Lösung: Gefahr des Hirnödems bei Zufuhr hypotoner Infusionslösung [3]!

9.6   Kalium

Kalium sollte parenteral erst jenseits des 1. Lebenstages, nach Einsetzen der Diurese und in Kenntnis der Serumkonzentration gegeben werden. Der Tagesbedarf des Neugeborenen beträgt jenseits des 1. Lebenstages 1–3 mmol/kg KG, je zur Hälfte für Wachstum und renale Ausscheidung. Bei sehr unreifen Frühgeborenen in den ersten Lebenstagen, nach Operationen und nach Asphyxie ist der Bedarf geringer, bei Kindern, die Diuretika oder viel Infusionslösung bekommen, kann der Bedarf höher liegen.

9.6.1   Hypokaliämie (<3,6 mmol/l)

Ursachen Tab. 9.3.

Tab. 9.3 Ursachen einer Hypokaliämie

Formen	Ätiologie	Pathogenese
Ungenügende Zufuhr	Mangelhafte Ernährung, Fehlinfusion, Darmresektion	Tagesbedarf nicht gedeckt, herabgesetzte Resorptionsfläche
Umverteilung	Alkalose, Hyperinsulinismus, Medikamente (z. B. Salbutamol)	Verschiebung in den Intrazellulärraum
Gesteigerter Verlust	Hyperaldosteronismus, Diuretika, Erbrechen, Diarrhö, Fisteln, Wunddrainagen	Gesteigerter Kalium-Natrium-Austausch in distalem Tubulus und Sammelrohr, renale Ausscheidung, gastrointestinaler Verlust

Symptome (relativ spät)
- Klinisch: Apathie, muskuläre Hypotonie, verminderte Darm-motilität bis zum paralytischen Ileus, Herzrhythmusstörungen (Extrasystolie, Kammerflimmern)
- EKG-Veränderungen: flaches oder negatives T, ST-Senkung, prominente U-Welle, verlängerte QT-Zeit

Prophylaxe und Therapie
- Elektrolytbestimmung während jeder Infusionsbehandlung (in den ersten Lebenstagen mindestens täglich, später 2-mal/Woche) zur Ermittlung des individuellen Tagesbedarfs
- Bei einer Hypokaliämie besteht meist auch ein intrazellulärer Kaliummangel, dessen Ausmaß sich nicht am Serumkalium ablesen lässt. Langsame Titration der erforderlichen Zufuhr anhand der Serumspiegel.

▶ **Wichtig** Kalium niemals rasch substituieren: Gefahr von Kammerflimmern! Maximale Zufuhr 0,5 mmol/kg KG/h.

9.6.2 Hyperkaliämie (>6,0 mmol/l)

Bestimmung bei korrekter venöser Blutentnahme ohne Hämolyse. Durch Kontrollwert bestätigen! Eine leichte Hyperkaliämie
(6–8 mmol/l) verursacht zwar beim Neugeborenen nicht so oft
Herzrhythmusstörungen wie im späteren Leben, erfordert aber
entsprechende Überwachung.

Ursachen Bei etwa 50 % der sehr unreifen Frühgeborenen tritt
eine nicht oligurisch bedingte Hyperkaliämie durch Verschiebung
von Kalium aus dem intrazellulären in den extrazellulären Raum
vor allem in den ersten 24 Lebensstunden auf [14]. Mit Abnahme
dieser Kaliumverschiebung und mit zunehmender Diurese sinkt
die Kaliumkonzentration im Serum ab und erreicht nach 2–3
Tagen wieder Normalwerte. Weitere Ursachen sind in Tab. 9.4 zusammengefasst.

Symptome
- Klinisch: oft asymptomatisch, Apathie, Hypotension, Muskel-
  schwäche, Erbrechen, Ileus, Herzrhythmusstörungen
- EKG-Veränderungen: schmale, spitze T-Welle, ST-Senkung,
  QRS-Verbreiterung, verlängerte PQ-Zeit, schließlich Kammer-
  flimmern

Therapie Evidenzbasierte Therapiestandards für Früh- und
Reifgeborene existieren bislang nicht [18]. Die folgenden
Therapieansätze beruhen auf kleinen, oft unkontrollierten Studien
oder Fallbeobachtungen oder sind aus der Erwachsenenmedizin
übernommen:

- Abbruch jeglicher Kaliumzufuhr (Infusion, Transfusion, Blutaustausch)
- Therapie der zugrunde liegenden Ursache (z. B. Schocktherapie, Antibiotika bei Sepsis, Hydrocortison beim adreno-
  genitalen Syndrom, Therapie der Niereninsuffizienz)

Tab. 9.4 Ursachen einer Hyperkaliämie

Formen	Ätiologie	Pathogenese/Klinik
Inadäquat hohe Zufuhr	Fehlinfusion Bluttransfusion, insbesondere wenn Transfusionsblut hämolytisch Blutaustauschtransfusion	Merke: Keine parenterale Kaliumzufuhr in den ersten 24 Lebensstunden sowie während und kurz nach Operationen Danach Kalium erst in die Infusion, wenn Urinausscheidung vorhanden
Zelluntergang	Blutgruppenun-verträglichkeit Traumatische Geburt Hämatome NEC Operation	Hämolyse, massiver Zellzerfall
Umverteilung	Starke Unreife Azidose (zyanotische Herzfehler, Asphyxie, Sepsis, Schock)	Verschiebung in den Extrazellularraum Störung der Zellpermeabilität Gewebskatabolie
Verminderte renale Ausscheidung	Niereninsuffizienz Flüssigkeitsrestriktion Kaliumsparende Diuretika	Meist prärenales Nierenversagen, schwer kranke Neugeborene, erste 3 Lebenstage
Adrenogenitales Salzverlustsyndrom	21-Hydroxylasedefekt	Steroidsynthesestörung Aldosteronmangel Kombination mit Hyponatriämie

- Erhöhung der Glukosezufuhr (Stimulation der endogenen Insulinproduktion): Infusion mit Glukose 10 %, ggf. Volumen steigern, Blutzucker überwachen!
- Glukose-Insulin-Infusion: 0,3 g/kg KG Glukose + 0,1 IE Altinsulin innerhalb von 30 min i.v. (kurzfristiger Effekt: Insulin transportiert Kalium in den Intrazellulärraum)
- Bei EKG-Veränderungen (insbesondere während Blutaustausch): Calciumglukonat 10 %, sofort 1 ml/kg KG langsam

i.v. (3–5 min), danach Dauerinfusion mit 4 ml/kg KG/24 h (unter EKG-Kontrolle)

- Alkalisierung mit Natriumbikarbonat: 1 mmol/kg KG senkt das Serumkalium um 1 mmol/l (kurzfristiger Effekt)
- Kurzinfusion von Salbutamol 4 µg/kg KG in 5 ml Aqua über 20 min (Effekt dauert etwa 120 min) (E3) [7]
- Inhalation von Salbutamol (Einzeldosen von 400 µg im Abstand von 2 h, maximal 12 Dosen) (E1b) [16]
- Peritonealdialyse, wenn Hyperkaliämie nicht anders zu beherrschen ist, insbesondere bei isoliertem Nierenversagen (Abschn. 8.3)

Die Wirksamkeit von Kationen-Austauschern wie Resonium-A oder Kayexalat ist nicht gesichert, die Nebenwirkungen sind insbesondere bei Frühgeborenen beträchtlich (E3) [6, 19].

9.7   Calcium

99 % des Körpercalciums sind als Apatit im Skelett deponiert. Das Serumcalcium liegt zu etwa gleichen Teilen in protein-gebundener und in ionisierter Form vor, nur Letztere ist für die Symptomatik der Hypocalcämie verantwortlich. Die Regulation des Serumcalciums erfolgt bei Neugeborenen in engen Grenzen durch Parathormon und Calcitonin im Zusammenwirken mit Vitamin D [10]. Nach der Geburt bricht der aktive Calciumtransport durch die Plazenta plötzlich ab. Zu tetanischen Symptomen führt die Hypocalcämie jedoch häufig erst im Zusammenwirken mit anderen Faktoren (z. B. Hyperventilation):

$$\text{Neuromuskuläre Erregbarkeit} = \frac{K^+ \times HCO_3^- \times HPO_4^{2-}}{Ca^{2+} \times Mg^{2+} \times H^+}$$

9.7.1 Hypocalcämie (Serumcalcium <1,8 mmol/l bzw. ionisiertes Calcium <0,75 mmol/l)

Ursachen Man unterscheidet eine Frühform, die am 1.–3. Lebenstag auftritt, von einer selteneren Spätform, die sich am 4.–10. Lebenstag manifestiert. Häufige Ursachen für eine Hypocalcämie sind in Tab. 9.5 zusammengefasst.

- **Symptome**
- Allgemeine Übererregbarkeit: Tremor, Myokloni, Hyperexzitabilität, überschießende Reaktion auf äußere Reize. Gelegentlich Erbrechen, Apnoen, gastrointestinale Symptome (Magen-Darm-Blutungen). Selten finden sich Karpopedalspasmen oder laryngealer Stridor. Fokale oder generalisierte Krampfanfälle sind möglich, u. U. Entwicklung einer Herzinsuffizienz.
- EKG: Verlängerte QT-Zeit.

Tab. 9.5 Ursachen einer Hypocalcämie

Frühform	Spätform
1.–3. Lebenstag, meist asymptomatisch	4.–10. Lebenstag, meist symptomatisch
Geburtskomplikationen	**Endogene Ursachen**
Hypotrophe Reifgeborene Frühgeborene Neugeborene diabetischer Mütter Geburtstrauma Asphyxie, Azidose Infektion	Malabsorption Nierenversagen Hypomagnesiämie mit sekundärer Hypocalcämie Hypoparathyreoidismus a) Mütterlicher Hyperparathyreoidismus b) DiGeorge-Syndrom und andere Syndrome c) Erbliche Gen-Mutationen d) Postoperativ
Iatrogene Ursachen	
Natriumbikarbonat Furosemid Parenterale Fettlösungen Zitratkonserven bei Blutaustausch	Phosphat ohne Calcium in der Infusion Hohe Phosphatzufuhr (Kuhmilch, Osteopenieprophylaxe) Inadäquate Vitamin-D-Supplementierung

Diagnostik
- Frühform: tägliche Calciumkontrollen (nach Möglichkeit Bestimmung der ionisierten Calciumfraktion) im Serum
- Zusätzlich bei Auftreten klinischer Symptome: Bestimmung von Phosphat, Magnesium, Gesamteiweiß, EKG-Ableitung (QT-Zeit)

Therapie
1 mmol Ca^{++} = 4 ml Calciumglukonat 10 %

▶ **Wichtig** Nekrosen bei peripherer paravenöser Injektion/Infusion

Bei klinischer Symptomatik Calciumglukonat 10 % 1–2 ml/kg KG über 5 min langsam i.v. unter Monitorkontrolle (Asystoliegefahr. Cave: Digitalistherapie). Vorherige diagnostische Blutentnahme.

Bei Hypocalcämie ohne klinische Symptome bzw. nach Soforttherapie Calciumglukonat 10 % 4 ml/kg KG/Tag laufender Infusion zusetzen (wegen Ausfällung nicht mit Natriumbikarbonat mischen!) oder gleichmäßig auf orales Fütterungsregime verteilen. Reduktion der Phosphatzufuhr. Wegen der Gefahr von Nekrosen geben wir Calcium nicht prophylaktisch.

Bei Hypomagnesiämie Magnesiumsubstitution (Abschn. 9.8.1).

9.7.2 Hypercalcämie (Serumcalcium >2,75 mmol/l bzw. ionisiertes Calcium >1,4 mmol/l)

Die neonatale Hypercalcämie ist wesentlich seltener als die Hypocalcämie. Sie kann bereits am 1. Lebenstag, aber auch erst nach Wochen auftreten.

Ursachen
- Iatrogen
  - hohe Calciumzufuhr
  - geringe Phosphatzufuhr
  - hohe Vitamin-D-Zufuhr
- Hyperparathyreoidismus
  - primär genetisch
  - sekundär durch mütterlichen Hypoparathyreoidismus
  - sekundär durch neonatale renal-tubuläre Azidose
- Subkutane Fettgewebsnekrosen
- Verschiedene Syndrome (z. B. Williams-Beuren-Syndrom)
- ECMO

Symptome Neugeborene mit Hypercalcämie sind häufig asymptomatisch. Symptome sind unspezifisch: Lethargie, Irritabilität, Bradykardie, Trinkschwäche, Gedeihstörung, Polyurie, Dehydratation.

Diagnostik
- Anamnese: Familienanamnese, Nahrungsanamnese
- Blut: Magnesium, Säure-Basen-Status, Kreatinin, Phosphat, alkalische Phosphatase, Parathormon, Vitamin-D-Spiegel (1,25-OH-D)
- Urin: Calcium, Phosphat, Kreatinin, Aminosäuren
- Ultraschall Nieren
- EKG: Verkürzte QT-Zeit

Therapie
- Reduktion von Ca- und Vitamin-D-Zufuhr
- Phosphatsupplementierung bei niedrigen Phosphatspiegeln
- Forcierte Diurese (NaCl 0,9 % und Furosemid unter Kontrolle der Serumelektrolyte)
- Ggf. Dialyse
- Der Einsatz von Bisphosphonaten ist experimentell.

9.8 Magnesium

Magnesium (Mg) ist essenziell für den Aufbau von Knochen, die Energieproduktion und die Funktion von Herz, Nerven und Muskeln. Am errechneten Termin enthält der Körper des Neugeborenen 500 mg Magnesium, davon etwa 65 % im Skelett, den Rest überwiegend intrazellulär in den Mitochondrien. Die Resorption aus dem Darm erfolgt unabhängig von Vitamin D. Der Tagesbedarf liegt bei 0,1–0,7 mmol/kg KG. Die normale Serumkonzentration bei Neugeborenen beträgt 0,6–1,1 mmol/l, ist aber nach einer Mg-Behandlung der Schwangeren höher [15].

9.8.1 Hypomagnesiämie (<0,6 mmol/l)

Eine niedrige Magnesiumkonzentration inhibiert die Sekretion von Parathormon, weswegen eine Hypomagnesiämie gewöhnlich zu persistierender Hypocalcämie führt. Insofern kann das Nichtansprechen einer Hypocalcämie auf ausreichende Calciumsubstitution für eine Hypomagnesiämie sprechen. Mehr als die Hälfte der Neugeborenen mit symptomatischer Hypocalcämie (Krampfanfälle) haben eine begleitende Hypomagnesiämie.

Ursachen
- Pränatal
  - fetale Wachstumsretardierung
  - mütterlicher Diabetes mellitus
  - mütterliche Hypomagnesiämie
- Postnatal
  - Malabsorption
  - Hyperphosphatämie
  - Hypoparathyreoidismus
  - Hepatitis/Cholestase
- Iatrogen
  - niedrige Magnesiumsubstitution (parenterale Ernährung)
  - Diuretika- oder Diphenylhydantointherapie
  - Austauschtransfusion (ACD-Blut)

Symptome Die klinischen Symptome entsprechen denen der Hypocalcämie, zusätzlich können Ödeme auftreten.
EKG: T-Inversion und ST-Senkung im Gegensatz zur QT-Verlängerung bei Hypocalcämie.

Therapie 1 mmol Mg^{++} = 2,5 ml Magnesiumsulfat 10 %

- Akutbehandlung bei Krampfanfall: 0,5 ml/kg KG Magnesiumsulfat 10 % langsam i.v.
- Bei asymptomatischer Hypomagnesiämie: Ausgleich über 24-h-Infusion
- Langzeitbehandlung: orale Gabe von 1 ml/kg KG/Tag Magnesiumsulfat 10 %

Kontrolle von Serummagnesium und -calcium erforderlich, Gefahr der Hypermagnesiämie.

9.8.2 Hypermagnesiämie (>1,1 mmol/l)

Während Magnesiumkonzentrationen bis 2,0 mmol/l von Neugeborenen noch einigermaßen toleriert werden, sind Serumkonzentrationen >2,5 mmol/l mit einer erhöhten Sterblichkeit assoziiert (E1a) [15].

Ursachen Meist iatrogen durch fehlerhafte Infusion beim Neugeborenen oder präpartale Behandlung der Schwangeren mit Magnesium.

Symptome Unspezifisch: Muskelhypotonie, arterielle Hypotonie, Atemdepression, Ileus.

Therapie Als Antidot kann Calciumglukonat eingesetzt werden.

9.9 Syndrom der inadäquaten ADH-Sekretion (SIADH)

Unter physiologischen Bedingungen wird antidiuretisches Hormon (ADH) bei Hypovolämie oder Hyperosmolarität vermehrt freigesetzt und bewirkt im Sammelrohr eine Rückresorption von Wasser und damit eine Vergrößerung des intravasalen Volumens. Die inadäquate, überschießende ADH-Sekretion ist in der Neonatalperiode selten und tritt meist nach vital bedrohlichen Situationen (Hirnblutungen, Pneumothorax, Meningitis, Asphyxie) auf, ist aber auch bei neonatalem Drogenentzug beschrieben.

Symptome Hyponatriämie *und*

- verminderte Diurese
- Natriumausscheidung im Urin trotz Hyponatriämie
- nicht maximal verdünnter Urin bei erniedrigter Serumosmolarität (bei Neugeborenen übersteigt die Urinosmolarität häufig nicht die Serumosmolarität, was im späteren Lebensalter für die Diagnose gefordert wird)
- zunehmende Erniedrigung der Serumelektrolyte und des Hämatokrit

▶ **Wichtig** Bei Hyponatriämie liegt viel häufiger eine (exogene) inadäquate Flüssigkeits- und Elektrolytzufuhr vor als eine (endogene) inadäquate ADH-Sekretion

Diagnostik Das SIADH ist eine Ausschlussdiagnose: Nach Hypovolämie, kardialen und renalen Erkrankungen muss gesucht werden.

Therapie Flüssigkeitsrestriktion bis auf den insensiblen Wasserverlust (20–30 ml/kg KG/Tag) + Urinvolumen.

Überwachung
- Gewichtskontrolle mindestens 2-mal täglich
- Flüssigkeitsbilanzierung
- Elektrolyte und Osmolarität im Serum und im Urin

Literatur

1. Abbas S, Keir AK (2019) In preterm infants, does fluid restriction, as opposed to liberal fluid prescription, reduce the risk of important morbidities and mortality? J Paediatr Child Health 55(7):860–866
2. Bell EF, Acarregui MJ (2014) Restricted versus liberal water intake for preventing morbidity and mortality in preterm infants. Cochrane Database Syst Rev 2014(12):CD000503
3. Bischoff AR, Dornelles AD, Carvalho CG (2017) Treatment of hypernatremia in breastfeeding neonates: a systematic review. Biomed Hub 2(1):1–10
4. Flenady VJ, Woodgate PG (2003) Radiant warmers versus incubators for regulating body temperature in newborn infants. Cochrane Database Syst Rev 4(4):CD000435
5. Glass L, Valdez A (2021) Preterm infant incubator humidity levels: a systematic review. Adv Neonatal Care 21(4):297–307
6. Grammatikopoulos T, Greenough A, Pallidis C, Davenport M (2003) Benefits and risks of calcium resonium therapy in hyperkalaemic preterm infants. Acta Paediatr 92(1):118–120
7. Greenough A, Emery EF, Brooker R, Gamsu HR (1992) Salbutamol infusion to treat neonatal hyperkalaemia. J Perinat Med 20(6):437–441
8. Hammarlund K, Sedin G, Strömberg B (1983) Transepidermal water loss in newborn infants. VIII. Relation to gestational age and post-natal age in appropriate and small for gestational age infants. Acta Paediatr Scand 72(5):721–728
9. Hartnoll G, Betremieux P, Modi N (2000) Randomised controlled trial of postnatal sodium supplementation on oxygen dependency and body weight in 25–30 week gestational age infants. Arch Dis Child Fetal Neonatal Ed 82(1):F19–F23
10. Hsu SC, Levine MA (2004) Perinatal calcium metabolism: physiology and pathophysiology. Semin Neonatol 9(1):23–36
11. Kurimoto T, Ibara S, Ishihara C, Naito Y, Hirakawa E, Yamamoto T (2022) Incubator humidity and temperature control in infants born at 22–23 weeks' gestation. Early Hum Dev 166:105550
12. Laroia N, Phelps DL, Roy J (2007) Double wall versus single wall incubator for reducing heat loss in very low birth weight infants in incubators. Cochrane Database Syst Rev 2007(2):CD004215

13. Matsushita FY, Krebs VLJ, de Carvalho WB (2021) Association between fluid overload and mortality in newborns: a systematic review and meta-analysis. Pediatr Nephrol 37:983–992
14. Mildenberger E, Versmold HT (2002) Pathogenesis and therapy of non-oliguric hyperkalaemia of the premature infant. Eur J Pediatr 161(8):415–422
15. Rigo J, Pieltain C, Christmann V, Bonsante F, Moltu SJ, Iacobelli S, Marret S (2017) Serum magnesium levels in preterm infants are higher than adult levels: a systematic literature review and meta-analysis. Nutrients 9(10):1125
16. Singh BS, Sadiq HF, Noguchi A, Keenan WJ (2002) Efficacy of albuterol inhalation in treatment of hyperkalemia in premature neonates. J Pediatr 141(1):16–20
17. Valentine GC, Perez KM, Wood TR, Mayock DE, Comstock BA, Puia-Dumitrescu M, et al. (2022) Postnatal maximal weight loss, fluid administration, and outcomes in extremely preterm newborns. J Perinatol 42(8):1008–1016
18. Vemgal P, Ohlsson A (2012) Interventions for non-oliguric hyperkalaemia in preterm neonates. Cochrane Database Syst Rev 2012(5):Cd005257
19. Yaseen H, Khalaf M, Dana A, Yaseen N, Darwich M (2008) Salbutamol versus cation-exchange resin (kayexalate) for the treatment of nonoliguric hyperkalemia in preterm infants. Am J Perinatol 25(3):193–197
20. Young A, Brown LK, Ennis S, Beattie RM, Johnson MJ (2021) Total body water in full-term and preterm newborns: systematic review and meta-analysis. Arch Dis Child Fetal Neonatal Ed 106(5):542–548

Erkrankungen des Nervensystems

10

Rolf F. Maier

Mit der Verbesserung der Überlebenschancen von Frühgeborenen ist das unreife Gehirn in den Mittelpunkt der neonatologischen Forschung und der klinischen Anstrengungen gerückt: Schädigungsmechanismen werden besser verstanden, erste Interventionen zur Neuroprotektion wurden entwickelt und validiert.

10.1 Neurologische Untersuchungstechniken

10.1.1 Neurologische Untersuchung des Neugeborenen

Wichtig und aussagekräftig zur Einschätzung der Schwere einer Schädigung und deren Prognose.

► **Wichtig** Bei der neurologischen Untersuchung immer das Gestationsalter beachten!

Folgende Funktionen sollten überprüft und dokumentiert werden:

- Wachheitsgrad (abhängig von Gestationsalter, Fütterung, Umgebungstemperatur, Stimuli)
- Fontanelle (Größe und Spannung)

- Augen (Lichtreize, Pupillenreaktion, Augenbewegungen, Puppenaugenphänomen, Sonnenuntergangsphänomen, Rotreflex)
- Gehör (Reaktion auf Geräusche, ggf. akustisch evozierte Potenziale, Abschn. 10.1.6)
- Gesichtsbewegungen in Ruhe und bei Erregung
- Saugen und Schlucken
- Muskeltonus und spontane Haltung (alters- und reifeentsprechend, symmetrisch)
- Bewegungsmuster (alters- und reifeentsprechend, symmetrisch)
- Muskeleigenreflexe (Bizepssehne, Patellarsehne)
- Moro-, palmarer und plantarer Greif- und tonischer Nackenreflex
- Obere (Erbsche, C_5–C_6) Plexusparese (besonders bei Beckenendlagenentwicklung nach Bracht oder Veit-Smellie und bei makrosomem Kind)
- Untere (Klumpkesche, C_7–Th_1) Plexusparese (besonders nach Schulterdystokie)
- Fazialisparese (besonders nach Forcepsentbindung)

Tab. 10.1 zeigt ein praktikables Untersuchungsschema nach Asphyxie.

10.1.2 Ultraschalluntersuchung

Standardisierte Darstellung von koronaren, sagittalen und parasagittalen Schnittebenen durch die offene Fontanelle. Abb. 10.1 zeigt die normalen Strukturen. Für Referenzwerte der Ventrikelweite siehe [12, 35]. Die Zuverlässigkeit der Messungen und deren Interpretation hängt von der Erfahrung der Untersucher ab (E2b) [63].

- *Vorteile:* nichtinvasiv, bettseitig durchführbar, Verlaufsdokumentation
- *Nachteile*: kalottennahe Bereiche schlecht beurteilbar

Tab. 10.1 Neurologische Zustandsdiagnostik nach Asphyxie. *Links* Thompson-Score [97], *rechts* Stadien der hypoxisch-ischämischen Enzephalopathie (Sarnat-Schema) [87]

Symptom/Kriterium	Thompson-Score				Sarnat-Schema		
	0 Pkt.	1 Pkt.	2 Pkt.	3 Pkt.	Stad. 1	Stad. 2	Stad. 3
Bewusstsein	Normal	Hyperexzitabilität	Lethargie	Koma	Normal	Lethargie	Koma
Muskeltonus	Normal	Hypertonie	Milde Hypotonie	Starke Hypotonie	Normal	Hypertonie	Hypotonie
Haltung in Rückenlage	Normal	Fäusteln/monoforme Bewegung	Starke distale Flexion	Dezerebrationshaltung	Schwache distale Flexion	×	×
Muskeleigenreflexe	Normal	×	×	×	Gesteigert	Gesteigert	Abgeschwächt/nicht auslösbar
Myoklonien	×	×	×	×	Auslösbar	Auslösbar	Nicht auslösbar
Moro-Reflex	Normal	×	×	×	Gesteigert	Gesteigert	Nicht auslösbar
Greifreflex	Normal	Schwach	Negativ	×	×	×	×
Saugreflex	Normal	Schwach	Negativ	×	×	Schwach	Fehlt
Pupillen	Normal	×	×	×	Weit, LR normal	Eng, LR normal	Seitendiff./LR schwach
Okulozephalreflex	×	×	×	×	Normal	Gesteigert	Abgeschwächt/nicht auslösbar

(Fortsetzung)

Tab. 10.1 (Fortsetzung)

| Symptom/ Kriterium | Thompson-Score | | | | Sarnat-Schema | | |
	0 Pkt.	1 Pkt.	2 Pkt.	3 Pkt.	Stad. 1	Stad. 2	Stad. 3
Tonischer Nackenstell-reflex	Normal	×	×	×	Schwach	Stark	Nicht auslösbar
Autonomes Nervensystem	Normal	×	×	×	Sympathikotonus	Parasympathi-kotonus	Beide Systeme beeinträchtigt
Herzfrequenz	Normal	×	×	×	Tachykardie	Bradykardie	Variabel
Darmmotilität	×	×	×	×	Normal/ herabgesetzt	Gesteigert/ Diarrhö	Variabel
Speichel-sekretion	Normal	×	×	×	Wenig gesteigert	Stark gesteigert	Variabel
Atmung	Normal	Hyperventilation	Kurze Apnoen	Atemin-suffizienz	×	×	×
Fontanelle	Normal	Vorgewölbt, nicht gespannt	Gespannt	×	×	×	×
Anfälle	Keine	<3-mal/Tag	>2-mal/ Tag	×	Keine	Krämpfe	Krampfserien

Sagittalschnitt

Koronarschnitt

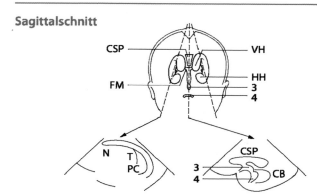
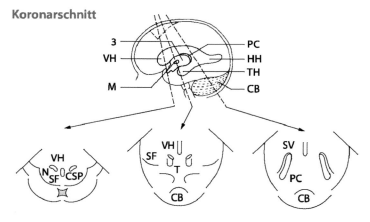

Abb. 10.1 Schädelsonografie: Schnittebenen und normale Anatomie. *CB* Zerebellum, *CSP* Cavum septi pellucidi, *3, 4* 3. und 4. Ventrikel, *VH, HH, TH* Vorder-, Hinter- und Temporalhorn des Seitenventrikels (*SV*), *FM* Foramen Monroi, *PC* Plexus chorioideus, *M* Massa intermedia, *N* Nucleus caudatus, *T* Thalamus, *SF* Sylvius-Furche

10.1.3 Doppler-Sonografie

Doppler-sonografische Bestimmung der zerebralen Blutfluss-geschwindigkeiten.

- *Vorteile:* nichtinvasiv, bettseitig durchführbar. Aussagen über systolisch-diastolisches Flussmuster in verschiedenen Hirnab-schnitten und unter verschiedenen klinischen Bedingungen (PDA, Hirnödem, Manipulation am Kind, Beatmung etc.) möglich.
- *Nachteile:* untersucherabhängige Variabilität

10.1.4 Magnetresonanztomografie (MRT)

Durch Entwicklung spezieller MRT-tauglicher Inkubatoren sowie Verkürzung der Untersuchungszeiten ist die MRT zu einer wich-tigen bildgebenden Methode schon in der Neonatalperiode ge-worden, spielt aber auch für die Nachuntersuchungen von Früh-geborenen eine zunehmende Rolle. Durch Lagerung in Vakuum-matratzen und Terminierung der Fütterung kann meist eine medikamentöse Sedierung vermieden werden.

- *Vorteile:* im Vergleich zum Ultraschall detailliertere Dar-stellung von Fehlbildungen und Schädigungen, vor allem im Bereich von weißer Substanz und Kleinhirn [39]
- *Nachteile:* Aufwand und Preis im Vergleich zum Ultraschall, Notwendigkeit des Transportes (mobile MRT-Geräte sind in der Entwicklung)

10.1.5 Amplitudenintegriertes EEG (aEEG)

Die Ableitung des amplitudenintegrierten EEG ermöglicht eine kontinuierliche nichtinvasive Überwachung der Hirnfunktion Früh- und Reifgeborener (CFM = Cerebral Function Monitoring).

Ableitungstechnik Das EEG-Signal wird gefiltert, verstärkt und die Amplitude komprimiert. Guter Elektrodenkontakt ist essenziell: Nadelelektroden leiten zuverlässiger ab als Klebeelektroden. Eine seitengetrennte Mehrkanalableitung verbessert die Aussagekraft.

Reifespezifische Veränderungen Zunehmendes Gestationsalter und postnatales Alter führen zu Reifungsprozessen, die bei der Interpretation berücksichtigt werden müssen.

Indikationen Als kontinuierliches Monitoring ist das aEEG besonders hilfreich bei folgenden Situationen:

- Hypoxisch-ischämische Enzephalopathie: Das aEEG spiegelt das Ausmaß der Hirnschädigung wider, hilft bei der Indikationsstellung für eine Hypothermiebehandlung (Abschn. 10.9.6), ermöglicht eine kontinuierliche Überwachung während neuroprotektiver Interventionen und gibt Hinweise auf die Prognose [3].
- Krampfanfälle: Das aEEG hilft, subtile Krampfanfälle zu erkennen. Diese sollten aber immer durch ein konventionelles EEG verifiziert werden [28].

10.1.6 Akustisch evozierte Potenziale (AEP)

Dienen dem Hörscreening und der Funktionseinschätzung von Hirnstamm und Mittelhirnstrukturen bei Neugeborenen nach hypoxisch-ischämischer Hirnschädigung, ausgedehnten Hirnblutungen, Ikterus gravis, bakterieller Meningitis, konnataler Infektion und nach Behandlung mit ototoxischen Medikamenten (z. B. Gentamicin, Furosemid) sowie bei positiver Familienanamnese, Chromosomenanomalien und Fehlbildungen im Bereich von Kopf und Ohr (z. B. Goldenhar-Syndrom).

10.1.7 Near-infrared Spectroscopy (NIRS)

Ermöglicht nichtinvasiv eine kontinuierliche Messung der zerebralen Perfusion und der zerebralen Oxygenierung. Referenzwerte sind geräteabhängig. Zu den Einsatzgebieten zählen HIE und postnatale Umstellung/Reanimation [13, 33]. Hat sich als klinische Routinemethode bislang nicht durchgesetzt.

10.1.8 Lumbalpunktion

Technik und Referenzwerte im Liquor siehe Abschn. 19.7

10.2 Fehl- und Neubildungen

10.2.1 Spina bifida

Hemmungsfehlbildung von Rückenmark und dessen Meningen in der 4. Embryonalwoche, skelettäre Spaltbildung. Inzidenz 0,06–0,4 % mit großer geografischer Variation. Ätiologisch sind Folsäuremangel und genetische Faktoren gesichert (Wiederholungsrisiko). Vorkommen meist isoliert, aber auch im Rahmen komplexer Fehlbildungsmuster. 80–90 % der Fehlbildungen liegen unterhalb Th_{12}. In 70–80 % begleitender Hydrozephalus und Arnold-Chiari-Malformation. Diagnosestellung pränatal möglich (Ultraschall, Erhöhung von α-Fetoprotein im Fruchtwasser).

Versorgung der Kinder im Kreißsaal
- Lokal abdecken mit sterilem Plastikbeutel
- Latexfrei arbeiten (Allergiegefahr!)
- Transport in Bauch- oder Seitenlage

Diagnostik

- Neurostatus (Ausmaß der Lähmungen? Klumpfüße?)
- Blasen- und Darmentleerung (Spontane Miktion? Restharn? Analreflex? Klaffender Anus?)
- Hydrozephalus (Kopfumfang, Fontanelle, Schädelsonografie)
- Begleitfehlbildungen (Echokardiografie, Abdomensonografie)

Postnatales Vorgehen

- Ausführliche Elterninformation unter Hinzuziehung weiterer Spezialisten (Neuropädiater, Neurochirurg, Orthopäde). Entscheidungen sollten zügig, aber ohne Zeitdruck getroffen werden.
- Operativer Verschluss der Zele, ggf. Verschiebeplastik zur Deckung
- Entlastung (z. B. ventrikuloperitonealer Shunt) des Hydrozephalus (oft Progredienz nach Zelenverschluss)
- Detaillierte Diagnostik des Harntrakts (Ultraschall, Miktionszystourethrografie)
- Orthopädische Versorgung von Fehlstellungen und Deformierungen schon in der Neugeborenenperiode

Pränataler Verschluss In einigen spezialisierten Zentren wird die Zele inzwischen pränatal verschlossen. Die Ergebnisse hängen von der Erfahrung des Operateurs ab, wobei die Lernkurve flach ist (E1a) [51]. Pränatal operierte Kinder zeigten im Schulalter keinen Unterschied im sozial-adaptiven Verhalten, aber verbesserte Mobilität, höhere Unabhängigkeit, weniger Operationen für Shunt-Implantation oder -Revision und nach Einschätzung der Eltern eine höhere Lebensqualität (E1b) [45, 46]. Der pränatale Verschluss kann offen chirurgisch (Hysterotomie) oder endoskopisch erfolgen. Beide Methoden sind mit erheblichen Komplikationen, vor allem mit vorzeitigem Blasensprung und Frühgeburtlichkeit, behaftet (E1a) [64]. Die Komplikationsraten und die Ergebnisse hinsichtlich Motorik und Hydrozephalus scheinen für beide Verfahren ähnlich zu sein, allerdings gibt es keine randomisierten Vergleichsstudien. Das endoskopische Vorgehen vermeidet eine Uterusnarbe und erlaubt eine vaginale Geburt [60, 86].

Prävention Bei Einnahme von täglich 400 µg Folsäure ab Konzeption könnten zwei Drittel der Neuralrohrdefekte, aber auch andere Fehlbildungen verhindert werden [107].

10.2.2 Konnataler Hydrozephalus

Definition Erweiterung der intrazerebralen Ventrikelräume mit oder ohne Vergrößerung des Kopfumfangs. Diagnosestellung häufig schon pränatal durch Sonografie.

Ursachen
- Aquäduktstenose
- Myelomeningozele (Arnold-Chiari-Fehlbildung, Abschn. 10.2.1)
- Dandy-Walker-Fehlbildung
- Infektionen (z. B. Zytomegalie, Abschn. 14.8; Toxoplasmose, Abschn. 14.11)
- Raumfordernde Prozesse (z. B. Plexuspapillom, Arachnoidalzyste)
- Gefäßanomalien (Vena-Galeni-Malformation, Abschn. 10.2.4)
- Pränatale Blutungen
- Intrauterine Hypoxie mit Gewebeuntergang (Hydrocephalus e vacuo)

Diagnostik
- Kopfumfang (frontookzipital und koronar von Ohr zu Ohr)
- Palpation Schädelnähte, Fontanelle (Hinweise auf erhöhten Druck?)
- Neurologische Untersuchung (Sonnenuntergangsphänomen?)
- Ultraschall mit Messung der Ventrikelweite und Gefäß-Doppler
- MRT
- Augenhintergrund

- Lumbalpunktion
- Infektionsdiagnostik (Serologie, CMV-Nachweis im Urin)
- Ausschluss assoziierter Fehlbildungen (Herz, Abdomen)

Verlaufskontrollen
- Kopfumfang (Perzentilen beachten)
- Ultraschalluntersuchung

Therapie
- Behandlung der Grundkrankheit
- Bei Progredienz neurochirurgische Versorgung, z. B. ventriku-loperitonealer Shunt, endoskopische Fensterung (perioperativ Flucloxacillin)

Prognose Wird nach unseren Erfahrungen durch vorzeitige Entbindung nicht verbessert. Im Einzelfall nicht vorhersehbar. Insgesamt günstig, selbst bei ausgedehnten isolierten bilateralen Befunden entwickeln sich 42 % der Kinder normal, 18 % haben eine leichte bis moderate und 40 % eine schwere Behinderung (E1a) [15]. Shuntinfektion oder -dysfunktion sind nicht selten.

10.2.3 Corpus-callosum-Agenesie (CCA)

Eine der häufigsten Hirnfehlbildungen. Oft im Rahmen von Syndromen oder Chromosomenaberrationen, aber auch isoliert als partielle oder komplette Agenesie.

Diagnostik
- Ultraschall
- MRT im Verlauf
- Neurologische Untersuchung
- Ausschluss assoziierter Fehlbildungen

Prognose Abhängig von begleitenden Fehlbildungen. Bei isolierter CCA normale Entwicklung bei etwa zwei Dritteln der Kinder [6].

10.2.4 Vena-Galeni-Malformation (VGAM)

Arteriovenöse Fehlbildung mit meist zahlreichen arteriellen Einmündungen in die V. Galeni.

Komplikationen
- Herzinsuffizienz durch arteriovenöses Shuntvolumen (bis zu 80 % des Herzzeitvolumens)
- Intrakranielle Druckerhöhung durch die VGAM
- Verschlusshydrozephalus durch Verlegung des Aquädukts

Befunde
- Makrozephalie, vorgewölbte Fontanelle, Sonnenuntergangsphänomen
- Strömungsgeräusch über der Fontanelle (Auskultation!)
- Herzinsuffizienzzeichen (Abschn. 6.5)
- Sonografisch mittelständige, glatt begrenzte, echofreie Raumforderung unterhalb des 3. Ventrikels mit turbulentem Flussmuster in der Doppler-Sonografie, Hydrocephalus internus

Therapie Oft ist die VGAM schon pränatal bekannt. Dann sollte die Geburt in einem Zentrum erfolgen, in dem Erfahrung mit dieser Fehlbildung und die Möglichkeit zur interventionellen Embolisation der Malformation bzw. der zuführenden Arterien bestehen. Indikation und Zeitpunkt der Intervention richten sich nach dem Bicêtre-Score. Bei Intervention im Neugeborenenalter haben 48 % der Kinder eine gute neurologische Entwicklung, später mehr (E1a) [11]. Limitierend ist oft die postnatale Herzinsuffizienz (Abschn. 6.5).

10.2.5 Neuroblastom

Häufigstes Malignom beim Neugeborenen, das von einer Nebenniere oder einem Ganglion des sympathischen Grenzstrangs ausgeht und in Leber, Haut und Knochenmark metastasieren kann. Das im Neugeborenenalter meistens vorkommende Stadium IV S hat eine gute Prognose. Besteht eine MYCN-Amplifikation bzw. eine Chromosom 1p/11q-Deletion, ist die Prognose sehr schlecht [81].

Diagnostik Sonografie, MRT, Katecholamin-Abbauprodukte (Vanillinmandelsäure) im Urin

Therapie Im Rahmen multizentrischer Studienprotokolle. Da Neuroblastome im Stadium IV S eine hohe Tendenz zur spontanen Regression besitzen, ist das Vorgehen in der Neugeborenenperiode meist abwartend (E1a) [23]. Selten ist bei schnell wachsenden Tumoren aufgrund lokaler Verdrängungserscheinungen (Cava-Kompression, Ateminsuffizienz) eine Operation oder eine Chemotherapie indiziert [99].

10.3 Neonatale Krampfanfälle

10.3.1 Häufigkeit und Ätiologie

Betroffen sind etwa 0,2–0,8 % aller Neugeborenen, bis zu 10 % der Kinder <1500 g. Krampfanfälle sind Ausdruck einer zentralnervösen Störung und bedürfen immer eingehender Diagnostik. Im Einzelfall kann die ätiologische Klärung schwierig sein. Als Ursachen kommen infrage:

- hypoxisch-ischämische Schädigung (Abschn. 10.9)
- intrakranielle Blutungen (Abschn. 10.6)
- Infarkte, Thrombosen (Abschn. 12.6)
- Infektionen (prä- und postnatal): Sepsis, Meningitis, Enzephalitis (Abschn. 14.6)
- Hypoglykämie (Abschn. 11.1)
- Elektrolytentgleisungen (Abschn. 9.7)
- metabolische Störungen (oft 3.–8. Lebenstag) (Abschn. 11.5.1)
- Drogenentzug (Abschn. 10.4)

- genetische Erkrankungen (z. B. Vitamin-B6-abhängige Epilepsie)
- degenerative zerebrale Erkrankungen
- Fehlbildungen des Gehirns
- Polyzythämie (Abschn. 12.4)
- Intoxikationen (z. B. Lokalanästhetika bei der Mutter)

10.3.2 Klinisches Bild

Neugeborenenanfälle können mit und ohne Anfallsaktivität im EEG auftreten. Nichtepileptische Bewegungen lassen sich häufig durch Stimulation verstärken und sistieren durch Festhalten oder Beugung der betroffenen Extremität (Tab. 10.2).

Unterteilung der neonatalen Krämpfe in 5 Gruppen nach abnehmender Häufigkeit

Subtile Krampfanfälle Häufigster Typ (50 %) bei Früh- und Reifgeborenen, leicht zu übersehen:

- Augen: tonische horizontale oder vertikale Bewegungen der Augen, starrer Blick, Blinzeln, Lidflattern
- Mund: Schmatzen, Gähnen, Saugen, Speichelfluss
- Extremitäten: Ruder-, Schwimm-, Tretbewegungen, kurze Tonusänderung, Zucken eines Zehs oder Fingers
- Apnoen: selten als Einzelsymptom, erst spät von Bradykardie gefolgt

Tab. 10.2 Differenzialdiagnose Zittrigkeit – Krampfanfälle

Klinik	Zittrigkeit	Krampfanfall
Abnorme Augenbewegungen, starrer Blick	0	+
Bewegungstyp	Tremor	Klonisches Zucken
Durch Stimulation auslösbar	+	0
Durch passive Beugung unterbrechbar	+	0

Tonische Krampfanfälle Vorwiegend bei Frühgeborenen. Abrupte Streckung einer Extremität, gelegentlich Beugung der oberen Extremitäten, auch Augensymptome oder Apnoen. Hinweis auf intraventrikuläre Blutung.

Multifokale klonische Krampfanfälle Meist bei reifen Neugeborenen. Klonische, ungeordnete Extremitätenbewegungen, simultan oder in Folge auftretend. Typisch für die prognostisch gutartigen 5-Tage-Krämpfe (3.–7. Lebenstag), spontanes Verschwinden nach 1–15 Tagen.

Fokale klonische Krampfanfälle Reifgeborene häufiger als Frühgeborene betroffen. Gut lokalisierte, regelmäßige klonische Zuckungen ohne Bewusstlosigkeit.

Myoklonische Krampfanfälle Seltener Krampftyp bei Früh- und Reifgeborenen. Einzelne oder wiederholte synchrone Zuckungen der oberen und/oder unteren Extremitäten ohne Rhythmik. Metabolische Enzephalopathie ausschließen. Prognose schlecht.

▶ **Wichtig** Krampfanfälle nicht verwechseln mit gutartigen myoklonischen Zuckungen im Schlaf!

10.3.3 Diagnostik

Sofort durchzuführen
- Blutzucker
- (Ionisiertes) Calcium, Magnesium, Phosphat, Natrium im Serum
- Blutgasanalyse mit Lactat
- Blutbild mit Thrombozyten, IL-6 bzw. IL-8, CRP
- EKG (Monitor, QT-Zeit verlängert?)
- Blutdruckmessung

In Abhängigkeit vom klinischen Befund und nach Vorliegen erster Laborbefunde

- Seitengetrenntes amplitudenintegriertes EEG
- Schädelsonografie
- Lumbalpunktion, Blutkultur (Meningitis!)
- TORCH-Serologie bei der Mutter
- Gerinnungsparameter (Blutungsneigung, Thrombophilie)
- Stoffwechseldiagnostik, Ammoniak (Abschn. 11.5.3)

Weitere Untersuchungen, die auch später erfolgen können

- Konventionelles EEG (möglichst vor Therapiebeginn)
- Ophthalmoskopische Untersuchung
- MRT bei unklarem Sonografiebefund bzw. Verdacht auf kalottennahes Geschehen (z. B. Hygrom)

10.3.4 Therapie

Nach wie vor gibt es große Unsicherheit und kein einheitliches, evidenzbasiertes Vorgehen bei neonatalen Krampfanfällen [37, 40]. Auf manchen Intensivstationen wird auf Krampfanfälle überreagiert: Der Nutzen einer antikonvulsiven Behandlung hinsichtlich Langzeitentwicklung ist bisher nicht belegt [10]. Demgegenüber ist bekannt, dass Antiepileptika im Tierversuch die Apoptose im unreifen Gehirn fördern [7]. Eine interdisziplinäre Zusammenarbeit mit einem erfahrenen Neuropädiater ist zu empfehlen.

Allgemeine Maßnahmen

- Seitlagerung zur Sicherung freier Atemwege
- Inkubatorpflege (bessere Beobachtung möglich)
- Überwachung von Herzfrequenz, Atemfrequenz und Blutdruck
- Überwachung mit aEEG (Therapiemonitoring)
- Apnoen: Stimulation, Maskenbeatmung, ggf. Intubation und maschinelle Beatmung

Spezifische Therapie

- Bei Hypoglykämie: 2,5 ml/kg KG Glukose 10 % i.v.
- Bei Hypocalcämie: 2 ml/kg KG Calciumgluconat 10 % (1:1 verdünnt) langsam i.v.
- Weitere Zufuhr von Elektrolyten, insbesondere Calcium (Abschn. 9.7.1) und Magnesium (Abschn. 9.8.1) sowie von Glukose (Abschn. 11.1) entsprechend Laborwerten
- Probatorisch 50 mg Pyridoxin (Vitamin B_6) i.v., ggf. auch Folinsäure

Antikonvulsiva

Akuttherapie Mittel der ersten Wahl bei neonatalen Krampfanfällen ist nach wie vor Phenobarbital [1]:

- *Phenobarbital* 10 (–20) mg/kg KG über 5–10 min langsam i.v. (Sättigungsdosis)

  Bei weiter bestehenden Krampfanfällen:

- Nochmals *Phenobarbital* bis zu 10 mg/kg KG langsam i.v. (Cave: Atemdepression). Ggf. wiederholen bis zu Serumkonzentrationen von 40 µg/ml bei reifen Neugeborenen
- *Midazolam*: 0,1 mg/kg KG langsam i.v. Ggf. Infusion mit 0,01–0,05 mg/kg KG/h bis zur Anfallsfreiheit (Cave: Atemdepression)
- *Phenytoin*: 15–20 mg/kg KG über 30 min (Sättigungsdosis). Ggf. Dauerinfusion (Cave: Arrhythmien)

Erhaltungstherapie Möglichst nur ein Medikament:

- *Phenobarbital*, verteilt auf 1–2 Dosen i.v. oder oral: Reifgeborene >2500 g: 5 mg/kg KG/Tag (Serumkonzentration bis 40 µg/ml), Frühgeborene <2500 g: 3 mg/kg KG/Tag (Serumkonzentration bis 25 µg/ml)
- *Phenytoin*, verteilt auf 2 Dosen i.v.: 5 mg/kg KG/Tag (Serumkonzentration 6–14 µg/ml). Orale Resorption schlecht

Die Therapiedauer (in der Regel nur wenige Tage) ist von Neurostatus, Krampfursache und EEG abhängig.

Regelmäßig Serumkonzentration bestimmen, da bei Neugeborenen z. T. sehr lange Halbwertszeiten!

► **Wichtig** Interaktion mit anderen Medikamenten (z. B. Antibiotika) beachten.

Neuere Antikonvulsiva wie Levetiracetam und Topiramat sind für Neugeborene nicht zugelassen. Zu ihrem Einsatz bei Neugeborenen gibt es bislang kaum evidenzbasierte Daten. Levetiracetam scheint weniger wirksam zu sein als Phenobarbital, ist diesem zumindest nicht überlegen, hat allerdings weniger erkennbare Nebenwirkungen (E1b) [44, 92]. Nach jetzigem Kenntnisstand ist sein Einsatz allenfalls bei therapierefraktären Krampfanfällen gerechtfertigt.

10.3.5 Prognose

Die Prognose bei neonatalen Krampfanfällen ist variabel und schwer vorherzusagen. Die motorische und kognitive Entwicklung und der Übergang in eine spätere Epilepsie werden von der Ätiologie der Krampfanfälle (Tab. 10.3), dem Ausmaß von zerebralen Schädigungen, dem Ausmaß von EEG-Veränderungen, dem Ansprechen auf eine antikonvulsive Therapie und vom Neurostatus beeinflusst [78].

Tab. 10.3 Entwicklungsprognose nach neonatalen Krampfanfällen

Ursache	Wahrscheinlichkeit für normale Entwicklung (%)
Hypoxisch-ischämisch	50
Subarachnoidalblutung	90
Intrakranielle Blutung (abhängig vom Ausmaß)	10–50
Bakterielle Meningitis	50
Hypoglykämie	50
Hypocalcämie – Frühform	50
Hypocalcämie – Spätform	100
5-Tage-Krämpfe	100

10.4 Neonatales Abstinenzsyndrom

10.4.1 Definition und Ätiologie

Abhängigkeit des Neugeborenen durch mütterlichen Drogenabusus, vor allem Opiat-Abusus, während der Schwangerschaft. Unterbrechung der Drogenzufuhr bei der Geburt führt beim Neugeborenen zum Entzugssyndrom. Der Beigebrauch von anderen Substanzen, die eine direkt neurotoxische Wirkung haben, insbesondere von Alkohol und Nikotin, ist häufig. Auch Ecstasy, Kokain und Crack können das Gehirn des Fetus direkt und bleibend schädigen. Bei Marihuana-Exposition sind fetale Wachstumsretardierung inklusive Kopfwachstum sowie Frühgeburtlichkeit beschrieben (E1a) [68].

10.4.2 Diagnostik

Ein Nachweis der jeweiligen Drogen gelingt im Urin des Neugeborenen nur einige Tage, im Mekonium aber noch mehrere Monate nach der fetalen Exposition.

10.4.3 Symptome

Beginn, Häufigkeit und Dauer des neonatalen Entzugssyndroms bei verschiedenen Drogen zeigt Tab. 10.4.

Einsetzen und Schweregrad der Symptome hängen ab von der Art und Dauer des mütterlichen Abusus und dem Zeitintervall zwischen letzter Drogeneinnahme und Geburt. Die Schwere des neonatalen Entzugs wird nach dem Finnegan-Score mindestens 1-mal pro Schicht eingeschätzt (Tab. 10.5).

10.4.4 Therapie

Nichtpharmakologische supportive Betreuung Auch wenn eine eindeutige Evidenz dafür fehlt [75], ist Folgendes nach unserer Erfahrung zu Beginn und bei leichten Entzugssymptomen sowie ergänzend zur pharmakologischen Behandlung unverzichtbar (E4): Im Schlaf Fernhalten von Licht, Lärm, Unruhe. Im

Tab. 10.4 Beginn, Häufigkeit und Dauer des neonatalen Entzugssyndroms bei verschiedenen Drogen nach [58]

Droge	Beginn (Stunden)	Häufigkeit (%)	Dauer (Tage)
Opioide			
Heroin	24–48	40–80	8–10
Methadon	48–72	13–94	Bis 30 und mehr
Buprenorphin	36–60	22–67	Bis 30 und mehr
Medikamente	36–72	5–20	10–30
Nichtopioide			
Selektive Serotonin-Wiederaufnahme-Hemmer	24–48	20–30	2–6
Trizyklische Antidepressiva	24–48	20–50	2–6
Methamphetamine	24	2–49	7–10
Inhalativa	24–48	48	2–7

Tab. 10.5 Neonataler Drogenentzugsscore nach Finnegan [30]: Einleitung oder Erhöhung einer Pharmakotherapie bei >11 Punkten, Dosisreduktion bei <9 Punkten

Klinisches Kriterium	1	2	3	4	5
Schreien		Häufig, schrill	Ständig, schrill		
Schlafen nach dem Füttern	<3 h	<2 h	<1 h		
Moro-Reflex		Verstärkt	Extrem		
Tremor	Leicht bei Störung	Mäßig bei Störung	Leicht in Ruhe	Mäßig in Ruhe	
Muskeltonus		Erhöht			
Hautabschürfungen	Ja				
Myoklonien			Ja		
Krampfanfälle					Ja
Schwitzen	Ja				
Fieber	37,2–38,2 °C	≥38,3 °C			
Häufiges Gähnen	Ja				
Marmorierte Haut	Ja				
Verstopfte Nase		Ja			
Niesen	Ja				
Atmung	>60/min	>60/min, Dyspnoe			
Übermäßiges Saugen	Ja				
Trinkschwäche		Ja			
Erbrechen		Regurgitation	Im Schwall		
Stühle		Dünn	Wässrig		

Wachen Streicheln, Auf-dem-Arm-Halten, Saugen lassen. Bei uns haben sich Freiwillige sehr bewährt, die sich oft stundenlang liebevoll um die unruhigen Kinder kümmern. Eine Mitaufnahme der abhängigen Mutter praktizieren wir aus Sicherheitsgründen dagegen nicht, auch wenn Studien einen günstigen Effekt auf Verweildauer und Notwendigkeit einer Pharmakotherapie gezeigt haben (E1a) [66].

Pharmakologische Behandlung Bei Anstieg des Finnegan-Scores >11 Punkte (2-mal hintereinander) trotz nichtpharmakologischer Betreuung. Die Studienlage zur Wahl der Medikamente ist uneinheitlich und unterliegt aktuell einem gewissen Wandel.

- *Opiate*
    - Im Vergleich zu supportiver Therapie alleine verkürzen Opiate die Zeit bis zum Wiederreichen des Geburtsgewichtes und die Dauer der supportiven Therapie, verlängern aber den Krankenhausaufenthalt (E1a) [113].
    - Im Vergleich zu Phenobarbital, Diazepam oder Chlorpromazin gibt es mit Opiaten weniger Therapieversager, aber keine Änderung der Therapiedauer oder der Verweildauer (E1a) [113].
    - Im Vergleich zu Morphin verkürzen Buprenorphin und Methadon die Therapiedauer und die Verweildauer (E1a) [32, 62, 113].
- *Sedativa*
    - Im Vergleich zu supportiver Therapie alleine verkürzt Phenobarbital die Zeit bis zum Wiederreichen des Geburtsgewichtes und die Dauer der supportiven Therapie, verlängert aber den Krankenhausaufenthalt (E1a) [114].
    - Im Vergleich zu Diazepam oder Chlorpromazin gibt es mit Phenobarbital weniger Therapieversager (E1a) [114].
    - Im Vergleich zu Morphin verkürzt Clonidin die Behandlungsdauer und den Krankenhausaufenthalt (E1a) [32].
    - Die zusätzliche Gabe von Clonidin oder Phenobarbital zu Morphin reduziert die Dauer der Morphinbehandlung, wobei die Kinder länger mit Phenobarbital als mit Clonidin behandelt wurden (E1a) [32].

Die optimale Darreichungsform und Dosierung der genannten Medikamente sind noch offen. Wir verwenden Morphin 0,02–0,05 mg/kg KG 4- bis 6-mal täglich i.v. oder oral. Möglicherweise sollten Opiate nur dann eingesetzt werden, wenn die Mutter opiatabhängig war.

Zu langfristigen Risiken der genannten Behandlungen lassen sich keine Aussagen machen, da unklar ist, ob die häufig vorkommenden Entwicklungsstörungen Folge der pränatalen Drogenexposition, des Entzugs oder der Entzugsbehandlung sind.

▶ **Wichtig** Eine pharmakologische Therapie soll einen Entzug erleichtern, ihn aber nicht als Substitution unnötig in die Länge ziehen.

Bei Absinken des Finnegan-Scores <9 Punkte sollte die Medikation konsequent reduziert werden.

Ein standardisiertes stringentes Protokoll zur Entwöhnung verkürzt die Dauer der Behandlung und des Krankenhausaufenthaltes (E1a) [34].

10.4.5 Prognose

Unterschiedlich lange Dauer des akuten Drogenentzugs (Tab. 10.4), manchmal hartnäckige Rückfälle bei zu rascher Reduktion der Pharmakotherapie. Häufig persistieren Unruhe und kurze Schlafperioden über Monate.

Eine pränatale Opiatexposition beeinträchtigt langfristig die neurokognitive und motorische Entwicklung und ist assoziiert mit Verhaltensstörungen, Aufmerksamkeitsstörungen und Sehstörungen (E1a) [61, 111]. Das gilt auch, wenn die Mutter während der Schwangerschaft Ersatzdrogen (Methadon, Buprenorphin) genommen hat (E1a) [2]. Die Langzeitprognose wird allerdings auch durch das soziale Umfeld sowie eine pränatale Tabakexposition beeinflusst (E1a) [72]. Das Risiko eines plötzlichen Kindstodes ist neben Opiat- auch bei Kokainexposition erhöht [53].

Vor Entlassung müssen unbedingt die sozialen Verhältnisse geklärt, Nachuntersuchungen für die betroffenen Kinder und Hilfen für die Familien organisiert werden. Nach neonatalem Abstinenzsyndrom besteht ein erhöhtes Risiko für Misshandlung, Verletzungen und Vergiftungen (E1a) [82].

10.5 Rezidivierende Apnoen/Apnoe-Bradykardie-Syndrom

10.5.1 Definition, Klassifikation und Häufigkeit

Periodische Atmung (Cheyne-Stokes-Atmung) ist beim Frühgeborenen physiologisch, auch reife Neugeborene atmen im Schlaf oft periodisch (fehlende Atmung von 5–10 s Dauer im Wechsel mit normaler Atmung ohne Änderung von Herzfrequenz und Hautfarbe). Als Apnoe wird gewertet: fehlender Luftfluss bzw. Atemstillstand >20 s. Es werden verschiedene Formen unterschieden:

- zentrale Apnoe (kein Luftfluss, keine Atembewegung)
- obstruktive Apnoe (kein Luftfluss, aber Atembewegungen vorhanden)
- gemischte Apnoen
- Krampfanfälle mit Apnoe

Auftreten von Apnoen bei 50 % der Frühgeborenen von 32–36 SSW, bei >75 % der Kinder <1000 g Geburtsgewicht zwischen dem 2. und 28. Lebenstag, u. U. über Wochen anhaltend. Apnoen sind ein Zeichen der Unreife. Sie verschwinden in der Regel bei einem Gestationsalter von 36 SSW, spätestens mit 44 SSW. Prädisponierende Faktoren für zentrale Apnoen siehe Abb. 10.2.

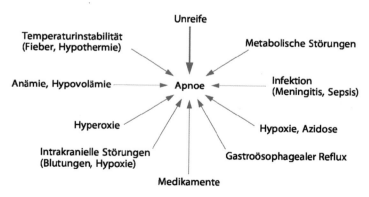

Abb. 10.2 Prädisponierende Faktoren für zentrale Apnoen

10.5.2 Relevanz

Als klinisch relevant werden Apnoen gewertet, wenn die Herzfrequenz <80/min und/oder die Sauerstoffsättigung <80 % für mindestens 10 sec. absinkt. Bradykardien und Entsättigungen scheinen sich auf Mortalität und neurologische Entwicklung im Alter von korrigiert 18 Monaten auszuwirken, wenn sie länger als 1 min dauern [79].

10.5.3 Diagnostik

Besondere Aufmerksamkeit muss gelten, wenn Apnoen/Bradykardien neu, erneut oder verstärkt auftreten.

- Ausschluss einer Obstruktion der oberen Luftwege (Spiegelprobe vor der Nase)
- Ausschluss von Infektion, Anämie, Azidose
- Ausschluss einer Hirnblutung (Schädelsonografie)
- Ausschluss metabolischer Störungen (Hypoglykämie, Hypocalcämie, Hyponatriämie)

10.5.4 Therapie

- Behandlung prädisponierender Faktoren (Abb. 10.2).
- *Lagerung:* Bisher konnte in kontrollierten Studien keine Körperposition herausgefunden werden, die sich besonders günstig auf Apnoen und Entsättigungen auswirkt [5]. Nach unserer Erfahrung sollte die optimale Lagerung für jedes Kind individuell ermittelt werden.
- *Sensorische Stimulation:* sanftes Anstoßen, Streicheln besonders bei erstem und seltenem Auftreten. Automatische Stimulation durch pulsierende oder vibrierende Systeme ist noch nicht ausgereift [18].

- *Coffeincitrat:* Wegen seiner geringeren therapeutischen Breite ist Theophyllin heute weitgehend zugunsten von Coffein verlassen worden (E1a) [43].
  - *Dosierung von Coffeincitrat:* Sättigungsdosis 20 mg/kg KG, Erhaltungsdosis 5–10 mg/kg KG/Tag oral oder i.v. Einmalige Gabe pro Tag (Halbwertszeit etwa 100 h). Spiegelkontrollen (Serumspiegel 8–20 mg/l) sind in der Regel nicht erforderlich. Achtung: Wird nicht Coffeincitrat, sondern die Coffeinbase gegeben, muss die Dosis halbiert werden.
  - *Wirkung:* Methylxanthine senken die Apnoehäufigkeit und die Rate an Intubationen und Reintubationen während der ersten 2–7 Behandlungstage (E1a) [42]. Coffein verkürzt die Dauer der mechanischen Atemunterstützung und reduziert die Häufigkeit von BPD (E1b) [90]. Außerdem verbessert Coffein bei sehr kleinen Frühgeborenen das Überleben ohne Behinderung im Alter von 18–21 Monaten, jedoch nicht im Alter von 5 Jahren (E1b) [88, 91]. Bis zum Alter von 11 Jahren sind keine Risiken einer Coffein-Behandlung zu erkennen, aber weniger motorische Behinderungen bei den mit Coffein behandelten Kindern (E1b) [89].
  - *Nebenwirkungen:* längere Wachphasen, Tachykardie, erhöhte Diurese, Hyperglykämie, Blutdruckerhöhung, Hemmung der Darmmotilität, vermindertes zerebrales Blutvolumen, verminderte Erythropoetinbildung. Da zentral wirksam, bei frischer Hirnblutung oder nach Krampfanfällen nur mit Vorsicht einzusetzen.
- *Apparative Atemhilfe*
  - NCPAP von 3–4 cm H_2O reduziert die Häufigkeit von Apnoen und Reintubationen (E1a (NNT 6) [24] (Abschn. 4.3.1).
  - NIPPV reduziert das Auftreten, aber nicht die Häufigkeit von Apnoen im Vergleich zu NCPAP (E1a) [84] (Abschn. 4.3.2).
  - Intubation und Beatmung bei rezidivierenden, lang anhaltenden Apnoen

- *Sauerstoff* gehört bei uns wegen der Gefahr der Retinopathie *nicht* zur Therapie der Apnoen.
- *Doxapram* kann *nicht* empfohlen werden, da es zur Wirksamkeit und vor allem zur Sicherheit keine evidenzbasierten Daten gibt [41, 102].
- Ein Vorteil *oraler statt nasaler Ernährungssonden* bei Apnoen konnte nicht nachgewiesen werden (E1b) [9].

Nach bestimmten Interventionen wie Operationen, Augenuntersuchungen oder Impfungen kann ein Apnoe-Bradykardie-Syndrom erneut auftreten oder sich wieder verstärken. Deshalb wird von der STIKO empfohlen, bei Frühgeborenen <29 SSW die erste Kombinationsimpfung unter stationärer Überwachung durchzuführen. Bei Auftreten von Apnoen/Bradykardien soll auch die folgende Impfung stationär erfolgen (E4) [106].

Zur Frage, wie lange Frühgeborene mit Apnoe-Bradykardie-Syndrom in der Klinik überwacht werden müssen, gibt es kaum Daten: Intervalle von 5–8 Tagen zwischen einzelnen Apnoen sind beschrieben [22]. Wir lassen die Kinder 72 h nach der letzten stimulationsbedürftigen Apnoe mit Bradykardie nach Hause.

10.6   Intrakranielle Blutungen

In der Neonatalperiode häufig und von großer prognostischer Bedeutung. Breites Spektrum, Art der Läsion abhängig vom Gestationsalter (Tab. 10.6). Selten auch pränatale Blutung. Bei Frühgeborenen spielen geburtstraumatische Faktoren eine geringe, Entzündungen, Blutdruckschwankungen, Hypo- und Hyperkapnie, Azidose während der ersten Lebenstage dagegen eine große Rolle in der Pathogenese.

Tab. 10.6 Intrakranielle Blutungen in der Neonatalperiode

Art der Blutung	Reife des Kindes	Relative Häufigkeit	Schwere des Krankheitsbildes	Häufige Ursache
Subdural	Reifgeborene > Frühgeborene	Selten	Schwer, oft tödlich	Trauma
Subarachnoidal (primär)	Frühgeborene > Reifgeborene	Häufig	Gutartig	Trauma, Hypoxie
Intrazerebellar	Frühgeborene > Reifgeborene	Selten	Schwer	Trauma, Hypoxie
Periventrikulär/ intraventrikulär	Frühgeborene	Häufig	Schwer	Inflammation, Hyperkapnie
Intrazerebral	Reifgeborene > Frühgeborene	Selten	Schwer	Multipel

> Häufiger betroffen als

10.6.1 Subdurale Blutung

Traumatisch (Tentoriumverletzung, Falxverletzung, Ruptur oberflächlicher Venen). Meist große Kinder und schwere Geburten, Extraktion aus Beckenendlage. Bei massiver Blutung meist schwere neurologische Auffälligkeiten (Koma, Opisthotonus, Apnoen, Augendeviation), oft tödlicher Verlauf. Bei leichten Blutungen über den Hemisphären oft keine akuten Symptome, fokale Symptome (Krämpfe, Hemiparesen) am 2.–3. Tag. Entwicklung eines chronischen subduralen Hygroms.

Diagnostik MRT bei klinischem Verdacht, Ultraschall nicht aussagekräftig.

10.6.2 Subarachnoidale Blutung

Häufig ohne klinische Symptome. Liquor blutig, z. T. nur einige Hundert Erythrozyten/µl. Krämpfe besonders bei reifen, ansonsten gesund wirkenden Kindern, gehäuft am 2. Lebenstag.

Neurologische Spätfolgen sind selten. Entwicklung von Hydrozephalus oder Subarachnoidalzysten möglich. Einzelfälle mit tödlichem Verlauf bei massiver Blutung.

Diagnostik MRT, Liquorpunktion, Ultraschall nicht aussagekräftig.

10.6.3 Intraventrikuläre Blutung des reifen Neugeborenen

Ursachen sind Trauma und Hypoxie. Trauma spielt eine wesentlich größere Rolle als bei Frühgeborenen, die Bedeutung von Gerinnungsstörungen ist umstritten, etwa 25 % der Fälle bleiben ungeklärt. Blutungsquelle ist die subependymale Keimschicht oder der Plexus choroideus. In Einzelfällen Einbruch aus hämorrhagischen Infarkten oder Gefäßfehlbildung, auch als Folge eines Vitamin-K-Mangels.

Symptome Irritabilität, Lethargie, Krämpfe (fokal oder multifokal), Zittrigkeit, Apnoen, Bradykardien, Erbrechen, pralle Fontanelle.

Diagnostik Ultraschall, ggf. MRT.

Prognose Etwa 40 % der Überlebenden haben neurologische Auffälligkeiten. In 30 % der Fälle Entwicklung eines Hydrozephalus.

10.6.4 Intraventrikuläre Blutung und Parenchymblutung des Frühgeborenen

Vorkommen besonders bei Frühgeborenen <30 SSW bzw. <1000 g. Zur Häufigkeit in Deutschland im Jahr 2020 siehe Tab. 15.4. 80–90 % der Blutungen bei Frühgeborenen beginnen in

der subependymalen Keimschicht, oft gleichzeitig auch Blutung
im Plexus choroideus. Auftreten von Tag 1 (50 %) bis Tag 3 (insgesamt 90 %), teilweise auch schon intrauterin.

Klassifizierung Ursprüngliche und immer noch häufig ge-
brauchte Einteilung in 4 Grade nach Papile aufgrund von CT-Be-
funden [76] (Abb. 10.3). Heute wird teilweise die von Papile als
IVH Grad IV bezeichnete Ausprägung als eigene Entität im Sinne
einer hämorrhagischen Infarzierung des Hirnparenchyms gesehen
und als periventrikuläre Blutung (PVH) bezeichnet [25].

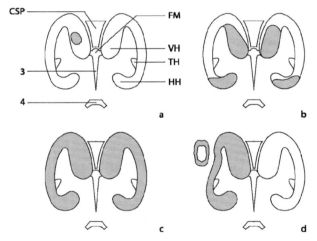

a Grad I: Subependymale Blutung
b Grad II: Ventrikeleinbruchsblutung mit <50% Füllung des Seitenventrikels
c Grad III: Ventrikeleinbruchsblutung mit >50% Füllung des Seitenventrikels
d Grad IV: nach [76]; hämorrhagische Infarzierung des Hirnparenchyms nach [25]

Abb. 10.3 Schweregrade der Hirnblutung bei Frühgeborenen. *CSP:* Cavum
septi pellucidi, *3, 4:* 3. und 4. Ventrikel, *VH, HH, TH:* Vorder-, Hinter- und
Temporalhorn des Seitenventrikels, *FM:* Foramen Monroi

Pathophysiologie Neben der anatomischen Unreife der germinalen Matrix spielt die funktionelle Unreife der zerebralen Durchblutung (unzureichende Autoregulation) eine Rolle bei der Entstehung:

- erniedrigter zerebraler Blutfluss (arterielle Hypotension, Hypokapnie)
- wechselnder zerebraler Blutfluss (Beatmung, PEEP, PDA)
- erhöhter zerebraler Blutfluss (rasche Volumenexpansion, Absaugen, Manipulationen am Kind, Hyperkapnie)
- erhöhter zerebraler venöser Druck (schwere Geburt, Pneumothorax, Beatmungskomplikationen)

Risikofaktoren Zumeist retrospektive Kohortenstudien ergaben zahlreiche Risikofaktoren, die je nach Studie unterschiedlich starken Einfluss hatten. Wichtigster Risikofaktor ist übereinstimmend das niedrige Gestationsalter, immer wieder gezeigt wurden aber auch ein erheblicher zentrumsspezifischer Einfluss und in diesem Zusammenhang Faktoren wie Regionalisierung, Patientenzahl und Personalstärke (E2a) [48, 73, 96].

Zu weiteren wichtigen Risikofaktoren zählen [29, 38, 47, 80, 108, 110]:

- männliches Geschlecht
- fehlende antenatale Steroide
- vaginale Geburt (nicht einheitlich)
- niedriger Apgar-Score
- Asphyxie mit Reanimation
- Beatmung
- Atemnotsyndrom
- Pneumothorax
- iNO
- PDA
- (Behandlung von) Azidose
- (Behandlung von) arterieller Hypotension (mit Katecholaminen)
- Thrombozytopenie <100.000/µl

- Infektion und Inflammation
- Infusion hyperosmolarer Lösungen (Natriumbikarbonat)
- postnataler Transport

Klinik Man unterscheidet 3 Verlaufsformen (Tab. 10.7):

- akuter Verlauf innerhalb von Minuten oder Stunden, oft letal
- subakuter (saltatorischer) Verlauf mit Entwicklung über Stunden und Tage; wesentlich weniger auffällig als der akute Verlauf, Phasen der Besserung wechseln mit erneuter Verschlechterung
- fehlende klinische Symptomatik bei etwa 25–30 % aller intraventrikulären Blutungen

Diagnostik
- Ultraschalldiagnostik bei allen Frühgeborenen einer neonatologischen Intensivstation:
  - routinemäßig am 1., 3. und 7. Lebenstag und vor Entlassung
  - bei neurologischen Auffälligkeiten (Tab. 10.7)
  - bei Blutung initial tägliche Verlaufskontrolle (Zunahme der Blutung in 20–40 % der Fälle), später alle 5–7 Tage, um die Entwicklung eines posthämorrhagischen Hydrozephalus zu erfassen

Tab. 10.7 Symptome bei peri- und intraventrikulärer Blutung

Akuter Verlauf	Subakuter Verlauf
Lethargie, Koma	Veränderte Bewusstseinslage
Atemstörungen (Apnoen)	Reduzierte Spontanbewegungen
Generalisierte tonische Krämpfe	Muskelhypotonie
Fehlende Pupillenreaktion	Unvollständige Kniestreckung
Schlaffe Tetraparese	Selten respiratorische Störungen
Vorgewölbte Fontanelle	Hämatokritabfall
Blutdruckabfall	
Temperaturstörungen	
Metabolische Azidose	
Hämatokritabfall	

- Kopfumfangsmessung
  - 1-mal/Woche bei allen Frühgeborenen
  - täglich bei Entwicklung eines posthämorrhagischen Hydrozephalus

Prävention Folgende Maßnahmen sind geeignet, die Häufigkeit der IVH zu senken:

- antenatale Steroidbehandlung (E1a) [69] (Abschn. 5.2.5)
- plazentare Transfusion (E1a) [50] (Abschn. 12.2.1)
- Minimal Handling (Abschn. 1.9)
- zerebrale Durchblutung nicht stören, Blutdruck kontrollieren
- schonende Beatmung, Respiratorfrequenz an Eigenatmung anpassen
- abteilungsinterne Surveillance zur Vermeidung gesicherter Risikofaktoren [17, 74]
- enge interdisziplinäre Zusammenarbeit zwischen Geburtshilfe und Neonatologie

Ansätze zur Prävention einer IVH bei Frühgeborenen ohne Wirkungsnachweis
- Eine präpartale Gabe von Vitamin K oder Phenobarbital an die Schwangere verringert nicht die Häufigkeit (E1a) [19, 20].
- Eine postnatale Behandlung mit Phenobarbital senkt weder Häufigkeit noch Schweregrad, ist aber mit einer höheren Rate an künstlicher Beatmung verbunden (E1a) [93].
- Eine prophylaktische Gabe von Antithrombin oder Heparin verringert weder Häufigkeit noch Schweregrad (E1a) [14].
- Kopfhochlagerung in Mittelstellung hat keinen nachgewiesenen protektiven Effekt (E1a) [83].

Prognose Abhängig von der Schwere der Blutung, der Entwicklung eines Hydrozephalus und begleitender hypoxischer Schädigung (Tab. 10.8). Die Parenchymbeteiligung ist der entscheidende Faktor für eine schlechte Prognose, wobei häufig die

Tab. 10.8 Folgen einer peri- und intraventrikulären Blutung bei Frühgeborenen. Angaben in % der überlebenden Kinder

Schwere der Blutung	Letalität (%)	Progressive Ventrikelerweiterung (%)	Gröbere neurologische Auffälligkeiten (%)
Grad I	15	5	15
Grad II	20	25	30
Grad III	40	55	40
Parenchymblutung	60	80	90

motorischen Ausfälle stärker als die intellektuellen sind. Jedoch wurden auch bei Kindern mit geringgradigen Blutungen erhebliche Störungen (42 %) und Behinderungen (26 %) beobachtet.

10.6.5 Posthämorrhagischer Hydrozephalus

Er entwickelt sich in knapp der Hälfte aller intraventrikulären Blutungen. Etwa die Hälfte kommt innerhalb von 4 Wochen zum Stillstand und/oder zur Rückbildung, während die andere Hälfte innerhalb von 2–8 Wochen progredient ist mit Zunahme des Kopfwachstums, praller Fontanelle, Apnoen und neurologischen Auffälligkeiten.

Therapie Zur Behandlung des posthämorrhagischen Hydrozephalus gibt es zwar zahlreiche Meinungen und Empfehlungen, aber kaum kontrollierte prospektive Studien [16]. Keine positiven, aber teilweise negative Effekte haben Versuche einer intraventrikulären Fibrinolyse mit Streptokinase (E1a) [105] sowie eine diuretische Behandlung mit Acetazolamid oder Furosemid gezeigt (E1a) [103]. Serielle Lumbal- oder Ventrikelpunktionen haben bezüglich Tod, Shuntbedürftigkeit und Behinderung keinen Nutzen (E1a) [104]. Ein Behandlungsversuch erscheint allenfalls bei kommunizierendem Hydrozephalus und erheblichem Hirndruck gerechtfertigt.

Zur Art der neurochirurgischen Intervention (transitorische externe Ableitung, Rickham-Reservoir, ventrikuloperitonealer

Shunt, Ventrikulostomie) gibt es ebenso wenig kontrollierte Studien wie zur Frage, wann chirurgisch interveniert werden sollte (abhängig von Körpergewicht? Eiweißgehalt im Liquor?) [4, 16, 31, 59]. Maßnahmen zur Entfernung der Blutprodukte, bevor sie zum Hydrozephalus führen, wie z. B. eine endoskopische Lavage, bedürfen hinsichtlich ihrer Wirksamkeit und Sicherheit weiterer Studien [21, 54]. Die Entscheidung, wann und wie interveniert wird, sollte zwischen Neonatologen und Neurochirurgen, die Erfahrung mit Frühgeborenen haben, individuell abgesprochen werden.

10.6.6 Perinataler Schlaganfall

Unter dem Begriff werden oft arterieller Gefäßverschluss, Sinusvenenthrombose und hämorrhagischer Infarkt zusammengefasst. Häufigkeit insgesamt 1:1100 [27]. Männliches Geschlecht häufiger betroffen. Der arterielle Infarkt tritt oft schon antenatal auf, Risikofaktoren sind Chorioamnionitis und fetale Wachstumsretardierung [95], Risikofaktoren für die seltenere Sinusvenenthrombose sind Asphyxie und Hypoxie [94].

Symptomatik Zerebrale Krampfanfälle, Lethargie.

Therapie Symptomatisch (siehe auch Abschn. 12.6).

10.7 Entstehung der perinatalen Gehirnschädigung

Schlüsselfaktoren sind Unreife, Inflammation, Geburtsasphyxie und Plazentainsuffizienz (Abb. 10.4). Von den zahlreichen zur Gehirnschädigung führenden Faktoren sind Infektionen nur in begrenztem Umfang zu verhindern. Hypothermie, Hypokapnie, Ischämie, Hypoxie, Hyperoxie, Azidose, Schock und Hypoglykämie können durch pränatale Überwachung, präpartale Verlegung

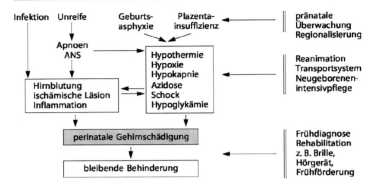

Abb. 10.4 Pathogenese (*links*) und Prävention (*rechts*) der perinatalen Gehirnschädigung

der Schwangeren, adäquate Erstversorgung und optimierte Neugeborenenintensivmedizin weitgehend vermieden oder frühzeitig behandelt werden. Die lückenlose Überwachung und Behandlung des gefährdeten Neugeborenen trägt damit wesentlich zur Vermeidung perinataler Hirnschäden bei.

10.8   Periventrikuläre Leukomalazie des Frühgeborenen (PVL)

Während beim reifen Neugeborenen Hypoxie und Ischämie das Gehirn bedrohen, spielen beim Frühgeborenen andere Mechanismen wesentliche Rollen, insbesondere Hyperoxie in Kombination mit unreifen antioxidativen Systemen und die Freisetzung von Zytokinen durch antenatale (Chorioamnionitis) und postnatale (NEC) entzündliche Prozesse, auch solche, die fern vom fetalen oder neonatalen Gehirn ablaufen. Weitere wichtige Risikofaktoren sind Hypokapnie (bei artifizieller Hyperventilation) sowie Dexamethason in den ersten Lebenstagen.

Die Schädigung erfolgt typischerweise im Marklager („white matter damage"), kann klein- oder großzystisch verlaufen und ist zunächst asymptomatisch. Die Diagnose erfolgt mittels Ultraschall und MRT. Das spätere klinische Äquivalent ist die spasti-

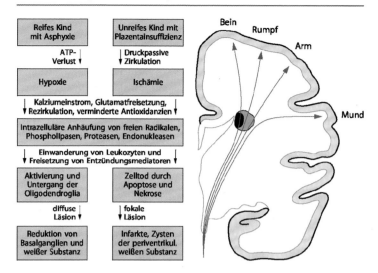

Abb. 10.5 Pathogenese der hypoxisch-ischämischen Hirnschädigung und typische Lokalisation der periventrikulären Leukomalazie

sche Zerebralparese, welche oft erst im 2. Lebensjahr sichtbar wird. Da die langen Bahnen näher am Seitenventrikel verlaufen als die kurzen (Abb. 10.5), sind bei der Zerebralparese die Beine häufiger betroffen als die Arme.

10.9   Hypoxisch-ischämische Enzephalopathie (HIE)

10.9.1 Definition

HIE ist eine klinische Diagnose, der neurologische Symptome während der ersten 24 Lebensstunden zugrunde liegen (Sarnat-Schema, Tab. 10.1). Da diese Symptome bei unreifen Kindern wenig spezifisch sind, verwenden wir den Begriff HIE nur bei reifen Neugeborenen.

10.9.2 Pathogenese

Bei Reifgeborenen meist durch pränatale Störungen verursacht
(Abb. 10.5), rund 90 % der Fälle sind zeitlich prä- oder perinatalen Ereignissen zuzuordnen. Bei der Pathogenese spielen
außer dem ATP-Verlust Calciumeinstrom, Zytokinexpression,
Hyperoxie, Reperfusionsschädigung durch freie Radikale und
Aktivierung von programmiertem Zelltod (Apoptose) wesentliche Rollen. Abhängig vom Gestationsalter und der Ursache der
Hirnschädigung entstehen unterschiedliche Läsionen mit charak-
teristischen Spätfolgen (Tab. 10.9).

10.9.3 Symptome

Die Symptome bei reifen Neugeborenen zeigt Tab. 10.1. Bei
Frühgeborenen gibt es in den ersten Lebenswochen keine spezifischen Symptome.

Tab. 10.9 Hypoxisch-ischämische Schädigungsmuster des Neugeborenen

Lokalisation	Reife	Neurologische Folgen
Selektive neuronale Nekrose	Früh-/ Reifgeborene	Spastische Tetraparese, Anfälle, mentale Retardierung, Hyperaktivitätssyndrom
Status marmoratus (Thalamus)	Reifgeborene	Choreoathetose, spastische Tetraparese
Parasagittale Schädigung	Reifgeborene	Spastische Tetraparese, intellektuelle Störungen
Periventrikuläre Leukomalazie	Frühgeborene	Spastische Diplegie, intellektuelle Störungen
Pontosubikuläre Nekrose	Frühgeborene	Hirnstammdysfunktion

10.9.4 Diagnostik

- Klinische Untersuchung inklusive Neurostatus (Tab. 10.1)
- Amplitudenintegriertes Elektroenzephalogramm (aEEG), gehört bei uns zum Routinemonitoring bei pH <7,0 (Abb. 10.6)
- Monitoring: Herzfrequenz, Herzfrequenzvariabilität, Atmung, arterieller Blutdruck, Körpertemperatur
- Labor: Säure-Basen-Status (arteriell), Laktat, Blutzucker, Elektrolyte, Magnesium, Blutbild, Gerinnung, Kreatinin, GOT, GPT
- Schädelsonografie inklusive Doppler-Flussmessung in den Hirnarterien
- Echokardiografie: Kontraktilität, pulmonaler Gefäßwiderstand

Weitere Diagnostik
- Konventionelles EEG
- MRT, entweder in der ersten 3 Tagen (Diffusionswichtung) oder in der 2. Woche (T2-Wichtung)
- Akustisch evozierte Potenziale

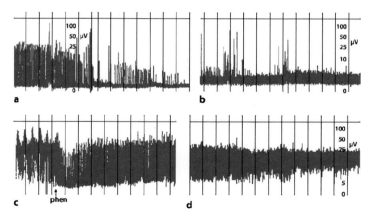

Abb. 10.6 Amplitudenintegriertes EEG, typische pathologische Muster. **a** Burstsuppression mit Übergang in die Niedervoltage, **b** anhaltende Niedervoltage <5 µV, **c** Krampfaktivität (Sägezahnmuster) mit Übergang in Burstsuppression nach Phenobarbital, **d** diskontinuierlich normales mit Übergang in kontinuierlich normales Muster nach [98]

10.9.5 Prognose

Anfangs kaum zu stellen, da die Schwere und Dauer der Schädigung (auch pränatal) kaum einzuschätzen sind. Apgar-Score und Nabelarterien-pH haben nur geringe prognostische Bedeutung. Bei Kindern mit perinataler Asphyxie ohne neurologische Symptome scheint die Prognose gut zu sein. Schwere und Dauer neurologischer Auffälligkeiten in der Neugeborenenperiode sind direkt mit der Prognose korreliert. Verschwinden die Symptome innerhalb von 1–2 Wochen, ist die Prognose günstig. Beim reifen Neugeborenen deutet eine anhaltende Niedervoltage <5 µV im aEEG auf eine schwere Hirnschädigung mit schlechter Prognose hin. Erholt sich die Grundaktivität innerhalb von 6 h nach einer Asphyxie, so ist die Prognose gut. Die Beteiligung anderer Organsysteme, insbesondere eine Niereninsuffizienz, korreliert mit einer schlechten Prognose. Prognostisch ungünstige Ultraschallbefunde sind ausgedehnte periventrikuläre Leukomalazie, Entwicklung von Zysten, Hirnatrophie und intrazerebrale Blutungen. Im MRT sprechen abnorme Signale in der Capsula interna für eine schlechte Prognose. Bei HIE Stadium I nach Sarnat kann mit einer normalen Entwicklung gerechnet werden, bei HIE Stadium II ist bei etwa 50 % der Kinder, bei HIE Stadium III bei nahezu allen Kindern ein negatives Ergebnis (Tod oder Behinderung) beschrieben [77]. Bei mäßiger HIE muss vor allem mit kognitiven Störungen und mit Verhaltensauffälligkeiten gerechnet werden [100]. Allerdings stammen die meisten vorliegenden Langzeitergebnisse aus der Zeit vor der Hypothermiebehandlung.

10.9.6 Therapie

Allgemeine Therapiemaßnahmen
- Reanimation (Abschn. 1.6)
- Minimal Handling (Abschn. 1.9)
- Achsengerechte Kopfstellung, Oberkörperhochlagerung
- Hyperthermie vermeiden (kontinuierliche Temperaturmessung)

- Adäquate Atemunterstützung, falls erforderlich (Abschn. 4.2). Dabei Normoxie und Normokapnie einhalten, insbesondere Hypokapnie und Hyperoxie vermeiden (E2b) [57]
- Adäquate Kreislaufstabilisierung, falls erforderlich (Abschn. 6.5.3)
- Flüssigkeitsrestriktion wird vielfach empfohlen, ihre Effektivität und Sicherheit sind aber nicht erwiesen (E4) [56]. Engmaschige Bilanzierung. Cave: Prärenales Nierenversagen
- Normoglykämie einhalten (Blutglukose bei 60–150 mg/dl), Hypoglykämien und Hyperglykämien vermeiden (E2b) [85]
- Ggf. Infektionsbehandlung
- Hyperbilirubinämie frühzeitig behandeln (gestörte Blut-Hirn-Schranke)
- Polyzythämie (venöser HK >65 %) beheben, um die Mikrozirkulation zu verbessern (Abschn. 12.4)
- Die prophylaktische Gabe von Phenobarbital nach HIE reduziert zwar die Häufigkeit von Krampfanfällen (NNT 5), hat aber keinen Einfluss auf Mortalität und neurologische Entwicklung (E1a) [112]. Wir geben Phenobarbital nicht prophylaktisch, sondern nur, wenn Krampfanfälle auftreten.

Die HIE ist oftmals mit einem Multiorganversagen vergesellschaftet, z. B. mit Nierenschädigung (Cave: Medikamente), Myokardschädigung (Cave: Volumenzufuhr), Leberschädigung (Cave: Gerinnung), gastrointestinaler Schädigung (Cave: enterale Ernährung).

Therapeutische Hypothermie Mit der therapeutischen Hypothermie steht erstmals eine wirksame Behandlung der neonatalen HIE zur Verfügung: Bei Beginn innerhalb der ersten 6 Lebensstunden reduziert diese Behandlung bei reifen Neugeborenen mit moderater/schwerer HIE die Mortalität (E1a) (NNT 11), die Rate an Behinderung im Alter von 18 Monaten (E1a) (NNT 8) sowie die Kombination von beiden (E1a) (NNT 7) [49]. Wirksamkeit und Sicherheit bei milder HIE sind noch unklar [55]. Möglicherweise hat die therapeutische Hypothermie auch einen gewissen protektiven Effekt für Nieren und Herz [101].

Indikationen Wir kühlen entsprechend den Eintrittskriterien randomisierter Studien.

Indikation für die therapeutische Hypothermie
- Gestationsalter $\geq 36 + 0$ SSW
- Mindestens ein Kriterium für Geburtsasphyxie:
  - Nabelarterien-pH oder ein arterieller pH <7,0
  - Basendefizit >16 mmol/l innerhalb von 60 min nach Geburt
  - Apgar-Score ≤ 5 im Alter von 10 min
  - anhaltende Reanimationsmaßnahmen einschließlich Intubation oder Maskenbeatmung im Alter von 10 min
- *und* mindestens ein klinisches Zeichen der Enzephalopathie:
  - Lethargie, Stupor oder Koma
  - muskuläre Hypotonie
  - abnormale Reflexe (einschließlich Augen und Pupillen)
  - fehlendes oder schwaches Saugen
  - klinisch manifeste Krampfanfälle
- *und* abnormales aEEG:
  - Burstsuppression
  - untere Amplitude <5 μV
  - obere Amplitude <10 μV
  - Krampfaktivität

Das aEEG wurde nicht in allen Studien als Eintrittskriterium berücksichtigt, kann in Zweifelsfällen jedoch sehr hilfreich sein.

Kontraindikationen
- Letale Fehlbildungen
- Intrakranielle Blutungen
- Schwere pulmonale Hypertonie
- Schwere Gerinnungsstörungen

Durchführung Die Hypothermie sollte möglichst früh, spätestens 6 h nach der Asphyxie beginnen und kann mittels Kühlmatte oder Kühlkappe erfolgen. Bei Ganzkörperkühlung wird die Kerntemperatur innerhalb von 1 h auf 33–34 °C gesenkt und für 72 h in diesem Bereich gehalten. Um Kältezittern und Unwohlsein zu vermeiden, werden die Kinder mit Morphin sediert. Bei respiratorischer Instabilität sollte zur Vermeidung von Hypoxie und respiratorischer Azidose eine Atemunterstützung erfolgen. Die Wiedererwärmung erfolgt langsam mit 0,5 °C/h.

Überwachung
- Kerntemperatur kontinuierlich
- Puls, Blutdruck, Atmung, Sauerstoffsättigung kontinuierlich
- Blutbild, Glukose, Gerinnung regelmäßig

Nebenwirkungen
- Sinusbradykardie (regelhaft)
- Herzrhythmusstörungen
- Arterielle Hypotonie
- Pulmonale Hypertonie
- Apnoen
- Hypoglykämie
- Thrombozytopenie, Gerinnungsstörungen
- Fettgewebsnekrosen, Sklerem
- Veränderte Pharmakokinetik (z. B. Gentamycin, Midazolam. Morphin) [65]

Weitere Ansätze zur Neuroprotektion
- Eine hoch dosierte Behandlung von sehr unreifen Frühgeborenen mit *Erythropoetin* in den ersten Lebenstagen hatte keinen Einfluss auf die kognitive, motorische und sensorische Entwicklung im Alter von 2 und 5 Jahren (E1b) [52, 70, 71].
- Bei Neugeborenen mit Hypothermiebehandlung wegen moderater oder schwerer HIE verringerte eine *Erythropoetin*-Behandlung das Risiko für Tod oder Behinderung nicht, erhöhte aber das Risiko für schwere Nebenwirkungen (E1b) [109].

- *Allopurinol, Melatonin, Kreatin* und *inhalatives Xenon* allein oder in Kombination mit Hypothermiebehandlung sind Gegenstand wissenschaftlicher Studien.
- Die präpartale Gabe von Magnesium bei drohender Frühgeburt an die Mutter reduziert das Risiko für eine Zerebralparese (NNT 63) (E1a) [26].

10.10 Plötzlicher Kindstod/ Monitorüberwachung zu Hause

10.10.1 Definition

SIDS („sudden infant death syndrome"), plötzlicher Tod eines Säuglings, dessen Ursache durch Anamnese, gründliche pathologisch-anatomische Untersuchungen und Untersuchung des Ereignisortes nicht geklärt werden kann [36].

10.10.2 Häufigkeit

0,2 pro 1000 Lebendgeborene. Statistisch häufiger betroffen als im Bevölkerungsdurchschnitt sind Frühgeborene, Mehrlinge, Geschwister von SIDS-Kindern, Kinder aus sozial schwachen Familien. Assoziiert ist das Ereignis mit Herzrhythmusstörungen (langes QT-Syndrom), aber auch mit Drogenabusus der Mutter, Rauchen in der Familie und mit Bauchlage, die nicht mehr als regelhafte Schlafhaltung empfohlen wird. Mit den Aufklärungsmaßnahmen gegen Bauchlage, gegen Schlafen im Bett der Eltern und gegen Rauchen ist der plötzliche Kindstod überall seltener geworden [8, 67]. Die Angst vor dem plötzlichen Kindstod und die einschlägige Werbung der Gerätehersteller ließen die Forderung nach einem Heimmonitor aufkommen. Dabei ist nicht erwiesen, dass häusliches Monitoring die Häufigkeit des plötzlichen Kindstodes senkt. Da die meisten Monitoralarme technischer Natur sind und die Eltern in eine chronische Stress- und Übermüdungssituation bringen, besteht für die Verordnung eines Heimmonitors eine strenge Indikation.

Indikation zur Monitorüberwachung zu Hause
- Geschwister von SIDS-Opfern
- Kinder mit vorausgegangener lebensgefährlicher Episode (ALTE-Ereignis)
- Neugeborene, die jenseits des errechneten Geburtstermins Apnoen mit Bradykardien aufweisen
- Kinder mit schwerer bronchopulmonaler Dysplasie (Abschn. 5.6) oder häuslicher O_2-Therapie

Es sollte ein Monitor für EKG, Atmung und ggf. auch O_2-Sättigung verordnet werden, der Alarme speichert. Sog. Apnoematratzen sind sinnlos, da sie auf obstruktive Apnoen nicht reagieren. Die Entscheidung zur häuslichen Monitorüberwachung müssen Arzt und Eltern immer individuell treffen. Adäquates elterliches Training (Umgang mit dem Monitor, Reanimationsmaßnahmen, Beatmungsbeutel, Pulsüberwachung) und eine engmaschige kinderärztliche Unterstützung müssen sichergestellt sein.

▶ **Wichtig** Häusliches Monitoring ohne gründliches Reanimationstraining der Eltern ist sinnlos.

Literatur

1. Ahrens S, Ream MA, Slaughter LA (2019) Status epilepticus in the neonate: updates in treatment strategies. Curr Treat Options Neurol 21(2):8
2. Andersen JM, Høiseth G, Nygaard E (2020) Prenatal exposure to methadone or buprenorphine and long-term outcomes: a meta-analysis. Early Hum Dev 143:104997
3. Azzopardi D (2015) Clinical applications of cerebral function monitoring in neonates. Semin Fetal Neonatal Med 20(3):154–163
4. Badhiwala JH, Hong CJ, Nassiri F, Hong BY, Riva-Cambrin J, Kulkarni AV (2015) Treatment of posthemorrhagic ventricular dilation in preterm infants: a systematic review and meta-analysis of outcomes and complications. J Neurosurg Pediatr 16(5):545–555

5. Ballout RA, Foster JP, Kahale LA, Badr L (2017) Body positioning for spontaneously breathing preterm infants with apnoea. Cochrane Database Syst Rev 1(1):CD004951

6. Bernardes da Cunha S, Carneiro MC, Miguel Sa M, Rodrigues A, Pina C (2021) Neurodevelopmental outcomes following prenatal diagnosis of isolated corpus callosum agenesis: a systematic review. Fetal Diagn Ther 48(2):88–95

7. Bittgau P, Sifringer M, Ikonomidou C (2003) Antiepileptic drugs and apoptosis in the developing brain. Ann N Y Acad Sci 993:103–114; discussion 123–104

8. Blair PS, Sidebotham P, Berry PJ, Evans M, Fleming PJ (2006) Major epidemiological changes in sudden infant death syndrome: a 20-year population-based study in the UK. Lancet 367(9507):314–319

9. Bohnhorst B, Cech K, Peter C, Doerdelmann M (2010) Oral versus nasal route for placing feeding tubes: no effect on hypoxemia and bradycardia in infants with apnea of prematurity. Neonatology 98(2):143–149

10. Booth D, Evans DJ (2004) Anticonvulsants for neonates with seizures. Cochrane Database Syst Rev 18(4):CD004218

11. Brinjikji W, Krings T, Murad MH, Rouchaud A, Meila D (2017) Endovascular treatment of vein of Galen malformations: a systematic review and meta-analysis. AJNR Am J Neuroradiol 38(12):2308–2314

12. Brouwer MJ, de Vries LS, Groenendaal F, Koopman C, Pistorius LR, Mulder EJ, Benders MJ (2012) New reference values for the neonatal cerebral ventricles. Radiology 262(1):224–233

13. Bruckner M, Pichler G, Urlesberger B (2020) NIRS in the fetal to neonatal transition and immediate postnatal period. Semin Fetal Neonatal Med 25(2):101079

14. Bruschettini M, Romantsik O, Zappettini S, Banzi R, Ramenghi LA, Calevo MG (2016) Antithrombin for the prevention of intraventricular hemorrhage in very preterm infants. Cochrane Database Syst Rev 3:CD011636

15. Carta S, Kaelin Agten A, Belcaro C, Bhide A (2018) Outcome of fetuses with prenatal diagnosis of isolated severe bilateral ventriculomegaly: systematic review and meta-analysis. Ultrasound Obstet Gynecol 52(2):165–173

16. Chari A, Mallucci C, Whitelaw A, Aquilina K (2021) Intraventricular haemorrhage and posthaemorrhagic ventricular dilatation: moving beyond CSF diversion. Childs Nerv Syst 37(11):3375–3383

17. Cipowicz C, Schmid M, Hummler H, Thome U (2018) Correction: IVH prevention for ELBW preterm babies in two different perinatal centers. Z Geburtshilfe Neonatol 222(6):e2

18. Cramer SJE, Dekker J, Dankelman J, Pauws SC, Hooper SB, Te Pas AB (2018) Effect of tactile stimulation on termination and prevention of apnea of prematurity: a systematic review. Front Pediatr 6:45

19. Crowther CA, Crosby DD, Henderson-Smart DJ (2010) Phenobarbital prior to preterm birth for preventing neonatal periventricular haemorrhage. Cochrane Database Syst Rev 2010(1):CD000164

20. Crowther CA, Crosby DD, Henderson-Smart DJ (2010) Vitamin K prior to preterm birth for preventing neonatal periventricular haemorrhage. Cochrane Database Syst Rev 2010(1):CD000229

21. d'Arcangues C, Schulz M, Bührer C, Thome U, Krause M, Thomale UW (2018) Extended Experience with Neuroendoscopic Lavage for Posthemorrhagic Hydrocephalus in Neonates. World Neurosurg 116:e217–e224

22. Darnall RA, Kattwinkel J, Nattie C, Robinson M (1997) Margin of safety for discharge after apnea in preterm infants. Pediatrics 100(5):795–801

23. Davidoff AM (2021) Neonatal Neuroblastoma. Clin Perinatol 48(1):101–115

24. Davis PG, Henderson-Smart DJ (2003) Nasal continuous positive airways pressure immediately after extubation for preventing morbidity in preterm infants. Cochrane Database Syst Rev 2(2):CD000143

25. Deeg KH, Staudt F, von Rohden L (1999) Classification of intracranial hemorrhage in premature infants. Ultraschall Med 20(4):165–170

26. Doyle LW, Crowther CA, Middleton P, Marret S, Rouse D (2009) Magnesium sulphate for women at risk of preterm birth for neuroprotection of the fetus. Cochrane Database Syst Rev (1):CD004661

27. Dunbar M, Mineyko A, Hill M, Hodge J, Floer A, Kirton A (2020) Population based birth prevalence of disease-specific perinatal stroke. Pediatrics 146(5):e2020013201

28. Falsaperla R, Scalia B, Giaccone F, Suppiej A, Pulvirenti A, Mailo J, Ruggieri M (2022) aEEG vs cEEG's sensitivity for seizure detection in the setting of neonatal intensive care units: a systematic review and meta-analysis. Acta Paediatr 111(5):916–926

29. Faust K, Härtel C, Preuß M, Rabe H, Roll C, Emeis M, et al. (2015) Short-term outcome of very-low-birthweight infants with arterial hypotension in the first 24 h of life. Arch Dis Child Fetal Neonatal Ed 100(5):F388–F392

30. Finnegan LP (1985) Neonatal abstinence. In: Nelson NM (Hrsg) Current therapy in neonatal-perinatal medicine. Mosby, St. Louis

31. Fountain DM, Chari A, Allen D, James G (2016) Comparison of the use of ventricular access devices and ventriculosubgaleal shunts in posthaemorrhagic hydrocephalus: systematic review and meta-analysis. Childs Nerv Syst 32(2):259–267

32. Frazier LM, Bobby LE, Gawronski KM (2022) Emerging therapies for the treatment of neonatal abstinence syndrome. J Matern Fetal Neonatal Med 35(5):987–995

33. Garvey AA, Pavel AM, Murray DM, Boylan GB, Dempsey EM (2022) Does early cerebral near-infrared spectroscopy monitoring predict outcome in neonates with hypoxic ischaemic encephalopathy? A systematic review of diagnostic test accuracy. Neonatology 119(1):1–9

34. Gibson BL, Coe K, Bradshaw W (2019) Pharmacologic management of neonatal abstinence syndrome using a protocol. Adv Neonatal Care 19(6):482–489

35. Goeral K, Schwarz H, Hammerl M, Brugger J, Wagner M, Klebermass-Schrehof K, et al. (2021) Longitudinal reference values for cerebral ventricular size in preterm infants born at 23–27 weeks of gestation. J Pediatr 238:110–117.e112

36. Goldberg N, Rodriguez-Prado Y, Tillery R, Chua C (2018) Sudden infant death syndrome: a review. Pediatr Ann 47(3):e118–e123

37. Gossling L, Alix JJP, Stavroulakis T, Hart AR (2020) Investigating and managing neonatal seizures in the UK: an explanatory sequential mixed methods approach. BMC Pediatr 20(1):36

38. Grevsen AK, Hviid CVB, Hansen AK, Hvas AM (2020) The role of platelets in premature neonates with intraventricular hemorrhage: a systematic review and meta-analysis. Semin Thromb Hemost 46(3):366–378

39. Guillot M, Sebastianski M, Lemyre B (2021) Comparative performance of head ultrasound and MRI in detecting preterm brain injury and predicting outcomes: a systematic review. Acta Paediatr 110(5):1425–1432

40. Hellström-Westas L, Boylan G, Ågren J (2015) Systematic review of neonatal seizure management strategies provides guidance on antiepileptic treatment. Acta Paediatr 104(2):123–129

41. Henderson-Smart D, Steer P (2004) Doxapram treatment for apnea in preterm infants. Cochrane Database Syst Rev (4):CD000074

42. Henderson-Smart DJ, De Paoli AG (2010) Methylxanthine treatment for apnoea in preterm infants. Cochrane Database Syst Rev (12):CD000140

43. Henderson-Smart DJ, Steer PA (2010) Caffeine versus theophylline for apnea in preterm infants. Cochrane Database Syst Rev (1):CD000273

44. Hooper RG, Ramaswamy VV, Wahid RM, Satodia P, Bhulani A (2021) Levetiracetam as the first-line treatment for neonatal seizures: a systematic review and meta-analysis. Dev Med Child Neurol 63(11):1283–1293

45. Houtrow AJ, MacPherson C, Jackson-Coty J, Rivera M, Flynn L, Burrows PK, et al. (2021) Prenatal repair and physical functioning among children with myelomeningocele: a secondary analysis of a randomized clinical trial. JAMA Pediatr 175(4):e205674

46. Houtrow AJ, Thom EA, Fletcher JM, Burrows PK, Adzick NS, Thomas NH, et al. (2020) Prenatal repair of myelomeningocele and school-age functional outcomes. Pediatrics 145(2):e20191544

47. Humberg A, Härtel C, Paul P, Hanke K, Bossung V, Hartz A, et al. (2017) Delivery mode and intraventricular hemorrhage risk in very-low-birth-weight infants: observational data of the German Neonatal Network. Eur J Obstet Gynecol Reprod Biol 212:144–149

48. Hummler HD, Poets CF, Vochem M, Hentschel R, Linderkamp O (2006) Mortalität und Morbidität sehr unreifer Frühgeborener in Baden-Württemberg in Abhängigkeit von der Klinikgröße. Ist der derzeitige Grad der Regionalisierung ausreichend? Z Geburtsh Neonatol 210:6–11

49. Jacobs SE, Berg M, Hunt R, Tarnow-Mordi WO, Inder TE, Davis PG (2013) Cooling for newborns with hypoxic ischaemic encephalopathy. Cochrane Database Syst Rev 2013(1):CD003311

50. Jasani B, Torgalkar R, Ye XY, Syed S, Shah PS (2021) Association of umbilical cord management strategies with outcomes of preterm infants: a systematic review and network meta-analysis. JAMA Pediatr 175(4):e210102

51. Joyeux L, De Bie F, Danzer E, Russo FM, Javaux A, Peralta CFA, et al. (2020) Learning curves of open and endoscopic fetal spina bifida closure: systematic review and meta-analysis. Ultrasound Obstet Gynecol 55(6):730–739

52. Juul SE, Comstock BA, Wadhawan R, Mayock DE, Courtney SE, Robinson T, et al. (2020) A randomized trial of erythropoietin for neuroprotection in preterm infants. N Engl J Med 382(3):233–243

53. Kandall SR, Gaines J, Habel L, Davidson G, Jessop D (1993) Relationship of maternal substance abuse to subsequent sudden infant death syndrome in offspring. J Pediatr 123(1):120–126

54. Kandula V, Mohammad LM, Thirunavu V, LoPresti M, Beestrum M, Lai GY, Lam SK (2022) The role of blood product removal in intraventricular hemorrhage of prematurity: a meta-analysis of the clinical evidence. Childs Nerv Syst 38(2):239–252

55. Kariholu U, Montaldo P, Markati T, Lally PJ, Pryce R, Teiserskas J, et al. (2020) Therapeutic hypothermia for mild neonatal encephalopathy: a systematic review and meta-analysis. Arch Dis Child Fetal Neonatal Ed 105(2):225–228

56. Kecskes Z, Healy G, Jensen A (2005) Fluid restriction for term infants with hypoxic-ischaemic encephalopathy following perinatal asphyxia. Cochrane Database Syst Rev 2005(3):CD004337

57. Klinger G, Beyene J, Shah P, Perlman M (2005) Do hyperoxaemia and hypocapnia add to the risk of brain injury after intrapartum asphyxia? Arch Dis Child Fetal Neonatal Ed 90(1):F49–F52

58. Kocherlakota P (2014) Neonatal abstinence syndrome. Pediatrics 134(2):e547–e561

59. Lai GY, Chu-Kwan W, Westcott AB, Kulkarni AV, Drake JM, Lam SK (2021) Timing of temporizing neurosurgical treatment in relation to shunting and neurodevelopmental outcomes in posthemorrhagic ventricular dilatation of prematurity: a meta-analysis. J Pediatr 234:54–64. e20

60. Lapa DA, Chmait RH, Gielchinsky Y, Yamamoto M, Persico N, Santorum M, et al. (2021) Percutaneous fetoscopic spina bifida repair: effect on ambulation and need for postnatal cerebrospinal fluid diversion and bladder catheterization. Ultrasound Obstet Gynecol 58(4):582–589

61. Larson JJ, Graham DL, Singer LT, Beckwith AM, Terplan M, Davis JM, et al. (2019) Cognitive and behavioral impact on children exposed to opioids during pregnancy. Pediatrics 144(2):e20190514

62. Lee JJ, Chen J, Eisler L, Li G, Davis JM, Sun LS (2019) Comparative effectiveness of opioid replacement agents for neonatal opioid withdrawal syndrome: a systematic review and meta-analysis. J Perinatol 39(11):1535–1545

63. Leijser LM, Scott JN, Roychoudhury S, Zein H, Murthy P, Thomas SP, Mohammad K (2021) Post-hemorrhagic ventricular dilatation: interobserver reliability of ventricular size measurements in extremely preterm infants. Pediatr Res 90(2):403–410

64. Licci M, Guzman R, Soleman J (2019) Maternal and obstetric complications in fetal surgery for prenatal myelomeningocele repair: a systematic review. Neurosurg Focus 47(4):E11

65. Lutz IC, Allegaert K, de Hoon JN, Marynissen H (2020) Pharmacokinetics during therapeutic hypothermia for neonatal hypoxic ischaemic encephalopathy: a literature review. BMJ Paediatr Open 4(1):e000685

66. MacMillan KDL, Rendon CP, Verma K, Riblet N, Washer DB, Volpe Holmes A (2018) Association of rooming-in with outcomes for neonatal abstinence syndrome: a systematic review and meta-analysis. JAMA Pediatr 172(4):345–351

67. Makarious L, Teng A, Oei JL (2022) SIDS is associated with prenatal drug use: a meta-analysis and systematic review of 4 238 685 infants. Arch Dis Child Fetal Neonatal Ed 107(6):617–623

68. Marchand G, Masoud AT, Govindan M, Ware K, King A, Ruther S, et al. (2022) Birth outcomes of neonates exposed to marijuana in utero: a systematic review and meta-analysis. JAMA Netw Open 5(1):e2145653

69. McGoldrick E, Stewart F, Parker R, Dalziel SR (2020) Antenatal corticosteroids for accelerating fetal lung maturation for women at risk of preterm birth. Cochrane Database Syst Rev 12(12):CD004454

70. Natalucci G, Latal B, Koller B, Rüegger C, Sick B, Held L, et al. (2016) Effect of early prophylactic high-dose recombinant human erythropoietin in very preterm infants on neurodevelopmental outcome at 2 years: a randomized clinical trial. JAMA 315(19):2079–2085

71. Natalucci G, Latal B, Koller B, Rüegger C, Sick B, Held L, Fau-chère JC (2020) Neurodevelopmental outcomes at age 5 years after prophylactic early high-dose recombinant human erythropoi-etin for neuroprotection in very preterm infants. JAMA 324(22):2324–2327

72. Nelson LF, Yocum VK, Patel KD, Qeadan F, Hsi A, Weitzen S (2020) Cognitive outcomes of young children after prenatal exposure to medi-cations for opioid use disorder: a systematic review and meta-analysis. JAMA Netw Open 3(3):e201195

73. Obladen M (2007) Mindestmengen in der Versorgung sehr unter-gewichtiger Frühgeborener: Eine Literaturubersicht. Z Geburtshilfe Neonatol 211(3):110–117

74. Obladen M, Metze B, Henrich W, Aktas A, Czernik C, Schulz-Baldes A (2008) Interdisciplinary surveillance of intraventricular haemorr-hage associated conditions in infants <1000 g. Acta Paediatr 97(6):731–737

75. Pahl A, Young L, Buus-Frank ME, Marcellus L, Soll R (2020) Non-pharmacological care for opioid withdrawal in newborns. Cochrane Database Syst Rev 12(12):CD013217

76. Papile LA, Burstein J, Burstein R, Koffler H (1978) Incidence and evolution of subependymal and intraventricular hemorrhage: a study of infants with birth weights less than 1,500 gm. J Pediatr 92(4):529–534

77. Pin TW, Eldridge B, Galea MP (2009) A review of developmental out-comes of term infants with post-asphyxia neonatal encephalopathy. Eur J Paediatr Neurol 13(3):224–234

78. Pisani F, Spagnoli C (2016) Neonatal seizures: a review of outcomes and outcome predictors. Neuropediatrics 47(1):12–19

79. Poets CF, Roberts RS, Schmidt B, Whyte RK, Asztalos EV, Bader D, et al. (2015) Association between intermittent hypoxemia or bradycar-dia and late death or disability in extremely preterm infants. JAMA 314(6):595–603

80. Poryo M, Boeckh JC, Gortner L, Zemlin M, Duppré P, Ebrahimi-Fakhari D, et al. (2018) Ante-, peri- and postnatal factors associated with intraventricular hemorrhage in very premature infants. Early Hum Dev 116:1–8

81. Raitio A, Rice MJ, Mullassery D, Losty PD (2021) Stage 4S neuroblas-toma: what are the outcomes? A systematic review of published studies. Eur J Pediatr Surg 31(5):385–389

82. Rees P, Stilwell PA, Bolton C, Akillioglu M, Carter B, Gale C, Sutcliffe A (2020) Childhood health and educational outcomes after neonatal ab-stinence syndrome: a systematic review and meta-analysis. J Pediatr 226:149–156.e116

83. Romantsik O, Calevo MG, Bruschettini M (2020) Head midline posi-tion for preventing the occurrence or extension of germinal matrix-

intraventricular haemorrhage in preterm infants. Cochrane Database Syst Rev 7(7):CD012362

84. Sabsabi B, Harrison A, Banfield L, Mukerji A (2021) Nasal intermittent positive pressure ventilation versus continuous positive airway pressure and apnea of prematurity: a systematic review and meta-analysis. Am J Perinatol 39(12):1314-1320

85. Salhab WA, Wyckoff MH, Laptook AR, Perlman JM (2004) Initial hypoglycemia and neonatal brain injury in term infants with severe fetal acidemia. Pediatrics 114(2):361–366

86. Sanz Cortes M, Chmait RH, Lapa DA, Belfort MA, Carreras E, Miller JL, et al. (2021) Experience of 300 cases of prenatal fetoscopic open spina bifida repair: Report of the International Fetoscopic Neural Tube Defect Repair Consortium. Am J Obstet Gynecol 225(6):678.e671–678. e611

87. Sarnat HB, Sarnat MS (1976) Neonatal encephalopathy following fetal distress. A clinical and electroencephalographic study. Arch Neurol 33(10):696–705

88. Schmidt B, Anderson PJ, Doyle LW, Dewey D, Grunau RE, Asztalos EV, et al. (2012) Survival without disability to age 5 years after neonatal caffeine therapy for apnea of prematurity. JAMA 307(3):275–282

89. Schmidt B, Roberts RS, Anderson PJ, Asztalos EV, Costantini L, Davis PG, et al. (2017) Academic performance, motor function, and behavior 11 years after neonatal caffeine citrate therapy for apnea of prematurity: an 11-year follow-up of the CAP randomized clinical trial. JAMA Pediatr 171(6):564–572

90. Schmidt B, Roberts RS, Davis P, Doyle LW, Barrington KJ, Ohlsson A, et al. (2006) Caffeine therapy for apnea of prematurity. N Engl J Med 354(20):2112–2121

91. Schmidt B, Roberts RS, Davis P, Doyle LW, Barrington KJ, Ohlsson A, et al. (2007) Long-term effects of caffeine therapy for apnea of prematurity. N Engl J Med 357(19):1893–1902

92. Sharpe C, Reiner GE, Davis SL, Nespeca M, Gold JJ, Rasmussen M, et al. (2020) Levetiracetam versus phenobarbital for neonatal seizures: a randomized controlled trial. Pediatrics 145(6):e20193182

93. Smit E, Odd D, Whitelaw A (2013) Postnatal phenobarbital for the prevention of intraventricular haemorrhage in preterm infants. Cochrane Database Syst Rev 2013(8):CD001691

94. Sorg AL, Von Kries R, Klemme M, Gerstl L, Beyerlein A, Lack N, et al. (2021) Incidence and risk factors of cerebral sinovenous thrombosis in infants. Dev Med Child Neurol 63(6):697–704

95. Sorg AL, von Kries R, Klemme M, Gerstl L, Weinberger R, Beyerlein A, et al. (2020) Risk factors for perinatal arterial ischaemic stroke: a large case-control study. Dev Med Child Neurol 62(4):513–520

96. Synnes AR, Macnab YC, Qiu Z, Ohlsson A, Gustafson P, Dean CB, Lee SK (2006) Neonatal intensive care unit characteristics affect the incidence of severe intraventricular hemorrhage. Med Care 44(8):754–759

97. Thompson CM, Puterman AS, Linley LL, Hann FM, van der Elst CW, Molteno CD, Malan AF (1997) The value of a scoring system for hypoxic ischaemic encephalopathy in predicting neurodevelopmental outcome. Acta Paediatr 86(7):757–761

98. Toet MC, Hellström-Westas L, Groenendaal F, Eken P, de Vries LS (1999) Amplitude integrated EEG 3 and 6 hours after birth in full term neonates with hypoxic-ischaemic encephalopathy. Arch Dis Child Fetal Neonatal Ed 81(1):F19–F23

99. Twist CJ, Naranjo A, Schmidt ML, Tenney SC, Cohn SL, Meany HJ, et al. (2019) Defining risk factors for chemotherapeutic intervention in infants with stage 4s neuroblastoma: a report from Children's Oncology Group Study ANBL0531. J Clin Oncol 37(2):115–124

100. van Handel M, Swaab H, de Vries LS, Jongmans MJ (2007) Long-term cognitive and behavioral consequences of neonatal encephalopathy following perinatal asphyxia: a review. Eur J Pediatr 166(7):645–654

101. van Wincoop M, de Bijl-Marcus K, Lilien M, van den Hoogen A, Groenendaal F (2021) Effect of therapeutic hypothermia on renal and myocardial function in asphyxiated (near) term neonates: a systematic review and meta-analysis. PLoS One 16(2):e0247403

102. Vliegenthart RJ, Ten Hove CH, Onland W, van Kaam AH (2017) Doxapram treatment for apnea of prematurity: a systematic review. Neonatology 111(2):162–171

103. Whitelaw A, Kennedy CR, Brion LP (2001) Diuretic therapy for newborn infants with posthemorrhagic ventricular dilatation. Cochrane Database Syst Rev 2001(2):CD002270

104. Whitelaw A, Lee-Kelland R (2017) Repeated lumbar or ventricular punctures in newborns with intraventricular haemorrhage. Cochrane Database Syst Rev 4(4):CD000216

105. Whitelaw A, Odd DE (2007) Intraventricular streptokinase after intraventricular hemorrhage in newborn infants. Cochrane Database Syst Rev 2007(4):CD000498

106. Wiese-Posselt M, Tertilt C, Zepp F (2011) Vaccination recommendations for Germany. Dtsch Arztebl Int 108(45):771–779; quiz 780

107. Wilson RD, O'Connor DL (2022) Guideline No. 427: folic acid and multivitamin supplementation for prevention of folic acid-sensitive congenital anomalies. J Obstet Gynaecol Can 44(6):707–719.e701

108. Wolf HT, Weber T, Schmidt S, Norman M, Varendi H, Piedvache A, et al. (2021) Mode of delivery and adverse short- and long-term outcomes in vertex-presenting very preterm born infants: a European population-based prospective cohort study. J Perinat Med 49(7):923–931

109. Wu YW, Comstock BA, Gonzalez FF, Mayock DE, Goodman AM, Maitre NL, et al. (2022) Trial of erythropoietin for hypoxic-ischemic encephalopathy in newborns. N Engl J Med 387(2):148–159

110. Yeo KT, Thomas R, Chow SS, Bolisetty S, Haslam R, Tarnow-Mordi W, Lui K (2020) Improving incidence trends of severe intraventricular haemorrhages in preterm infants <32 weeks gestation: a cohort study. Arch Dis Child Fetal Neonatal Ed 105(2):145–150

111. Yeoh SL, Eastwood J, Wright IM, Morton R, Melhuish E, Ward M, Oei JL (2019) Cognitive and motor outcomes of children with prenatal opioid exposure: a systematic review and meta-analysis. JAMA Netw Open 2(7):e197025

112. Young L, Berg M, Soll R (2016) Prophylactic barbiturate use for the prevention of morbidity and mortality following perinatal asphyxia. Cochrane Database Syst Rev 2016(5):CD001240

113. Zankl A, Martin J, Davey JG, Osborn DA (2021) Opioid treatment for opioid withdrawal in newborn infants. Cochrane Database Syst Rev 7(7):CD002059

114. Zankl A, Martin J, Davey JG, Osborn DA (2021) Sedatives for opioid withdrawal in newborn infants. Cochrane Database Syst Rev 5(5):CD002053

Metabolische und endokrine Entgleisungen

11

Rolf F. Maier

11.1 Hypoglykämie

Beim Neugeborenen ist wie beim Fetus Glukose die Hauptenergiequelle für das Wachstum und für den Stoffwechsel des Gehirns. Sie wird exogen zugeführt oder durch Glukoneogenese (Konversion von Aminosäuren und von Glyzerol aus der Lipolyse) und Glykogenolyse (aus hepatischen Glykogenspeichern) bereitgestellt. Nach der Abnabelung sistiert die kontinuierliche Glukosezufuhr von der Mutter, die Blutzuckerkonzentration sinkt innerhalb von 2 h auf etwa 2,8 mmol/l (50 mg/dl) ab. Die Ausschüttung von Insulin wird gedrosselt und die von Glukagon innerhalb von 6 h auf das 5-Fache gesteigert. Eine Glukosehomöostase wird nach etwa 48–72 h erreicht. Die Glukoseutilisation des reifen Neugeborenen ist mit 4–6 mg/kg KG/min doppelt so hoch wie die des Erwachsenen. Möglicherweise kann das Gehirn des Neugeborenen in geringem Umfang Laktat und Ketonkörper als Energiequelle nutzen, was erklären dürfte, warum die Hypoglykämie beim Neugeborenen teilweise asymptomatisch verläuft.

Definition Nach wie vor gibt es weder für Reifgeborene noch für Frühgeborene eine evidenzbasierte und allgemein anerkannte Definition der Hypoglykämie.

© Der/die Autor(en), exklusiv lizenziert an Springer-Verlag GmbH, DE, ein Teil von Springer Nature 2023
R. F. Maier et al., *Obladens Neugeborenenintensivmedizin*, https://doi.org/10.1007/978-3-662-66572-5_11

Wir verwenden folgende Grenzwerte (in Anlehnung an die Metaanalyse von [2]):

- <2,0 mmol/l = 36 mg/dl in den ersten 2 Lebensstunden
- <2,5 mmol/l = 45 mg/dl nach den ersten 2 Lebensstunden

Risikogruppen
- Frühgeborene (Abschn. 1.1.4)
- Hypotrophe Reifgeborene (Abschn. 1.1.5)
- Hypertrophe Reifgeborene
- Kinder diabetischer Mütter (auch Gestationsdiabetes) (Abschn. 11.2)
- Neugeborene mit Polyzythämie (Abschn. 12.4)

Ätiologie Ursachen und Formen der neonatalen Hypoglykämie sind in Tab. 11.1 aufgeführt.

Symptome Häufig asymptomatisch; sonst unspezifische neurologische Symptome wie Apathie, Hypotonie, Trinkfaulheit, Hyperexzitabilität, Zittrigkeit, Krampfanfälle, Apnoeanfälle, Zyanose, Bradykardie, Tachykardie, Hypothermie.

Diagnostik Das Ergebnis einer Blutzuckerbestimmung wird von folgenden Faktoren beeinflusst:

- Abnahmetechnik (venös oder kapillär)
- Untersuchungsmaterial (Werte im Vollblut niedriger als im Plasma)
- Zeit zwischen Entnahme und Aufarbeitung (da Erythrozyten Glukose verbrauchen, sinkt der Wert im Blutröhrchen mit der Zeit ab)
- Messmethode (enzymatisch im Labor, mit Teststreifen, im BGA-Gerät)

Tab. 11.1 Ursachen der neonatalen Hypoglykämie

Ursachen	Formen	Bemerkungen
Verminderte Glykogenspeicher	Hypotrophe Reifgeborene Frühgeborene Mehrlinge	Asymptomatische Frühform mit 2–12 h, symptomatische Spätform mit 24–48 h
Anaerobe Glykolyse	Postasphyxiesequenz Atemnotsyndrom Herzinsuffizienz Sepsis Hypothermie	18-facher Glukoseverbrauch für ATP-Bildung, oft Kombination mit Hypocalcämie
Hyperinsulinismus	Fetopathia diabetica Nesidioblastose Reboundeffekt nach Glukosebolus oder Absetzen von Glukoseinfusion Rhesussensibilisierung Beckwith-Wiedemann-Syndrom	Meist rasch auftretende Hypoglykämie nach Unterbrechung der kontinuierlichen Glukosezufuhr
Neurohormonale Regulationsstörung	Gehirnschädigung STH-, ACTH-Mangel Nebennierenrindeninsuffizienz	Jenseits des 7. Lebenstages persistierend
Stoffwechseler-krankungen	Typ-I-Glykogenose Galaktosämie Hereditäre Fruktoseintoleranz	Abschn. 11.5.2

- Instrumente zur transkutanen kontinuierlichen Messung erkennen Hypoglykämien bei Frühgeborenen unzureichend (E1a) [11]. Ein Vorteil dieser Methode ist nicht nachgewiesen (E1a) [8].

Als Goldstandard gilt nach wie vor die enzymatische Bestimmung im Plasma. Als Screeningmethode eignet sich eine Messung auf Station mittels Teststreifen. Dabei muss allerdings darauf geachtet werden, dass die Teststreifen für niedrige BZ-Werte und für hohe Hämatokritwerte geeignet sind. Zeigt der Teststreifen niedrige Werte an, muss unmittelbar mit Glukosezufuhr reagiert und durch enzymatische Methode kontrolliert werden.

Prävention Bei Vorliegen von Risikofaktoren:

- Konsequentes Blutzuckerscreening: Zur Notwendigkeit herrscht Konsens, zur Häufigkeit und zu den Zeitpunkten weniger. Wir messen den Blutzucker im Alter von 1, 3, 6, 12, 24 und 48 Lebensstunden. Um Lücken an den Schnittstellen (Verlegung auf die Wochenstation) zu vermeiden, empfiehlt sich die erste Blutzuckermessung noch im Kreißsaal. Bei nachgewiesener Hypoglykämie kurzfristige präprandiale Kontrollen je nach klinischer Situation, wenigstens 2- bis 4-stündlich.
- Frühzeitige enterale Ernährung bei Reifgeborenen: Beginn 30 min nach Geburt, dann alle 2–3 h, z. B. mit Dextrose-Gel [7]
- Glukoseinfusion bei Frühgeborenen
- Vermeidung von Hypothermie (Aufrechterhaltung des neutralen Temperaturbereichs; Abschn. 1.7.6)
- Ausreichende Oxygenierung

▶ **Wichtig** Die Verhinderung der symptomatischen Hypoglykämie verhindert bleibende Hirnschäden!

Therapie
- *Leichte, asymptomatische Hypoglykämie:* enterale Kohlenhydrat-Zufuhr, bevorzugt Muttermilch, sonst adaptierte Milch oder Dextrose-Gel [6].
- *Mäßige Hypoglykämie:* Eine Glukosezufuhr von 6 mg/kg KG/min entspricht dem Erhaltungsbedarf, sodass eine Infusion von 100 ml/kg KG/24 h mit Glukose 10 % meist ausreicht.
- *Hypoglykämischer Krampfanfall:* Notfalltherapie mit 2,5 ml/kg KG Glukose 10 % i.v., gefolgt von Glukosedauertropfinfusion.
- *Rezidivierende Hypoglykämie:* Steigerung der Glukosezufuhr bis auf 10–12 mg/kg KG/min. Eine Infusion von 100 ml/kg KG/24 h mit Glukose 15 % entspricht etwa 10 mg/kg KG/min. Maximal mögliche periphervenöse Glukosekonzentration 15–20 %. Bei schlechten Venenverhältnissen möglichst 2 venöse Zugänge anlegen, damit keine Unterbrechung der Glukosezufuhr auftritt.

- *Persistierende Hypoglykämie*:
  - Eingehende diagnostische Abklärung nötig!
  - Prednison 2 mg/kg KG/Tag p.o.
  - Glukagon 0,2 mg/kg KG alle 4–6 h s.c. (Cave: kurze Wirkung, Reboundeffekt) [22]
  - Diazoxid 2–5 mg/kg KG alle 8–12 h p.o. (Cave: Flüssigkeitsretention, pulmonale Hypertension)

▶ **Wichtig** Hochkonzentrierte Bolusinjektionen außer beim hypoglykämischen Krampfanfall vermeiden wegen der Gefahr von Hyperglykämie und Reboundhypoglykämie.

Prognose Für die Prognose spielen neben dem niedrigsten gemessenen Blutzuckerwert auch Häufigkeit und Dauer von Hypoglykämien eine Rolle. Neugeborene mit einmaliger asymptomatischer Hypoglykämie entwickeln sich meist normal. Bei einer Interventionsgrenze von 47 mg/dl unterschieden sich reife und fast reife Neugeborene mit und ohne Hypoglykämien in ihren Schulleistungen im Alter von 9–10 Jahren nicht [18]. Bei ansonsten gesunden Reifgeborenen mit asymptomatischer Hypoglykämie fand sich kein Unterschied zwischen einer Interventionsgrenze von 36 und 47 mg/dl im Hinblick auf die psychomotorische Entwicklung mit 18 Monaten [21]. Folgen einer neonatalen Hypoglykämie machen sich oft erst Mitte der Kindheit in Form von visuell-motorischen Behinderungen und exekutiven Funktionsstörungen und im Schulalter durch Schreib- und Rechenschwächen bemerkbar [19]. In einer großen populationsbasierten Studie war nach einer neonatalen Hypoglykämie das Risiko für eine motorische Entwicklungsstörung im Vorschulalter mehr als verdoppelt und das Risiko für eine kognitive Entwicklungsstörung nahezu verdreifacht [24]. Diese unterschiedlichen und teilweise widersprüchlichen Berichte zu Auswirkungen von neonatalen Hypoglykämien auf die spätere Entwicklung dürften unter anderem damit zusammenhängen, dass unterschiedliche Definitionen und unterschiedliche Grenzen für eine Intervention zugrunde gelegt wurden.

11.2 Embryofetopathia diabetica

Ätiologie Häufigkeit und Schwere der neonatalen Erkrankung, aber auch die spätere Entwicklung des Kindes sind abhängig von der Schwere des mütterlichen Diabetes sowie von der Qualität der diätetischen und/oder medikamentösen Stoffwechseleinstellung während der Schwangerschaft. Die durch die Plazenta diffundierende Glukosemenge bestimmt das Ausmaß des fetalen Hyperinsulinismus und damit die kindliche Gefährdung!

Pathophysiologie Fetaler Hyperinsulinismus mit Hypertrophie der fetalen Inselzellen infolge vermehrter Glukosezufuhr von der Mutter (Abb. 11.1). Postnatal wird die basale Glukosehomöostase durch herabgesetzte Glukagon- und Adrenalinreaktion auf eine spontane Hypoglykämie und verminderte basale STH-Konzentration gestört. Die hepatische Glukoseproduktion durch Glyko-

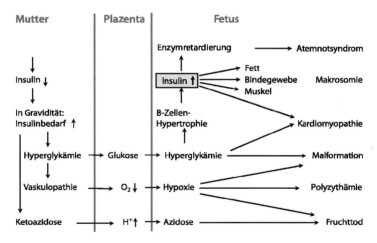

Abb. 11.1 Pathophysiologie der Fetopathia diabetica. Hauptagens ist die vermehrte transplazentare Glukoseanflutung. Insulin bewirkt als Wachstumsfaktor eine Makrosomie und Organomegalie

genolyse und Glukoneogenese ist dadurch eingeschränkt. Hypoparathyreoidismus verursacht eine Neigung zu Hypocalcämie und Hypomagnesiämie. Verzögerter Übergang von fetalem γ-Globin zu β-Globin und gesteigerte Erythropoetin-Produktion führen zu HbF-Vermehrung und bei 10 % der Kinder diabetischer Mütter zu Polyzythämie und Hyperviskosität.

Symptome und Komplikationen (Fetopathia diabetica)
- Makrosomie, cushingoides Aussehen (Länge und Gewicht über der 90. Perzentile, relativ klein wirkender Kopf)
- Hepatomegalie
- Hypertrichose der Ohrläppchen
- Hypoglykämie, meist im Alter von 30 min bis 2 h
- Plethora, Polyzythämie (Abschn. 12.4)
- Hyperbilirubinämie (Abschn. 13.3)
- Hypocalcämie bei 15–30 % der Kinder, meist im Alter von 24 h (Abschn. 9.7.1)
- Hypomagnesiämie bei 30 % der Kinder (Abschn. 9.8.1)
- Transitorische Tachypnoe bei bis zu 40 % der Kinder (Abschn. 5.4)
- Atemnotsyndrom durch retardierte Lungenreifung bei bis zu 5 % der Kinder (auch bei reifen Kindern!) (Abschn. 5.2)
- Häufung von Geburtsverletzungen (Klavikulafraktur, Armplexuslähmung, Phrenikusparese, intraventrikuläre Blutung) und Geburtsasphyxie (Abschn. 1.3)
- Kardiomyopathie (Septumhypertrophie durch Glykogeneinlagerung)
- Nierenvenenthrombose (Abschn. 8.6)

Assoziierte Fehlbildungen (Embryopathia diabetica) Das Risiko von Fehlbildungen und perinataler Mortalität steigt mit dem perikonzeptionellen HbA$_{1c}$ der Mutter. Als typische Fehlbildungen bei mütterlichem Diabetes gelten das kaudale Regressionssyndrom und die Kolonhypoplasie, es kommen aber auch gehäuft Fehlbildungen des Herzens, der Nieren und der ableitenden Harnwege sowie Bauchwanddefekte und Neuralrohrdefekte vor.

Diagnostik Blutzuckerscreening im Alter von 1, 3, 6, 12, 24, 48 Lebensstunden. Bei klinischer Symptomatik wenigstens 2- bis 4-stündliche Kontrollen. Bei entsprechender klinischer Symptomatik: Blutgasanalyse, Calcium, Magnesium, Hämatokrit, Röntgenthorax, Echokardiografie, Abdomensonografie. HbA_{1c}-Bestimmung bei der Mutter.

Therapie
- Prävention der Hypoglykämie (Abschn. 11.1)
- Behandlung der Hypoglykämie (Abschn. 11.1)
- Behandlung der Hypocalcämie (Abschn. 9.7.1)
- Behandlung der Hypomagnesiämie (Abschn. 9.8.1)
- Behandlung der Polyzythämie (Abschn. 12.4)
- Behandlung der Hyperbilirubinämie (Abschn. 13.5)
- Behandlung des Atemnotsyndroms (Abschn. 5.2.3 und 5.2.4)

11.3 Konnataler Hyperinsulinismus

Bei dieser früher als Nesidioblastose bezeichneten seltenen Erkrankung wird von den β-Zellen des Pankreas im Übermaß Insulin sezerniert. Die betroffenen Kinder fallen durch rezidivierende Hypoglykämien auf und brauchen eine hohe Glukosezufuhr, um sie zu vermeiden. Zur Behandlung werden neben hochkalorischer Ernährung und hoch dosierter intravenöser Glukose Diazoxid, Glukagon, Octreotid und Calcium-Antagonisten eingesetzt, wobei wegen der Seltenheit der Erkrankung kontrollierte Studien fehlen [9]. Wichtig ist die Unterscheidung der fokalen von der diffusen Form, da die fokale Form durch eine partielle Pankreatektomie geheilt werden kann. Bei der diffusen Form wird bei Versagen der konservativen Therapie die Bauchspeicheldrüse zu 95–97 % entfernt, was zwar Hypoglykämien reduziert, allerdings zu lebenslangen Problemen führt [1].

11.4   Hyperglykämie

Definition Auch die Definition der Hyperglykämie beim Neugeborenen ist uneinheitlich, zumeist Blutzuckerwert >7 mmol/l = 126 mg/dl.

Ursachen
- Zu hohe intravenöse Glukosezufuhr
- Medikamente (z. B. Katecholamine, Kortikosteroide, Coffein)
- Infektionen (Sepsis, bei NEC ist Hyperglykämie oft erster Warnhinweis)
- Stress (Schmerzen, Operationen)
- Zerebrale Schädigung (Asphyxie, intrakranielle Blutung, Meningitis, Krampfanfälle)
- Glukoseintoleranz bei sehr kleinen Frühgeborenen
- Transitorischer neonataler Diabetes mellitus (selten)
- Permanenter neonataler Diabetes mellitus (sehr selten, meist genetisch bedingt)

Symptome und Komplikationen Durch osmotische Diurese (Polyurie) kann es zu Dehydratation und Gewichtsverlust kommen, die erhöhte Serumosmolarität kann zu zerebralen Schädigungen führen. Zwar wurde über eine erhöhte Mortalität, eine erhöhte Rate an Sepsis, IVH und ROP sowie Entwicklungsstörungen bei sehr kleinen Frühgeborenen nach einer Hyperglykämie in den ersten Lebenstagen berichtet [15]. Ob es sich dabei aber um Folgen der Hyperglykämie per se oder der oftmals eingesetzten Insulintherapie oder um ein Epiphänomen handelt, ist bislang unklar [13].

Überwachung
- Klinische Untersuchung
- Blutzucker alle 2–4 h (Stix durch enzymatische Methode verifizieren!)
- Urinstix alle 4–6 h (Glukosurie?)

- Blutbild, CRP, Blutkultur (Infektion? NEC?)
- Elektrolyte, Serumosmolarität (Dehydratation?)
- Säure-Basen-Status (Azidose?)
- Körpergewicht, Urinbilanz (Dehydratation?)
- Erweiterte Diagnostik bei V. a. Diabetes: C-Peptid im Serum

Therapie
- Behandlung auslösender Ursachen (Infektion, Schmerzen)
- Absetzen von Medikamenten, sofern möglich (Katecholamine, Steroide, Coffein)
- Schrittweise Reduktion der Glukosezufuhr auf 4–7 mg/kg KG/min
- Insulinbehandlung mit 0,01–0,1 IE/kg KG/h als Dauertropfinfusion. Wir beginnen mit Insulin bei BZ-Werten >270–350 mg/dl trotz der vorgenannten Maßnahmen. Beim neonatalen Diabetes mellitus essenziell. Spritze und Leitung vor der endgültigen Befüllung mit höherer Insulinkonzentration durchspülen, um die Plastikwand „abzusättigen" und gleichmäßige Zufuhr bei niedrigen Flussraten und Konzentrationen zu wahren.
- Langsame Rehydrierung und Senkung der Serumosmolarität (Cave: Krampfanfälle, intrakranielle Blutung)
- Engmaschige BZ-Kontrollen (mindestens stündlich), bis stabiler BZ erreicht ist
- Engmaschige Kaliumkontrollen, ggf. Kaliumsubstitution

Keine Prävention mit Insulin Durch eine Insulininfusion lassen sich bei sehr unreifen Frühgeborenen zwar Hyperglykämien reduzieren und eine unterkalorische Ernährung vermeiden, das Risiko von Hypoglykämien ist aber so hoch, dass eine routinemäßige präventive Insulintherapie nicht gerechtfertigt ist (E1a) [20].

11.5 Akute angeborene Stoffwechselkrankheiten

Rechtzeitige Diagnose und Therapie können bei angeborenen Stoffwechselkrankheiten das Leben retten und/oder eine bleibende Hirnschädigung verhindern. Die richtige Diagnose kann bei unheilbaren Stoffwechselkrankheiten den Kindern aber auch sinnlose und belastende intensivmedizinische Maßnahmen ersparen.

Im Folgenden wird auf die Darstellung biochemischer Zusammenhänge ebenso verzichtet wie auf genetische oder molekularbiologische Grundlagen oder Hinweise zur pränatalen Diagnostik. Stattdessen soll eine an Leitsymptomen orientierte Einteilung der angeborenen Stoffwechselkrankheiten eine Verdachtsdiagnose ermöglichen. Therapieempfehlungen sind auf die Notfallsituation bis zur Klärung der Diagnose beschränkt. Die genaue diagnostische Abklärung und die spezifische Behandlung angeborener Stoffwechselkrankheiten sind nur in Zusammenarbeit mit erfahrenen Stoffwechselspezialisten und einem leistungsfähigen Stoffwechsellabor möglich.

Da die meisten Stoffwechselkrankheiten autosomal-rezessiv vererbt sind, sollten die Eltern nach Konsanguinität befragt und später genetisch beraten werden. Manchmal weisen Familienanamnese oder Neugeborenenscreening bereits vor dem Eintreten erster Symptome auf eine angeborene Stoffwechselkrankheit hin. Manifeste akute metabolische Erkrankungen können eine Reihe anderer Krankheiten imitieren (foudroyante Sepsis, Geburtstrauma, Postasphyxiesequenz, Herz- und Ateminsuffizienz) und vor rechtzeitiger Diagnosestellung tödlich verlaufen.

Für die akute klinische Situation können angeborene Stoffwechselkrankheiten anhand von Leitsymptomen (Tab. 11.2) und/oder von typischen Laborbefunden (Abb. 11.2) eingeteilt werden [14, 16, 17].

Tab. 11.2 Einteilung angeborener Stoffwechselkrankheiten nach Leitsymptomen

Typ	Leitsymptome	Manifestation	Beispiele
Intoxikation	Sepsisähnliches Bild Enzephalopathie Hepatopathie	Einige Tage nach Geburt (freies Intervall)	Harnstoffzyklusdefekte Organoazidopathien Aminoazidopathien Galaktosämie
Substratmangel	Hypoglykämie	Bei längerer Nahrungspause	Glykogenosen Fettsäureoxidationsstörungen
Energiestoffwechselstörung	Laktatazidose	Vor/bei Geburt	Atmungskettendefekte Pyruvatdehydrogenasemangel
Neurotransmitterstörung	Zerebrale Krampfanfälle	Kurz nach Geburt	Vitamin-B_6-Mangel Folinsäuremangel

	NH_3	Glukose	Lactat	pH	Ketonurie	andere
Harnstoffzyklusdefekte	↑↑↑		↑	↑↓		
Organoazidopathien	↑↑		↑↑	↓↓↓	↑↑↑	Anionenlücke Leukopenie
Ahornsirup-Krankheit						Geruch
Fettsäurenoxidationsstörungen	↑	↓↓↓	↑	↓	↓↓↓	CK FFS/Ketone ↑
Glykogenose Typ I		↓↓↓	↑↑	↓	↑	Triglyceride ↑ Harnsäure ↑
PDH-Mangel / Atmungskettendefekte			↑↑↑	↓↓↓		

Abb. 11.2 Einteilung angeborener Stoffwechselkrankheiten nach typischen Laborbefunden

11.5.1 Leitsymptome

Bei folgenden Symptomen muss auch an eine Stoffwechselkrankheit gedacht werden:

- *Enzephalopathie:* Lethargie, Trinkschwäche, Erbrechen, Muskelhypotonie, Irritabilität, Krampfanfälle, Koma, Hyperventilation, Apnoen
- *Hepatopathie:* Hepatomegalie, Hyperbilirubinämie, Gerinnungsstörungen
- *(Kardio-)Myopathie:* Herzinsuffizienz, Rhythmusstörungen, „floppy infant"
- *Weitere Symptome:* auffälliger Geruch, Neutropenie, vakuolisierte Lymphozyten, Hypoglykämie

Neurologische Symptome sind dann verdächtig auf eine Stoffwechselkrankheit, wenn sie nicht durch eine entsprechende perinatale Belastung erklärbar sind und erst Stunden bis Tage nach der Geburt auftreten.

► **Wichtig** Bei klinischen Zeichen einer Infektion ohne entsprechende Laborparameter muss an eine Stoffwechselkrankheit gedacht werden.

11.5.2 Typische Laborkonstellationen

Stoffwechselkrankheiten mit Hyperammonämie Hyperammonämien können symptomatisch bei Leberversagen infolge Sepsis, Hepatitis oder durch parenterale Ernährung entstehen. Die häufigsten Erhöhungen des Ammoniaks (Normbereich: bis 90 µmol/l = 150 µg/dl) treten als transitorische Hyperammonämie nach schwerer perinataler Asphyxie oder bei postnataler Ateminsuffizienz auf. Hyperammonämien einhergehend mit einer Alkalose kommen meist durch Defekte im Harnstoffzyklus zustande, bei denen das aus dem Abbau von Glutamin und Asparagin stammende Ammoniak nicht zu Harnstoff umgebaut werden kann. In Verbindung mit einer Azidose kommen sie bei Abbaustörungen der organischen Säuren vor.

Stoffwechselkrankheiten mit Hypoglykämie Rezidivierende Hypoglykämien sind dann verdächtig auf eine Stoffwechselkrankheit, wenn sie nicht durch einen mütterlichen (Gestations-) Diabetes oder eine fetale Wachstumsretardierung erklärt sind.

Stoffwechselkrankheiten mit Azidose Eine metabolische Azidose kommt zustande durch die Akkumulation saurer Metabolite oder durch die Bildung von Laktat infolge Störung der oxidativen Phosphorylierung. Verdacht auf eine Stoffwechselkrankheit besteht insbesondere, wenn

- die häufigeren Ursachen einer metabolischen Azidose (Asphyxie, arterielle Hypotension, Hypothermie, Herzinsuffizienz, Hypoxie, Niereninsuffizienz) ausgeschlossen sind,
- die symptomatische Therapie nicht wirksam ist,
- eine Anionenlücke besteht: $(Na^+ + K^+) - (Cl^- + HCO_3^-)$ > 17 mmol/l.

Stoffwechselkrankheiten mit Ketose Die häufigsten Ketonkörper (Azeton, Azetoazetat und β-Hydroxybutyrat) werden gebildet, wenn die Produktion von Acetyl-CoA die oxidative Kapazität des Zitronensäurezyklus übersteigt.

11.5.3 Notfalldiagnostik

Bei begründetem Verdacht auf eine Stoffwechselkrankheit sollten ohne Zeitverzögerung die in Tab. 11.3 genannten Laboruntersuchungen erfolgen. Zusammen mit dem klinischen Befund ermöglichen die Befunde aus dem Routinelabor eine Verdachtsdiagnose und damit eine Notfalltherapie schon bevor die Ergebnisse der speziellen Stoffwechseldiagnostik vorliegen. Die endgültige Diagnose wird anhand der Befunde aus dem Stoff-

Tab. 11.3 Labordiagnostik bei Verdacht auf angeborene Stoffwechsel-störung

Routinelabor		Spezielles Stoffwechsellabor
Stoffwechsel	*Allgemein*	
Ammoniak	Differenzialblutbild	Acylcarnitinprofil (Trockenblut)
Blutzucker	CRP, IL-6 oder IL-8	Aminosäuren (Plasma, Serum)
Laktat	Harnstoff, Kreatinin	Organische Säuren (Urin)
Säure-Basen-	Harnsäure	Laktat-Pyruvat-Quotient (Liquor)
Status	Bilirubin (gesamt +	Asservieren (tiefgefroren):
Ketone	direkt)	Plasma, Serum, Urin, Liquor
(Urinstix)	Transaminasen	
	Elektrolyte	
	Gerinnung	

wechsellabor gestellt. Verstirbt ein Kind mit Verdacht auf Stoff-wechselkrankheit, sollte mit Einwilligung der Eltern unmittelbar post mortem Gewebe für Diagnostik asserviert werden [5].

11.5.4 Notfalltherapie

Bei Verdacht auf eine akute Stoffwechselentgleisung sollten schon vor der endgültigen Diagnosestellung folgende Maß-nahmen ergriffen werden:

- enterale Nahrungspause
- keine parenterale Zufuhr von Aminosäuren und Fett
- Infusion von Glukose 10 % mit Elektrolytzusatz (150 ml/kg KG/Tag, entsprechend einer Glukosezufuhr von 15 g/kg KG/Tag bzw. 10 mg/kg KG/min und einer Energiezufuhr von 60 kcal/kg KG/Tag)

Dabei ist allerdings zu beachten, dass bei Energiestoffwechsel-störungen (v. a. beim Pyruvatdehydrogenasemangel) die Glukoseinfusion zu einer Zunahme der Azidose führt. Deshalb müssen nach Beginn der Infusionstherapie Laktat und Säure-Ba-sen-Status kontrolliert werden.

Tab. 11.4 Notfalltherapie bei Stoffwechselkrankheiten (mod. nach [10, 14, 17])

Entgiftung		
$NH_3 > 200$ µmol/l	L-Arginin-Hydrochlorid 21 % (1 ml = 1 mmol)	Initial 1–2 mmol/kg KG/1–2 h i.v.
		Dann 1–2 mmol/kg KG/24 h DTI
	Natriumbenzoat (1 ml = 100 mg)	Initial 250 mg/kg KG/1–2 h i.v.
		Dann 250–500 mg/kg KG/24 h DTI
NH3 > 400–500 µmol/l	Extrakorporale Entgiftung (Hämodialyse)	
Organoazidopathien	Carnitin	100 mg/kg KG/24 h i.v.
	Cave: Oxidationsstörung von langkettigen Fettsäuren	
Azidose	Natriumbikarbonat	
	Cave: ausgeprägte Hyperammonämie	
Anabolismus		
Glukose	>15–20 mg/kg KG/min DTI	
Insulin	0,1 IE/kg KG/h als DTI (Ziel: BZ 100–120 mg/dl)	

Bei Erkrankungen, die mit einer Intoxikation einhergehen, muss die Therapie durch spezifische Entgiftungsmaßnahmen intensiviert werden (Tab. 11.4). Eine Ammoniakintoxikation muss schnell erkannt und behandelt werden, da Ammoniak hochgradig toxisch für das zentrale Nervensystem ist. Bei Ammoniakwerten von >400–500 µmol/l wird eine extrakorporale Entgiftung empfohlen, wobei dabei die Hämodialyse bzw. Hämofiltration effektiver zu sein scheint als die Peritonealdialyse (E3) [3]. Blutzucker, Laktat, Säure-Basen-Status, Ammoniak und Elektrolyte müssen im Verlauf der Notfalltherapie regelmäßig kontrolliert werden.

11.6 Stoffwechselscreening

Rechtzeitige Untersuchung von Blut aller Neugeborenen kann dazu beitragen, angeborene Stoffwechselkrankheiten festzustellen, bevor es zu einer irreversiblen Organschädigung gekommen ist. Seit Einführung der Tandem-Massenspektrometrie kann nach einer Vielzahl von Krankheiten gesucht werden. Ein Screening ist aber nur sinnvoll und erlaubt, wenn Behandlungsmöglichkeiten sowie sensitive und spezifische Testverfahren zur Verfügung stehen. Das Screening wird nach Aufklärung und mit Einverständnis der Eltern im Alter von 36–72 h durchgeführt. Die frühe Entlassung aus der Geburtsklinik sowie das Gendiagnostikgesetz erleichtern das Screening nicht. In folgenden Situationen wird die Blutentnahme für das Screening vorgezogen:

- Entlassung aus der Klinik <36 h
- (Austausch-)Transfusion
- Katecholaminbehandlung
- Kortikosteroidbehandlung

Bei vorgezogenem Screening bzw. bei Frühgeborenen <32 SSW ist ein Zweitscreening erforderlich.

11.7 Hypothyreose

Eine Hypothyreose beim Neugeborenen ist meist angeboren, kann aber auch erworben sein.

11.7.1 Angeborene Hypothyreose

Häufigkeit 1:3000–1:4000. Meist (80–90 %) angeborene Entwicklungsstörung der Schilddrüse, selten Störung der Hormonsynthese.

Symptome Muskelhypotonie, Lethargie, Trinkschwäche, Ikterus prolongatus, Makroglossie, vergrößerte kleine Fontanelle.

Diagnostik TSH-Screening bei allen Neugeborenen, bei Verdacht Schilddrüsenhormone (T3, fT4, T4) im Serum.

Therapie L-Thyroxin 10–15 µg/kg KG pro Tag (50 µg bei Reifgeborenen) unter Kontrolle von TSH und Schilddrüsenhormonen.

11.7.2 Iatrogene Hypothyreose

- Röntgenkontrastmittel und jodhaltige Desinfektionsmittel können die Schilddrüsenfunktion blockieren und sollten deshalb bei Neugeborenen vermieden werden. Etwa 2 Wochen nach Exposition empfiehlt sich eine Kontrolle der Schilddrüsenhormone und ggf. eine Thyroxin-Substitution.
- Katecholamine können die TSH-Bildung hemmen, weshalb das TSH-Screening vor Behandlungsbeginn erfolgen sollte.

11.7.3 Transiente Hypothyreose

- Mütterliche Autoantikörper gegen Thyreoperoxidase, Thyreoglobulin oder TSH-Rezeptor wie auch therapeutisch eingesetzte Thyreostatika sind plazentagängig. Beim Neugeborenen können transient sowohl eine Hypothyreose (durch TSH-Rezeptor blockierende Antikörper) als auch eine Hyperthyreose (durch TSH-Rezeptor stimulierende Antikörper) verursacht werden.
- Bei Frühgeborenen bleibt anders als bei Reifgeborenen der Anstieg von TSH in den ersten 24–48 Lebensstunden aus, ihre Serumwerte für T3 und T4 sind in den ersten 2 Lebenswochen deutlich niedriger als bei Reifgeborenen [4]. Deshalb ist bei Frühgeborenen eine Kontrolle des TSH-Screenings erforderlich.

11.7.4 Keine prophylaktische Thyroxin-Behandlung bei Frühgeborenen

Eine enterale Jod-Supplementierung bei sehr unreifen Frühgeborenen verbessert nicht die Entwicklung bis zum Alter von 2 Jahren (E1b) [23]. Auch die prophylaktische Substitution von Thyroxin reduziert nicht die Sterblichkeit und die neonatale Morbidität und verbessert nicht die spätere Entwicklung von sehr unreifen Frühgeborenen und ist somit nicht zu empfehlen (E1b). [12]

Literatur

1. Adzick NS, De Leon DD, States LJ, Lord K, Bhatti TR, Becker SA, Stanley CA (2019) Surgical treatment of congenital hyperinsulinism: results from 500 pancreatectomies in neonates and children. J Pediatr Surg 54(1):27–32
2. Alkalay AL, Sarnat HB, Flores-Sarnat L, Elashoff JD, Farber SJ, Simmons CF (2006) Population meta-analysis of low plasma glucose thresholds in full-term normal newborns. Am J Perinatol 23(2):115–119
3. Arbeiter AK, Kranz B, Wingen AM, Bonzel KE, Dohna-Schwake C, Hanssler L, et al. (2010) Continuous venovenous haemodialysis (CVVHD) and continuous peritoneal dialysis (CPD) in the acute management of 21 children with inborn errors of metabolism. Nephrol Dial Transplant 25(4):1257–1265
4. Biswas S, Buffery J, Enoch H, Bland JM, Walters D, Markiewicz M (2002) A longitudinal assessment of thyroid hormone concentrations in preterm infants younger than 30 weeks' gestation during the first 2 weeks of life and their relationship to outcome. Pediatrics 109(2):222–227
5. Christodoulou J, Wilcken B (2004) Perimortem laboratory investigation of genetic metabolic disorders. Semin Neonatol 9(4):275–280
6. Edwards T, Liu G, Battin M, Harris DL, Hegarty JE, Weston PJ, Harding JE (2022) Oral dextrose gel for the treatment of hypoglycaemia in newborn infants. Cochrane Database Syst Rev 3(3):CD011027
7. Edwards T, Liu G, Hegarty JE, Crowther CA, Alsweiler J, Harding JE (2021) Oral dextrose gel to prevent hypoglycaemia in at-risk neonates. Cochrane Database Syst Rev 5(5):CD012152
8. Galderisi A, Trevisanuto D, Russo C, Hall R, Bruschettini M (2021) Continuous glucose monitoring for the prevention of morbidity and mortality in preterm infants. Cochrane Database Syst Rev 12(12):CD013309

9. Giri D, Hawton K, Senniappan S (2022) Congenital hyperinsulinism: recent updates on molecular mechanisms, diagnosis and management. J Pediatr Endocrinol Metab 35(3):279–296

10. Häberle J, Burlina A, Chakrapani A, Dixon M, Karall D, Lindner M, et al. (2019) Suggested guidelines for the diagnosis and management of urea cycle disorders: first revision. J Inherit Metab Dis 42(6):1192–1230

11. Nava C, Modiano Hedenmalm A, Borys F, Hooft L, Bruschettini M, Jenniskens K (2020) Accuracy of continuous glucose monitoring in preterm infants: a systematic review and meta-analysis. BMJ Open 10(12):e045335

12. Osborn DA, Hunt RW (2007) Prophylactic postnatal thyroid hormones for prevention of morbidity and mortality in preterm infants. Cochrane Database Syst Rev 2007(1):CD005948

13. Paulsen ME, Brown SJ, Satrom KM, Scheurer JM, Ramel SE, Rao RB (2021) Long-term outcomes after early neonatal hyperglycemia in VLBW infants: a systematic review. Neonatology 118(5):509–521

14. Prietsch V, Lindner M, Zschocke J, Nyhan WL, Hoffmann GF (2002) Emergency management of inherited metabolic diseases. J Inherit Metab Dis 25(7):531–546

15. Rath CP, Shivamallappa M, Muthusamy S, Rao SC, Patole S (2022) Outcomes of very preterm infants with neonatal hyperglycaemia: a systematic review and meta-analysis. Arch Dis Child Fetal Neonatal Ed 107(3):269–280

16. Saudubray JM, Mochel F, Lamari F, Garcia-Cazorla A (2019) Proposal for a simplified classification of IMD based on a pathophysiological approach: a practical guide for clinicians. J Inherit Metab Dis 42(4):706–727

17. Saudubray JM, Sedel F, Walter JH (2006) Clinical approach to treatable inborn metabolic diseases: an introduction. J Inherit Metab Dis 29(2–3):261–274

18. Shah R, Dai DWT, Alsweiler JM, Brown GTL, Chase JG, Gamble GD, et al. (2022) Association of neonatal hypoglycemia with academic performance in mid-childhood. JAMA 327(12):1158–1170

19. Shah R, Harding J, Brown J, McKinlay C (2019) Neonatal glycaemia and neurodevelopmental outcomes: a systematic review and meta-analysis. Neonatology. 115(2):116–126

20. Sinclair JC, Bottino M, Cowett RM (2011) Interventions for prevention of neonatal hyperglycemia in very low birth weight infants. Cochrane Database Syst Rev (10):CD007615

21. van Kempen A, Eskes PF, Nuytemans D, van der Lee JH, Dijksman LM, van Veenendaal NR, et al. (2020) Lower versus traditional treatment threshold for neonatal hypoglycemia. N Engl J Med 382(6):534–544

22. Walsh EPG, Alsweiler JM, Ardern J, Hanning SM, Harding JE, McKinlay CJD (2022) Glucagon for neonatal hypoglycaemia: systematic review and meta-analysis. Neonatology 119:285–294
23. Walsh V, Brown JVE, McGuire W (2019) Iodine supplementation for the prevention of mortality and adverse neurodevelopmental outcomes in preterm infants. Cochrane Database Syst Rev 2(2):CD005253
24. Wickström R, Skiöld B, Petersson G, Stephansson O, Altman M (2018) Moderate neonatal hypoglycemia and adverse neurological development at 2–6 years of age. Eur J Epidemiol 33(10):1011–1020

Hämatologische Probleme

12

Rolf F. Maier

12.1 Referenzwerte

Diese variieren in Abhängigkeit vom Gestations- und stärker vom postnatalen Alter (Tab. 12.1, 12.2 und 12.3) und können bei kapillärer Blutentnahme erheblich höher sein als bei venöser oder arterieller.

Tab. 12.1 Gestations- und lebensalterspezifische hämatologische Referenzwerte (nach [19, 37, 50, 51]). Nabelschnurwerte entsprechen dem Median, alle anderen dem Mittelwert

	Gestationswoche			Reife Neugeborene			
	22–25	28–29	34–35	Nabel-schnur	1. Tag	2. Tag	28. Tag
Hämoglobin (g/dl)	12,2	12,9	13,6	15,7	19,4	18,7	13,9
Hämatokrit (%)	39	41	45	49	56	53	43
Erythrozyten (10^{12}/l)	3,1	3,5	5,1	4,6	5,3	4,8	4,2
MCV (fl)	125	118	114	106	110	106	95
Retikulozyten (%)	15	12	10	3,3	7	<1	2

Tab. 12.2 Gestations- und lebensalterspezifische hämatologische Referenzwerte (nach [19, 51]). Nabelschnurwerte entsprechen dem Median, alle anderen dem Mittelwert

	Gestationswoche			Reife Neugeborene			
	22–25	26–27	32–35	Nabel-schnur	1. Tag	2. Tag	28. Tag
Thrombozyten (10^9/l)	247	242	232	265	192	248	384
Leukozyten (10^9/l)	3,7	4,1	6,4	14,2	19,8	12	11
Neutrophile (10^9/l)	0,3	0,4	1,5	–	9,4	3,8	3,1
Normoblasten (%)	21	21	17	5	9	2	0
Lymphozyten (%)	87	84	69	–	35	57	61
Neutrophile (%)	6,5	8,5	23	–	55	34	29
Eosinophile (%)	3	4	5	–	2	2	3
Basophile (%)	0,5	0,5	0,5	–	<0,5	<0,5	<0,5
Monozyten (%)	3	3	8	–	7	6	7

Tab. 12.3 Hämatologische Werte in den ersten 6 Lebenswochen bei Frühgeborenen <1500 g (nach [39]). Die Werte sind als 50., 10. und 90. Perzentile angegeben

Lebenstag	3	12–14	24–26	40–42
Hämoglobin (g/dl)	15,6	14,4	12,4	10,6
	12,5–18,5	11,1–17,4	9,7–15,6	8,4–13,8
Hämatokrit (%)	47	44	39	33
	39–56	34–53	29–48	26–44
Erythrozyten (10^{12}/l)	4,2	4,1	3,8	3,4
	3,5–4,9	3,2–5,2	2,8–4,8	2,6–4,6
Retikulozyten (%)	7,1	1,7	1,5	1,8
	1,9–20	0,5–5,7	0,5–4,7	0,6–5,6
Thrombozyten (10^9/l)	203,5	318	338	357
	95–355	142–499	171–555	189–550
Leukozyten (10^9/l)	9,5	12,3	10,4	9,1
	4,8–24,5	8,1–19,8	7,2–14,6	6,8–13,0
Neutrophile Granulozyten (10^9/l)	4,7	4,6	2,9	2,2
	1,5–14,8	2,2–10,6	1,3–5,3	1,0–4,6
Ferritin [ng/ml]	140	168	153	110
	48–279	89–329	57–300	35–290

12.2 Neonatale Anämien

Ursachen
- Fetale Blutungen
  - Nabelgefäßab- und -einrisse (z. B. bei Insertio velamentosa)
  - Plazentablutungen (z. B. Placenta praevia, vorzeitige Plazentalösung)
  - operative Verletzungen (z. B. Amniozentese, Chordozentese, Schnittverletzung bei Sectio)
- Fetale Transfusionssyndrome (akut oder chronisch)
  - fetomaternal
  - fetoplazentar (z. B. durch Lagerung des Neugeborenen oberhalb der Mutter vor dem Abnabeln)
  - fetofetal (monozygote Zwillinge)
- Fetale/neonatale Hämolyse
  - immunologisch bedingt
      durch Alloimmunantikörper (z. B. Rhesus-, AB0-Inkompatibilität)
      durch Autoimmunantikörper
  - Enzymdefekte der Erythrozyten (z. B. Glukose-6-Phosphat-Dehydrogenase-Mangel, Pyruvatkinasemangel)
  - Membrandefekte der Erythrozyten (z. B. Sphärozytose)
  - Hämoglobinopathien (z. B. Sichelzellanämie, α-Thalassämie, β-Thalassämie)
  - Infektionen (z. B. bakterielle Sepsis, vertikale Infektionen)
- Fetale Bildungsstörung
  - fetale Infektionen (z. B. Parvovirus B19)
  - Fanconi-Anämie
  - Blackfan-Diamond-Anämie
- Neonatale Blutung
  - durch Geburtstrauma
      subperiostal (Kephalhämatom)
      subgaleal (kann erhebliche Ausmaße annehmen und zum Volumenmangelschock führen)

intrakraniell (z. B. subdural, subarachnoidal, intra-
ventrikulär)
retroperitoneal (z. B. Nebennierenblutung)
– über den Nabel (z. B. bei Nabelgefäßkatheter, fehlerhafter
  Sitz der Klemme)
– durch Gerinnungsstörung (z. B. Vitamin-K-Mangel)
  intrakraniell
  gastrointestinal (Meläna)
– durch diagnostische Blutentnahmen (insbesondere bei kleinen Frühgeborenen relevant)

β-Thalassämie, Sichelzellanämie und genetisch bedingte ap-
lastische Anämien werden wegen des bei Geburt noch hohen An-
teils an HbF meist erst jenseits der Neugeborenenperiode symptomatisch.

Symptome
Akuter Blutverlust Tachypnoe, Tachykardie, gestörte Mikrozirkulation, schwache oder nicht tastbare Pulse, niedriger Blutdruck, niedriger ZVD, metabolische Azidose. Blässe kann fehlen.
Präfinal Schnappatmung, Bradykardie.

▶   **Wichtig** Bei einem akuten Blutverlust sind Hämatokrit und
    Hämoglobin initial oft noch normal und sinken erst nach
    mehreren Stunden durch Hämodilution ab.

Chronische Anämie Blässe bei erhaltener Vitalität, Tachypnoe,
Tachykardie, normaler Blutdruck, normaler oder erhöhter ZVD,
Hepatomegalie, gelegentlich Splenomegalie, gelegentlich kutane
Hämatopoese-Herde („Blueberry Muffins"), Herzinsuffizienz.
Hämatokrit und Hämoglobin sind erniedrigt.

Diagnostik *Vor* einer Transfusion ist folgende Diagnostik erforderlich:

- venöser Hämatokrit, rotes Blutbild, Differenzialblutbild mit Normoblasten, Retikulozyten, Thrombozyten
- Blutgruppe, bei Mutter (indirekter) und Kind (direkter) Coombs-Test
- Suche nach HbF-haltigen Erythrozyten im mütterlichen Blut (Kleihauer-Betke-Test) [26]
- Suche nach Hämoglobinopathien (Hb-Elektrophorese), Membrandefekten und Enzymdefekten der Erythrozyten
- Suche nach fetalen Infektionen
- Gerinnungsstatus
- Stoffwechselscreening
- Schädel- und Abdomensonografie zum Ausschluss innerer Blutungen

12.2.1 Frühgeborenenanämie

Zur Entstehung der Frühgeborenenanämie tragen mehrere Komponenten bei:

- niedriger Ausgangshämatokrit (Hämatokrit steigt im dritten Trimenon der Schwangerschaft an)
- hämorrhagische Komponente (perinatale Blutungen, diagnostische Blutentnahmen) vor allem in den ersten 2 Lebenswochen
- hyporegeneratorische Komponente (verbesserte O_2-Verfügbarkeit nach Umstellung von plazentarer auf pulmonale Oxygenierung, inadäquate Erythropoetinproduktion)
- Hämodilution durch schnelles Wachstum

Strategien zur Verhinderung und Behandlung der Frühgeborenenanämie Entsprechend dem multifaktoriellen Entstehungsmechanismus ist eine Kombination verschiedener Maßnahmen sinnvoll:

- Plazentare Transfusion
- Verringerung des diagnostischen Blutverlustes
- Behandlung mit rekombinantem Erythropoetin (rhEPO)
- Eisensupplementierung

Plazentare Transfusion Das in der Plazenta befindliche fetale Blut stellt eine einmalige Quelle für eine autologe Transfusion dar. Dafür können verschiedene Techniken eingesetzt werden: verzögertes Abnabeln („delayed cord clamping") und Ausstreichen der Nabelschnur in Richtung des Kindes („cord milking").

Verzögertes Abnabeln vergrößert bei Frühgeborenen das zirkulierende Blutvolumen, erhöht den Hämatokrit und die Hämoglobinkonzentration, stabilisiert die Zirkulation, verringert die Transfusionshäufigkeit und reduziert die Sterblichkeit und die Rate an Hirnblutungen (E1a) [23, 48]. Auch wenn die vorliegenden Daten dafür sprechen, das Abnabeln um mindestens 30 s zu verzögern, ist die optimale Zeitverzögerung (30–180 s) noch nicht abschließend geklärt (E1a) [48].

▶   **Wichtig** Eine plazentare Transfusion durch verzögertes Abnabeln verringert bei Frühgeborenen nicht nur den Transfusionsbedarf, sondern senkt auch die Sterblichkeit und verhindert Hirnblutungen.

Das *Ausstreichen der Nabelschnur* hat den Vorteil, dass die Erstversorgung schneller erfolgen kann als beim verzögerten Abnabeln. Es verringert im Vergleich zum sofortigen Abnabeln den Transfusionsbedarf (E1a) [8, 9, 23] und senkt die Rate an Hirnblutungen (E1a) [23]. Allerdings wurde eine randomisierte Vergleichsstudie vorzeitig abgebrochen, weil die Rate an schweren Hirnblutungen bei Ausstreichen der Nabelschnur signifikant höher war als bei verzögertem Abnabeln (E1b) [25]. Ähnliche Ergebnisse zeigten sich in einer großen Beobachtungsstudie (E2a) [27]. Metaanalysen ergaben widersprüchliche Ergebnisse zum Risiko von schweren Hirnblutungen bei Ausstreichen der Nabelschnur im Vergleich zu verzögertem Abnabeln (E1a) [8, 23].

Da somit nach aktuellem Kenntnisstand beim Ausstreichen der Nabelschnur vor allem bei sehr unreifen Frühgeborenen ein erhöhtes Risiko für schwere Hirnblutungen nicht ausgeschlossen werden kann, sollte für eine plazentare Transfusion vorerst das verzögerte Abnabeln bevorzugt werden.

Verringerung des diagnostischen Blutverlustes Durch strenge Indikationsstellung (keine „Routineblutentnahmen"), Dokumentation des entnommenen Blutvolumens (inkl. Blutgasanalysen), Mikromethoden im Labor, transkutane Blutgasüberwachung.

▶ **Wichtig** Die wichtigste Maßnahme zur Verringerung des Transfusionsbedarfs bei Frühgeborenen ist die Reduktion des diagnostischen Blutverlustes.

Behandlung mit rekombinantem Erythropoetin (rhEPO) Nach Surfactant ist rhEPO wohl das Medikament mit den meisten kontrollierten Studien bei Einführung in die Neonatologie. Es ist zugelassen für die Behandlung der Frühgeborenenanämie bei Kindern <1500 g.

Eine *frühe rhEPO-Behandlung* mit Beginn in der ersten Lebenswoche reduziert das Risiko für eine oder mehr Transfusionen (NNT 7), reduziert die Zahl an Transfusionen und das Transfusionsvolumen (E1a) [40]. Sie reduziert auch die Rate an NEC (NNT 33), IVH und PVL (E1a) [3, 40].

Ein früher Behandlungsbeginn ist effektiver als ein später (E1b) [31].

Eine *späte rhEPO-Behandlung* mit Beginn nach der ersten Lebenswoche reduziert das Risiko für eine oder mehr Transfusionen (NNT 6) und reduziert die Zahl an Transfusionen (E1a) [1].

Der Einsatz länger wirkender EPO-Präparationen (z. B. Darbepoetin) bei Frühgeborenen war in ersten Studien erfolgversprechend, ist aber noch nicht reif für die klinische Routine (E1a) [44].

Wir behandeln derzeit Frühgeborene mit Geburtsgewicht <1500 g mit 3-mal 250 IE/kg KG/Woche vom 3.–5. Lebenstag bis zum Erreichen eines korrigierten Gestationsalters von 37 Wochen (E1b) [32]. Solange die Kinder einen venösen Zugang haben, injizieren wir rhEPO langsam in den Infusionsschlauch, danach subkutan in einen Oberschenkel.

Zur Frage der neuroprotektiven Wirkung von rhEPO siehe Abschn. 10.9.6.

Nebenwirkungen auf das hämatopoetische System (z. B. *Thrombozytose, Granulozytopenie)* wurden bisher nicht beobachtet. Als potenzielle Nebenwirkungen wurden diskutiert, aber nicht bestätigt:

- *Hämangiombildung:* Bislang nur Einzelfallberichte, die keinen kausalen Zusammenhang erkennen lassen. Hämangiome sind bei Frühgeborenen auch ohne rhEPO-Behandlung häufig.
- *Retinopathia praematurorum:* Entgegen früheren Vermutungen hat eine aktuelle Metaanalyse keinen Hinweis auf eine erhöhte Rate von höhergradiger Retinopathie in Zusammenhang mit einer rhEPO-Behandlung gezeigt (E1a) [40].

Eisensupplementierung Frühgeborene sind gefährdet für einen Eisenmangel: Ursachen dafür sind geringe Eisenspeicher bei Geburt, geringer Eisengehalt in der Muttermilch, hohe diagnostische Blutverluste, zunehmend strengere Transfusionskriterien und die Behandlung mit rhEPO. Eine enterale Eisensupplementierung bei Frühgeborenen verbessert deren Eisenstatus und verringert Eisenmangel und Anämie (E1a) [34]. Zur Frage, ob darüber hinaus auch das Wachstum sowie die neurokognitive und psychomotorische Entwicklung gefördert werden, gibt es widersprüchliche Daten. Wir starten bei Frühgeborenen mit einem Geburtsgewicht <1500 g, die mit rhEPO behandelt werden, die Eisenzufuhr am Ende der 1. Lebenswoche, sofern zu diesem Zeitpunkt enterale Nahrung toleriert wird. Die Eisendosis adaptieren wir so, dass die Transferrinsättigung zwischen 30 und 80 % liegt (Tab. 12.4):

$$Transferrinsättigung\,(\%) = \frac{Serumeisen\,(\mu mol\,/\,1)\times 5,58}{Transferrin\,(g\,/\,1)\times 1,4}$$

Tab. 12.4 Enterale Eisensubstitution bei Frühgeborenen während rhE-
PO-Behandlung

Lebenswoche	1–2	3–4	>4
Transferrinsättigung	Eisendosis (mg/kg KG/Tag)		
<30 %	3	6	9
30–80 %	3	6	6
>80 %	3	0	0

Ist eine enterale Eisensubstitution über längere Zeit nicht möglich (z. B. wegen NEC), so pausieren wir die rhEPO-Behandlung.
Parenterale Eisenapplikation setzen wir bei Früh- und Reifgeborenen nicht ein. Frühgeborene >1500 g behandeln wir nicht
mit rhEPO, sondern supplementieren nur Eisen enteral in einer
Dosierung von 3–6 mg/kg KG/Tag (entsprechend der Transferrinsättigung) ab der 3. Lebenswoche.

12.3   Erythrozytentransfusion

Bei der Behandlung einer Anämie muss neben dem Hämatokrit
auch das zirkulierende Blutvolumen berücksichtigt werden
(Abb. 12.1): Auch wenn in den ersten Stunden nach einem erheblichen akuten Blutverlust der Hämatokrit noch normal ist, muss
notfallmäßig transfundiert werden (z. B. bei weißer Asphyxie,
Abschn. 1.6.3). Beim Hydrops fetalis (Abschn. 1.6.4) dagegen
kann eine Transfusion zur kardialen Dekompensation führen, da
das zirkulierende Blutvolumen ohnehin schon erhöht ist. Hier
muss eine Teilaustauschtransfusion erfolgen.

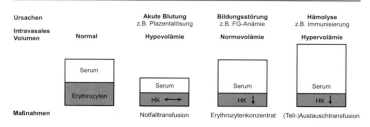

Abb. 12.1 Differenzialtherapie der Anämie

Tab. 12.5 Indikation zur Transfusion von Erythrozytenkonzentrat bei Reifgeborenen

Hypovolämischer Schock	Unabhängig vom HK
Symptomatischer Herzfehler	HK <40 %
Schwere respiratorische Störung	HK <40 %
1. Lebenstag (Normo-, Hypovolämie)	HK <35 %
Hämolyse (älter als 1 Woche)	HK <30 %
Keine Symptome (älter als 1 Woche)	HK <20 %

12.3.1 Transfusionsindikation

Reife Neugeborene Es existieren keine evidenzbasierten Grenzwerte für eine Erythrozytentransfusion bei Reifgeborenen. Wir
transfundieren reife Neugeborene bei den in Tab. 12.5 aufgeführten Grenzwerten.

Frühgeborene Im Verlauf der letzten 3 Jahrzehnte sind die
Transfusionsindikationen bei Frühgeborenen zunehmend restrik-
tiver geworden, die zugelassenen Hämatokrit- bzw. Hämoglobin-
werte wurden schrittweise gesenkt [33]. In randomisierten Studien erhöhten restriktive im Vergleich zu liberalen Transfusionskriterien bei sehr kleinen Frühgeborenen weder die Sterblichkeit
noch die Kombination aus Sterblichkeit oder Behinderung im
korrigierten Alter von 2 Jahren noch andere schwerwiegende
Komplikationen (E1a) [52]. Allerdings gibt es nach wie vor keine
evidenzbasierten und allgemein konsentierten Grenzwerte, bei
denen eine Erythrozytentransfusion erfolgen sollte. Entsprechend

variiert das Transfusionsverhalten zwischen einzelnen Zentren teilweise erheblich.

Abb. 12.2 zeigt die im Rahmen unserer europäischen Multicenterstudien für Frühgeborene <1500 g entwickelten Transfusionskriterien [32]. Sie gibt die Hämatokritwerte an, oberhalb derer nicht transfundiert werden sollte. Tab. 12.6 zeigt die restriktiven Transfusionskriterien für Frühgeborene <1000 g aus der ETTNO-Studie. Sie gibt die Hämatokritwerte an, unterhalb derer transfundiert werden sollte [20].

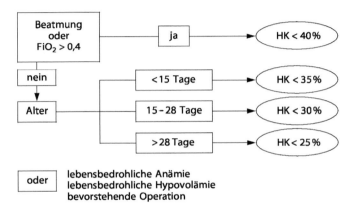

Abb. 12.2 Hämatokritwerte für Frühgeborene <1500 g, oberhalb derer keine Indikation zur Transfusion von Erythrozytenkonzentrat besteht (nach [32])

Tab. 12.6 Restriktive Transfusionskriterien für Frühgeborene <1000 g aus der ETTNO-Studie [20]

Postnatales Alter	Zustand kritisch*	Zustand nicht kritisch
3–7 Tage	HK <34 %	HK <28 %
8–21 Tage	HK <30 %	HK <24 %
>21 Tage	HK <27 %	HK <21 %

*Kritischer Zustand: Invasive Beatmung, NCPAP mit FiO_2 >0,25 für >12 h pro 24 h, PDA-Behandlung, akute Sepsis oder NEC mit Bedarf an kreislaufwirksamen Medikamenten, >6 dokumentierte Apnoen mit Intervention pro 24 h oder >4 hypoxämische Episoden mit SpO_2 <60 %. Abweichungen möglich bei: größeren Operationen, schweren Blutungen (>10 % Blutvolumen), unklarer Laktatazidose (>4 mmol/l) und Notfällen

12.3.2 Transfusionsvolumen

1 ml Erythrozyten bzw. 2 ml Erythrozytenkonzentrat mit einem HK von 50 % pro kg KG erhöhen die Hämoglobinkonzentration um etwa 0,3 g/dl bzw, den Hämatokrit um etwa 1 %. Allerdings lässt sich der Anstieg nicht genau vorhersagen.

$$Transfusionsvolumen\big(\mathrm{ml}\big) = \frac{Gew\ddot{u}nschter\ HK\ -\ Aktueller\ HK}{HK\ der\ Konserve} \times Blutvolumen\big(ml\big)$$

Blutvolumen eines Neugeborenen 70–90 ml/kg KG; HK eines Erythrozytenkonzentrates in Additivlösung 50–70 %.

Um einerseits einen ausreichenden Effekt zu erzielen, andererseits eine Volumenüberladung zu vermeiden, werden in der Regel 15–20 ml Erythrozytenkonzentrat pro kg Körpergewicht transfundiert.

12.3.3 Durchführung der Transfusion

Die folgende Übersicht enthält einige wichtige Besonderheiten der Hämotherapie in der Neonatalperiode. Weitergehende Regelungen finden sich im Transfusionsgesetz sowie in der „Richtlinie zur Gewinnung von Blut und Blutbestandteilen und zur Anwendung von Blutprodukten (Richtlinie Hämotherapie)" und den „Querschnitts-Leitlinien zur Therapie mit Blutkomponenten und Plasmaderivaten" der Bundesärztekammer, die jeder transfundierende Arzt kennen muss [10, 11].

Besonderheiten der Hämotherapie in der Neonatalperiode
- Einwilligung der Sorgeberechtigten (kann bei Notfalltransfusionen nachträglich eingeholt werden)
- Bei der Auswahl des Blutproduktes Berücksichtigung von mütterlicher Blutgruppe sowie eventueller Sensibilisierung
- In Notfällen ungekreuztes Blut der Gruppe 0 rhesus negativ (Kreuzprobe nachholen)

- Antikörpersuchtest und serologische Verträglichkeits-
  probe (Kreuzprobe) vor Erythrozytentransfusion können
  unter Beachtung der AB0-Blutgruppen mit dem Serum
  bzw. Plasma der Mutter durchgeführt werden (kindliches
  Blut sparen!).
- Bis zum Abschluss der 4. Lebenswoche nach dem errechneten Geburtstermin kann auf die Wiederholung der
  Kreuzprobe und des Antikörpersuchtests bei Verwendung sog. Baby-EK-Präparate verzichtet werden,
  sofern im Serum bzw. Plasma der Mutter keine ir-
  regulären Antikörper nachweisbar sind.
- Auf den AB0-Identitätstest (Bedside-Test) kann bei
  Früh- und Reifgeborenen verzichtet werden, sofern ausschließlich Erythrozytenkonzentrate der Blutgruppe 0
  transfundiert werden.
- Der AB0-Identitätstest (Bedside-Test) ist auch vor Transfusion von therapeutischem Plasma oder Thrombozyten-
  konzentraten erforderlich, sofern nicht ausschließlich
  plasmahaltige Blutprodukte der Blutgruppe AB transfundiert werden.
- Zur Reduzierung der Spenderexposition sollten mehrere
  kleine Erythrozyteneinheiten (sog. Baby-EK-Präparate)
  durch Aufteilung eines Erythrozytenkonzentrats hergestellt werden. Hierfür sind möglichst frische
  Erythrozytenkonzentrate zu verwenden, die bis zum
  Ende der vom Hersteller vorgegebenen Haltbarkeit transfundiert werden können.
- Für Austauschtransfusionen sowie Erythrozyten-
  substitution bei extrakorporalem Kreislauf (ECMO) sind
  möglichst frische, nicht länger als 7 Tage gelagerte, mit
  therapeutischem Plasma auf einen Hämatokrit von etwa
  55–60 % eingestellte Erythrozytenkonzentrate zu verwenden.

- Leukozytendepletierte Erythrozytenkonzentrate verwenden.
- Bestrahlte zelluläre Blutprodukte nach intrauteriner Transfusion, bei Austauschtransfusion, bei extrakorporalem Kreislauf (ECMO) und bei Neugeborenen mit Verdacht auf angeborenen Immundefekt verwenden.
- Angestochene Konserven sind innerhalb von 6 h zu transfundieren.
- Volumenüberlastung vermeiden, langsame Transfusionsgeschwindigkeit (5 ml/kg KG/h)
- Vorsichtiges Erwärmen des Blutes vor Transfusion (Hypothermie des Kindes), aber Nähe zum Wärmestrahler vermeiden (Zellzerfall bei Überwärmung)
- Nicht im Nebenschluss zu nieder- oder hochosmolaren Infusionslösungen transfundieren (Hämolyse!)
- Blutzuckerkontrollen, wenn gleichzeitig keine Glukosezufuhr erfolgt
- Kontinuierliche Überwachung von Herzfrequenz, Atmung, Blutdruck, Sauerstoffsättigung

12.3.4 Komplikationen bei Transfusionen

Wiederholt wurde ein Zusammenhang zwischen Erythrozytentransfusionen bei Frühgeborenen und nekrotisierender Enterokolitis berichtet und als TRAGI („transfusion-related acute gut injury") bezeichnet (E2b) [2, 45]. Bis jetzt ist allerdings nicht geklärt, ob eher die Transfusion oder die zugrunde liegende Anämie zur Entstehung der NEC beitragen [30, 43].

12.4 Polyzythämie/Hyperviskosität

Definition und Pathogenese Venöser Hämatokrit >65 %, Hämoglobin >22 g/dl in der 1. Lebenswoche. Bei einem Hämatokrit >65 % steigt die Blutviskosität logarithmisch an. Dadurch Abnahme der Fließgeschwindigkeit (Kapillargebiet) und verminderte Gewebeoxygenierung.

Ursachen
- Fetale Transfusion
  - fetofetal (Akzeptor)
  - plazentofetal (besonders bei spätem Abnabeln und Sturzgeburt)
- Chronische fetale Hypoxie (Plazentainsuffizienz, mütterlicher Hypertonus, Übertragung, Rauchen, häufig in Verbindung mit fetaler Wachstumsretardierung)
- Mütterliche Erkrankungen (Diabetes mellitus, Thyreotoxikose)
- Syndromale Erkrankungen (Trisomie 21, Beckwith-Wiedemann-Syndrom)
- Hämokonzentration durch postnatale Dehydratation

Symptome Meist innerhalb der ersten 24 h: plethorisches Aussehen mit Belastungszyanose, gestörte Mikrozirkulation, Lethargie, Hypotonie, Zittrigkeit, Irritabilität, Myoklonien, Trinkschwäche, Erbrechen, Tachypnoe, Tachykardie, Herzinsuffizienz. Häufig assoziiert mit Hypoglykämie, Hypocalcämie und Hyperbilirubinämie.

Komplikationen Siehe Abb. 12.3.

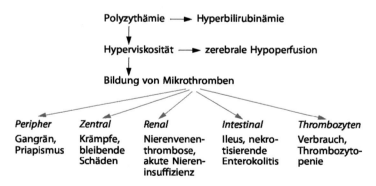

Abb. 12.3 Komplikationen bei Hyperviskosität

Therapie Zur Therapie der Polyzythämie gibt es nur wenige kontrollierte Studien mit teilweise widersprüchlichen Ergebnissen [41]. Wir gehen folgendermaßen vor:

- gute klinische Beobachtung (Rekapillarisierungszeit) und laborchemische Überwachung (HK, BZ, BGA, Bilirubin, Laktat)
- Rehydratation bei sekundärer, durch Dehydratation verursachter Hämokonzentration
- Hämodilution nur bei klinischer Symptomatik. Die Hämodilution erfolgt hypovolämisch bei Transfusionssyndromen (Akzeptor), ansonsten isovolämisch. Ein Aderlass ist kontraindiziert, da er die Durchblutungsverhältnisse verschlechtert.

Durchführung der Hämodilution Die Hämodilution sollte, wenn irgend möglich, über 2 periphere Venen (simultane Entnahme von Blut und Zufuhr von Ersatzlösung) durchgeführt werden. Falls dies nicht gelingt, kann sie über die Nabelvene wie beim Blutaustausch (Abschn. 13.7) erfolgen. Als Volumenersatz wird physiologische Kochsalzlösung (kein Plasma oder Albumin) verwendet (E1a) [16].

Das Austauschvolumen wird nach folgender Formel errechnet:

$$Teilaustauschvolumen\left(\mathrm{ml}\right) = \frac{Aktueller\,HK - Gewünschter\,HK}{Aktueller\,HK} \times Blutvolumen\left(\mathrm{ml}\right)$$

Blutvolumen eines Neugeborenen 70–90 ml/kg KG

12.5   Koagulopathien

Gerinnungsfaktoren sind nicht plazentagängig. Beim Neugeborenen besteht eine Erniedrigung fast aller Gerinnungsfaktoren auf 30–60 % der Erwachsenenwerte. Auch die inhibitorischen Proteine der Fibrinolyse sind erniedrigt [22].

> ► **Wichtig** Diagnostik und Behandlung von Koagulopathien bei Neugeborenen erfordern eine enge Kooperation mit einem Gerinnungslabor, das Erfahrung mit dieser Patientengruppe besitzt.

Anamnese
- Stammbaum mit familiären Erkrankungen?
- Medikamente (mütterlich, kindlich)?
- Mütterliche Erkrankungen (Infektionen)?
- Vitamin-K-Gabe postnatal?

Symptome
- Krankes Neugeborenes (Azidose, Hypoxie, Hypothermie, Apnoen, Ikterus) mit Blutungen: Verdacht auf disseminierte intravasale Gerinnung, schwere Lebererkrankung
- Sonst unauffälliges Neugeborenes mit Blutungen: Verdacht auf Immunthrombozytopenie, Vitamin-K-Mangel, kongenitale Koagulopathie

Diagnostik Der Nutzen von routinemäßigen Gerinnungstests bei Früh- und Reifgeborenen ohne Anhalt für eine Blutungsneigung ist fraglich: Sie kosten relativ viel Blut, führen oft zu vermeintlich pathologischen Ergebnissen und nicht selten zu Interventionen, vor allem zum prophylaktischen Einsatz von FFP [36]. Deshalb sollte eine Gerinnungsdiagnostik nur bei unklaren Blutungen, auf jeden Fall aber vor und nach jedem therapeutischen Eingriff in das Gerinnungssystem erfolgen. Die altersspezifischen Referenzwerte für Gerinnungstests sind der Tab. 12.7 zu entnehmen. In Tab. 12.8 ist das diagnostische Vorgehen bei unklarer Blutung dargestellt.

Therapie Die Therapie richtet sich nach der zugrunde liegenden Ursache der Blutungsneigung.

Tab. 12.7 Referenzwerte von Gerinnungsfaktoren und Globaltests. (Modifiziert nach [4, 5, 13])

	Nabelschnur		Tag 1	Tag 5	Tag 1	Tag 5
	FG < 28 SSW	FG 28–34 SSW	FG 30–36 SSW		RG	
	5.–95. Perzentile	5.–95. Perzentile	MW 95 %-Bereich	MW 95 %-Bereich	MW ± SD	MW ± SD
Prothrombinzeit PT (s)	14,5–20,9	13,9–20,6	13,0 10,6–16,2	12,5 10,0–15,3	13,0 ± 1,43	12,4 ± 1,46
Partielle Thromboplastinzeit PTT (s)	27–64	30–57	53,6 27,5–79,4	50,5 26,9–74,1	42,9 ± 5,80	42,6 ± 8,62
Fibrinogen (mg/dl)	71–535	87–470	243 150–373	280 160–418	283 ± 58	312 ± 75
D-Dimere (ng/ml)	325–1775	225–3100				
Faktor II (U/ml)			0,45 0,20–0,77	0,57 0,29–0,85	0,48 ± 0,11	0,63 ± 0,15
Faktor V (U/ml)			0,88 0,41–1,44	1,00 0,46–1,54	0,72 ± 0,18	0,95 ± 0,25
Faktor VII (U/ml)			0,67 0,21–1,13	0,84 0,30–1,38	0,66 ± 0,19	0,89 ± 0,27
Faktor VIII (U/ml)			1,11 0,50–2,13	1,15 0,53–2,05	1,00 ± 0,39	0,88 ± 0,33
Faktor IX (U/ml)			0,35 0,19–0,65	0,42 0,14–0,74	0,53 ± 0,19	0,53 ± 0,19

Faktor X (U/ml)	0,41 0,11–0,71	0,51 0,19–0,83	0,40 ± 0,14	0,49 ± 0,15
Faktor XI (U/ml)	0,30 0,08–0,52	0,41 0,13–0,69	0,38 ± 0,14	0,55 ± 0,16
Faktor XII (U/ml)	0,38 0,10–0,66	0,39 0,09–069	0,53 ± 0,20	0,47 ± 0,18
vWF (U/ml)	1,36 0,78–2,10	1,33 0,72–2,19	1,53 ± 0,67	1,40 ± 0,57
Antithrombin III AT (U/ml)	0,38 0,14–0,62	0,56 0,30–0,82	0,63 ± 0,12	0,67 ± 0,13
Protein C (U/ml)	0,28 0,12–0,44	0,31 0,11–0,51	0,35 ± 0,09	0,42 ± 0,11
Protein S (U/ml)	0,26 0,14–0,38	0,37 0,13–0,61	0,36 ± 0,12	0,50 ± 0,14

Tab. 12.8 Diagnostisches Vorgehen bei unklarer Blutung

Ausfall der Globaltests	Differenzialdiagnose	Weiteres diagnostisches Vorgehen
Thrombozytopenie PT normal PTT normal	Abschn. 12.7	Abschn. 12.7
Thrombozyten normal PT normal PTT normal	Kongenitaler Faktor-XIII-Mangel, Thrombozytopathie, von Willebrand-Jürgens-Erkrankung	Faktor-XIII-Bestimmung, Blutungszeit, Thrombelastogramm, von Willebrand-Diagnostik
Thrombozyten normal PT verlängert PTT normal	Kongenitaler Mangel an Faktor VII	Faktorenbestimmung
Thrombozyten normal PT normal PTT verlängert	Angeborener Mangel an Faktor VIII, IX, XI, XII, von Willebrand-Jürgens-Erkrankung, Heparintherapie	Faktorenbestimmung, von Willebrand-Diagnostik
Thrombozyten normal PT verlängert PTT verlängert	Vitamin-K-Mangel, komplexe Produktionsstörung	0,3 mg/kg KG Konakion i.v.; Wiederholung von PT und PTT nach 4 h: Blutung steht, PT und PTT normal
Trotz Vitamin-K-Gabe weitere Blutung PT verlängert PTT verlängert	Kongenitaler Mangel an Faktor II, V, X, kongenitale Afibrinogenämie, schwere Hepatopathie	Faktorenbestimmung, Fibrinogen
Thrombozytopenie PT verlängert PTT verlängert	Verbrauchskoagulopathie	D-Dimere, Fragmentozyten, Fibrinogen

► **Wichtig** Vor jeglicher Intervention muss eine Blutentnahme für die Diagnostik erfolgen!

Frischplasma (FFP) Für den prophylaktischen Einsatz von FFP, nur um auffällige Gerinnungswerte zu korrigieren, gibt es keine Evidenz [42]. FFP kann hilfreich sein bei relevanten Blutungen und vor invasiven Prozeduren mit hohem Blutungsrisiko, wenn die altersspezifischen Gerinnungswerte pathologisch sind [38]. Zur reinen Volumensubstitution sollte FFP nicht verwendet werden [38].

► **Wichtig** Frischplasma muss nach dem Auftauen innerhalb von 6 h verabreicht werden.

12.5.1 Angeborene Koagulopathien

Nahezu von allen Gerinnungsfaktoren sind Mangelzustände mit unterschiedlichem Erbgang und unterschiedlicher klinischer Bedeutung bekannt. Bis auf die thrombophilen Gerinnungsstörungen (z. B. Faktor-V-Leiden-Mutation/APC-Resistenz, Plasminogenaktivator-1-Mangel, Protein-C-Mangel etc.) verursachen diese Erkrankungen perinatal selten Blutungen. Hinweise sind:

- Nabelblutung
- verlängertes Nachbluten bei kapillären Blutentnahmen
- Hämatom nach i.m.- oder s.c.-Injektion
- ausgeprägte, auch multiple Kephalhämatome
- unerklärte zerebrale Blutung, vor allem, wenn schon pränatal aufgetreten
- Nachblutung nach Zirkumzision

Therapie
- *Vor endgültiger Diagnosestellung:* Frischplasma (FFP) 10–15 ml/kg KG
- Sobald *Faktorenmangel* bekannt: gezielte Faktorensubstitution
- Bei *Thrombophilie:* Abschn. 12.6

12.5.2 Erworbene Koagulopathien

Morbus haemorrhagicus neonatorum

Störung der Vitamin-K-abhängigen Synthese von Prothrombin und der Faktoren II, VII, IX, X.

Prädisponierende Faktoren

- Muttermilchernährung (enthält kaum Vitamin K)
- Frühgeburtlichkeit (verzögerter Nahrungsaufbau, eingeschränkte Synthese)
- Parenterale Ernährung (mangelhafte Substitution)
- Cholestase (vermindert die Resorption fettlöslicher Vitamine)
- Mütterliche Medikamente (Phenytoin, Phenobarbital, Primidon, Salizylate, Tuberkulostatika, Antikoagulanzien)

Klinik

- *Frühe Manifestation am 1. Lebenstag:* Kephalhämatome, Nabelblutung, intrakranielle Blutungen
- *Klassische Manifestation am 2.–7. Lebenstag:* Meläna, Hämatemesis, Nabelblutung, Nasenbluten
- *Spätmanifestation mit 2–12 Wochen:* meist ausgedehnte intrakranielle Blutungen, schwere gastrointestinale Blutungen

Therapie Vitamin K (Konakion 0,3 mg/kg KG s.c.), evtl. Frischplasma.

Prophylaxe Routinemäßige Gabe von Vitamin K an alle Neugeborenen [35]:

- Gesunde Reifgeborene: 2 mg oral am 1., 4.–10. und 28.–42. Lebenstag bzw. zu den Vorsorgeuntersuchungen U1, U2 und U3
- Kranke Neugeborene: 1 mg i.m. oder i.v. nach Geburt
- Frühgeborene: 0,2 mg/kg KG i.m. oder i.v. nach Geburt, Wiederholung nach 1 Woche

Eine einmalige intramuskuläre Vitamin-K-Gabe verhindert die klassische Form des M. haemorrhagicus neonatorum (E1a) [47]. Studien speziell bei Frühgeborenen zur Dosierung und zum Applikationsmodus gibt es kaum [6]. Die Wirksamkeit der oralen Applikation (einmalig oder mehrfach) wurde nie in randomisierten Studien untersucht und ist insbesondere bei Kindern mit Cholestase unzuverlässig (E1b) [46].

Produktionskoagulopathie bei schweren Lebererkrankungen

Verminderung auch von nicht Vitamin-K-abhängigen Gerinnungsfaktoren bei:

- schwerer Lebererkrankung
- Schock verschiedenster Genese
- Erythroblastose
- Galaktosämie
- Tyrosinämie
- hereditärer Fruktoseintoleranz

Symptome Hepatomegalie (als alleiniges Frühzeichen möglich), Erhöhung von Transaminasen und direktem Bilirubin, generalisierte hämorrhagische Diathese ohne Ansprechen auf Vitamin-K-Behandlung.

Therapie Bei Blutungen Frischplasma 10–15 ml/kg KG.

Verbrauchskoagulopathie

Definition Disseminierte intravasale Gerinnung mit Verbrauch von Gerinnungsfaktoren und Fibrinogen sowie von Thrombozyten.

Ursachen
- Sepsis, Schock, Asphyxie (Hypoxie, Azidose, Hypothermie)
- Freisetzung von Gewebsthromboplastin (vorzeitige Plazenta-lösung, Hypoxie, Tumoren)
- Lokalisierte Thrombosen (Riesenhämangiome, Nierenvenen-thrombose)
- Organbegrenzte intravasale Gerinnung (NEC)

Symptome
- Blässe, Zentralisation, Azidose, Hypoxie, Hypothermie, arterielle Hypotonie, Oligurie
- Petechien, Ekchymosen, in schweren Fällen ausgedehnte Haut- und Schleimhautblutungen, gelegentlich pulmonale oder intrakranielle Blutungen sowie Thrombosen peripherer oder zentraler Gefäße mit Nekrose oder Gangrän

Diagnostik Bei bestehender Blutungsneigung und entsprechender Grundkrankheit sprechen folgende Laborbefunde für eine disseminierte intravasale Gerinnung:

- Thrombozytopenie (<150/nl)
- erniedrigte Fibrinogenkonzentration (<50 mg/dl)
- erhöhte D-Dimere (>200 ng/ml)

Therapie
- Behandlung der Grundkrankheit: Antibiotika, Azidoseausgleich, Oxygenierung, Kreislaufstabilisierung
- Bei Blutungen Frischplasma (10–15 ml/kg KG) und ggf. Thrombozytenkonzentrat (10–20 ml/kg KG)
- Der Nutzen einer Antithrombin-Substitution ist nicht nachgewiesen.
- Der Nutzen einer Heparinbehandlung ist umstritten und auf eine Verbrauchskoagulopathie mit überwiegender Thrombosierung beschränkt. Heparindosierung: Initial 25–50 IE/kg KG i.v., dann kontinuierliche Infusion von 10–20 IE/kg KG/h. Sorgfältige Überwachung (Ziel: PTT 50–60 s).

12.6 Gefäßthrombosen/Thrombophilie

Häufigste klinische Manifestationen in der Perinatalperiode:

- Hirninfarkte
- Sinusvenenthrombose
- Nierenvenenthrombosen (Abschn. 8.6)
- Thrombosen von V. cava, Aorta, A. iliaca/femoralis im Rahmen von Nabelgefäßkathetern (Abschn. 19.1)

Diagnostik Bei den Eltern: Antiphospholipidantikörper, Faktor-V-Mutationen, Protein C, Protein S. Beim Kind wird die Diagnostik im Alter von etwa 3 Monaten nachgeholt.

Therapie Zur Thrombolyse bei Neugeborenen gibt es bislang nur wenige Studien mit kleinen Fallzahlen. Zwar wurde in über 80 % der Fälle bei Einsatz von Streptokinase, Urokinase oder rt-PA über eine vollständige oder partielle Thrombolyse berichtet, bei fast einem Viertel der Kinder jedoch auch über manifeste Blutungsereignisse [28]. Auch zur Behandlung mit unfraktioniertem (Monitoring über PTT) oder mit niedermolekularem Heparin (Monitoring über Aktivität von anti-FXa) bei Thrombosen im Neugeborenenalter gibt es keine ausreichende Evidenz [49].

▶   **Wichtig** Angesichts der spärlichen Datenlage muss in jedem Einzelfall abgewogen werden zwischen dem potenziellen Nutzen und den potenziellen Risiken, vor allem zerebralen Blutungen.

12.7 Neonatale Thrombozytopenie

Definition
- Thrombozytopenie: $<150.000/\mu l$
- Schwere Thrombozytopenie: $<50.000/\mu l$

Häufigkeit [17]
- 20–35 % der Kinder auf einer neonatologischen Intensivstation
- Bis zu 75 % der Frühgeborenen <1000 g

Symptome Petechien, Meläna, blutiges Magenaspirat. Größere Blutungen (Hämatome, intrakranielle Blutung) treten in der Regel nur bei Thrombozytenzahlen <20.000/µl oder bei gleichzeitiger Koagulopathie auf.

▶ **Wichtig** Eine Thrombozytopenie bei einem sonst gesund wirkenden Neugeborenen spricht für eine immunologische, bei einem schwer kranken Neugeborenen für eine infektiöse Ursache.

Differenzialdiagnose
- *Verminderte Thrombozytenproduktion:* chronische fetale Hypoxie (oft vergesellschaftet mit Polyzythämie), Morbus haemolyticus, fetale Infektionen, hereditäre Formen
- *Gesteigerter Thrombozytenabbau:* fetale/neonatale Alloimmunthrombozytopenie, Lupus erythematodes der Mutter
- *Gesteigerter Thrombozytenverbrauch:* Austauschtransfusion, Massivtransfusion (ECMO), Infektionen (auch pränatal), disseminierte intravaskuläre Gerinnung, lokalisierte Thrombosen

12.7.1 Fetale und neonatale Alloimmunthrombozytopenie (FNAIT)

Die Erkrankung beruht analog zur Pathogenese des M. haemolyticus neonatorum auf einer maternalen Sensibilisierung gegen plättchenspezifische Antigene des Kindes. Die mütterlichen Antikörper können bereits intrauterin oder erst postnatal eine Thrombozytopenie mit oder ohne Blutungsneigung verursachen. Eine FNAIT kann durch alle plättchenspezifischen Antikörper ausgelöst werden. In etwa 80 % ist das Plättchenantigen HPA-1a betroffen, am zweithäufigsten in etwa 15 % HPA-5b.

Vorkommen und Häufigkeit Mit einer FNAIT ist bei etwa
1:1000 Lebendgeborenen zu rechnen. In Ländern mit konsequenter Rhesusprophylaxe liegt die Häufigkeit der FNAIT damit
mittlerweile über der des rhesusbedingten Morbus haemolyticus
neonatorum.

Klinisches Bild Petechiale Blutungen, Ekchymosen und Hämatome v. a. an mechanisch belasteten Stellen (Kopfschwarte,
Gesäß, Inguinalfalten), Meläna, blutiges Magenaspirat, intrazerebrale Blutungen in etwa 10–30 %. Etwa die Hälfte aller intrazerebralen Blutungen treten bereits pränatal auf.

Diagnostik Alle Laborwerte mit Ausnahme der Thrombozytenzahl sind unauffällig. Die plasmatische Gerinnung ist normal. Die
Diagnose wird gesichert durch den serologischen Nachweis plätt-
chenspezifischer Antikörper. Die Thrombozytenzahl bei der Mutter ist normal.

Therapie (nach [7, 29])
- Indikation zur Transfusion von Thrombozyten siehe Tab. 12.9
- Auswahl der Thrombozyten bei FNAIT:
  - Die Transfusion von HPA-kompatiblen Thrombozyten ist
    die Therapie der Wahl.
  - Stehen kurzfristig keine kompatiblen Thrombozyten zur
    Verfügung, sollten unausgewählte Thrombozyten trans-
    fundiert werden. Sie sind zwar nicht so effektiv und be-
    wirken meist nur einen vorübergehenden Anstieg der
    Thrombozytenzahlen, helfen aber Blutungen zu stillen und
    die Zeit zu überbrücken, bis kompatible Thrombozyten ver-
    fügbar sind.
- Die zusätzliche Gabe von Immunglobulinen hat keinen Nutzen
  gezeigt und kommt allenfalls in Betracht, wenn keine Thrombo-
  zytenkonzentrate verfügbar sind (E1a) [7].

Bei erneuter Schwangerschaft nach einer FNAIT können im Blut der Schwangeren molekulargenetisch die fetalen Thrombozytenmerkmale bestimmt und eine pränatale Therapie initiiert werden [12].

12.7.2 Neonatale Autoimmunthrombozytopenie (AITP)

Die neonatale AITP kommt durch die diaplazentare Übertragung mütterlicher Autoantikörper zustande. Im Unterschied zur FNAIT, bei der die Mutter normale Thrombozytenzahlen hat, hat die Mutter selbst eine Thrombozytopenie.

Symptome Die neonatale AITP verläuft in der Regel wesentlich milder als die FNAIT. Schwere, insbesondere intrakranielle Blutungen sind selten.

Therapie Bei stärkeren postnatalen Blutungen ist die Behandlung mit Immunglobulinen beschrieben (E3) [24].

12.7.3 Indikation für Thrombozytentransfusion

Ebenso wie für die Erythrozytentransfusion existieren keine evidenzbasierten Grenzwerte für die Thrombozytentransfusion bei Früh- und Reifgeborenen. Durch eine prophylaktische Thrombozytentransfusion lässt sich das Blutungsrisiko bei Frühgeborenen nicht reduzieren (E1a) [21]. In einer randomisierten Multicenterstudie wurden bei 660 Frühgeborenen <34 SSW zwei Grenzwerte (<25.000/µl versus <50.000/µl) für eine Thrombozytentransfusion verglichen. Das primäre Zielkriterium (Tod oder größere Blutung innerhalb von 28 Tagen) trat bei 19 % der Kinder in der Gruppe mit dem niedrigeren Grenzwert und bei 26 % der Kinder in der Gruppe mit dem höheren Grenzwert auf (E1b) [15]. Diese Ergebnisse sprechen dafür, in der Neonatalperiode bei Thrombozytentransfusionen restriktiv vorzugehen. Tab. 12.9 zeigt entsprechende Grenzwerte.

Tab. 12.9 Grenzwerte für die Transfusion von Thrombozyten bei Früh- und Reifgeborenen. (Nach [7, 29, 38])

Indikation	Grenzwert
Keine Blutungszeichen	<25.000/µl
FNAIT ohne Blutungszeichen und ohne Hirnblutung in der Familie	<30.000/µl
Blutungszeichen, Koagulopathie, bevorstehende Operation, FNAIT mit Blutungszeichen oder Hirnblutung bei einem Geschwister	<50.000/µl
Lebensbedrohliche (gastrointestinale oder intrakranielle) Blutung, bevorstehende größere Operation	<100.000/µl

12.8 Neonatale Neutropenie

Definition
- Neutropenie: <1000/µl
- Schwere Neutropenie: <500/µl

Häufigkeit [14]
- 8 % der Kinder auf einer neonatologischen Intensivstation
- 38 % der Frühgeborenen <1000 g

Differenzialdiagnose
- Fetale Wachstumsretardierung, mütterlicher Hypertonus
- Konnatale Infektion (Auftreten im Alter 1–3 Lebenstage)
- Nosokomiale Sepsis, nekrotisierende Enterokolitis (Auftreten im Alter >3 Lebenstage)
- Im Rahmen von Syndromen (selten)
- Alloimmun-, Autoimmunneutropenie (sehr selten)
- Ungeklärte Ursache: mehr als ein Drittel

Diagnostik und Therapie (nach [18])

- Bei Vorliegen einer Infektion entsprechende Behandlung (Abschn. 14.5.3)
- Bei persistierender Neutropenie weitergehende hämatologische Abklärung
- Behandlungsversuche mit rGCSF, rGMCSF, Immunglobulinen, Kortikosteroiden, Interferon Gamma, Granulozytentransfusion haben keinen eindeutigen Nutzen gezeigt.

Literatur

1. Aher SM, Ohlsson A (2020) Late erythropoiesis-stimulating agents to prevent red blood cell transfusion in preterm or low birth weight infants. Cochrane Database Syst Rev 1(1):CD004868
2. Amin SC, Remon JI, Subbarao GC, Maheshwari A (2012) Association between red cell transfusions and necrotizing enterocolitis. J Matern Fetal Neonatal Med 25(Suppl 5):85–89
3. Ananthan A, Balasubramanian H, Mohan D, Rao S, Patole S (2022) Early erythropoietin for preventing necrotizing enterocolitis in preterm neonates – an updated meta-analysis. Eur J Pediatr 181(5):1821–1833
4. Andrew M, Paes B, Milner R, Johnston M, Mitchell L, Tollefsen DM, et al. (1988) Development of the human coagulation system in the healthy premature infant. Blood 72(5):1651–1657
5. Andrew M, Paes B, Milner R, Johnston M, Mitchell L, Tollefsen DM, Powers P (1987) Development of the human coagulation system in the fullterm infant. Blood 70(1):165–172
6. Ardell S, Offringa M, Ovelman C, Soll R (2018) Prophylactic vitamin K for the prevention of vitamin K deficiency bleeding in preterm neonates. Cochrane Database Syst Rev 2(2):CD008342
7. Baker JM, Shehata N, Bussel J, Murphy MF, Greinacher A, Bakchoul T, et al. (2019) Postnatal intervention for the treatment of FNAIT: a systematic review. J Perinatol 39(10):1329–1339
8. Balasubramanian H, Ananthan A, Jain V, Rao SC, Kabra N (2020) Umbilical cord milking in preterm infants: a systematic review and meta-analysis. Arch Dis Child Fetal Neonatal Ed 105(6):572–580
9. Barboza JJ, Albitres-Flores L, Rivera-Meza M, Rodriguez-Huapaya J, Caballero-Alvarado J, Pasupuleti V, Hernandez AV (2021) Short-term efficacy of umbilical cord milking in preterm infants: systematic review and meta-analysis. Pediatr Res 89(1):22–30

10. Bundesärztekammer (2020) Querschnitts-Leitlinien zur Therapie mit Blutkomponenten und Plasmaderivaten. Deutscher Ärzteverlag, Köln

11. Bundesärztekammer (2021) Richtlinie zur Gewinnung von Blut und Blutbestandteilen und zur Anwendung von Blutprodukten (Richtlinie Hämotherapie). Deutscher Ärzteverlag, Köln

12. Bussel JB, Vander Haar EL, Berkowitz RL (2021) New developments in fetal and neonatal alloimmune thrombocytopenia. Am J Obstet Gynecol 225(2):120–127

13. Christensen RD, Baer VL, Lambert DK, Henry E, Ilstrup SJ, Bennett ST (2014) Reference intervals for common coagulation tests of preterm infants (CME). Transfusion 54(3):627–632:quiz 626

14. Christensen RD, Henry E, Wiedmeier SE, Stoddard RA, Lambert DK (2006) Low blood neutrophil concentrations among extremely low birth weight neonates: data from a multihospital health-care system. J Perinatol 26(11):682–687

15. Curley A, Stanworth SJ, Willoughby K, Fustolo-Gunnink SF, Venkatesh V, Hudson C, et al. (2019) Randomized trial of platelet-transfusion thresholds in neonates. N Engl J Med 380(3):242–251

16. de Waal KA, Baerts W, Offringa M (2006) Systematic review of the optimal fluid for dilutional exchange transfusion in neonatal polycythaemia. Arch Dis Child Fetal Neonatal Ed 91(1):F7–F10

17. Del Vecchio A (2014) Evaluation and management of thrombocytopenic neonates in the intensive care unit. Early Hum Dev 90(Suppl 2):S51–S55

18. Del Vecchio A, Christensen RD (2012) Neonatal neutropenia: what diagnostic evaluation is needed and when is treatment recommended? Early Hum Dev 88(Suppl 2):S19–S24

19. Forestier F, Daffos F, Catherine N, Renard M, Andreux JP (1991) Developmental hematopoiesis in normal human fetal blood. Blood 77(11):2360–2363

20. Franz AR, Engel C, Bassler D, Rüdiger M, Thome UH, Maier RF, et al. (2020) Effects of liberal vs restrictive transfusion thresholds on survival and neurocognitive outcomes in extremely low-birth-weight infants: the ETTNO randomized clinical trial. JAMA 324(6):560–570

21. Fustolo-Gunnink SF, Huisman EJ, van der Bom JG, van Hout FMA, Makineli S, Lopriore E, Fijnvandraat K (2019) Are thrombocytopenia and platelet transfusions associated with major bleeding in preterm neonates?A systematic review. Blood Rev 36:1–9

22. Jaffray J, Young G, Ko RH (2016) The bleeding newborn: a review of presentation, diagnosis, and management. Semin Fetal Neonatal Med 21(1):44–49

23. Jasani B, Torgalkar R, Ye XY, Syed S, Shah PS (2021) Association of umbilical cord management strategies with outcomes of preterm infants: a

systematic review and network meta-analysis. JAMA Pediatr 175(4):e210102

24. Kaplan C (2001) Immune thrombocytopenia in the foetus and the newborn: diagnosis and therapy. Transfus Clin Biol 8(3):311–314

25. Katheria A, Reister F, Essers J, Mendler M, Hummler H, Subramaniam A, et al. (2019) Association of umbilical cord milking vs delayed umbilical cord clamping with death or severe intraventricular hemorrhage among preterm infants. JAMA 322(19):1877–1886

26. Kleihauer E, Braun H, Betke K (1957) Demonstration of fetal hemoglobin in erythrocytes of a blood smear. Klin Wochenschr 35(12):637–638

27. Kumbhat N, Eggleston B, Davis AS, DeMauro SB, Van Meurs KP, Foglia EE, et al. (2021) Umbilical cord milking vs delayed cord clamping and associations with in-hospital outcomes among extremely premature infants. J Pediatr 232:87–94.e84

28. Leong R, Patel J, Samji N, Paes BA, Chan AKC, Petropoulos JA, Bhatt MD (2022) Use of thrombolytic agents to treat neonatal thrombosis in clinical practice. Blood Coagul Fibrinolysis 33(4):193–200

29. Lieberman L, Greinacher A, Murphy MF, Bussel J, Bakchoul T, Corke S, et al. (2019) Fetal and neonatal alloimmune thrombocytopenia: recommendations for evidence-based practice, an international approach. Br J Haematol 185(3):549–562

30. Maheshwari A, Patel RM, Christensen RD (2018) Anemia, red blood cell transfusions, and necrotizing enterocolitis. Semin Pediatr Surg 27(1):47–51

31. Maier RF, Obladen M, Müller-Hansen I, Kattner E, Merz U, Arlettaz R, et al. (2002) Early treatment with erythropoietin beta ameliorates anemia and reduces transfusion requirements in infants with birth weights below 1000 g. J Pediatr 141(1):8–15

32. Maier RF, Obladen M, Scigalla P, Linderkamp O, Duc G, Hieronimi G, et al. (1994) The effect of epoetin beta (recombinant human erythropoietin) on the need for transfusion in very-low-birth-weight infants. European Multicentre Erythropoietin Study Group. N Engl J Med 330(17):1173–1178

33. Maier RF, Sonntag J, Walka MM, Liu G, Metze BC, Obladen M (2000) Changing practices of red blood cell transfusions in infants with birth weights less than 1000 g. J Pediatr 136(2):220–224

34. McCarthy EK, Dempsey EM, Kiely ME (2019) Iron supplementation in preterm and low-birth-weight infants: a systematic review of intervention studies. Nutr Rev 77(12):865–877

35. Mihatsch WA, Braegger C, Bronsky J, Campoy C, Domellöf M, Fewtrell M, et al. (2016) Prevention of vitamin K deficiency bleeding in newborn infants: a position paper by the ESPGHAN Committee on Nutrition. J Pediatr Gastroenterol Nutr 63(1):123–129

36. Motta M, Del Vecchio A, Perrone B, Ghirardello S, Radicioni M (2014) Fresh frozen plasma use in the NICU: a prospective, observational, multicentred study. Arch Dis Child Fetal Neonatal Ed 99(4):F303–F308

37. Mouzinho A, Rosenfeld CR, Sánchez PJ, Risser R (1994) Revised reference ranges for circulating neutrophils in very-low-birth-weight neonates. Pediatrics 94(1):76–82

38. New HV, Berryman J, Bolton-Maggs PH, Cantwell C, Chalmers EA, Davies T, et al. (2016) Guidelines on transfusion for fetuses, neonates and older children. Br J Haematol 175(5):784–828

39. Obladen M, Diepold K, Maier RF (2000) Venous and arterial hematologic profiles of very low birth weight infants. European Multicenter rhEPO Study Group. Pediatrics 106(4):707–711

40. Ohlsson A, Aher SM (2020) Early erythropoiesis-stimulating agents in preterm or low birth weight infants. Cochrane Database Syst Rev 2(2):CD004863

41. Ozek E, Soll R, Schimmel MS (2010) Partial exchange transfusion to prevent neurodevelopmental disability in infants with polycythemia. Cochrane Database Syst Rev (1):CD005089

42. Pal S, Curley A, Stanworth SJ (2015) Interpretation of clotting tests in the neonate. Arch Dis Child Fetal Neonatal Ed 100(3):F270–F274

43. Patel RM, Knezevic A, Shenvi N, Hinkes M, Keene S, Roback JD, et al. (2016) Association of red blood cell transfusion, anemia, and necrotizing enterocolitis in very low-birth-weight infants. JAMA 315(9):889–897

44. Patel S, Ohls RK (2015) Darbepoetin administration in term and preterm neonates. Clin Perinatol 42(3):557–566

45. Paul DA, Mackley A, Novitsky A, Zhao Y, Brooks A, Locke RG (2011) Increased odds of necrotizing enterocolitis after transfusion of red blood cells in premature infants. Pediatrics 127(4):635–641

46. Pereira SP, Shearer MJ, Williams R, Mieli-Vergani G (2003) Intestinal absorption of mixed micellar phylloquinone (vitamin K1) is unreliable in infants with conjugated hyperbilirubinaemia: implications for oral prophylaxis of vitamin K deficiency bleeding. Arch Dis Child Fetal Neonatal Ed 88(2):F113–F118

47. Puckett RM, Offringa M (2000) Prophylactic vitamin K for vitamin K deficiency bleeding in neonates. Cochrane Database Syst Rev 2000(4):CD002776

48. Rabe H, Gyte GM, Díaz-Rossello JL, Duley L (2019) Effect of timing of umbilical cord clamping and other strategies to influence placental transfusion at preterm birth on maternal and infant outcomes. Cochrane Database Syst Rev 9(9):CD003248

49. Romantsik O, Bruschettini M, Zappettini S, Ramenghi LA, Calevo MG (2016) Heparin for the treatment of thrombosis in neonates. Cochrane Database Syst Rev 11(11):CD012185

50. Schelonka RL, Yoder BA, desJardins SE, Hall RB, Butler J (1994) Peripheral leukocyte count and leukocyte indexes in healthy newborn term infants. J Pediatr 125(4):603–606
51. Walka MM, Sonntag J, Kage A, Dudenhausen JW, Obladen M (1998) Complete blood counts from umbilical cords of healthy term newborns by two automated cytometers. Acta Haematol 100(4):167–173
52. Wang P, Wang X, Deng H, Li L, Chong W, Hai Y, Zhang Y (2021) Restrictive versus liberal transfusion thresholds in very low birth weight infants: a systematic review with meta-analysis. PLoS One 16(8):e0256810

Hyperbilirubinämie und Morbus haemolyticus neonatorum

13

Rolf F. Maier

Die Hyperbilirubinämie ist wieder aktuell, da in den letzten Jahren auch in Ländern mit entwickeltem Gesundheitswesen der Kernikterus erneut aufgetreten ist. Zu den Gründen zählen eine seit den 1990er-Jahren liberalere Einstellung gegenüber erhöhten Bilirubinwerten sowie die immer frühere Entlassung des Neugeborenen aus der Geburtsklinik.

13.1 Definition und Häufigkeit

Fast alle Neugeborenen machen in den ersten Tagen einen physiologischen Ikterus mit einem Maximum am 5. Lebenstag durch (Median bei reifen Neugeborenen 125 µmol/l = 7,3 mg/dl). Beim Überschreiten der 95. Perzentile einer Referenzpopulation ist die Hyperbilirubinämie als pathologisch zu werten (Abb. 13.1).

© Der/die Autor(en), exklusiv lizenziert an Springer-Verlag GmbH, DE, ein Teil von Springer Nature 2023
R. F. Maier et al., *Obladens Neugeborenenintensivmedizin*,
https://doi.org/10.1007/978-3-662-66572-5_13

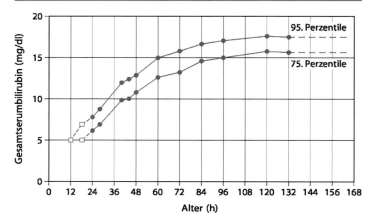

Abb. 13.1 Serumbilirubingrenzwerte für reife gesunde Neugeborene mit negativem direktem Coombs-Test. (Mod. nach [4])

13.2 Physiologie und Pathophysiologie

13.2.1 Bilirubinstoffwechsel

Grundsätzlich unterscheidet sich der Bilirubinstoffwechsel des Neugeborenen nicht von dem des Erwachsenen. Jedoch gibt es erhebliche quantitative Unterschiede, die die besondere Neigung des Neugeborenen zur Hyperbilirubinämie erklären (Abb. 13.2):

- beschleunigter und verstärkter Erythrozytenabbau durch verkürzte Lebensdauer der HbF-Zellen und durch geburtstraumatische Hämatome
- verminderte Albuminbindung durch niedriges Serumeiweiß (insbesondere bei Frühgeborenen)
- verminderte Glukuronyltransferaseaktivität während der ersten Lebenstage
- erhöhte enterohepatische Bilirubinzirkulation, da noch wenig Nahrung den Darm passiert und Mekonium verzögert ausgeschieden wird

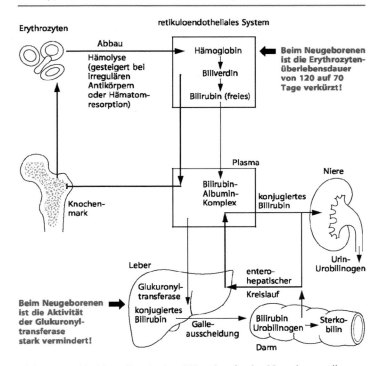

Abb. 13.2 Bilirubinstoffwechsel und Ursachen für den Neugeborenenikterus

Bilirubin stammt aus dem Hämoglobinabbau und schützt in niedriger Konzentration gegen Oxidanzien. In hoher Konzentration ist es ein Zellgift. Als lipophiles Molekül hat Bilirubin eine hohe Affinität zu Nervenzellen. Es kann erst nach Glukuronidierung über Galle und Urin ausgeschieden werden. Unkonjugiertes Bilirubin wird intravasal durch Plasmaalbumin transportiert: Albumin hat eine hohe Affinität für Bilirubin, jedes Albuminmolekül kann ein Bilirubinmolekül fest und eines lose binden. Bei reifen Neugeborenen mit einer Serumalbuminkonzentration von 3–3,5 g/dl können 24–28 mg/dl Bilirubin gebunden werden. Bilirubintoxizität entsteht, wenn die Albuminbindungskapazität überschritten wird und freies Bilirubin die Blut-Hirn-Schranke passiert. Die Messung der Albuminbindungskapazität ist unter klinischen Bedingungen nicht möglich, verbessert bei Frühgeborenen aber auch nicht die neurologische Entwicklung (E1b) [10].

13.2.2 Bilirubinenzephalopathie

In folgenden Situationen kann Bilirubin in die Gehirnzellen eindringen und zu einer Schädigung führen (Tab. 13.1):

- *Bilirubinmenge* überschreitet die normale Albuminbindungskapazität.
- *Albuminbindungskapazität* ist vermindert.
- *Verdrängung* des Bilirubins aus der Albuminbindung.
- *Blut-Hirn-Schranke* ist durchlässig für albumingebundenes Bilirubin.

Häufigkeit von schwerer Hyperbilirubinämie und Kernikterus Bilirubinwerte >25 mg/dl sind bei etwa 12–42:100.000 und >30 mg/dl bei etwa 6–10:100.000 reifen oder fast reifen Neugeborenen berichtet, Symptome eines persistierenden Kernikterus bei etwa 0,6–1,2:100.000, wobei erhebliche regionale Unterschiede bestehen [6, 9, 16, 20, 24, 28].

Tab. 13.1 Situationen, in denen mit erhöhter Bilirubintoxizität infolge verminderter Albuminbindung oder gestörter Blut-Hirn-Schranke zu rechnen ist

Unzureichende Albuminbindung	Gestörte Blut-Hirn-Schranke
Schwere Hämolyse (z. B. Rhesus-Inkompatibilität)	Unreife
Hypalbuminämie (v. a. bei Frühgeborenen)	Asphyxie/HIE
Verdrängung aus der Albuminbindung (durch Sulfonamide und andere Medikamente mit Proteinbindung)	Meningitis, Sepsis und andere schwere Erkrankungen
	Hypoglykämie (symptomatisch)
	Hyperosmolarität (parenterale Ernährung, Medikamente)
	Arterielle Hypertonie
	Hyperthermie (evtl. auch Hypothermie)

Das Ausmaß der bleibenden Hirnschädigung ist von der Bilirubinspitzenkonzentration und deren Dauer abhängig [13]. Das Vollbild des Kernikterus mit Läsionen in Globus pallidus, Hypothalamus, Ammonshorn, Formatio reticularis sowie in den Abduzens-, Fazialis-, Vestibularis- und Cochleariskernen kommt besonders bei fast reifen Frühgeborenen vor, wenn sie wie Reifgeborene behandelt werden [3].

Symptome Die akute Bilirubinenzephalopathie ist gekennzeichnet anfangs durch muskuläre Hypotonie, Lethargie, Trinkschwäche, später durch schrilles Schreien, Opisthotonus, Krampfanfälle. Typisch für die chronische Schädigung (Kernikterus) sind Athetose, Spastik, Hörverlust im Hochtonbereich und geistige Behinderung. Akustisch evozierte Potenziale (Hörschwelle, zentrale Leitzeit) helfen, eine Bilirubinenzephalopathie frühzeitig zu erkennen, zeigen initial verlängerte Latenzen, können sich aber auch wieder erholen. Sie sollten bei jedem Frühgeborenen und bei reifen Neugeborenen mit Serumbilirubin >25 mg/dl vor der Entlassung abgeleitet werden.

13.3 Differenzialdiagnose und diagnostisches Vorgehen bei Hyperbilirubinämie

Goldstandard für die Bilirubinbestimmung ist nach wie vor die Analyse im Serum. Die nichtinvasive transkutane Bilirubinbestimmung geht schnell und vermeidet schmerzhafte Blutentnahmen. Sie hat aber Grenzen und muss in bestimmten Situationen durch eine Bestimmung im Serum verifiziert werden. Wir verwenden die transkutane Messung als Screeningmethode und bestimmen die Serumkonzentration,

- wenn der transkutan gemessene Wert die 75. Perzentile übersteigt (Abb. 13.1),
- wenn eine Diskrepanz zwischen beiden Methoden von > 2 mg/dl
  aufgetreten ist,
- vor Einleitung einer Fototherapie,
- während Fototherapie einmal in 24 h.

Während und nach Fototherapie unterschätzt die transkutane
Messung die Serumkonzentration insbesondere bei Frühgeborenen (E1a) [11, 12].

Da ein beginnender relevanter Ikterus klinisch übersehen werden kann, sollte bei jedem Neugeborenen vor der Entlassung aus
der Geburtsklinik eine Bilirubinbestimmung im Serum (z. B. zusammen mit dem Neugeborenenscreening) oder transkutan erfolgen. Dabei ist die transkutane Messung als Screeningmethode
ausreichend zuverlässig, muss bei Grenzwerten aber blutig überprüft werden.

Das differenzialdiagnostische Vorgehen bei Hyperbilirubinämie zeigt Abb. 13.3.

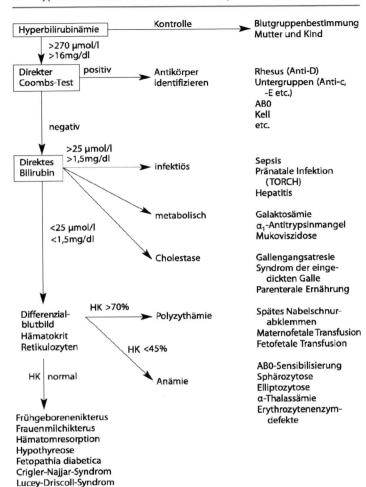

Abb. 13.3 Differenzialdiagnose und diagnostisches Vorgehen bei Hyperbilirubinämie

13.4   Interventionsgrenzen

Die weite Verbreitung von Fototherapiegeräten in Frauenkliniken und die kritiklose Anwendung von für den Morbus haemolyticus erstellten Therapiediagrammen haben dazu geführt, dass mancherorts gesunde reife Neugeborene unnötig einer Fototherapie zugeführt wurden. Demgegenüber hat die schrittweise Erhöhung der Interventionsgrenzen in den 1990er-Jahren zu einem Wiederauftreten des Kernikterus geführt [22]. Weder für Reifgeborene noch für Frühgeborene gibt es evidenzbasierte Interventionsgrenzen. Alle publizierten und klinisch angewandten Interventionsgrenzen beruhen auf Konsensuspapieren und Expertenmeinungen.

13.5   Nichthämolytischer Ikterus

13.5.1   Reife Neugeborene

Zur Betreuung reifer, gesunder Neugeborener mit Ikterus ohne Hämolyse schließen wir uns den Empfehlungen der American Academy of Pediatrics [2] an:

- Serumbilirubinwerte ≤ 15 mg/dl (260 μmol/l) sind bei reifen, gesunden Neugeborenen (insbesondere bei Ernährung mit Muttermilch) jenseits von 48 Lebensstunden normal.
- In den ersten 48 Lebensstunden sind Bilirubinwerte >15 mg/dl (260 μmol/l) krankheitsverdächtig und bedürfen stationärer Abklärung in einer Kinderklinik.
- Fototherapie wird ab einem Lebensalter von 48 h bei einer Gesamtserumbilirubinkonzentration von 18 mg/dl (310 μmol/l), ab einem Alter von 72 h ab 20 mg/dl (340 μmol/l) durchgeführt.
- Eine Blutaustauschtransfusion wird empfohlen bei einer Gesamtserumbilirubinkonzentration >25 mg/dl (430 μmol/l) trotz intensiver Fototherapie von 4–6 h Dauer, in jedem Fall aber ab einem Gesamtserumbilirubin von 30 mg/dl (510 μmol/l).

► **Wichtig** Diese Richtwerte haben nicht mehr viel Spielraum und sollten streng eingehalten werden.

Die Empfehlungen der American Academy of Pediatrics aus dem Jahr 2004 [2] wurden im Jahr 2022 überarbeitet [14].

13.5.2 Frühgeborene

Bei Frühgeborenen ist die Festlegung kritischer Bilirubingrenzwerte noch schwieriger als bei Reifgeborenen, da bei ihnen zahlreiche Faktoren zu Hirnschädigungen führen können.

- Das Risiko einer Hirnschädigung durch Bilirubin ist umso höher, je unreifer das Kind und je höher das Serumbilirubin ist. Andererseits ist bei Frühgeborenen die Blutaustauschtransfusion besonders komplikationsträchtig.
- Aktuelle internationale Leitlinien für Frühgeborene orientieren sich am Gewicht und/oder Gestationsalter und/oder Lebensalter und sind für die tägliche Routine teilweise recht kompliziert (E4) [19, 26].
- Praktikable Interventionsgrenzen für Frühgeborene und untergewichtige Reifgeborene zeigen Tab. 13.2 und Abb. 13.4. Das in Abb. 13.4 dargestellte Schema geht nicht auf den Grad der Unreife und auf das Lebensalter ein. Diese Variablen sowie eine eventuelle Hypo- und Hypertrophie sind jedoch im Einzelfall zu berücksichtigen.

Tab. 13.2 Serumbilirubingrenzwerte für Fototherapie und Austauschtransfusion bei Frühgeborenen (E4) (modifiziert nach [19]). Der jeweils niedrigere Wert gilt bei zusätzlichen Risikofaktoren, z. B. niedriges Albumin, Hämolyse, schneller Bilirubinanstieg, klinische Instabilität

Gestationsalter (vollendete SSW)	Fototherapie bei Serumbilirubin (mg/dl)	Austauschtransfusion bei Serumbilirubin (mg/dl)
<28	5–6	11–14
28 < 30	6–8	12–14
30 < 32	8–10	13–16
32 < 34	10–12	15–18
34 < 35	12–14	17–19

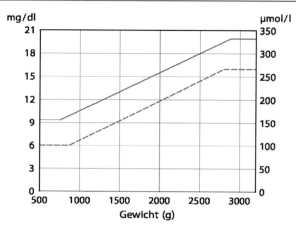

Abb. 13.4 Serumbilirubingrenzwerte bei Frühgeborenen ohne Hämolyse. *Durchgezogene Linie* Blutaustausch, *gestrichelte Linie* Fototherapie. (Mod. nach [18])

- Ab einem postmenstruellen Alter von 37 Wochen weichen wir von diesem Schema ab und verwenden die Interventionsgrenzen für reife Neugeborene.
- An den Werten der Tab. 13.2 orientiert sich auch die deutsche AWMF-Leitlinie [8] mit dem Algorithmus:

▶ **Wichtig** Fototherapiegrenze   (mg/dl)   =   aktuelles Gestationsalter (in Wochen) – 20

Ein eindeutiger Nutzen einer prophylaktischen Fototherapie bei Frühgeborenen ist nicht nachgewiesen [23]. Wir beginnen auch bei Frühgeborenen erst dann mit Fototherapie, wenn die entsprechenden Grenzwerte erreicht sind.

13.6   Morbus haemolyticus neonatorum

Unter diesem Begriff werden verschiedene Formen hämolytischer Erkrankungen mit ähnlicher immunologischer Pathogenese zusammengefasst: Sensibilisierung des mütterlichen Immunsystems mit Auftreten spezifischer Antikörper (IgG) gegen Erythrozyten-antigene, die nach Passage der Plazenta zu fetaler Schädigung und neonataler Erkrankung führen können.

13.6.1 Rhesusinkompatibilität

Das Rhesussystem besteht aus zahlreichen Proteinen, deren Funktion ungeklärt ist. Es existieren 8 Haplotypen, Alloantikörper gibt es gegen die Rhesuseigenschaften C, c, D, E und e. Die Rhesus-inkompatibilität setzt eine unmittelbare Sensibilisierung der Mutter voraus, z. B. durch vorangegangene Schwangerschaften oder inkompatible Bluttransfusionen. Während die Rhesus-inkompatibilität in Deutschland in den vergangenen Jahrzehnten durch konsequente Rhesusprophylaxe sehr selten war, ist durch Migration aus Ländern ohne Rhesusprophylaxe jetzt wieder ein Anstieg zu verzeichnen. Mittlerweile kann die fetale Blutgruppe mittels zellfreier fetaler DNA nichtinvasiv aus dem mütterlichen Blut bestimmt werden und ermöglicht so eine spezifischere Rhesusprophylaxe [1].

Diagnostik
Mutter Blutgruppe, Rh-Faktor, indirekter Coombs-Test, Rh-Antikörpernachweis (Titer). Bei plötzlicher schwerer fetaler Anti-körperadsorption kann es zum Titerabfall bei der Schwangeren kommen.

Kind Blutgruppe, Rh-Faktor, direkter Coombs-Test, Bilirubin (gesamt/direkt), Blutbild (Hämoglobin, Hämatokrit, Erythrozy-ten, Retikulozyten, Thrombozyten), Gesamteiweiß (Albumin).

► **Wichtig** Bei vollständiger Besetzung der kindlichen Erythrozyten mit inkompletten Antikörpern kann das Blut fälschlicherweise als „rhesus negativ" typisiert werden.

▶ **Wichtig** Nach mütterlicher Rhesusprophylaxe kann der direkte Coombs-Test beim Kind auch ohne Morbus haemolyticus positiv sein.

Bei Nachweis von Rhesus-Antikörpern bei einer Schwangeren muss die weitere Betreuung der Schwangerschaft in einem spezialisierten Perinatalzentrum erfolgen. Die Überwachung des Fetus und die Indikation zur fetalen Transfusion erfolgt anhand von Ultraschall- (Entwicklung eines Hydrops fetalis?) und Doppleruntersuchungen (Hinweise auf fetale Anämie?) [7].

Therapie
Fototherapie (Abschn. 13.8) Nur bei leichten Fällen bzw. während der Zeit, bis die Austauschtransfusion beginnt. Ihr Einsatz unmittelbar nach dem Erstaustausch senkt die Häufigkeit mehrfacher Austauschtransfusionen.

Immunglobuline Die intravenöse Gabe von Immunglobulinen verringert bei Rhesus- und AB0-Inkompatibilität möglicherweise die Notwendigkeit und Häufigkeit von Austauschtransfusionen (E1a) (NNT 5) [29]. Da die Zahl der vorliegenden Studien und der eingeschlossenen Kinder gering ist und schwerwiegende Nebenwirkungen (NEC) beschrieben wurden, wird davon abgeraten [17].

Blutaustauschtransfusion (Abschn. 13.7) Methode der Wahl bei Rh-Inkompatibilität, da dadurch simultan Bilirubin gesenkt, maternale Antikörper entfernt und Erythrozyten ersetzt werden. Wegen besserer Verträglichkeit (kardiorespiratorische Adaptation) möglichst erst jenseits der 6. Lebensstunde.

Indikation zum frühen Blutaustausch
- Nabelschnurbilirubin >100 μmol/l (6 mg/dl)
- Nabelschnurhämoglobin <12 g/l, Hämatokrit <35 %
- Postnataler Bilirubinanstieg >0,5 mg/dl/h über 6 h
- Serumbilirubin >250 μmol/l (15 mg/dl) in den ersten 48 Lebensstunden

- Hydrops fetalis: Austauschtransfusion unabhängig von der Bilirubinkonzentration unmittelbar nach den ersten lebenserhaltenden Maßnahmen (Abschn. 1.6.4)

13.6.2 AB0-Inkompatibilität

Antikörper gegen die A- bzw. B-Eigenschaften der Erythrozyten werden durch Kreuzreaktionen schon früh im Leben gebildet, sodass im Gegensatz zur Rhesus-Inkompatibilität keine unmittelbare Sensibilisierung der Mutter erfolgen muss. Ein Hydrops fetalis ist selten.

Diagnostik
Mutter Blutgruppe, Rh-Faktor, Rh-Antikörperausschluss, indirekter Coombs-Test, Nachweis atypischer Antikörper Anti-A-IgG, bzw. Anti-B-IgG (Tests nicht sehr spezifisch).

Kind Blutgruppe, Rh-Faktor, direkter Coombs-Test, Anti-A oder Anti-B im Eluat, Bilirubin (gesamt/direkt), Blutbild (Hämoglobin, Hämatokrit, Erythrozyten, Retikulozyten, Thrombozyten), Gesamteiweiß (Albumin).

Therapie
Fototherapie Mittel der 1. Wahl. Ihr Einsatz erfolgt entsprechend den oben dargestellten Grenzwerten.

Indikation zur Blutaustauschtransfusion Selten erforderlich. In Abhängigkeit von der Konzentration des indirekten Bilirubins bei Bilirubinwerten >20 mg/dl (340 µmol/l) bzw. bei Hämatokritabfall. Bei Werten nahe der Austauschgrenze sind 4-stündliche Bilirubinkontrollen erforderlich.

13.6.3 Resorptionsikterus

Bei ausgedehnten Hämatomen (Kephalhämatom, Stauungspetechien im Gesicht, flächige Sugillationen an den Extremitäten, insbesondere nach Beckenendlage, Armlösung und Schulterdystokie) kann, v. a. bei Frühgeborenen, eine schwere Hyperbilirubinämie entstehen. Der Bilirubinanstieg erfolgt dabei besonders rasch, der Resorptionsikterus kann schon am 2. Lebenstag in den fototherapiebedürftigen Bereich (Abb. 13.4 und Tab. 13.2) kommen und lange anhalten.

13.7 Blutaustauschtransfusion

13.7.1 Wahl des Austauschblutes

Bei Blutgruppenunverträglichkeit muss Blut gewählt werden, dessen Erythrozyten durch die vorhandenen Antikörper nicht hämolysiert werden. Von der Transfusionsmedizin möglichst frisches, nicht länger als 7 Tage gelagertes, leukozytendepletiertes, bestrahltes Erythrozytenkonzentrat mit therapeutischem Plasma zur Verbesserung des Hämostasepotenzials so rekonstituieren lassen, dass der Hämatokrit ca. 55–60 % beträgt.

13.7.2 Nabelvenenkatheterung

Instrumentarium, Vorbereitung und Technik siehe Abschn. 19.1.

13.7.3 Durchführung des Blutaustausches

Prinzip Die Vorbereitung der Austauschtransfusion sollte zügig, der Blutaustausch selbst in Ruhe durchgeführt werden. Die Vorbereitung erfordert eine gute Kooperation zwischen Neonatologen und Transfusionsmedizinern.

► **Wichtig** Kernikterus entsteht vor, Komplikationen entstehen während des Blutaustausches.

Vorbereitung Die Vorbereitung sollte nicht über 2 h dauern. Zeit mit Fototherapie überbrücken. Falls sich bei sehr hohem Serumbilirubin ein Blutaustausch nicht unverzüglich durchführen lässt, Infusion von Humanalbumin 20 % erwägen. Zeitgleich müssen durchgeführt werden:

- frühzeitige und klare Absprache mit den Transfusionsmedizinern
- Diagnostik beim Kind (Abschn. 13.6.1)
- Blut bestellen (2–3 Konserven, zur Wahl des Austauschblutes Abschn. 13.7.1)
- Geräte bereitstellen (Reanimationstisch, Blutwärmgerät, Monitor (EKG, SpO_2, Blutdruck), Steri-Drape, OP-Lochtuch, Instrumententisch, Instrumentenset, Austauschsystem, Wecker)
- Austauschprotokoll anlegen
- Kind an den Extremitäten fixieren (ggf. sedieren), Urinbeutel ankleben, Temperatursonde einführen

Durchführung
- Gerät: Wir verwenden ein geschlossenes Einmalaustauschtransfusionssystem, Montage Abb. 13.5.
- Austauschweg: Nabelvenenkatheter (Abschn. 19.1.1); ZVD zu Beginn und am Ende des Austausches messen und bei der Austauschbilanz berücksichtigen!
- Diagnostik aus der 1. Ausfuhr: Bilirubin, Elektrolyte, CRP, Gesamteiweiß, Blutbild, TORCH-Serologie. Hepatitis-Serologie; 10 ml Heparinblut für spätere Untersuchungen (z. B. Hb-Elektrophorese, Stoffwechseldiagnostik) aufheben
- Austauschvolumen: 3-faches kindliches Blutvolumen (250 ml/kg KG); dadurch werden >90 % des kindlichen Blutes ersetzt.

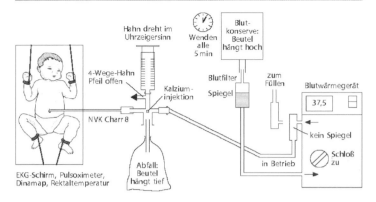

Abb. 13.5 Aufbau des Systems für die Blutaustauschtransfusion

- Austauscheinzelportionen:
  - Reifgeborene >2500 g: 20 ml
  - Frühgeborene 1500–2500 g: 10 ml
  - Frühgeborene <1500 g: 5 ml
- Austauschgeschwindigkeit: 125 ml/kg KG/h (2 ml/kg KG/ min); Dauer des Blutaustausches 2 h. Langsame Austauschgeschwindigkeit verringert die Kreislaufbelastung, erhöht die Elimination von Bilirubin und vermindert die Nebenwirkungen des Stabilisators.
- Verhinderung von Sedimentation: Konserve alle 5 min schonend umwenden (Wecker!)
- Calciumgabe bei Zitratkonserve (heute oft andere Stabilisatoren): Calciumglukonat 10 %, 2 ml/100 ml Austauschblut. Bei Hypocalcämiesymptomen (Abschn. 9.7.1) weitere Gabe von Calcium. Da zentrale Zufuhr: langsame Injektion, Monitor beachten!
- Untersuchungen bei Austauschende (letzte Ausfuhr): sofortige Kontrolle von Bilirubin, Blutbild, Elektrolyten, Gesamteiweiß
- Da die Wirkspiegel lebensnotwendiger Medikamente durch den Blutaustausch absinken, ist ggf. eine zusätzliche Dosis oder ein Überprüfen des Medikamentenspiegels nach Austauschende erforderlich.

13.7.4 Nebenwirkungen und Gefahren

Die Blutaustauschtransfusion ist eine eingreifende Maßnahme mit einer Sterblichkeit bis zu 1 %. Insbesondere bei sehr kleinen Frühgeborenen kann eine vorbestehende intrazerebrale Blutung exazerbieren, sodass der Blutaustausch bei diesen Kindern bleibende Behinderungen zur Folge haben kann. Die wichtigsten Komplikationen der Austauschtransfusion sind in Tab. 13.3 aufgelistet. Da Vollblut entnommen und Erythrozytenkonzentrat substituiert wird, kommt es immer zu einer Leukozytopenie und zu einer Thrombozytopenie. Letztere ist dringend zu beachten bei Austauschvolumina, die das 1,5-Fache des Blutvolumens übersteigen.

Tab. 13.3 Komplikationen der Blutaustauschtransfusion

Vaskulär	Embolie (Luft, Blutgerinnsel)
	Thrombosen, langfristig Pfortaderstenose
	Hämorrhagische Infarzierung des Kolons
	Nekrotisierende Enterokolitis
Kardial	Arrhythmien, Asystolie
	Hypervolämie, Überlastung
	Myokardinfarkt
Biochemisch	Hypocalcämie (bei Zitratblut)
	Azidose (bei Zitratblut)
	Hypochlorämie
	Hypomagnesiämie
	Hyperkaliämie
	Hypoglykämie (bei Heparinblut)
	Vermehrung freier Fettsäuren (bei Heparinblut)
Gerinnungsphysiologisch	Thrombozytopenie
	Gerinnungsstörung
Infektiös	Bakterielle Sepsis
	Lues
	Zytomegalie
	Hepatitis
	HIV
Verschiedene	Perforation der Umbilikalvene
	Mechanische Schädigung der Erythrozyten
	Hypothermie

13.8 Fototherapie

13.8.1 Wirkungsmechanismus

In der Haut und deren Kapillaren wird bei einem Absorptions-
maximum von 460 nm (Blaulicht) das Bilirubin durch Licht auf
verschiedenen Wegen so umgebaut, dass es ohne Glukuronidierung über Urin und Galle ausgeschieden werden kann. Wichtigster Weg ist die *strukturelle Isomerisation*, die zur Bildung von Lu-
mirubin führt. Weniger bedeutsam ist die konfigurationale *Foto-
isomerisation*, bei der aus dem toxischen hydrophoben Bilirubin
(4 Z, 15 Z) ein ungiftiges wasserlösliches Bilirubinmolekül (4 Z,
15 E) entsteht. Es macht nach 12 h Fototherapie ca. 20 % des Bi-
lirubinpools aus und wird mit den üblichen Bestimmungs-
methoden wie das Bilirubin (4 Z, 15 Z) erfasst. Die *Fotooxidation*,
bei der Dipyrrole entstehen, spielt quantitativ die geringste Rolle.

13.8.2 Indikationen

- Hyperbilirubinämie ohne Inkompatibilität (Abschn. 13.5)
- Rh-Inkompatibilität ohne starke Hämolyse oder schwere An-
  ämie (Abschn. 13.6.1)
- AB0-Inkompatibilität (Abschn. 13.6.2)

13.8.3 Kontraindikationen

- Morbus haemolyticus neonatorum mit starker Hämolyse oder
  schwerer Anämie: In diesem Fall darf die Fototherapie die
  erforderliche Blutaustauschtransfusion nicht verzögern oder
  ersetzen.
- Erhöhung des konjugierten Bilirubins (Gefahr des Bronzebaby-
  Syndroms)
- Hepatozelluläre oder obstruktive Lebererkrankungen

▶ **Wichtig** Die Fototherapie ist kein Ersatz für eine indizierte
Austauschtransfusion!

13.8.4 Diagnostik

Zum Ausschluss einer krankheitsbedingten Hyperbilirubinämie müssen vor Einleitung einer Fototherapie bekannt sein:

- Anamnese (z. B. familiäre Belastung, Erbrechen, Gewichtsverlust, Stuhlfarbe)
- klinische Untersuchung (z. B. Atemstörung, Sepsiszeichen, Hepatosplenomegalie, Hämatome)
- Labordiagnostik (Bilirubin direkt und indirekt, Blutgruppe und Rhesusformel von Mutter und Kind, beim Kind direkter Coombs-Test, CRP, Hämoglobin, Hämatokrit, Retikulozyten, Leukozyten, Differenzialblutbild, Thrombozyten, Eiweiß, bei AB0-Konstellation auch Untersuchungen auf Antikörper)

13.8.5 Durchführung

- Lagerung: Das Neugeborene wird unbekleidet oder lediglich mit einer „Tangawindel" versehen in den Inkubator gelegt. Wenn es der Zustand des Kindes zulässt, wechseln wir in 4-stündigen Abständen die Lage (Rücken/Bauch). Während der Fototherapie sind die Augen sicher abzudecken (Gefahr der Retinaschädigung).
- Behandlungsdauer: zunächst kontinuierliche Fototherapie, bis ein Abfall des Serumbilirubins <16 mg/dl (Reifgeborene) bzw. bei Frühgeborenen entsprechend Abb. 13.4 und Tab. 13.2 erreicht ist. Anschließend kann in 4- bis 6-stündigen Intervallen intermittierend weiterbehandelt werden. Bei weiter steigenden Werten kontinuierliche Fototherapie. Beginn und Beendigung der Fototherapie sind in jedem Einzelfall individuell zu entscheiden.
- Abstand Lampe – Kind: Je kleiner der Abstand, desto wirksamer die Fototherapie.
- Lichtquellen: Die meiste Erfahrung besteht mit blauen Leuchtstoffröhren. Die fiberoptische Fototherapie (BiliBlanket) stellt

insbesondere für sehr untergewichtige Frühgeborene eine Alternative dar, ist jedoch weniger effektiv (E1a) [21]. LED-Lampen haben eine ähnliche Wirksamkeit wie herkömmliche Leuchtstoffröhren (E1a) [15]. In Abhängigkeit von der Bilirubinkonzentration kann eine Kombination mehrerer Lichtquellen erfolgen.

13.8.6 Nebenwirkungen und Risiken

- Verschleierung der Grundkrankheit bei fehlender Diagnostik
- Temperaturinstabilität: Überwärmung im Inkubator, Unterkühlung im Bett
- Vermehrte Apnoen bei Frühgeborenen
- Gesteigerter transepidermaler Wasserverlust
- Verkürzte Darmpassage, gehäufte, dünne grünliche Stühle, gesteigerter fäkaler Elektrolytverlust
- Gesteigerter Kalorienverbrauch, schlechte Gewichtszunahme
- Erythem, Exanthem (kein Grund zum Therapieabbruch)
- Retinaschäden bei ungenügendem Augenschutz
- Konjunktivitis durch Augenbinde
- Bronzebaby-Syndrom bei Erhöhung des konjugierten Bilirubins
- Syndrom der eingedickten Galle
- Mutter-Kind-Trennung und Erzeugung von Angst bei den Eltern

13.8.7 Überwachung

- Die Fototherapie macht wegen der eingeschränkten visuellen Überwachung einen Monitoreinsatz erforderlich.
- Fototherapie vermindert den Grad des sichtbaren Hautikterus. Ein Rückschluss auf die Bilirubinkonzentration im Serum ist

durch den Aspekt nicht mehr möglich und durch transkutane Messung ungenau (siehe Abschn. 13.3). In Abhängigkeit von der Nähe zur Austauschgrenze sind 4- bis 6-stündliche Bilirubinkontrollen indiziert.

- Kontrolle von Gewicht, Flüssigkeits- und Elektrolytbilanz
- Gesamtflüssigkeitszufuhr um 20 ml/kg KG steigern (möglichst enteral, um den enterohepatischen Kreislauf zu reduzieren, ggf. parenteral)
- Regelmäßige Temperaturkontrollen

13.9 Hepatozellulärer/cholestatischer Ikterus

13.9.1 Pathophysiologie

Durch Unreife der hepatobiliären Funktionen, verminderte Speichermenge und Syntheserate für Gallensäuren, geringe intraluminale Gallekonzentration und spärliche Rückresorption aus dem Ileum macht das Neugeborene (und besonders das Frühgeborene) eine Phase „physiologischer Cholestase" durch. Ein über 1,5 mg/dl hinausgehendes direktes Bilirubin bedarf prompter Abklärung. Protrahierte Cholestase führt zu hepatozellulärer Dysfunktion und progressiver biliärer Zirrhose. Extra- und intrahepatische Obstruktionen lassen sich zunächst nicht unterscheiden.

13.9.2 Ursachen/Differenzialdiagnose

Ursachen für eine Erhöhung des direkten Bilirubins sind in Tab. 13.4. aufgelistet.

Tab. 13.4 Neonatale Krankheiten mit Erhöhung des direkten Bilirubins

I. Hepatozelluläre Störungen der Bilirubinausscheidung	A. Primäre Hepatitis	1. Vertikale Infektionen (Hepatitis B/C, Röteln, CMV, HSV, HZV, EBV, Toxoplasmose, Coxsackie, Adeno, Lues, Listeriose, Tuberkulose) 2. Postnatale bakterielle Infektion (Sepsis) 3. Idiopathische Riesenzellhepatitis 4. Postoperativ (Darmresektion), insbesondere bei entzündlichem Prozess (NEC)
	B. Toxische Leberzellschädigung	1. Parenterale Ernährung (insbesondere bei Frühgeborenen) 2. Läsionen durch Chemikalien (Aspirin, Phenol, CCl_4)
	C. Chronische Bilirubinüberlastung	1. Fetale Erythroblastose 2. Sphärozytose, Elliptozytose 3. Kongenitale erythropoetische Porphyrie
	D. Endokrine Erkrankungen	1. Hypothyreose 2. Nebennierenrindeninsuffizienz
	E. Genetische und metabolische Erkrankungen	1. α_1-Antitrypsinmangel (Phänotyp ZZ) 2. Galaktosämie 3. Tyrosinämie Typ I 4. Hereditäre Fruktoseintoleranz 5. Mukoviszidose 6. Kongenitale hepatische Fibrose (Ivemark, Bardet-Biedl, Joubert) 7. Speicherkrankheiten (Glykogenose Typ IV, Niemann-Pick, Gaucher, Wolman, Zellweger, Wilson) 8. Progressive familiäre Cholestase (M. Byler) 9. Autosomal rezessive polyzystische Nierenerkrankung (ARPKD) 10. Trisomie 13/18/21

Tab. 13.4 (continued)

II. Obstruktion oder Hypoplasie der Gallenwege	A. Extrahepatische Gallengangsatresie	1. Ohne assoziierte Fehlbildungen 2. Assoziiert mit Polysplenie/Asplenie
	B. Intrahepatische Gallengangs-hypoplasie	1. Ohne assoziierte Fehlbildungen 2. Assoziiert mit Schmetterlingswirbeln, peripherer Pulmonalstenose, Herzfehlern (Alagille-Syndrom) 3. Assoziiert mit Lymphödemen
	C. Primär sklerosierende Cholangitis D. Extrahepatische Stenose, Choledochuszyste E. Gallepfropfsyndrom (Syndrom der eingedickten Galle) F. Tumoren der Leber und der Gallengänge G. Choledocholithiasis	

13.9.3 Diagnostik

- Stuhlfarbe
  - tägliche Beurteilung (hilfreich ist dabei eine Stuhlfarben-karte) [27]
- Serum/Plasma:
  - direktes und indirektes Bilirubin
  - Transaminasen (ALAT, ASAT), γ-GT, alkalische Phosphatase
  - Gesamteiweiß, Albumin, Eiweißelektrophorese
  - Gallensäuren, Cholesterin
  - Quick, PTT, Fibrinogen
  - α-Fetoprotein
  - α_1-Antitrypsin
  - T4, TSH (Neugeborenenscreening entdeckt nicht die zentrale Hypothyreose)
  - Cortisol (Nebennierenrindeninsuffizienz?)
- Serologie:
  - Hepatitis, TORCH, Lues

- Urin
  - reduzierende Substanzen
- Sonografie (Gallengänge erweitert? Gallenblase gefüllt?)
- Ggf. Röntgen (Abdomen, Thorax, Schädel)
- Schweißtest (mit 2 Monaten)
- Leberbiopsie, wenn eine direkte Hyperbilirubinämie (direktes Bilirubin >50 μmol/l = 3 mg/dl) länger als 4–6 Wochen persistiert

13.9.4 Behandlung

Die Behandlung richtet sich nach der zugrunde liegenden Ursache (Tab. 13.4). Da heute operative Behandlungsverfahren (Hepatoportoenterostomie, Lebertransplantation) für die Gallengangsatresie zur Verfügung stehen, sollte frühzeitig ein Kinderchirurg hinzugezogen bzw. Kontakt mit einem Transplantationszentrum aufgenommen werden.

Je nach Ursache stets parenterale Supplementierung fettlöslicher Vitamine (Vitamin A: 100.000 IE alle 2 Monate; Vitamin D_3: 5 mg alle 3 Monate; Vitamin E: 10 mg/kg KG alle 2 Wochen; Vitamin K: 0,5 mg/kg KG alle 2 Wochen). Kortikosteroide sind kontraindiziert. Wegen der Gefahr nicht überschaubarer Nebenwirkungen (Bronzebaby-Syndrom, Hämolyse, Anämie) ist die Fototherapie beim cholestatischen Ikterus kontraindiziert.

13.9.5 Gallengangsatresie

Die Ätiologie ist unklar. Man nimmt eine inflammatorische und fibrosierende Obliteration der extrahepatischen Gallengänge an. Die Gallenblase ist dysplastisch oder nicht (mehr) vorhanden. Bei manchen Neugeborenen sind das Mekonium und der Stuhl in den ersten Lebenstagen noch gefärbt und werden erst später hell. Gesichert wird die Diagnose durch eine Leberbiopsie, welche eine intrahepatische Cholestase mit Gallengangsproliferation zeigt. Die chirurgische Therapie sollte in einem Zentrum mit entsprechender Erfahrung erfolgen. Sie besteht im Anfrischen der Leberpforte an der Stelle, an der die beiden Hauptgallengänge münden, und Drainage der Galle in eine hochgezogene Y-Roux-Dünndarmschlinge (nach Kasai). Postoperativ kommt es häufig zu einer Cholangitis. Mit dieser Hepatoportoenterostomie kann Zeit gewonnen werden [5]. Eine postoperative Glukokortikoid-Behandlung hat keinen Vorteil (E1a) [25]. Ein Großteil der betroffenen Kinder braucht früher oder später eine Lebertransplantation.

Literatur

1. Alshehri AA, Jackson DE (2021) Non-invasive prenatal fetal blood group genotype and its application in the management of hemolytic disease of fetus and newborn: systematic review and meta-analysis. Transfus Med Rev 35(2):85–94
2. American Academy of Pediatrics. Subcommittee on Hyperbilirubinemia (2004) Management of hyperbilirubinemia in the newborn infant 35 or more weeks of gestation. Pediatrics 114(1):297–316
3. Bhutani VK, Johnson L (2006) Kernicterus in late preterm infants cared for as term healthy infants. Semin Perinatol 30(2):89–97
4. Bhutani VK, Johnson L, Sivieri EM (1999) Predictive ability of a predischarge hour-specific serum bilirubin for subsequent significant hyperbilirubinemia in healthy term and near-term newborns. Pediatrics 103(1):6–14
5. Bijl EJ, Bharwani KD, Houwen RH, de Man RA (2013) The long-term outcome of the Kasai operation in patients with biliary atresia: a systematic review. Neth J Med 71(4):170–173
6. Donneborg ML, Hansen BM, Vandborg PK, Rodrigo-Domingo M, Ebbesen F (2020) Extreme neonatal hyperbilirubinemia and kernicterus spectrum disorder in Denmark during the years 2000–2015. J Perinatol 40(2):194–202
7. Ghesquière L, Garabedian C, Coulon C, Verpillat P, Rakza T, Wibaut B, et al. (2018) Management of red blood cell alloimmunization in pregnancy. J Gynecol Obstet Hum Reprod 47(5):197–204
8. GNPI (2015) Hyperbilirubinämie des Neugeborenen – Diagnostik und Therapie. AWMF-Leitlinie 024-007
9. Gotink MJ, Benders MJ, Lavrijsen SW, Rodrigues Pereira R, Hulzebos CV, Dijk PH (2013) Severe neonatal hyperbilirubinemia in the Netherlands. Neonatology 104(2):137–142

10. Hulzebos CV, Dijk PH, van Imhoff DE, Bos AF, Lopriore E, Offringa M, et al. (2014) The bilirubin albumin ratio in the management of hyperbilirubinemia in preterm infants to improve neurodevelopmental outcome: a randomized controlled trial – BARTrial. PLoS One 9(6):e99466

11. Hulzebos CV, Vader-van Imhoff DE, Bos AF, Dijk PH (2019) Should transcutaneous bilirubin be measured in preterm infants receiving phototherapy? The relationship between transcutaneous and total serum bilirubin in preterm infants with and without phototherapy. PLoS One 14(6):e0218131

12. Hynes S, Moore Z, Patton D, O'Connor T, Nugent L (2020) Accuracy of transcutaneous bilirubin versus serum bilirubin measurement in preterm infants receiving phototherapy: a systematic review. Adv Neonatal Care 20(6):E118–e126

13. Johnson L, Bhutani VK, Karp K, Sivieri EM, Shapiro SM (2009) Clinical report from the pilot USA Kernicterus Registry (1992 to 2004). J Perinatol 29(Suppl 1):S25–S45

14. Kemper AR, Newman TB, Slaughter JL, Maisels MJ, Watchko JF, Downs SM, et al. (2022) Clinical Practice Guideline Revision: Management of Hyperbilirubinemia in the Newborn Infant 35 or More Weeks of Gestation. Pediatrics 150:e2022058859.

15. Kumar P, Chawla D, Deorari A (2011) Light-emitting diode phototherapy for unconjugated hyperbilirubinaemia in neonates. Cochrane Database Syst Rev 2011(12):CD007969

16. Kuzniewicz MW, Wickremasinghe AC, Wu YW, McCulloch CE, Walsh EM, Wi S, Newman TB (2014) Incidence, etiology, and outcomes of hazardous hyperbilirubinemia in newborns. Pediatrics 134(3):504–509

17. Lieberman L, Lopriore E, Baker JM, Bercovitz RS, Christensen RD, Crighton G, et al. (2022) International guidelines regarding the role of IVIG in the management of Rh- and ABO-mediated haemolytic disease of the newborn. Br J Haematol 198(1):183–195

18. Maisels MJ, Watchko JF (2003) Treatment of jaundice in low birthweight infants. Arch Dis Child Fetal Neonatal Ed 88(6):F459–F463

19. Maisels MJ, Watchko JF, Bhutani VK, Stevenson DK (2012) An approach to the management of hyperbilirubinemia in the preterm infant less than 35 weeks of gestation. J Perinatol 32(9):660–664

20. Manning D, Todd P, Maxwell M, Jane Platt M (2007) Prospective surveillance study of severe hyperbilirubinaemia in the newborn in the UK and Ireland. Arch Dis Child Fetal Neonatal Ed 92(5):F342–F346

21. Mills JF, Tudehope D (2001) Fibreoptic phototherapy for neonatal jaundice. Cochrane Database Syst Rev 2001(1):CD002060

22. Newman TB, Maisels MJ (2000) Less aggressive treatment of neonatal jaundice and reports of kernicterus: lessons about practice guidelines. Pediatrics 105(1 Pt 3):242–245

23. Okwundu CI, Okoromah CA, Shah PS (2012) Prophylactic phototherapy for preventing jaundice in preterm or low birth weight infants. Cochrane Database Syst Rev 1:CD007966

24. Sgro M, Kandasamy S, Shah V, Ofner M, Campbell D (2016) Severe neonatal hyperbilirubinemia decreased after the 2007 Canadian guidelines. J Pediatr 171:43–47

25. Tyraskis A, Parsons C, Davenport M (2018) Glucocorticosteroids for infants with biliary atresia following Kasai portoenterostomy. Cochrane Database Syst Rev 5(5):CD008735

26. van Imhoff DE, Dijk PH, Hulzebos CV (2011) Uniform treatment thresholds for hyperbilirubinemia in preterm infants: background and synopsis of a national guideline. Early Hum Dev 87(8):521–525

27. Wildhaber B, McLin V (2010) Schweizerisches Screeningprogramm für Gallengangatresie. Swiss Med Forum 10(28):480–482

28. Wu YW, Kuzniewicz MW, Wickremasinghe AC, Walsh EM, Wi S, McCulloch CE, Newman TB (2015) Risk for cerebral palsy in infants with total serum bilirubin levels at or above the exchange transfusion threshold: a population-based study. JAMA Pediatr 169(3):239–246

29. Zwiers C, Scheffer-Rath ME, Lopriore E, de Haas M, Liley HG (2018) Immunoglobulin for alloimmune hemolytic disease in neonates. Cochrane Database Syst Rev 3(3):CD003313

Infektionen

14

Michael Zemlin

14.1 Immunstatus und Infektabwehr

Die Fähigkeit zur Immunabwehr ist beim Neugeborenen und insbesondere beim Frühgeborenen eingeschränkt, da das Immunsystem erst nach der Geburt ausreift. Während die zellvermittelte Immunität weitgehend funktioniert (Granulozyten und Makrophagen werden ab 6, T-Lymphozyten ab 10 SSW gebildet), ist das Neugeborene in seiner B-Zell vermittelten Abwehr weitgehend auf die von der Mutter transplazentar übertragenen IgG-Antikörper („Nestschutz") angewiesen. Ein aktiver Transport über die Plazenta erfolgt erst ab 32 SSW, sodass die Konzentrationen bei Frühgeborenen sehr niedrig sind. Das Immunsystem des Frühgeborenen durchläuft beim vorzeitigen Übergang vom intrauterinen Erlernen der Immuntoleranz (eigene und mütterliche Antigene) zur Fremdabwehr komplexe Reifungsprozesse, die bei einer Sepsis auch mit einer unkoordinierten Hyperinflammation einhergehen können.

14.2 Diagnostik bei Infektionsverdacht

Es gibt keine international einheitliche Definition der neonatalen bakteriellen Infektionen. Im klinischen Alltag können bakterielle Infektionen des Neugeborenen unterteilt werden in [57]

- frühe Sepsis ("early onset sepsis") < 72 Lebensstunden
- späte Sepsis ("late onset sepsis", nosokomiale Sepsis) > 72 Lebensstunden
  - klinische Sepsis ohne Erregernachweis
  - Sepsis mit Erregernachweis (aber keine Koagulase-negativen Staphylokokken, CoNS)
  - Sepsis mit Nachweis von CoNS als alleiniger Erreger

Sonderformen der bakteriellen Infektionen sind Organmanifestationen wie nekrotisierende Enterokolitis (NEC), Pneumonie, Osteomyelitis und Staphylodermie. Die Meningitis entsteht häufig sekundär im Rahmen einer protrahierten Sepsis.

Besondere Beachtung finden Infektionen, die mit der Verwendung von medizinischen Maßnahmen (Beatmung, Gefäßzugänge) assoziiert sind, da sie zum Teil durch Verbesserung der Hygienemaßnahmen verhindert werden können.

Bei anamnestischem Verdacht auf ein Amnioninfektionssyndrom gibt die histologische Untersuchung von Plazenta, Eihäuten und Nabelschnur entscheidende Hinweise. Nach der Geburt sollte bei Kindern mit Infektionsverdacht ein Gehörgangsabstrich entnommen werden (geringe Gefahr der sekundären Kontamination).

Bei klinischem Verdacht auf eine bakterielle Infektion sind Diagnostik und kalkulierte Therapie unmittelbar einzuleiten. Bei kritisch krankem Kind darf die Diagnostik den Therapiebeginn nicht unnötig hinauszögern. Vor Therapiebeginn sind folgende Untersuchungen erforderlich:

- Anamnese: Kolonisation von Mutter oder Kind? Vorherige Antibiotikaexposition?
- Klinische Untersuchung: Rekapillarisierungszeit
- Differenzialblutbild (I/T Quotient > 0,2), Thrombozyten, IL-6 oder -8, CRP, Bilirubin
- Blutkultur mittels Venenpunktion, nicht aus liegendem Katheter: (0,5–)1,0 ml aerobe Blutkultur vor jedem Beginn einer Antibiotikatherapie. Bei Verdacht auf Anaerobierinfektion (mütterliche Besiedlung, nekrotisierende Enterokolitis) kann zusätzlich eine anaerobe Blutkultur abgenommen werden.

- IgM, IgG und IgA werden bei Verdacht auf konnatale Infektion mit spezifischem Erreger bei der Mutter bestimmt, z. B. Toxoplasmose, CMV, Hepatitis. Beim Kind belegen spezifische IgG-Banden, die bei der Mutter in der Elektrophorese nicht vorhanden sind, eine Infektion.
- Lumbalpunktion bei *jedem* klinischen Verdacht auf Meningitis: protrahierter Sepsisverlauf, Hyperexzitabilität, neurologische Auffälligkeit. Der Nutzen einer obligatorischen Lumbalpunktion bei jedem Verdacht auf Late-Onset-Sepsis konnte nicht nachgewiesen werden [15]. Wir haben gute Erfahrung mit einer großzügigen Indikationsstellung: „LP gedacht – LP gemacht". Bestimmt werden Zellzahl mit Differenzierung, Gesamteiweiß, Liquor- und Blutzucker gleichzeitig, Gramfärbung, Kultur (siehe Abschn. 19.7).
- Bei Urogenitalfehlbildungen oder klinischem Verdacht auf Harnwegsinfektion erfolgt die Urinanalyse mittels Stix, Leukozytenzählung, Bakteriennachweis und Kultur aus suprapubischer Punktion (Goldstandard), alternativ durch Einmalkatheterisierung. „Beutelurin" kann nur zum Ausschluss, aber wegen Kontaminationsgefahr nicht zum Nachweis einer Harnwegsinfektion und nicht zur Urinkultur verwendet werden (siehe Abschn. 19.6).
- Trachealaspirat bei intubierten Kindern

IL-6 und IL-8 eignen sich zur Frühdiagnose einer bakteriellen Infektion, da sie nach Infektionsbeginn innerhalb von 12–24 h ansteigen und dann rasch absinken. Das CRP steigt erst nach 24–48 h an und eignet sich vor allem zur Verlaufsbeurteilung [5, 12]. Der Anstieg von Procalzitonin beginnt später als IL-6 und IL-8, aber früher als CRP und weist beim Erwachsenen eine hohe Spezifität für bakterielle Infektionen auf [49]. Aufgrund der großen Schwankungen der Procalzitonin-Konzentration in den ersten Lebenstagen bestimmen wir Procalzitonin beim Neugeborenen nicht. Die Linksverschiebung (I/T-Quotient >0,2) ist auch bei Frühgeborenen ein hilfreicher Parameter, wenn erfahrenes Laborpersonal verfügbar ist.

Tab. 14.1 Infektionsverdacht: Diagnostik und Überwachung

Überwachung: 2-stündlich	Verdächtig
Puls in Ruhe	>150/min
Atmung	>60/min
Temperatur	>37,5 °C oder <36,5 °C
Diagnostik bei Geburt	
Differenzialblutbild	Leukozyten >30.000/µl oder <4000/µl Neutrophile <1500 µl I/T-Quotient >0,2
Thrombozyten	<100.000/µl
CRP	>10 mg/l
IL-6	>30 pg/ml (laborinterne Grenzwerte berücksichtigen!)
Bakteriologie	Blutkultur Gehörgangsabstrich

Das bei postnatalem Infektionsverdacht unbedingt erforderliche Überwachungs- und Untersuchungsprogramm ist in Tab. 14.1 dargestellt.

▶ **Wichtig** Nach antimikrobieller Vorbehandlung der Mutter unter der Geburt sind die Kulturen beim Kind am 1. Lebenstag auch bei Infektion meist negativ!

14.3 Vertikale Infektionen

Zahlreiche Erreger (Viren, Bakterien, Pilze, Protozoen) können vor oder während der Geburt von der Schwangeren auf das Kind übertragen werden, meist bei Erstinfektion der Mutter während der Schwangerschaft. Je nach Zeitpunkt und Schweregrad resultieren Aborte, Embryopathien mit Fehlbildungen oder Fetopathien mit generalisierter, lokalisierter oder asymptomatischer Infektion. Tab. 14.2 gibt einen Überblick über die Symptomatik der häufigsten vertikalen Infektionen sowie über Maßnahmen, die bei der Geburt eingeleitet werden sollten. Perinatale Infektionen (Chorioamnionitis) sind insbesondere bei Frühgeborenen bedrohlich, da sie zur Leukomalazie beitragen und die neurologische Langzeitprognose beeinträchtigen (E2a) [32].

Tab. 14.2 Vertikale Infektionen

Infektion	Symptomatik beim Kind	Maßnahmen bei Geburt
Röteln	Katarakt, Glaukom, Taubheit, Myokarditis, Herzvitien, Thrombozytopenie, Exanthem	Kind isolieren, Serologie Keine spezifische Therapie möglich
Zytomegalie	90 % asymptomatisch Niedriges Geburtsgewicht, Hepatosplenomegalie, Cholestase, Thrombopenie, Neutropenie, Mikrozephalus	Serologie, PCR-Virusnachweis im Urin Schädelsonografie Ganciclovir bei relevanter Symptomatik
Herpes simplex	Herpesläsionen an Augen, Haut, Mundhöhle, Meningoenzephalitis Generalisiert-septische Form	Kaiserschnitt Kind isolieren Aciclovir-Therapie
Hepatitis B	Meist asymptomatisch 10 % Ikterus mit 3–5 Monaten, >90 % chronische Hepatitis	Serologie, Tenofovir-Behandlung der Schwangeren [44] Passive und aktive Immunisierung des Kindes möglichst kurz nach der Geburt
HIV	Meist asymptomatisch Evtl. niedriges Geburtsgewicht, Mikrozephalus Nach Jahren Entwicklung von AIDS	Kaiserschnitt Nicht stillen Virusisolierung Handschuhe bei Primärversorgung und Blutentnahmen Antivirale Therapie
Lues	Makulopapulöses Exanthem, Desquamation, Rhinitis, Hepatosplenomegalie, Periostitis, Keratitis	IgM-FTA-Abs-Test bei Mutter und Kind Blutbild, CRP Bei Verdacht Penicillinbehandlung
Listeriose	Frühform mit Sepsis, Schock, Pneumonie Spätform mit Meningitis	Erregernachweis (Mekonium) Behandlung mit Ampicillin + Gentamicin
Tuberkulose	Oft asymptomatisch Akute pulmonale Verlaufsform, Hepatosplenomegalie	Plazentahistologie INH-Behandlung des Kindes Hygienemaßnahmen
Zika-Virus	Tropenreise, Mikrozephalie, Retinadefekte	Serologie, Fundoskopie

14.4 B-Streptokokkeninfektion

Eine Blutkultur-positive B-Streptokokkeninfektion tritt bei ca. 0,47:1000 Neugeborenen auf [24]. Risikofaktoren sind besonders der vorzeitige Blasensprung und die Frühgeburt [28]. Nicht die vaginale Besiedelung der Mutter spielt die Hauptrolle (bis zu 25 % der Schwangeren tragen B-Streptokokken), sondern die bei ca. 10 % der B-Streptokokkenträgerinnen bestehende Unfähigkeit, IgG-Antikörper gegen diese Erreger zu bilden bzw. an den Fetus weiterzugeben. Durch Kolonisationsscreening bei der Mutter zwischen 35 + 0 und 37 + 0 SSW und Antibiotikaprophylaxe unter der Geburt ist das Verhältnis von Frühform zu Spätform der B-Streptokokkeninfektion von 80:20 auf 60:40 verschoben worden. Die Frühform der B-Streptokokkensepsis wird in 90 % innerhalb der ersten 24 Lebensstunden symptomatisch. Ist eine Mutter mit B-Streptokokken besiedelt, so soll das asymptomatische Neugeborene über 48 h alle 4 h klinisch überwacht werden. Der Verlauf der B-Streptokokkeninfektion ist äußerst variabel (Tab. 14.3).

Tab. 14.3 Neonatale B-Streptokokkensepsis und -meningitis

	Sepsis (Frühform)	Meningitis (Spätform)
Infektionsmodus	Prä- oder intrapartal	Meist postnatal
Manifestation	1.–2.(–10.) Lebenstag	Meist 2.–12. Lebenswoche
Risikofaktoren (Blasensprung >18 h, Frühgeburt u. a.)	92 %	19 %
Symptome	Uncharakteristisch Progrediente Atemstörungen: Stöhnen, Einziehungen, Apnoeanfälle, Schock	Fütterungsschwierigkeiten, Hyperexzitabilität, Fieber, Konvulsionen
Verlauf	Fulminant, häufig irreversibler Schock, beträchtliche Letalität	Psychomotorische Spätschäden
Serotyp	Unterschiedlich	Meist III

14.5 Sepsis

14.5.1 Prädisponierende Faktoren

Prädisponierende Faktoren für eine Sepsis sind seitens der Mutter: Kolonisation der Geburtswege, Infektion während Schwangerschaft oder Geburt, übel riechendes, trübes oder grünliches Fruchtwasser, vorzeitiger Blasensprung >24 h und protrahierte Geburt. Prädisponierende Faktoren seitens des Kindes: Frühgeburt, Asphyxie, invasive Behandlung (endotracheale Beatmung, Gefäßkatheter), Umgebungsexposition, Steroidbehandlung und parenterale Lipidzufuhr.

14.5.2 Klinik

Die klinischen Frühsymptome der Sepsis sind unspezifisch:

- Atemstörungen (Apnoe, Tachypnoe)
- Hyper-/Hypothermie
- Apathie/Hyperexzitabilität
- Trinkschwäche/Gedeihstörung
- Magenreste >3 ml/kg KG
- aufgetriebenes Abdomen, Erbrechen
- blassgraues Hautkolorit
- Marmorierung, kalte Extremitäten, verlängerte Rekapillarisierungszeit (>2 s)
- Ikterus, Hepatosplenomegalie
- Petechien, Purpura, Blutungsneigung
- Exsikkose

▶ **Wichtig** Das wichtigste Frühsymptom einer beginnenden Sepsis ist das von einer erfahrenen Pflegekraft gemeldete „schlechte Aussehen" des Neugeborenen!

14.5.3 Therapie

Symptomatische Behandlung
- Aufrechterhaltung des neutralen Temperaturbereichs (Antipyrese: Senkung der Inkubatortemperatur)
- Korrektur des Flüssigkeits- und Säure-Basen-Haushalts
- Ausreichende Oxygenierung
- Herstellung/Aufrechterhaltung einer ausreichenden Mikrozirkulation
- Infusionen von Immunglobulinen (z. B. Pentaglobin 250–500 mg/kg KG/Tag; Cave: Volumenüberlastung) können bei Frühgeborenen die Inzidenz (E1a, NNT 33) [37], aber nicht die Sterblichkeit (E1a) [38] septischer Infektionen mindern.
- Der Phosphodiesterasehemmer Pentoxifyllin (6 Tage lang 5 mg/kg KG i.v. während 6 h) dämpft die inflammatorische Reaktion und senkt die Sterblichkeit (E1b, NNT 13) [42].
- Weder die Transfusion von Granulozyten (E1a) [41] noch die Zufuhr von granulozyten-/makrophagenstimulierenden Faktoren (E1a) [8] können Häufigkeit oder Sterblichkeit der neonatalen Sepsis reduzieren.

Antimikrobielle Therapie
Bei unbekanntem Erreger:

- Wir verwenden derzeit Ampicillin 100–200 mg/kg KG/Tag i.v. in 3 Dosen + Gentamicin 3,5 mg/kg KG/Tag (Kinder <34 SSW) bzw. 4,5 mg/kg KG/Tag (>34 SSW) 1-mal täglich als Kurzinfusion (E1a) [47]. Dosisanpassung gemäß Serumspiegel, angestrebt wird ein Talspiegel <2 µg/ml (Tab. 18.3) [22]. Auf die Bestimmung eines Spitzenspiegels verzichten wir.
- Bei Verdacht auf spät auftretende Sepsis/Zweitinfektion und zur Eskalation bei Therapieversagen divergieren die Empfehlungen zur kalkulierten Therapie aufgrund schwacher Evidenz und aufgrund der Abhängigkeit von lokalen Gegebenheiten er-

heblich. Leitlinien beruhen oftmals auf Expertenmeinung und nicht auf hochwertigen Studienergebnissen [35, 57]. Zum Einsatz kommen beispielsweise als erste Wahl bei Verdacht auf spät auftretende Sepsis Aminoglycoside (Gentamicin) in Kombination mit Ampicillin/Sulbactam oder Flucloxacillin und als Ultima Ratio bei fehlendem Ansprechen anderer Kombinationen Vancomycin + Meropenem. Einige Autoren empfehlen bei Verdacht auf abdominellen Infektionsfokus Piperazillin-Tazobactam (E4). Cefalosporine der 3. Generation sollten der Behandlung der Meningitis vorbehalten werden, da sie mit erhöhten Resistenzentwicklungen und Candidainfektionen einhergehen [46].

Nach Bekanntwerden des Erregers:

- Ausrichtung der Behandlung nach dem Antibiogramm
- Die Wahl des Antibiotikums ist u. U. von der Entwicklung regionaler Resistenzen einzelner Erreger abhängig.

Behandlungsdauer
- Immer Re-Evaluation nach 36–48 h: Absetzen der kalkulierten Therapie, wenn sich die Infektion nicht bestätigt, d. h. keine klinischen oder laborchemischen Infektionszeichen und negative Blut-/Liquorkultur
- Bei bestätigter Infektion ohne Erregernachweis: Beendigung der Therapie bei unauffälliger Klinik und CRP < 10 mg/l, in der Regel 5–10 Tage
- Bei Infektion mit Erregernachweis: 7–10 Tage je nach Erreger, Infektionsfokus und klinischen/laborchemischen Infektionszeichen

▶ **Wichtig** Das asymptomatische Neugeborene mit Infektionsrisiko oder Besiedlung mit potenziell pathogenen Erregern benötigt keine antimikrobielle Behandlung, sondern sorgfältige Beobachtung!

14.6   Meningitis

Lebensbedrohliche Erkrankung! Entsteht oft als Komplikation einer spät erkannten Sepsis. Häufigkeit: 0,46:1000 Lebendgeborene; 1,36:1000 Frühgeborene. Mortalität bei coliformen Bakterien bis 50 %, Komplikationen und Dauerschäden bei bis zu 30 % der Überlebenden (Hydrozephalus, Anfallsleiden, Hirnatrophie, Hörschädigung, Zerebralparese).

Erregerspektrum Auch bei der Meningitis sind heute grampositive Erreger (Streptococcus B, Enterococcus, Staphylococcus aureus) häufiger als gramnegative (Escherichia coli, Klebsiella-Aerobacter-Gruppe, Proteus mirabilis, Pseudomonas aeruginosa).

Klinik Typische Symptome (gespannte Fontanelle, schrilles Schreien, Opisthotonus) treten erst im fortgeschrittenen Stadium auf. Hinweisend können sein:

- Atemstörungen
- Hyper-/Hypothermie
- Hypotonie, Apathie, Hyperexzitabilität
- spärliche Spontanbewegungen
- Trinkschwäche
- Nahrungsunverträglichkeit, Erbrechen
- Berührungsempfindlichkeit
- blassgraues Hautkolorit
- kalte Akren, Zyanose
- Hypotension, Kollaps
- Krampfanfälle

Diagnostik Beweis durch Lumbalpunktion (Abschn. 19.7): Erregernachweis. Vermehrung der Leukozyten >10/µl bzw. des Liquorproteins >1,5 g/l (Liquornormalwerte Tab. 19.3).

Therapie Symptomatische und antimikrobielle Behandlung wie bei Sepsis (Abschn. 14.5.3), aber mit höheren Dosen (nicht Gentamicin!). Antikonvulsive Behandlung Abschn. 10.3.4. Wenn die Erregerdifferenzierung und das Antibiogramm der 1. Lumbalpunktion vorliegen, wird gezielt weiterbehandelt. Behandlungsdauer bei positivem Liquorbefund mindestens 14 (B-Streptokokken) – 21 Tage (gram-negative Erreger) oder länger bei anhaltend pathologischem Liquorbefund/Ventrikulitis/Abszessen. Cephalosporine (Cefotaxim 200 mg/kg KG/Tag in 3 Dosen) sind liquorgängig und zur Therapie der neonatalen Meningitis geeignet. Eine gleich hohe Wirksamkeit wie Cefotaxim hat zur Meningitisbehandlung Meropenem 120 mg/kg KG/Tag in 3 Dosen (E1b) [36]. Die intraventrikuläre Antibiotikatherapie ist wegen erhöhter Sterblichkeit kontraindiziert (E1b, NNH 3) [52].

14.7   RSV-Infektion

Das Respiratory Syncytial Virus (RSV) vermehrt sich in den Epithelzellen der Atemwege und kann, insbesondere bei Frühgeborenen und vorgeschädigter Lunge (BPD), schwerste pulmonale Erkrankungen (insbesondere Bronchiolitis) auslösen. Winterhäufung, Hospitalepidemien und rezidivierende Infektionen sind typisch.

Symptome Apnoeanfälle, Tachy- und Dyspnoe, Husten, Hypoxie, zunehmende Ateminsuffizienz. Das Röntgenbild zeigt Überblähung und Infiltrate. Selten werden Linksverschiebung und CRP-Anstieg beobachtet.

Diagnostik und Therapie
- RSV-Antigennachweis mit Immunfluoreszenzschnelltest oder PCR (Nasensekret, Trachealsekret). Außer Isolierung/Kohortierung hat die Diagnosesicherung wenig therapeutische Konsequenz.

- Sauerstoff bzw. Atemgas anwärmen und anfeuchten, Luftwege freihalten, ggf. abschwellende Nasentropfen (Physiotherapie Abschn. 4.12.4), symptomatische Therapie wie bei BPD (Abschn. 5.6).
- Inhalatives Epinephrin (E1a) [23] oder β-Mimetika (E1a) [16] haben keine Wirksamkeit.
- Die Wirkung inhalativer Glukokortikoide ist wenig gesichert (E1a) [14], sodass sie nur in Einzelfällen bei schwerer Obstruktion versucht werden sollten.
- Ribavirin: Es ist unklar, ob dieses Virostatikum den akuten Krankheitsverlauf abkürzen kann. Es kann in Einzelfällen versucht werden, wenn lebensbedrohliche Ateminsuffizienz eintritt. Applikation als Aerosol über den Endotrachealtubus. Dosis 20 mg/ml, vernebelt werden täglich 20 ml innerhalb von 16–24 h, Gefahr der Tubusobstruktion! Das Medikament ist teratogen und gefährdet schwangere Pflegende.

Prophylaxe Durch passive Immunisierung mit Palivizumab, einem monoklonalen Antikörper gegen RSV, wurde in Nordamerika bei Frühgeborenen mit BPD die Rehospitalisierungsrate gesenkt (E1a) [18]. Eine Palivizumab-Prophylaxe wird in Deutschland für Kinder mit einem hohen Risiko einer schweren RSV-Infektion empfohlen: Frühgeborene im Alter von < 24 Monaten, die in den letzten 3 Monaten vor Beginn der RSV-Saison wegen mittelschwerer oder schwerer BPD mit Sauerstoff behandelt oder beatmet wurden, und Kinder mit hämodynamisch relevanter Herzerkrankung. Die aktive Impfung der Schwangeren mit einem RSV-Impfstoff ergab keine Vorteile für das Kind [33].

14.8 CMV-Infektion

Etwa 1 % der Neugeborenen sind CMV-infiziert, in 90 % jedoch asymptomatisch und mit guter Prognose. Neben der vertikalen CMV-Infektion des Feten (Tab. 14.2) gibt es bei Frühgeborenen eine schwere postnatale Infektion, die horizontal, laktogen oder durch Transfusion erworben wird und klinisch einer Sepsis ähnelt. Die Diagnose wird durch PCR im Urin gesichert.

Klinik bei symptomatischer Infektion Hepatopathie, interstitielle Pneumonie, Kreislaufzentralisierung, Neutropenie, Thrombozytopenie, Petechien, sensorineuraler Hörverlust, Sterblichkeit bis 15 %.

Prävention Bei Neugeborenen dürfen nur leukozytendepletierte Erythrozytenkonzentrate transfundiert werden, die als CMV-frei gelten. In der Milch wird CMV durch Pasteurisieren inaktiviert (E2a) [20]. Wir untersuchen Mütter sehr untergewichtiger Frühgeborener zum Zeitpunkt der Geburt auf CMV. Die Milch der eigenen, CMV-positiven Mutter pasteurisieren wir bei Frühgeborenen <1500 g Geburtsgewicht, bis sie ein korrigiertes Gestationsalter von 32 SSW erreicht haben [58]. Sichere Daten für die Wirksamkeit dieser Maßnahme gibt es jedoch nicht. Als Frauenmilchspenderinnen kommen nur CMV-negative Frauen infrage, die gespendete Milch wird in jedem Fall pasteurisiert.

Behandlung der CMV-Infektion beim Neugeborenen Asymptomatische Infektionen behandeln wir derzeit nicht. Eine 6-wöchige intravenöse Behandlung (Dosis: 2-mal tägl. 6 mg/kg KG i.v.) mit Ganciclovir senkt bei Neugeborenen mit symptomatischer CMV-Infektion die Häufigkeit von Hörschäden (E1b) [29, 30] und Entwicklungsrückständen (E1b) [39]. Nach 2 Wochen kann eine Umstellung auf Valganciclovir (16 mg/kg KG 2-mal tägl. p.o.) erwogen werden.

Nebenwirkung Passagere Neutropenie. Wegen der Häufigkeit von Hörstörungen sollte die entwicklungsneurologische Nachuntersuchung die Ableitung akustisch evozierter Potenziale einschließen, Hörstörungen können noch Jahre später auftreten (Abschn. 15.11.5).

14.9   HIV-Exposition

Epidemiologie Die Prävalenz des Human Immunodeficiency Virus bei Schwangeren beträgt in Deutschland 0,5:1000. Ohne Chemoprophylaxe und ohne Sectio beträgt das Transmissionsrisiko auf das Neugeborene in Europa 16–18 % [13], bei fortgeschrittener maternaler Krankheit ist es größer, bei niedriger Viruslast kleiner. Grundvoraussetzung einer erfolgreichen Transmissionsprophylaxe sind das Screening aller Schwangeren und die rechtzeitige Befundübermittlung des Ergebnisses (Antikörper bzw. PCR mit Viruslast). Mit konsequenter Transmissionsprophylaxe durch antepartale Behandlung der Mutter mit der antiretroviralen Therapie (ART), Expositionsprophylaxe beim Neugeborenen und risikoadaptiertem Vorgehen nach Leitlinie kann das Transmissionsriko auf < 1 % gesenkt werden [2, 21]. Für das Kind besteht ein erhöhtes Transmissionsrisiko bei:

- fehlender oder kurzer präpartaler Prophylaxe bei der Mutter
- mütterlicher Viruslast > 1000 Kopien/ml
- Vaginalgeburt bei mütterlicher Viruslast > 50 Kopien/ml
- Amnioninfektion, vorzeitigem Blasensprung
- Stillen des Neugeborenen

Erstversorgung des Neugeborenen
- Sterile Handschuhe
- Reinigung von Mundhöhle und Naseneingang mit sterilen, in NaCl 0,9 % getränkten Tupfern
- Absaugen nur bei Bedarf, Schleimhautverletzungen vermeiden
- Stabilisierung der Vitalparameter
- Reinigung von Augen, Ohren, Anus, Genitale mit in NaCl 0,9 % getränkten Tupfern
- Handschuhwechsel vor Versorgung der Nabelschnur

Postnatale Prophylaxe beim Neugeborenen Kontrollierte Studien zu den postnatalen Präventionsmaßnahmen fehlen, sodass der Erfolg der Maßnahmen beim Kind nicht unabhängig von denen bei der Mutter beurteilt werden kann. Entsprechend Deutsch-Österreichischer Leitlinie wird empfohlen [2]:

- Bei niedrigem Transmissionsrisiko erhält das Neugeborene 2-mal täglich eine orale Dosis von 4 mg/kg KG Zidovudin (E3) [2].
- Wird die orale Medikation nicht toleriert, so wird Zidovudin 3 mg/kg KG 2-mal täglich i.v. gegeben.
- Bei erhöhtem Transmissionsrisiko wird eine an Gestationsalter, Risikoprofil und Resistenzlage ausgerichtete erweiterte postnatale Transmissionsprophylaxe als Zweifachkombination (3 Gaben Nevirapin + 4–6 Wochen Zidovudin) gegeben [2]. Bei Fühgeborenen <30 SSW muss individuell entschieden werden, ob eine orale Zidivudintherapie (3 × 2 mg/kg KG/Tag) zumutbar ist (NEC!) (E1a) [53].
- Die orale Aufnahme von HI-Viren steigert das Transmissionsrisiko [2, 3]. Bei mütterlicher Viruslast > 50 Kopien/ml wird dringend zum Stillverzicht geraten. Bei mütterlicher Viruslast < 50 Kopien/ml empfehlen einige nationale Leitlinien eine individuelle Nutzen-Risiko-Abwägung in einem partizipativen Entscheidungsprozess [2]. Da auch eine negative HI-Viruslast-Bestimmung in Serum und Muttermilch keine absolute Sicherheit bietet, empfehlen wir den Stillverzicht.

Nebenwirkungen Eine aus der mütterlichen ART resultierende Knochenmarkdepression (Anämie, Thrombozytopenie, Neutropenie) ist beim Neugeborenen häufig, aber reversibel. Bei Neutropenie steigt die Infektionsgefahr. Beim Frühgeborenen treten schwere Infektionen gehäuft auf, insbesondere eine nekrotisierende Enterokolitis (E3) [50]. Wir haben auch neonatale Sepsis und Osteomyelitis nach mütterlicher Kombinationsbehandlung gesehen.

14.10 Hepatitis-B-Exposition

Bei chronischer Hepatitis-B-Infektion der Mutter senkt deren Behandlung mit Tenofovir von der 32. Gestations- bis zur 4. postpartalen Woche die Transmissionsrate von 18 auf 5 % (E1b, [44]). Ist die Mutter HBsAg-positiv, so wird das Neugeborene möglichst früh aktiv und passiv immunisiert. Kann der HBsAg-Status nicht innerhalb von 12 h nach der Geburt erhoben werden, so wird das Kind aktiv geimpft und die Passivimpfung nur gegeben, wenn die Mutter in der nachgeholten Untersuchung HBsAg-positiv ist.

14.11 Toxoplasmose

Toxoplasma gondii ist ein obligat intrazellulärer Parasit, dessen tachyzoite Form bei Erstinfektion in der Schwangerschaft transplazentar übertragen werden kann. Das Transmissionsrisiko ist im 1. Trimenon gering, steigt aber gegen Ende der Schwangerschaft auf 80 % [4]. Von den infizierten Neugeborenen sind anfangs 75 % asymptomatisch, 15 % haben eine isolierte Augenbeteiligung (Chorioretinitis) und nur 10 % haben neurologische oder systemische Symptome (Hydrozephalus, intrazerebrale Verkalkungen, Krämpfe). Diagnostische Tests sind stark laborabhängig und wenig spezifisch. Bei Verdacht auf konnatale Toxoplasmose werden Schädelultraschall, Funduskopie und – bei hochgradigem Verdacht oder auffälligem Schädelultraschall – die Lumbalpunktion empfohlen. Bei PCR-Nachweis von Toxoplasma gondii in Fruchtwasser, Liquor oder Blut des Kindes, bei Nachweis unterschiedlicher Bandenmuster von IgG zwischen Mutter und Kind und bei IgM-Nachweis im Serum des Neugeborenen wird eine konnatale Toxoplasmose angenommen.

Behandlung Zur Behandlung der Toxoplasmose bei Mutter und Kind gibt es keine randomisierten Studien. Wegen der fragwürdigen Testspezifität und weil die Wirksamkeit einer mütterlichen

Behandlung nicht gesichert ist, wird in der Schwangerschaft meist nicht gescreent. In Frankreich beträgt die Seroprävalenz bei Schwangeren 44 %, bei Neugeborenen 3,3 % [54]. Obwohl die Transmission nicht sicher vermieden wird, werden bei Erstinfektion viele Schwangere mit Spiramycin behandelt (E3) [56].

Behandlung des Neugeborenen mit gesicherter Infektion
- Pyrimethamin 1 mg/kg KG/Tag in 1 Dosis für 2–6 Monate p.o. *und*
- Sulfadiazin 100 mg/kg KG/Tag in 2 Dosen (Vorsicht bei Ikterus!) p.o. *und*
- Folinsäure (Leucovorin) 5 mg 3-mal wöchentlich p.o.

Mit dieser Behandlung liegt die Heilungsrate unter 50 % [56], jedoch lassen sich Dauerschäden an Retina und Nervensystem wahrscheinlich mindern (E2b) [34]. Auch bei gesicherter maternaler Serokonversion in der Schwangerschaft wird zunächst die gleiche Behandlung beim Kind durchgeführt, bis eine kindliche Infektion ausgeschlossen ist (E3) [4]. Eine Chorioretinitis kann auch mit Cotrimoxazol behandelt werden (Vorsicht bei Ikterus!). Gesicherte Fälle konnataler Toxoplasmose sind nach § 7(3) Infektionsschutzgesetz meldepflichtig.

14.12 Candidiasis

Mukokutane Candidainfektionen treten bei bis zu 4 % aller Neugeborenen auf, sind meist harmlos und einfach mit Nystatincreme oder -lösung zu behandeln. Begünstigt durch feuchte Atmosphäre im Inkubator, Unreife von Haut und Immunsystem und durch häufige Punktionen können bei Frühgeborenen unter Intensivpflegebedingungen systemische Candidainfektionen auftreten, gelegentlich sogar als nosokomiale Endemie.

Manifestationen
- Lungeninfektion
- Nierenabszess
- Hirnabszess
- Osteomyelitis
- Endophthalmitis

Prophylaxe Bei sehr untergewichtigen Frühgeborenen senkt eine orale Nystatinbehandlung die Häufigkeit (E1a) [1] invasiver Mykosen. Eine niedrigdosierte intravenöse Fluconazolbehandlung (Kaufman-Schema: 3 mg/kg KG jeden 3. Tag in den ersten 2 Wochen, jeden 2. Tag in 3. und 4. Lebenswoche, täglich in der 5. und 6. Lebenswoche) senkt bei Frühgeborenen <1000 g die Auftretenshäufigkeit und Sterblichkeit (E1a, NNT 11) [9, 48].

Behandlung Die Behandlung der systemischen Candidiasis ist schwierig und besteht aus liposomalem Amphotericin B 3,5–6 mg/kg KG/Tag oder Fluconazol 6 mg/kg KG/Tag (E1b) [10], evtl. auch aus einer Kombinationstherapie beider Medikamente.

14.13 Nosokomiale Infektionen

Horizontale Infektionen aus der Umgebung kommen bei 15–20 % der Neugeborenen auf Intensivstationen bzw. 9:1000 Hospitaltagen [40] vor. Mit steigender Überlebensrate sehr kleiner Frühgeborener gehören nosokomiale Infektionen heute neben Fehlbildungen zu den wichtigsten Ursachen der neonatalen Sterblichkeit. Da sie den Krankenhausaufenthalt verlängern, sind sie auch ein wesentlicher Kostenfaktor.

Definition Als nosokomial gelten bei Neugeborenen Infektionen, die während stationärer Behandlung ab 72 h nach der Geburt auftreten („late onset"). Am häufigsten handelt es sich um Sepsis und Pneumonie (Definitionen Abb. 14.1), aber auch Harnwegs-

S e p s i s :

klinische Diagnose **alle folgenden Kriterien:**		**laborgestützte Diagnose** **eines der folgenden Kriterien:**

– Behandelnder Arzt beginnt
  antibiotische Therapie wie
  bei der Sepsis
– Keine andere Infektion
– Keine Blutkultur entnommen
  oder kein Erreger isoliert
  oder kein Antigen entdeckt
	oder	– Isolation eines pathogenen Er-
		  regers aus Blut oder Liquor
		– Staph. epidermidis als Erreger
		  (Isolation aus zwei Blutkulturen
		  oder Venenkatheter)
		– CRP-Anstieg >1 mg/dl
		– I/T-Verhältnis der Neutrophilen >0,2
		  Granulozytopenie <4000/µl

und
eines der folgenden Kriterien:

- Fieber (>38 °C) oder Hypothermie (<36,5 °C)
- Atemstörungen (Apnoe)
- Kreislaufstörungen (Hypotension, Mikrozirkulationsstörungen, Bradykardie)
- Metabolische Azidose BE <-10 mmol/l

P n e u m o n i e :

klinische Diagnose **zwei der folgenden Kriterien:**		**röntgenologische Diagnose** **eines der folgenden Kriterien:**

– Apnoe
– Tachypnoe
– Dyspnoe (Stöhnen, Einzie-
  hungen, Nasenflügeln)
– Auskultationsbefund
	oder	– Infiltrat
		– Diffuse Eintrübung
		– Flüssigkeit in Lappenspalten
		  (>12 h nach Geburt, Verände-
		  rungen persistieren mind. 48 h)

und
eines der folgenden Kriterien:

- CRP-Anstieg >1 mg/dl
- I/T-Verhältnis der Neutrophilen >0,2
- Eitriges Trachealsekret
- Erregerisolierung aus der Blutkultur
- Pathogener Erreger aus dem Atemtrakt isoliert
- Nachweis von Antigen

Abb. 14.1 Definitionen häufiger nosokomialer Infektionen beim Neugeborenen (mod. nach [19]). Diese Definitionen gelten ab dem 4. Krankenhaustag

infektionen (Abschn. 8.5), nekrotisierende Enterokolitis (Abschn. 7.7) und Meningitis (Abschn. 14.6) können als Hospitalinfektion auftreten. Häufigste katheterassoziierte Erreger sind Koagulase-negative Staphylokokken.

Prävention Ein hoher Hygienestandard mit ständiger Schulung des gesamten Teams hilft, nosokomiale Infektionen seltener zu machen, kann sie aber nicht vollständig verhindern.

- Regelmäßige Hand- und Unterarmdesinfektion des ärztlichen und pflegerischen Personals: 7-Schritt-Technik der WHO [45], 3 ml 70 % Isopropanollösung, Einwirkzeit 30 s bzw. bis Haut trocken. Chlorhexidin ist ebenso wirksam, benötigt aber längere Einwirkzeit (E1b) [25].
- Verboten: Ringe, Uhren, Armbänder, Nagellack
- Strikt steriles Absaugen! Tubuskonnektor, Absaugkatheter etc. nur mit sterilem Handschuh berühren.
- Sorgfältige Hautdesinfektion des Neugeborenen vor Blutentnahmen, Gefäßkanülierung und anderen Eingriffen: Alkohol-Chlorhexidin 2 % ist wirksamer als 0,5 %, Einwirkzeit mindestens 30 s (E2a) [31], aber: Bei alkoholischen Lösungen besteht bei Frühgeborenen die Gefahr von Hautnekrosen, wenn das Desinfektionsmittel auf der Haut verdampft oder sich ein Pool bildet. Mit 0,1 % Octenidin in 2 % Phenoxyethanol wird die Haut nicht geschädigt, aber die Effekte systemischer Resorption sind ungeklärt (E3) [6]. Jodhaltige Desinfektionsmittel sind wegen Resorption und Unterdrückung der Schilddrüsenfunktion bei Neugeborenen kontraindiziert (siehe Abschn. 11.7).
- Regelmäßiger Wechsel und Desinfektion von Geräten und Schlauchsystemen
- Jedes kranke Neugeborene sollte sein eigenes Stethoskop haben, das am Pflegeplatz hängen bleibt und täglich desinfiziert wird.
- Motivation und Schulung des Personals der Intensivstation und Auffinden von Schwachstellen durch speziell ausgebildete Hygienefachkraft

Vor allem, wenn Fremdmaterial (Venenkatheter, Endotrachealtuben, Pleuradrainagen etc.) in den Körper eingeführt wird, sind zur Infektionsverhinderung besondere Vorsichtsmaßnahmen erforderlich, die für den Venenkatheter beispielhaft im Folgenden aufgelistet sind.

Maßnahmen zur Verhütung von Venenkatheterinfektionen in der Neonatologie

- Strengste Indikationsstellung für zentrale Katheter!
- Händedesinfektion vor Anlegen eines Venenkatheters sowie vor und nach Manipulation am Infusionssystem
- Sorgfältige Hautdesinfektion der Punktionsstelle vor Anlegen eines Venenkatheters, dabei das Desinfektionsmittel auf der Haut verreiben, Sprühen genügt nicht!
- Aseptisches Arbeiten beim Legen eines zentralvenösen Zuganges (sterile Handschuhe, steriler Kittel, sterile Abdecktücher, Mund-Nasen-Schutz)
- Möglichst wenig V-Stücke und Dreiwegehähne am Infusionssystem! Filter im Infusionssystem sind bei Neugeborenen sinnlos (E1a) [17].
- Sorgfalt beim Mischen und Wechseln von Infusionen (Laminar-Flow-Werkbank, Lösungen ohne Zumischungen müssen innerhalb von 24 h, mit Zumischungen innerhalb von 12 h verbraucht werden)
- Wechsel von Infusionssystem alle 24 h, von Verband alle 48 h
- Kein routinemäßiger Wechsel zentraler Venenkatheter!
- Entfernen eines Venenkatheters bei subkutaner Infiltration, Rötung an oder Austritt von Flüssigkeit aus der Einstichstelle, Verstopfung des Katheters und unklarem Fieber; mikrobiologische Untersuchung der Spitzen entfernter Katheter
- Blutabnahme aus dem Venenkatheter nach Möglichkeit vermeiden, insbesondere keine Blutabnahme für Blutkultur
- Tägliche Frage: Ist der Venenkatheter noch erforderlich?

Eine prophylaktische Antibiotikabehandlung ist weder bei Beatmung (E1b) [27] noch bei Nabelarterienkatheterung (E1b) [26]
wirksam. Es ist unklar, ob die prophylaktische Gabe von Lactoferrin 100 mg/Tag oral während der ersten 30 Lebenstage Vorteile
hat [43]. Spielzeuge im Bett des Kindes, insbesondere nicht des-
infizierbare Plüschtiere, sind nach wenigen Tagen mit jenen
pathogenen Keimen besiedelt, die auch neonatale Infektionen
verursachen [11].

Prospektive klinisch-epidemiologische Überwachung der nosokomialen Infektionen (Surveillance) muss auf allen Neugeborenenintensivstationen durchgeführt werden und sich auf
Kinder <1500 g konzentrieren. Diese Maßnahme reduziert die
Häufigkeit solcher Infektionen um ein Viertel [7, 51]. In der
Bundesrepublik gibt es ein verbindliches flächendeckendes Sur-
veillancesystem für Frühgeborene <1500 g (NEO-KISS).

Maßnahmen bei einem Ausbruchsgeschehen

- Ein Ausbruchsgeschehen im Sinne des Infektionsschutz-
  gesetzes liegt vor, wenn bei zwei oder mehr Patienten noso-
  komiale Infektionen auftreten, bei denen ein epidemischer
  Zusammenhang wahrscheinlich ist oder vermutet wird.
- Maßnahmenkatalog mit Krankenhaushygiene planen:
  Untersuchung von Umgebung (z. B. Inkubatoren,
  Wickeltische, Waschbecken, Nahrungskette) und ggf.
  Personal (Rachenabstrich, Abklatschproben von Händen
  und Kitteln)
- Team informieren. Strengste Beachtung der Hygienevor-
  schriften (Händedesinfektion)
- Kittelpflege bei jedem Kind in offenem Bett (gilt auch für
  ärztliche Maßnahmen!) ist nicht direkt wirksam (E1a) [55],
  beeinflusst möglicherweise aber das Hygieneverhalten.
- Aufnahmesperre
- Patienten so weit als möglich isolieren bzw. kohortieren
- Umfassende bakteriologische Untersuchung (z. B. Ra-
  chen- und Analabstrich) aller Patienten

Literatur

1. Austin N, Cleminson J, Darlow BA, McGuire W (2015) Prophylactic oral/topical non-absorbed antifungal agents to prevent invasive fungal infection in very low birth weight infants. Cochrane Database Syst Rev (10):CD003478

2. Behrens G, Haberl A (2020) Deutsch-Österreichische Leitlinie zur HIV-Therapie in der Schwangerschaft und bei HIV-exponierten Neugeborenen. AWMF-Leitlinie 055/002

3. Bispo S, Chikhungu L, Rollins N, Siegfried N, Newell ML (2017) Postnatal HIV transmission in breastfed infants of HIV-infected women on ART: a systematic review and meta-analysis. J Int AIDS Soc 20(1):21251

4. Bollani L, Auriti C, Achille C, Garofoli F, De Rose DU, Meroni V, Salvatori G, Tzialla C (2022) Congenital toxoplasmosis: the state of the art. Front Pediatr 10:894573

5. Brown JVE, Meader N, Cleminson J, McGuire W (2019) C-reactive protein for diagnosing late-onset infection in newborn infants. Cochrane Database Syst Rev 1:CD012126

6. Buhrer C, Bahr S, Siebert J, Wettstein R, Geffers C, Obladen M (2002) Use of 2% 2-phenoxyethanol and 0.1% octenidine as antiseptic in premature newborn infants of 23–26 weeks gestation. J Hosp Infect 51(4):305–307

7. Cailes B, Vergnano S, Kortsalioudaki C, Heath P, Sharland M (2015) The current and future roles of neonatal infection surveillance programmes in combating antimicrobial resistance. Early Hum Dev 91(11):613–618

8. Carr R, Modi N, Dore C (2003) G-CSF and GM-CSF for treating or preventing neonatal infections. Cochrane Database Syst Rev 2003(3):CD003066

9. Cleminson J, Austin N, McGuire W (2015) Prophylactic systemic antifungal agents to prevent mortality and morbidity in very low birth weight infants. Cochrane Database Syst Rev 2015(10):CD003850

10. Clerihew L, McGuire W (2012) Antifungal therapy for newborn infants with invasive fungal infection. Cochrane Database Syst Rev 2012(6):CD003953

11. Davies MW, Mehr S, Garland ST, Morley CJ (2000) Bacterial colonization of toys in neonatal intensive care cots. Pediatrics 106(2):E18

12. Eichberger J, Resch B (2022) Reliability of interleukin-6 alone and in combination for diagnosis of early onset neonatal sepsis: systematic review. Front Pediatr 10:840778

13. European Collaborative Study (2004) Levels and patterns of neutrophil cell counts over the first 8 years of life in children of HIV-1-infected mothers. AIDS 18(15):2009–2017

14. Fernandes RM, Bialy LM, Vandermeer B, Tjosvold L, Plint AC, Patel H, et al. (2013) Glucocorticoids for acute viral bronchiolitis in infants and young children. Cochrane Database Syst Rev 2013(6):CD004878

15. Flidel-Rimon O, Leibovitz E, Eventov Friedman S, Juster-Reicher A, Shinwell ES (2011) Is lumbar puncture (LP) required in every workup for suspected late-onset sepsis in neonates? Acta Paediatr 100(2):303–304

16. Florin TA, Plint AC, Zorc JJ (2017) Viral bronchiolitis. Lancet 389(10065):211–224

17. Foster JP, Richards R, Showell MG, Jones LJ (2015) Intravenous in-line filters for preventing morbidity and mortality in neonates. Cochrane Database Syst Rev 2015(8):CD005248

18. Garegnani L, Styrmisdottir L, Roson Rodriguez P, Escobar Liquitay CM, Esteban I, Franco JV (2021) Palivizumab for preventing severe respiratory syncytial virus (RSV) infection in children. Cochrane Database Syst Rev 11:CD013757

19. Garner JS, Jarvis WR, Emori TG, Horan TC, Hughes JM (1988) CDC definitions for nosocomial infections, 1988. Am J Infect Control 16(3): 128–140

20. Goelz R, Hihn E, Hamprecht K, Dietz K, Jahn G, Poets C, Elmlinger M (2009) Effects of different CMV-heat-inactivation-methods on growth factors in human breast milk. Pediatr Res 65(4):458–461

21. Grosch-Worner I, Schafer A, Obladen M, Maier RF, Seel K, Feiterna-Sperling C, Weigel R (2000) An effective and safe protocol involving zidovudine and caesarean section to reduce vertical transmission of HIV-1 infection. AIDS 14(18):2903–2911

22. Hansen A, Forbes P, Arnold A, O'Rourke E (2003) Once-daily gentamicin dosing for the preterm and term newborn: proposal for a simple regimen that achieves target levels. J Perinatol 23(8):635–639

23. Hartling L, Bialy LM, Vandermeer B, Tjosvold L, Johnson DW, Plint AC, et al. (2011) Epinephrine for bronchiolitis. Cochrane Database Syst Rev (6):CD003123

24. Herting E (2016) Prophylaxe der Neugeborenensepsis – frühe Form – durch Streptokokken der Gruppe B. AWMF-Leitlinie 024/020

25. Ho HJ, Poh BF, Choudhury S, Krishnan P, Ang B, Chow A (2015) Alcohol handrubbing and chlorhexidine handwashing are equally effective in removing methicillin-resistant Staphylococcus aureus from health care workers' hands: a randomized controlled trial. Am J Infect Control 43(11):1246–1248

26. Inglis GD, Jardine LA, Davies MW (2007) Prophylactic antibiotics to reduce morbidity and mortality in neonates with umbilical artery catheters. Cochrane Database Syst Rev 2007(4):CD004697

27. Inglis GD, Jardine LA, Davies MW (2007) Prophylactic antibiotics to reduce morbidity and mortality in ventilated newborn infants. Cochrane Database Syst Rev (3):CD004338

28. Karampatsas K, Davies H, Mynarek M, Andrews N, Heath PT, Le Doare K (2022) Clinical risk factors associated with late-onset invasive group B streptococcal disease: systematic review and meta-analyses. Clin Infect Dis 75(7):1255–1264

29. Kimberlin DW, Aban I, Acosta EP (2015) Valganciclovir for congenital cytomegalovirus. N Engl J Med 372(25):2463

30. Kimberlin DW, Lin CY, Sanchez PJ, Demmler GJ, Dankner W, Shelton M, et al. (2003) Effect of ganciclovir therapy on hearing in symptomatic congenital cytomegalovirus disease involving the central nervous system: a randomized, controlled trial. J Pediatr 143(1):16–25

31. KRINKO (2018) Prävention von Gefäßkatheter-assoziierten Infektionen bei Früh- und Neugeborenen. Bundesgesundheitsbl 61:608–626

32. Leviton A, Allred EN, Fichorova RN, Kuban KC, Michael O'Shea T, Dammann O, ELGAN study investigators (2016) Systemic inflammation on postnatal days 21 and 28 and indicators of brain dysfunction 2years later among children born before the 28th week of gestation. Early Hum Dev 93:25–32

33. Madhi SA, Polack FP, Piedra PA, Munoz FM, Trenholme AA, EAF S, et al. (2020) Respiratory syncytial virus vaccination during pregnancy and effects in infants. N Engl J Med 383(5):426–439

34. McAuley JB (2014) Congenital toxoplasmosis. J Pediatric Infect Dis Soc 3(Suppl 1):S30–S35

35. Mukhopadhyay S, Wade KC, Puopolo KM (2019) Drugs for the prevention and treatment of sepsis in the newborn. Clin Perinatol 46(2):327–347

36. Odio CM, Puig JR, Feris JM, Khan WN, Rodriguez WJ, McCracken GH Jr, Bradley JS (1999) Prospective, randomized, investigator-blinded study of the efficacy and safety of meropenem vs. cefotaxime therapy in bacterial meningitis in children. Meropenem Meningitis Study Group. Pediatr Infect Dis J 18(7):581–590

37. Ohlsson A, Lacy JB (2020) Intravenous immunoglobulin for preventing infection in preterm and/or low birth weight infants. Cochrane Database Syst Rev 1:CD000361

38. Ohlsson A, Lacy JB (2020) Intravenous immunoglobulin for suspected or proven infection in neonates. Cochrane Database Syst Rev 1:CD001239

39. Oliver SE, Cloud GA, Sanchez PJ, Demmler GJ, Dankner W, Shelton M, et al. (2009) Neurodevelopmental outcomes following ganciclovir therapy in symptomatic congenital cytomegalovirus infections involving the central nervous system. J Clin Virol 46(Suppl 4):S22–S26

40. Olsen AL, Reinholdt J, Jensen AM, Andersen LP, Jensen ET (2009) Nosocomial infection in a Danish Neonatal Intensive Care Unit: a prospective study. Acta Paediatr 98(8):1294–1299

41. Pammi M, Brocklehurst P (2011) Granulocyte transfusions for neonates with confirmed or suspected sepsis and neutropenia. Cochrane Database Syst Rev 2011(10):CD003956

42. Pammi M, Haque KN (2015) Pentoxifylline for treatment of sepsis and necrotizing enterocolitis in neonates. Cochrane Database Syst Rev (3):CD004205

43. Pammi M, Suresh G (2020) Enteral lactoferrin supplementation for prevention of sepsis and necrotizing enterocolitis in preterm infants. Cochrane Database Syst Rev 3:CD007137

44. Pan CQ, Duan Z, Dai E, Zhang S, Han G, Wang Y, et al. (2016) Tenofovir to prevent hepatitis B transmission in mothers with high viral load. N Engl J Med 374(24):2324–2334

45. Pittet D, Allegranzi B, Boyce J, World Health Organization World Alliance for Patient Safety First Global Patient Safety Challenge Core Group of Experts (2009) The World Health Organization Guidelines on Hand Hygiene in Health Care and their consensus recommendations. Infect Control Hosp Epidemiol 30(7):611–622

46. Polin RA, Committee on Fetus and Newborn (2012) Management of neonates with suspected or proven early-onset bacterial sepsis. Pediatrics 129(5):1006–1015

47. Rao SC, Srinivasjois R, Hagan R, Ahmed M (2011) One dose per day compared to multiple doses per day of gentamicin for treatment of suspected or proven sepsis in neonates. Cochrane Database Syst Rev 11:CD005091

48. Robati Anaraki M, Nouri-Vaskeh M, Abdoli Oskoei S (2021) Fluconazole prophylaxis against invasive candidiasis in very low and extremely low birth weight preterm neonates: a systematic review and meta-analysis. Clin Exp Pediatr 64(4):172–179

49. Ruan L, Chen GY, Liu Z, Zhao Y, Xu GY, Li SF, et al. (2018) The combination of procalcitonin and C-reactive protein or presepsin alone improves the accuracy of diagnosis of neonatal sepsis: a meta-analysis and systematic review. Crit Care 22(1):316

50. Schmitz T, Weizsaecker K, Feiterna-Sperling C, Eilers E, Obladen M (2006) Exposure to HIV and antiretroviral medication as a potential cause of necrotizing enterocolitis in term neonates. AIDS 20(7):1082–1083

51. Schwab F, Geffers C, Barwolff S, Ruden H, Gastmeier P (2007) Reducing neonatal nosocomial bloodstream infections through participation in a national surveillance system. J Hosp Infect 65(4):319–325

52. Shah SS, Ohlsson A, Shah VS (2012) Intraventricular antibiotics for bacterial meningitis in neonates. Cochrane Database Syst Rev 2012(7):CD004496

53. Siegfried N, van der Merwe L, Brocklehurst P, Sint TT (2011) Antiretrovirals for reducing the risk of mother-to-child transmission of HIV infection. Cochrane Database Syst Rev (7):CD003510

54. Villena I, Ancelle T, Delmas C, Garcia P, Brezin AP, Thulliez P, et al. (2010) Congenital toxoplasmosis in France in 2007: first results from a national surveillance system. Euro Surveill 15(25):19600

55. Webster J, Pritchard MA (2003) Gowning by attendants and visitors in newborn nurseries for prevention of neonatal morbidity and mortality. Cochrane Database Syst Rev 2003(3):CD003670

56. Wei HX, Wei SS, Lindsay DS, Peng HJ (2015) A systematic review and meta-analysis of the efficacy of anti-Toxoplasma gondii medicines in humans. PLoS One 10(9):e0138204

57. Zemlin M, Berger A, Franz A, Gille C, Hartel C, Kuster H, et al. (2019) Bakterielle Infektionen bei Neugeborenen. Leitlinie der GNPI, DGPI, DGKJ und DGGG. (S2k-Level, AWMF-Leitlinien-Register-Nr. 024/008, April 2018) Z Geburtshilfe Neonatol 223(3):130–144

58. Zwiauer K (2009) Prävention von CMV-Infektionen bei Frühgeborenen durch Muttermilch. Monatsschr Kinderheilkd 157:795–797

Qualitätssicherung, Regionalisierung, Ergebnisse

15

Rolf F. Maier

15.1 Maßnahmen und Organisation der Qualitätssicherung

Im Jahr 2005 hat der Gemeinsame Bundesausschuss (G-BA) die „Richtlinie über Maßnahmen zur Qualitätssicherung der Versorgung von Früh- und Reifgeborenen" (QFR-RL) beschlossen und seither mehrfach modifiziert. Diese beinhaltet ein Stufenkonzept der perinatologischen Versorgung und regelt verbindliche Mindestanforderungen an die Versorgung von Schwangeren mit Risiken und von Früh- und Reifgeborenen in Krankenhausstandorten. Ziele sind die „Verringerung von Säuglingssterblichkeit und von frühkindlich entstandenen Behinderungen" sowie die „Sicherung der Struktur-, Prozess- und Ergebnisqualität der Versorgung von Früh- und Reifgeborenen unter Berücksichtigung der Belange einer flächendeckenden, das heißt allerorts zumutbaren Erreichbarkeit der Einrichtungen" [29].

Gemäß dieser Richtlinie sind Perinatalzentren Level 1 und Level 2 sowie Perinatale Schwerpunkte (= Level 3) verpflichtet, jährlich nachzuweisen, dass sie standortbezogen die geforderten personellen und strukturellen Anforderungen erfüllen (sog. Strukturabfrage). Perinatalzentren Level 1 und Level 2 sind außerdem verpflichtet, jährlich standortbezogen die Daten ihrer frühen (bis zur Entlassung) und späten (2 Jahre nach dem errechneten Geburtstermin) Ergebnisqualität bei der Versorgung von Früh-

© Der/die Autor(en), exklusiv lizenziert an Springer-Verlag GmbH, DE, ein Teil von Springer Nature 2023
R. F. Maier et al., *Obladens Neugeborenenintensivmedizin*,
https://doi.org/10.1007/978-3-662-66572-5_15

geborenen mit einem Geburtsgewicht unter 1500 g zu veröffentlichen. Die Auswertung der Strukturen und Ergebnisse erfolgt einheitlich auf Bundesebene durch das Institut für Qualitätssicherung und Transparenz im Gesundheitswesen (IQTIG). Lassen die Ergebnisse eines Krankenhausstandortes Defizite in der Versorgung vermuten, wird dies im sog. Stellungnahmeverfahren auf Landesebene mit medizinischer Expertise geklärt [27]. Werden von einem Standort die Anforderungen im pflegerischen Bereich nicht erfüllt, werden ebenfalls auf Landesebene im sog. „Klärenden Dialog" Ursachen untersucht und Ziele zur Verbesserung vereinbart [29]. Das IQTIG stellt jeweils aktuell die Strukturabfragen, die Angaben zur pflegerischen Versorgung sowie die Ergebnisse der einzelnen Krankenhausstandorte laienverständlich auf der Internetseite www.perinatalzentren.org dar.

15.2 Regionalisierung

Die Regionalisierung der perinatalen Versorgung stellt eine effektive Maßnahme dar, um die Überlebenschance von sehr kleinen Frühgeborenen zu verbessern (E1a) [91]. Das Risiko von Tod, schwerer intraventrikulärer Blutung und nekrotisierender Enterokolitis ist am niedrigsten in Kliniken mit hohem Level und hoher Fallzahl [41].

Die vom G-BA definierten Versorgungsstufen ermöglichen eine nach dem Risikoprofil differenzierte Zuweisung von Schwangeren sowie Früh- und Reifgeborenen [29]. In der AWMF-Leitlinie 024-002 sind die Kriterien für die Verlegung von Früh- und Reifgeborenen in Krankenhäuser der adäquaten Versorgungsstufe und in der AWMF-Leitlinie 087-001 die strukturellen Voraussetzungen der perinatologischen Versorgung in Deutschland definiert [71, 89].

In Deutschland wird abweichend vom internationalen Sprachgebrauch die höchste Versorgungsstufe als Level 1 angegeben, was bei vergleichenden Studien und Diskussionen zu Missverständnissen führt.

Geht man davon aus, dass in Deutschland jährlich knapp 800.000 Kinder geboren werden, dass etwa 10 % aller Neugeborenen in eine Kinderklinik verlegt werden müssen und dass etwa ein Viertel davon intensivbehandlungsbedürftig ist, so wären für Deutschland etwa 80 Neugeborenenintensivstationen erforderlich, von denen jede pro Jahr 250 Kinder zu versorgen hätte. Geht man weiter davon aus, dass etwa 1,5 % aller Neugeborenen ein Geburtsgewicht unter 1500 g haben, so bräuchte man etwa 120 Stationen, von denen jede pro Jahr 100 dieser sehr kleinen Frühgeborenen aufnehmen würde. Somit errechnet sich ein Bedarf von etwa 80–120 Neugeborenenintensivstationen in Deutschland. Die aktuelle Zahl der Perinatalzentren ist etwa doppelt so hoch. Davon sind etwa 80 % als Level 1 und etwa 20 % als Level 2 ausgewiesen, was bedeutet, dass die sonst übliche Versorgungspyramide mit einer breiten Basis und einer schmalen Spitze auf dem Kopf steht.

15.3   Transport

15.3.1 Mütterlicher Transport

Gegenüber dem Transport des Neugeborenen hat der Transport der Mutter keine Nachteile, aber erhebliche Vorteile [38, 41, 85]:

- höhere Überlebensrate der Kinder
- geringere Häufigkeit von Hirnblutungen
- geringere Rate bleibender Behinderungen
- verkürzter Krankenhausaufenthalt
- keine weite Trennung von Mutter und Kind und erleichterte Besuche für beide Eltern
- einfachere, billigere und meist schnellere Organisation

▶   **Wichtig** Der beste Transportinkubator ist der Uterus, die Plazenta ersetzt Respirator und Infusionspumpe!

Ungefähr 75 % aller neonatalen Verlegungen und nahezu alle Frühgeburten lassen sich vor der Geburt so rechtzeitig vorhersehen, dass ein mütterlicher Transport durchgeführt werden kann. Er setzt voraus:

- vorherige Absprache mit der übernehmenden Frauenklinik und Neonatologie (Behandlungsplatz frei?)
- Möglichkeit, die Schwangere in der übernehmenden Klinik ggf. auf der Präpartalstation aufzunehmen, um die Geburt hinauszuzögern
- Möglichkeit, in der übernehmenden Klinik ggf. die Geburt ohne weitere Verzögerung, ggf. durch Kaiserschnitt, durchführen zu können
- adäquate Begleitung der Schwangeren je nach Situation, ggf. durch Hebamme oder Arzt
- Möglichkeit zur intravenösen Tokolyse während des Transportes
- rücksichtsvolle Fahrtechnik (keine Hektik; Martinshorn und Vibration vermeiden)

▶ **Wichtig** Voraussetzung für einen maternalen Transport ist ein stabiler Zustand von Mutter und Fetus. Befindet sich die Geburt bereits in der Austreibungsperiode oder ist der Fetus bereits in akuter Hypoxie, so ist nicht der Transfer, sondern die unverzügliche Entbindung angezeigt!

15.3.2 Neonataler Transport

Für unvorhersehbare Komplikationen muss das regional zuständige Perinatalzentrum Level 1 ein Reanimations- und Transportsystem organisieren, welches die lebensgefährliche Unterbrechung der postnatalen Adaptationsphase möglichst kompetent und schonend überbrückt [29]. In Ballungsgebieten kann sich die Organisation eines überregionalen Neugeborenennotarztdienstes durch eine einzige Klinik lohnen, darf aber nicht als Ersatz für den antenatalen Transfer bei bekanntem Risiko missbraucht werden.

Selbst wenn die Transportstrecke nur kurz ist (etwa von der Frühgeborenenstation zur Röntgenabteilung oder vom OP zur Intensivstation), müssen die Grundprinzipien des Neugeborenentransports beachtet werden:

- Qualität ist wichtiger als Tempo
- Begleitung durch geschultes Personal (Arzt und Pflegekraft)
- kontinuierliches Monitoring
- Einhaltung von thermoneutraler Umgebungstemperatur
- Vermeidung von Stößen oder Vibrationen

Die folgenden beiden Übersichten zeigen, welche Neugeborenen auf eine Neugeborenenintensivstation verlegt werden sollen und welche nicht.

Indikationen zum Transport auf eine Neugeborenenintensivstation
- Unreife (<37 SSW), fetale Wachstumsretardierung (<2000 g oder <10. Perzentile)
- Kardiorespiratorische Probleme (z. B. Atemstörung, Zyanose, Herzrhythmusstörung) oder Schocksymptomatik
- Geburtsasphyxie (5-Minuten-Apgar <4 Punkte, Nabelarterien-pH <7,0)
- Zerebrale Probleme (z. B. Konvulsionen, Apnoen, Meningitis, Blutungen)
- Schwerwiegende Fehlbildungen (z. B. Zwerchfellhernie, Bauchwanddefekt, gastrointestinale Atresie, Myelomeningozele)
- Begründeter Verdacht auf Infektion
- Begründeter Verdacht auf Stoffwechselstörung
- Ernährungsstörungen oder gehäuftes Erbrechen
- Temperaturregulationsstörung
- Bilirubin >15 mg/dl <48 h oder stark positiver Coombs-Test
- Bilirubin >20 mg/dl

- Hypoglykämie (<35 mg/dl <24 h; <45 mg/dl >24 h), Fetopathia diabetica
- Polyzythämie (HK >65 %) oder Anämie (HK <35 %)
- Blutungsneigung
- Entzugssymptomatik bei Drogenabusus der Mutter

Keine Indikation zur Verlegung auf eine Neugeborenenintensivstation, sofern Kind postnatal in gutem Zustand, kinderärztliche Betreuung gewährleistet und Diagnostik sowie Überwachung in der Entbindungsklinik möglich

- Mütterliche Erkrankung oder Medikation (z. B. Steroide)
- Zustand nach operativer Entbindung (Sectio, Vakuumextraktion etc.)
- Mäßige Geburtsasphyxie (Apgar 4–6 Punkte, Nabelarterien-pH ≥7,10), sofern Kind im Alter von 10 min unauffällig
- Geburtsgewicht 2000–2500 g, außer wenn <36 SSW
- Grünes Fruchtwasser, sofern keine Atemstörung vorhanden
- Nicht hämolytischer Ikterus <18 mg/dl (310 µmol/l) bei sonst asymptomatischen reifen Neugeborenen
- Nicht lebensbedrohliche Fehlbildungen oder Syndrome (z. B. Hexadaktylie, Down-Syndrom ohne begleitende Fehlbildungen, Gaumenspalte)
- Soziale Probleme (z. B. Freigabe zur Adoption)

15.3.3 Organisation und Durchführung des Transports

Ein Neugeborenennotarzteinsatz kann nicht improvisiert werden, sondern setzt grundlegende theoretische Kenntnisse und praktische Übung voraus. Von der wissenschaftlichen Fachgesellschaft

(Gesellschaft für Neonatologie und pädiatrische Intensivmedizin; GNPI) werden entsprechende zertifizierte Kurse angeboten.

Ein erfolgreicher Intensivtransport setzt gute Zusammenarbeit mit den regionalen Rettungsdiensten voraus. Nach Eintreffen in der Frauenklinik übernimmt das neonatologische Team die Verantwortung für das Neugeborene. Für die richtige Beurteilung und Behandlung des Neugeborenen auf der Intensivstation ist die schriftliche Übermittlung der Daten des Schwangerschaftsverlaufs und der Geburt unabdingbar. Ein Transportbericht, beginnend mit Datum und Uhrzeit des Telefonanrufs der Entbindungsklinik und endend mit der Einlieferung in die Neonatologie, welcher lückenlos Auskunft über alle vorgenommenen diagnostischen und therapeutischen Maßnahmen und den Zustand des Kindes vor und während des Transportes gibt, gehört in die Krankenakte des Kindes.

15.3.4 Mobile Intensivbehandlungseinheit und Notfallkoffer

Eine mobile Intensivbehandlungseinheit sollte mindestens 1 h lang unabhängig von der Intensivstation einsatzfähig sein.

Ausrüstung einer mobilen Intensivbehandlungseinheit
- Intensivtransportinkubator mit Normhalterung
- Sauerstoff- und Druckluftflasche (je mind. 3 l)
- Sauerstoffmischeinheit und -flowmeter
- Sauerstoffmessgerät
- Neugeborenenrespirator mit niedrigem Gasverbrauch und möglichst Befeuchtung
- Absauggerät mit Druckbegrenzung 0,2 bar
- Monitor für EKG, Sauerstoffsättigung, Blutdruck mit Sensor und Elektroden
- 2 Infusionsspritzenpumpen mit Leitung
- Mobiler Wärmestrahler, mindestens 400 W
- Notfallkoffer

Transportausrüstung (Notfallkoffer)
- Medikamente (je 2 Ampullen)
    - Glukose 5 %, 10 %, 20 %
    - NaCl 0,9 %
    - Ca-Glukonat 10 %
    - Aqua dest.
    - Natriumhydrogencarbonat 8,4 %
    - Adrenalin 1:10.000
    - Konakion 1 mg
    - Gentamicin
    - Ampicillin
    - Cefotaxim
    - Surfactant (im Kühlschrank lagern)
    - Minprog® (im Kühlschrank lagern)
    - Coffeincitrat
    - Vecuronium
    - Phenobarbital
    - Fentanyl
    - Chloralhydratrektiole
- Infusionen
    - Glukose 5 %, 10 %
    - NaCl 0,9 %
    - Butterfly-Kanülen 25 G, 25 G short
    - i.v. Verweilkanülen 26 G
    - Extensionsset für i.v. Verweilkanülen
    - 50-ml-Infusionsspritze/-Leitung
    - Dreiwegehahn
    - Verschlusskappen
    - Transfusionsbesteck
- Reanimation/Intubation
    - Laerdal-Beatmungsbeutel für Neugeborene mit PEEP-Ventil und Druckmanometer
    - Laerdal-Beatmungsmasken, Größe 00 und 01

- Laryngoskop Foregger (oder Negus) mit 18-mm-Griff
- Laryngoskopspatel gerade, Größe 0 und 1
- Magill-Zange für Säuglinge
- Guedel-Tuben, Größe 0, 00, 000
- Nasotrachealtuben weich, Größe 2,0, 2,5, 3,0, 3,5 mit Adapter
- Einmalschleimsauger
- Absaugkatheter Charr 6, 8, 10
- Pleuradrainage-Set (Abschn. 19.3)
- Trokarkatheter Charr 8, 10
- Nabelgefäßkatheter-Set (Abschn. 19.1)
- Nabelgefäßkatheter Charr 3,5, 5, 8
- Sonstige Materialien
  - Stethoskop
  - Thermometer
  - Hautdesinfektionsmittel, sterile Kompressen, Pflaster
  - Lanzetten, Blutgaskapillaren, EDTA-, Heparin-Röhrchen, BZ-Stix
  - Abstrichröhrchen, Blutkulturmedium, Urinbeutel
  - Diverse Injektionskanülen
  - Spritzen 1, 2, 5, 10 ml
  - Magensonden, Charr 4, 6
  - Elektrodenset, Blutdruckmanschetten 1–4
  - Einmalskalpell, sterile Schere, Nabelklemmen, Nahtmaterial
  - Schmale Armschiene
  - Sicherheitsnadeln
  - Sterile Handschuhe, Gr. 6, 7, 8
  - Ersatzbatterien, Ersatzbirnen

15.3.5 Hubschraubertransport

Gegenüber dem Transport im Rettungswagen hat der Hub-
schraubertransport erhebliche Nachteile (Enge, Dunkelheit,
Lärm, Vibration, Wärmeabstrahlung, verminderter Sauerstoffpartialdruck), sodass er für Neugeborene nur in besonderen Situationen infrage kommt (unwegsames Gelände, Gebirge, dringen-
der Langstreckentransport, z. B. in ein Herzzentrum). Das Neugeborene wird Schalldrücken >120 dB ausgesetzt. Bei >10 % der
Hubschraubertransporte von Neugeborenen treten Probleme mit
Endotrachealtubus, Beatmungsschlauch oder Glukosezufuhr auf.

15.3.6 Rücktransport

Nach Abschluss der Intensivbehandlung ist die Rückverlegung
stabiler, aber noch behandlungsbedürftiger Reif- und Frühgeborener aus dem Perinatalzentrum in die zuweisende Heimat-
klinik gefahrlos möglich und verlängert bei Frühgeborenen auch
nicht die gesamte Behandlungsdauer.

15.4 Strukturvorgaben

15.4.1 Mindestmengen

In nationalen wie auch internationalen Studien zeigte sich ein Zusammenhang zwischen der Fallzahl und den Behandlungsergeb-
nissen. Sowohl bei Geburten mit niedrigem Risiko als auch bei
Risikogeburten sinkt die Sterblichkeit von Früh- und Reifgeborenen mit zunehmender Fallzahl der Einrichtung [7, 8, 35,
36, 41, 59, 68, 90, 91]. In kleineren Einrichtungen ist auch die
Rate an höhergradigen Hirnblutungen, periventrikulärer Leukomalazie und nekrotisierender Enterokolitis höher [39, 41, 59, 65].
Trotzdem ist die Festlegung einer Mindestmenge für sehr kleine
Frühgeborene in Perinatalzentren Level 1 in Deutschland nach
wie vor umstritten. Derzeit gilt eine Mindestmenge von 14 Früh-

geborenen mit einem Gewicht unter 1250 g. Diese Zahl soll laut G-BA-Beschluss in 2023 auf 20 und ab 2024 auf 25 angehoben werden [28].

15.4.2 Personelle Voraussetzungen

Schichtdienst Intensivmedizin bedeutet Versorgung durch geschultes Personal rund um die Uhr. Dies lässt sich nur durch einen Schichtdienst von ärztlichem und pflegerischem Team regeln. Die nächtliche Versorgung der Intensivpatienten durch einen ärztlichen Bereitschaftsdienst, der sich möglicherweise beim Auftreten eines Spannungspneumothorax auf einer anderen Station, in der Notaufnahme oder im Bett befindet, ist keine Lösung, da sie der definitionsgemäßen Aufgabe einer Intensivstation nicht entspricht.

Reanimations- und Transportdienst Für Kreißsaal, Reanimations- und Transportdienst benötigt man einen zusätzlichen Bereitschaftsdienst durch einen erfahrenen Arzt und eine Intensivpflegekraft. Dieser Dienst kann keinesfalls aus der laufenden Schicht der Intensivstation entnommen werden, da diese sonst während des möglicherweise mehrstündigen Einsatzes personell unterbesetzt wäre.

Personalbedarf Ein beatmetes Frühgeborenes wie auch ein Reifgeborenes mit Mekoniumaspirationssyndrom oder Zwerchfellhernie beansprucht eine Pflegekraft pro Schicht ganz für sich allein, egal wie viele Pflegende die Station hat. Bei der Aufnahme benötigt ein schwer krankes Kind häufig sogar 2 Pflegende und 1 Arzt (und den Oberarzt) mehrere Stunden lang.

Das Verhältnis von Pflegenden und Patienten beeinflusst die Ergebnisse einer neonatologischen Intensivstation [32, 81, 86].

Der G-BA hat für Frühgeborene mit einem Geburtsgewicht <1500 g in jeder Schicht einen Pflegeschlüssel von 1:1 vorgeschrieben, wenn sie intensivbehandlungsbedürftig sind, und einen Pflegeschlüssel von 1:2, wenn sie intensivüberwachungsbedürftig sind. Für intensivbehandlungsbedürftige Frühgeborene >1500 g und Reifgeborene wurde kein Pflegeschlüssel definiert, sondern Pflegepersonal „in ausreichender Zahl entsprechend dem tatsächlichen Pflegebedarf" vorgeschrieben [29].

Qualifikation und Einarbeitung Ärzte sollten möglichst nicht im 1. Jahr der Facharztweiterbildung auf der neonatologischen Intensivstation eingesetzt werden, sondern müssen mit der technischen Seite der Pädiatrie ebenso wie mit dem Informationsfluss im Krankenhaus vertraut sein. Die unmittelbare Einarbeitung auf der Neugeborenenintensivstation vor der ersten Nachtschicht sollte 4 Wochen nicht unterschreiten.

Die Überlebensrate von Frühgeborenen hängt von der Qualifikation der Pflegenden ab. Deshalb fordert der G-BA, dass mindestens 40 % der Pflegenden über eine Fachweiterbildung für „Pädiatrische Intensivpflege" verfügen müssen und dass in jeder Schicht mindestens eine Pflegende mit dieser Qualifikation auf der Station eingesetzt ist [29]. Dafür ist in Deutschland dringend ein Ausbau der Weiterbildungsplätze erforderlich, am besten im Verbund von benachbarten Kliniken.

Außerdem hat es sich bewährt, auf einer neonatologischen Intensivstation Funktionspflegepersonal für spezielle Aufgaben weiterzubilden, z. B.:

- Anleitung und Überwachung von Hygiene und Desinfektion
- Qualitätssicherung
- Einarbeitung und Anleitung von neuen Pflegekräften
- Planung und Koordination der Weiterbildung
- Stillberatung
- Elternberatung

15.5 Wirtschaftlichkeit

15.5.1 Kosten der Neugeborenenintensivmedizin

Neugeborenenintensivmedizin ist teuer, wobei die Kosten umgekehrt proportional zum Gestationsalter bzw. Geburtsgewicht sind: In einer internationalen Metaanalyse zeigten sich Kosten der initialen Krankenhausbehandlung für ein Frühgeborenes mit 24 SSW in Höhe von $ 111.152–576.972 [64]. Im deutschen DRG-System können die Kosten für ein instabiles, sehr unreifes Frühgeborenes leicht die Grenze von € 100.000 übersteigen.

Aufgrund der hohen Fallpauschalen entsteht oft der Eindruck, man könnte mit der Behandlung sehr kleiner Frühgeborener Gewinn erzielen. Dieser Eindruck ist falsch, da die Fallpauschalen kontinuierlich an die entstehenden Kosten angepasst werden (Kalkulationskrankenhäuser) und Gewinn nur dann erzielt werden könnte, wenn die Kinder suboptimal versorgt würden.

15.5.2 Verweildauer und Wiederaufnahmerate

In den ersten Lebensjahren erkranken Frühgeborene gehäuft an Infektionen, Atemwegsproblemen und Ernährungsstörungen. Die Rate an späteren Krankenhausaufenthalten ist umgekehrt proportional zum Gestationsalter gegenüber reifen Neugeborenen deutlich erhöht [13]. Auch die Inanspruchnahme von ambulanten Gesundheitsleistungen ist bei Frühgeborenen in den ersten Lebensjahren hoch [78]. Unter dem Druck der Fallpauschalenfinanzierung wurde in Deutschland seit Jahren die initiale Hospitalisierungsdauer von Frühgeborenen verkürzt [47], mancherorts erhöhte sich dadurch die Wiederaufnahmerate. Aus diesem Grund ist es wichtig, für die Familien der sehr kleinen Frühgeborenen ein sozialmedizinisches Netz für die Zeit nach der Entlassung zu knüpfen (Kap. 17).

15.5.3 Volkswirtschaftliche Bedeutung

Die hohen Kosten der Neugeborenenintensivmedizin sind durch
das Behandlungsziel völlig gerechtfertigt. Die Verhütung bleibender Behinderungen hat außer ihrer menschlichen und medizinischen Priorität auch volkswirtschaftliche Bedeutung: Ein schwer
zerebralgeschädigtes Kind verursacht im Laufe seines Lebens Be-
handlungs- und Pflegekosten in Millionenhöhe. Wird durch eine
Neugeborenenintensivstation mit der Kapazität von 6 Betten auch
nur eine einzige schwere zerebrale Schädigung pro Jahr verhindert,
so ist, volkswirtschaftlich gesehen, damit der Betrieb dieser Station bereits „finanziert".

15.6 Neugeborenensterblichkeit

15.6.1 Definitionen

Mortalität ist die Sterblichkeit in einer Population, im vorliegenden Fall in einer bestimmten Altersgruppe. Seit 1977 sind
die Definitionen von der Weltgesundheitsorganisation (WHO)
international verbindlich und einheitlich festgelegt.
  Letalität ist die Sterblichkeit bezogen auf eine Diagnose bzw.
eine Gruppe von Patienten an einer Klinik.

Neonatale Sterblichkeit In den ersten 28 Lebenstagen Gestorbene je 1000 Lebendgeborene.

- *Neonatale Frühsterblichkeit:* in den ersten 7 Lebenstagen Gestorbene je 1000 Lebendgeborene
- *Neonatale Spätsterblichkeit:* von Tag 8 bis Tag 28 Gestorbene
  je 1000 Lebendgeborene

Nachsterblichkeit Von Tag 29 bis 12 Monate Gestorbene je
1000 Lebendgeborene.

Säuglingssterbeziffer Im 1. Lebensjahr Gestorbene je 1000 Lebendgeborene.

Perinatale Sterblichkeit Vor und während der Geburt Gestorbene und Totgeborene und in den ersten 7 Lebenstagen Gestorbene je 1000 Lebend- und Totgeborene.

Fetoinfantile Sterblichkeit Totgeborene und im 1. Lebensjahr Gestorbene je 1000 Lebend- und Totgeborene.

15.6.2 Internationaler Vergleich

Neugeborenen- und Säuglingssterblichkeit sind ein Maß für die Qualität der prä-, peri- und postnatalen Versorgung des Fetus und des Neugeborenen. Tab. 15.1 zeigt einen internationalen Vergleich aller EU-Staaten sowie einiger ausgewählter Nicht-EU-Länder. Daraus geht hervor, dass in den meisten Ländern bedeutende Fortschritte erzielt wurden. Die Tabelle zeigt die seit Jahrzehnten unveränderte Spitzenposition der skandinavischen Länder und Japans sowie ein weiter bestehendes Verbesserungspotenzial in Deutschland.

15.6.3 Situation in Deutschland

Die Säuglingssterblichkeit in Deutschland ist während der letzten 60 Jahre von knapp 60 auf unter 4:1000 Lebendgeborene zurückgegangen. Dies ist überwiegend auf eine deutliche Senkung der Neugeborenensterblichkeit zurückzuführen, die wiederum auf einer verbesserten, wenn auch noch nicht optimalen Regionalisierung beruht, d. h. der Bildung personell und apparativ gut ausgestatteter, genügend großer Perinatalzentren, in denen Risikoschwangere betreut und Frühgeborene sowie schwer kranke Reifgeborene behandelt werden (Abschn. 15.1). Tab. 15.2 zeigt die Säuglingssterblichkeit im Jahr 2020 in den einzelnen Bundesländern.

Tab. 15.1 Neonatale und Säuglingssterblichkeit im internationalen Vergleich (je 1000 Lebendgeborenen). (Quelle WHO)

	1980		1990		2000		2010		2020	
	Neonatal	Säuglinge	Neonatal	Säuglinge	Neonatal	Säuglinge	Neonatal	Säuglinge	Neonatal	Säuglinge
Belgien	7,64	12,27	4,60	8,35	2,96	4,78	2,33	3,63	2,39	3,44
Bulgarien	10,44	19,63	8,03	14,63	7,90	14,36	5,09	9,02	2,97	5,14
Dänemark	5,28	8,24	4,38	7,38	3,50	4,73	2,85	3,48	2,51	3,13
Deutschland	5,51	12,57	3,38	6,98	2,77	4,38	2,31	3,47	2,25	3,10
Estland	-	17,75	9,80	13,96	5,30	8,66	2,09	3,61	0,93	1,65
Finnland	5,12	7,13	3,86	5,53	2,48	3,52	1,66	2,46	1,35	1,88
Frankreich	5,74	10,12	3,62	7,48	2,75	4,09	2,33	3,11	2,56	3,45
Griechenland	13,39	16,98	6,45	9,09	3,94	5,61	2,14	3,45	2,44	3,58
Irland	7,45	11,99	4,72	7,63	4,02	5,98	2,48	3,55	1,98	2,62
Italien	11,33	14,22	6,45	8,36	3,47	4,73	2,42	3,37	1,72	2,47
Kroatien	-	-	8,16	11,19	5,55	7,16	3,57	4,69	3,01	3,87
Lettland	7,48	15,29	8,34	13,21	7,13	11,51	4,20	6,52	2,26	3,44
Litauen	-	16,03	7,94	12,01	4,55	8,56	2,94	4,88	1,91	2,68
Luxemburg	6,52	11,21	4,26	7,38	2,29	3,74	1,55	2,33	1,68	2,28
Malta	11,43	15,03	7,54	9,99	5,18	6,86	4,45	5,85	4,30	5,63
Niederlande	5,74	8,76	4,62	6,79	3,84	5,13	2,78	3,73	2,73	3,58
Norwegen	5,06	8,17	3,98	7,02	2,68	3,94	1,87	2,66	1,28	1,79
Österreich	8,90	13,86	4,60	8,03	3,09	4,59	2,51	3,58	2,30	2,97

Polen	13,84	21,03	11,14	15,18	5,75	8,07	3,59	5,14	2,69	3,74
Portugal	15,22	22,76	7,26	11,55	3,39	5,53	2,12	3,06	1,80	2,73
Rumänien	-	28,51	16,11	24,54	10,51	18,12	5,41	10,53	3,48	5,63
Schweden	4,95	7,14	3,50	5,85	2,32	3,40	1,62	2,51	1,45	2,15
Slowakei	-	-	8,64	12,62	5,04	8,19	3,34	5,77	2,96	4,69
Slowenien	-	-	5,75	8,77	3,25	4,56	1,78	2,65	1,23	1,76
Spanien	8,93	12,37	4,93	7,43	2,82	4,37	2,12	3,15	1,70	2,71
Tschechien	-	-	7,24	10,32	2,70	4,50	1,68	2,73	1,56	2,32
Ungarn	16,91	21,32	11,18	15,20	5,76	8,67	3,39	5,07	2,12	3,36
Zypern	-	17,04	6,36	10,03	3,69	5,61	1,93	2,84	1,64	2,25
Großbritannien	7,45	12,07	4,48	7,91	3,78	5,57	3,04	4,42	2,74	3,62
Israel	9,98	15,40	6,28	9,69	3,58	5,58	2,39	3,67	1,91	2,90
Schweiz	5,53	8,38	3,91	6,63	3,47	4,68	3,15	3,91	2,81	3,52
Türkei	44,29	89,67	33,08	55,54	18,17	30,93	8,95	15,53	5,04	8,13
Australien	7,06	10,79	4,64	7,58	3,52	5,11	2,72	3,99	2,37	3,14
Japan	4,93	7,38	2,55	4,58	1,76	3,28	1,09	2,36	0,85	1,82
Kanada	6,72	10,34	4,37	6,81	3,75	5,27	3,76	4,97	3,18	4,38
USA	8,39	12,61	5,76	9,39	4,62	7,11	4,10	6,25	3,38	5,44

Tab. 15.2 Säuglingssterblichkeit pro 1000 Lebendgeborene im Bundesvergleich, im Jahr 2020. (Quelle: Statistisches Bundesamt Wiesbaden)

Bundesland	Lebendgeborene	Totgeborene	Frühsterblichkeit (Tag 1–7)	Spätsterblichkeit (Tag 8–28)	Nachsterblichkeit (Tag 29–12 Monate)	Säuglingssterblichkeit (im 1. Lebensjahr)
Baden-Württemberg	108 024	398	1,8	0,5	0,7	3,0
Bayern	128 764	478	1,6	0,3	0,8	2,7
Berlin	38 693	167	1,4	0,5	0,9	2,8
Brandenburg	18 998	87	1,5	0,3	1,0	2,8
Bremen	6 968	50	2,6	1,0	1,6	5,1
Hamburg	20 431	64	1,7	0,7	1,2	3,6
Hessen	59 389	231	1,3	0,6	0,8	2,7
Mecklenburg-Vorpommern	12 061	58	2,3	0,4	0,8	3,5
Niedersachsen	74 119	314	2,2	0,4	0,8	3,5

Nordrhein-Westfalen	170 038	760	2,0	0,4	0,9	3,4
Rheinland-Pfalz	37 632	154	2,1	0,5	0,9	3,5
Saarland	8 155	24	1,3	0,4	0,9	2,6
Sachsen	33 383	141	0,8	0,3	0,8	1,9
Sachsen-Anhalt	16 113	73	1,5	0,9	1,6	4,0
Schleswig-Holstein	24 385	90	1,7	0,4	1,1	3,2
Thüringen	15 991	73	1,6	0,4	0,6	2,5
Deutschland	773 144	3 162	1,8	0,4	0,9	3,1

15.7 Interpretation der Daten zur Prognose von sehr kleinen Frühgeborenen

Die Daten zur Prognose von Frühgeborenen mit einem Gestationsalter <32 SSW bzw. einem Geburtsgewicht <1500 g sind nicht
einfach zu interpretieren. Am ehesten lassen sich noch Aussagen
zur Sterblichkeit machen. Aber auch dabei muss stets die Bezugspopulation berücksichtigt werden [21]: Um korrekte und realisti-
sche Überlebensraten sehr kleiner Frühgeborener zu erhalten,
müssen alle Lebendgeborenen, noch besser alle Geburten (inklusive Totgeborene) berücksichtigt werden. Dagegen beziehen
sich die Überlebensraten oft auf die in die Neonatologie aufgenommenen Kinder und lassen die bereits im Kreißsaal Verstorbenen und noch häufiger die unter der Geburt Verstorbenen
außer Acht. Dies betrifft insbesondere die extrem kleinen (<500 g)
und extrem unreifen (<24 SSW) Frühgeborenen, von denen ein
großer Teil bereits im Kreißsaal verstirbt [46]. Darüber hinaus ist
der Stichtag hinsichtlich des Überlebens in den Publikationen
unterschiedlich (Lebenstag 28, Entlassung von der Intensivstation, Entlassung nach Hause, Zeitpunkt der Nachuntersuchung). Die zahlreichen Studien zur Langzeitprognose von sehr
kleinen Frühgeborenen kommen zu unterschiedlichen, teilweise
auch widersprüchlichen Ergebnissen. Die Interpretation von
Nachuntersuchungsergebnissen ist problematisch, da:

- häufig hochgradig selektierte Population
- häufig fehlende Kontrollgruppe
- unterschiedliche Bezugspopulation (lebend geboren oder lebend entlassen)
- unterschiedlich hohe Beteiligungsrate
- unterschiedliche Untersuchungszeitpunkte und -zeiträume
- unterschiedliche Untersuchungsinstrumente
- unterschiedliche Definitionen von Behinderung

Die Studienpopulationen sind häufig klein, heterogen und
haben unterschiedliche Ein- und Ausschlusskriterien [75]. Auch
die Zielgrößen variieren: Teilweise wird bei Entwicklungs-

störungen differenziert zwischen Kognition, Sprache, Motorik, Zerebralparese, Verhalten, Blindheit, Taubheit, teilweise werden aber auch pauschale Aussagen gemacht. Altersspezifische Messinstrumente sind nicht immer für verschiedene Länder und Sprachen validiert. Je nach Testinstrument wurden in der gleichen Population von Frühgeborenen motorische Behinderungen zwischen 24 % und 42 % diagnostiziert [25]. Die 2. Auflage der Bayley-Scales zeigte bei gleichen Cut-offs höhere Raten an Entwicklungsstörungen als die 3. Auflage [61].

Bei Nachuntersuchungen nimmt in vielen Studien die Beteiligung im Laufe der Zeit zum Teil beträchtlich ab. Dies betrifft vor allem Knaben sowie Mütter mit Migrationshintergrund, mehreren Geburten, niedrigem Alter und niedrigem sozioökonomischem Status [84]. Bei geringerer Beteiligung wird die Rate an Behinderungen überschätzt [30]. Eltern scheinen sich somit weniger an den Nachuntersuchungen zu beteiligen, wenn ihre Kinder keine erkennbaren Probleme haben.

Die Entwicklung von Kerndatensätzen könnte die Vergleichbarkeit von Langzeitstudien erhöhen [6, 92].

Scores zur frühen Vorhersage der späteren Entwicklung von Frühgeborenen haben sich bisher nicht als erfolgreich erwiesen [33].

▶ **Wichtig** Populationsbezogene statistische Auswertungen erlauben nicht, das Schicksal des einzelnen Kindes vorherzusagen, und sollten nicht vergessen lassen, dass dieses hochgradig von ererbten Fähigkeiten, sozialem Umfeld und Förderung in Familie und Schule abhängen wird.

15.8 Zeitliche Trends in der Prognose von sehr kleinen Frühgeborenen

In den vergangenen 5 Dekaden ist die Überlebenschance von Frühgeborenen kontinuierlich gestiegen. Gleichzeitig ist die für ein Überleben überhaupt und für ein Überleben ohne Behinderung als kritisch angesehene Grenze für Gestationsalter und Geburtsgewicht kontinuierlich auf inzwischen 400 g bzw. 22 vollendete Schwangerschaftswochen gesunken und damit auch die Grenze, an der intensivmedizinische Maßnahmen bei Frühgeborenen eingeleitet werden. In vielen Ländern wurde eine „Grauzone" der Unreife definiert, in der die Entscheidung über den Beginn einer Intensivtherapie schwierig ist und gemeinsam mit den Eltern erarbeitet werden soll. Diese „Grauzone" liegt derzeit in Deutschland bei 22 + 0 bis 24 + 6 Wochen unter Einbeziehung des Geburtsgewichtes [11] (Abschn. 16.6).

Die Befürchtung, dass die gestiegene Überlebenschance mit einer Häufung von Behinderung unter den Überlebenden erkauft werde, hat sich bei zahlreichen Nachuntersuchungen weltweit als unbegründet erwiesen. In den meisten industrialisierten Ländern ist die Überlebensrate vor allem bei Kindern mit 23–25 SSW gestiegen und die Morbidität bei den Überlebenden vor allem bei Kindern mit 25–31 SSW gesunken und bei Kindern mit 22–25 SSW etwa gleichgeblieben [15, 18, 83]. In Schweden stieg zum Beispiel die 1-Jahres-Überlebensrate bei Lebendgeborenen mit 22–26 SSW vom Zeitraum 2004–2007 zum Zeitraum 2014–2016 von 70 % auf 77 % und die Überlebensrate ohne signifikante neonatale Morbidität von 32 % auf 38 % [58]. Insofern ist mit dem Anstieg der Überlebensrate zwar die absolute Zahl an Überlebenden mit Behinderung gestiegen, aber vor allem auch die Zahl an Überlebenden ohne Behinderung.

Zu beachten ist, dass mit Einführung der Surfactant-Behandlung eine grundsätzliche Änderung aufgetreten ist, sodass die Ergebnisse von Nachuntersuchungen bei Frühgeborenen, die vor der Surfactant-Ära (vor 1988) behandelt wurden, heute nicht mehr repräsentativ sind.

15.9 Überleben von sehr kleinen Frühgeborenen

Die Überlebensrate Frühgeborener mit einem Gestationsalter <32 SSW bzw. <1500 g Geburtsgewicht liegt in Deutschland derzeit bei etwa 90 %. Tab. 15.3 zeigt die Anzahl und die Sterblichkeit sehr kleiner Frühgeborener in Deutschland im Jahr 2020.

Tab. 15.3 Anzahl (n) sowie Sterblichkeit (%) von sehr kleinen lebendgeborenen Frühgeborenen in Deutschland im Jahr 2020. (Quelle IQTIG)

Gewicht/SSW	<22	22	23	24	25	26	27	28	29	30	31	≥32	Gesamt
<500 g (n)	185	95	136	83	73	46	27	15	5	≤3	0	4	670
Verstorben (%)	100	80,0	41,9	34,9	27,4	23,9	22,2	40,0	20,0	100	-	0	58,5
500–749 g (n)	4	68	272	427	322	199	118	88	35	14	8	6	1561
Verstorben (%)	100	72,1	43,4	19,4	13,7	8,5	11,0	8,0	8,6	14,3	12,5	16,7	21,9
750–999 g (n)	≤3	≤3	9	82	299	493	385	306	221	121	55	61	2034
Verstorben (%)	100	100	33,3	18,3	11,7	6,3	7,3	2,0	5,9	1,7	1,8	9,8	6,9
1000–1249 g (n)	0	0	0	7	10	98	334	419	442	346	262	293	2211
Verstorben (%)	-	-	-	0	50,0	8,2	3,3	3,6	1,8	0,9	3,8	2,4	3,0
1250–1499 g (n)	0	0	0	0	0	≤3	35	256	523	686	626	1116	3245
Verstorben (%)	-	-	-	-	-	0	8,6	2,3	2,3	1,5	0,6	2,4	1,9
Gesamt (n)	190	164	417	599	704	839	899	1084	1226	1168	951	1480	9721
Verstorben (%)	100	76,8	42,7	21,2	14,8	8,0	6,8	3,7	3,0	1,5	1,7	2,8	10,3

Insgesamt finden sich erhebliche Unterschiede in der Mortalität von sehr kleinen Frühgeborenen zwischen Ländern, Regionen und einzelnen Zentren [20, 21]. Entscheidenden Einfluss auf das Überleben haben Gestationsalter und Geburtsgewicht, insbesondere bei den Frühgeborenen <28 SSW und <1000 g. Die Überlebensrate an der Grenze der Überlebensfähigkeit (unter 26 SSW) hängt sehr stark davon ab, wie aktiv vorgegangen wird.

Als prognostisch günstige Faktoren für das Überleben haben sich erwiesen: weibliches Geschlecht, pränatale Steroide, Tokolyse, Surfactant-Substitution. Prognostisch ungünstig sind hingegen männliches Geschlecht, fetale Wachstumsretardierung, Mehrlinge, Chorioamnionitis, Hypothermie [23, 43, 80, 93, 94]. Vorangehende assistierte Reproduktionsmaßnahmen scheinen die Prognose Frühgeborener zu verschlechtern [37, 60]. Eine konsequente Beachtung und Einhaltung evidenzbasierter Behandlungsmethoden bei sehr unreifen Frühgeborenen verringert die Mortalität und die Morbidität [95].

15.10 Neonatale Morbidität bei sehr kleinen Frühgeborenen

Zu den typischen in den ersten Lebenswochen auftretenden Erkrankungen bei sehr kleinen Frühgeborenen zählen die intraventrikuläre Blutung (IVH; Abschn. 10.6.4), die periventrikuläre Leukomalazie (PVL; Abschn. 10.8), die nekrotisierende Enterokolitis (NEC; Abschn. 7.7), die Frühgeborenenretinopathie (ROP; Abschn. 3.10) und die bronchopulmonale Dysplasie (BPD; Abschn. 5.6). Tab. 15.4 zeigt die Häufigkeit dieser Erkrankungen im Deutschland im Jahr 2020. Im Vergleich zu reifen Neugeborenen haben auch sog. „späte" Frühgeborene mit einem Gestationsalter von 35–36 Wochen ein erhöhtes Risiko für neonatale Morbidität [53].

Tab. 15.4 Häufigkeit (%) von typischen Erkrankungen bei Frühgeborenen <1500 g in Deutschland im Jahr 2020. (Quelle IQTIG)

Morbidität/SSW	22	23	24	25	26	27	28	29	30	31	≥32	Gesamt
Nicht im Kreißsaal verstorben (n)	83	363	591	699	832	895	1079	1221	1164	948	1477	9352
Verweildauer >2 Tage und Schädelsonografie durchgeführt (n)	49	319	541	652	804	858	1047	1187	1134	916	1421	8928
IVH I° (%)	14,3	8,5	11,5	9,4	8,3	8,0	8,3	6,2	4,7	4,3	3,0	6,6
IVH II° (%)	16,3	12,2	12,2	8,4	6,7	3,6	2,9	2,0	1,8	1,1	0,4	3,8
IVH III° (%)	14,3	10,3	8,5	5,8	5,7	3,2	1,6	1,0	1,0	0,4	0,1	2,7
PVH/IVH IV° (%)	16,3	15,1	9,4	7,7	4,6	4,7	2,0	1,3	0,4	0,6	0,7	3,3
PVL (%)	4,1	7,2	4,3	4,3	2,5	2,5	1,7	2,0	1,0	0,4	0,4	2,0
OP eines Hydrozephalus (n)	≤3	9	16	16	19	23	14	5	7	≤3	≤3	115
Ophthalmologische Untersuchung (n)	38	220	426	551	698	769	938	1016	910	590	419	6575
ROP I° (%)	21,1	22,3	20,9	25,8	22,2	21,1	16,4	13,5	9,1	10,7	6,7	16,3
ROP II° (%)	36,8	30,5	29,1	22,0	14,6	11,7	5,9	3,6	1,8	2,2	1,2	9,8
ROP III° (%)	39,5	29,6	21,4	15,6	5,0	1,2	2,5	0,6	0,1	0,2	0,2	5,1
ROP IV° (%)	0	0,5	0,2	0,4	0	0	0	0	0	0	0	0,1
ROP V° (%)	0	0	0	0,9	0	0,3	0,1	0	0	0	0	0,1
OP einer ROP (n)	7	43	47	48	17	10	10	≤3	0	0	≤3	184
NEC II°oder III° (%)	3,6	9,4	9,1	7,4	6,4	2,4	2,0	0,9	1,8	1,5	1,4	3,3
OP einer NEC (n)	4	27	41	39	33	16	11	9	11	6	6	203
Moderate oder schwere BPD (%)	21,7	26,5	26,4	22,8	12,1	7,0	4,2	2,7	1,3	1,2	0,6	7,6

15.11 Langzeitprognose von sehr kleinen Frühgeborenen

Entscheidend für die Bewertung ist ein behinderungsfreies Überleben bezogen auf alle Lebendgeborenen. Bei vielen Studien zur Langzeitentwicklung ist jedoch die neonatale Sterblichkeit nicht angegeben.

15.11.1 Risikofaktoren für Entwicklungsstörungen

Wie die Überlebensrate hängt auch die motorische und kognitive Entwicklung sehr stark vom Gestationsalter bzw. vom Geburtsgewicht ab [3, 22]. Weitere Risikofaktoren für eine Entwicklungsstörung bei Frühgeborenen sind

- männliches Geschlecht
- fetale Wachstumsretardierung [72]
- fehlende antenatale Steroide bei sehr unreifen Frühgeborenen (im Gegensatz zu späten Frühgeborenen und Reifgeborenen, bei denen antenatale Steroide eher einen Risikofaktor darzustellen scheinen) [57, 67]
- intraventrikuläre Blutung Grad 3–4, periventrikuläre Leukomalazie [22]
- postnatale Wachstumsretardierung
- subnormales Kopfwachstum [63]
- nekrotisierende Enterokolitis, insbesondere mit operativer Behandlung [50]
- bronchopulmonale Dysplasie [22]
- Dexamethason während der ersten Lebenswoche [19]

Oft bleiben soziale Begleitvariablen unberücksichtigt. Ein niedriger Bildungsstand der Mutter zählt jedoch zu den wichtigsten Risikofaktoren für eine kognitive und sprachliche Entwicklungsstörung [22, 74, 76].

Mit zunehmendem Alter wird der Einfluss von perinatalen Risikofaktoren auf die kognitive Entwicklung von sehr unreifen Frühgeborenen geringer, während Umweltfaktoren wie der sozioökonomische Hintergrund der Familie an Bedeutung gewinnen [45].

15.11.2 Intellektuelle und motorische Entwicklung

In einer populationsbasierten Studie von Frühgeborenen <31 SSW bzw. <1500 g waren im korrigierten Alter von 2 Jahren 64 % ohne entwicklungsneurologische Behinderung und 90 % ohne schwere entwicklungsneurologische Behinderung [62]. In einer Übersicht von 43 Publikationen aus den Jahren 2000–2010 mit 34.185 Frühgeborenen mit einem Geburtsgewicht <1000 g zeigten sich Behinderungsraten (definiert als Bayley Scales II <2 SD oder Zerebralparese oder Sehbehinderung oder Hörbehinderung) im Alter von 18–24 Monaten zwischen 12,4 % und 57,5 % [30]. Allerdings finden sich im Alter von 2 Jahren häufig verdächtige Befunde, die bei der Einschulung nicht mehr nachweisbar sind, während Intelligenzminderung, Sprachprobleme und Verhaltensauffälligkeiten erst später auffallen. Frühgeborene Kinder haben ein 10–40 % erhöhtes Risiko für kognitive Defizite, ein 25 % erhöhtes Risiko für Sprachstörungen und ein 8–75 % erhöhtes Risiko für geringere Schulleistungen im Vergleich zu Reifgeborenen [56]. Frühgeburtlichkeit ist assoziiert mit eingeschränkten akademischen Leistungen wie Lesen und Rechnen [51].

In eine neuere Metaanalyse wurden 30 Publikationen einbezogen mit insgesamt 10.293 Frühgeborenen, die nach 2006 mit einem Gestationsalter <32 SSW oder einem Geburtsgewicht <1500 g geboren und im Alter von 18 Monaten bis 6 Jahren nachuntersucht wurden [61]. Einen Auszug aus den Ergebnissen dieser Metaanalyse gibt Tab. 15.5. Von besonderer Bedeutung auch hinsichtlich der Beratung der Eltern ist die Prognose von extrem unreifen Frühgeborenen. In einer Metaanalyse von 65 Studien aus den Jahren 2000 – 2017 mit Daten zum Überleben und zur Entwicklung bis zum Alter von 18 – 36 Monaten lag bei Geburt mit

Tab. 15.5 Metaanalyse von Entwicklungsdaten sehr unreifer bzw. sehr kleiner Frühgeborener. Gepoolte Prävalenz (% mit 95% Konfidenzintervall). (Modifiziert nach [61])

	<28 SSW	28–32 SSW	<1000 g	1000–1500 g	<32 SSW/<1500 g
Kognitive Einschränkung (gesamt)	29,4 (7,5–68,0)	14,3 (8,2–23,7)	22,4 (9,7–43,6)	14,1 (7,3–25,4)	16,9 (10,4–26,3)
Moderate/schwere kognitive Einschränkung	10,9 (6,1–18,6)	5,8 (2,7–12,0)	9,5 (5,9–15,0)	5,6 (2,1–14,1)	8,2 % (5,5–12,0)
Motorische Einschränkung (gesamt)	44,5 (14,2–79,5)	16,4 (11,1–23,7)	34,4 (18,5–54,6)	13,3 (7,6–22,2)	20,6 (13,9–29,4)
Moderate/schwere motorische Einschränkung	11,2 (7,0–17,4)	6,3 (4,3–9,3)	10,6 (6,5–16,7)	5,5 (3,3–9,1)	8,6 (6,0–12,1)
Zerebralparese	10,0 (8,1–12,2)	4,5 (3,3–6,3)	8,4 (6,6–10,7)	4,2 (2,9–6,2)	6,8 (5,5–8,4)

22 SSW die mittlere Überlebensrate bei 7,3% der Lebendgeborenen und bei 24,1% der in die Neonatologie aufgenommenen Kinder und bei Geburt mit 27 SSW bei 90,1% der Lebendgeborenen und bei 90,2% der in die Neonatologie aufgenommenen Kinder. Unter den Überlebenden sank die Rate von schwerer Behinderung von 36,3 % auf 19,1 % bei 22–24 SSW und von 14,0 % auf 4,2 % bei 25–27 SSW. Das mittlere Überleben ohne Behinderung stieg bei Lebendgeborenen von 1,2 % auf 9,3 % bei 22–24 SSW und von 40,6 % auf 64,2 % bei 25–27 SSW [54].

In der schwedischen EXPRESS-Studie überlebten von 707 Kindern mit einem Gestationalter <27 SSW insgesamt 491 (69 %). Von den Überlebenden wurden 491 (94 %) im Alter von 2½ Jahren nachuntersucht. 73 % hatten keine oder nur eine milde Behinderung [79]. Von 811 Frühgeborenen <26 SSW aus der britischen EPICURE-Studie überlebten 307 und 219 (71 %) wurden bis zum Alter von 11 Jahren nachuntersucht. Die Prävalenz einer schweren funktionalen Behinderung lag bei 46 % mit 6 Jahren und bei 45 % mit 11 Jahren. Nach Korrektur für Ausfälle errechnet sich, dass die Hälfte der Kinder frei von einer schweren Behinderung war, 17 % hatten eine Zerebralparese [42].

15.11.3 Verhalten

Bei sehr kleinen Frühgeborenen ist im späteren Leben die Rate an Verhaltensauffälligkeiten, insbesondere Autismus-Spektrum-Störung (ASD) und Aufmerksamkeitsdefizit-/Hyperaktivitätsstörung (ADHS), höher als bei Reifgeborenen, wobei die Studienlage allerdings nicht einheitlich ist. Das Risiko ist höher, wenn zusätzlich motorische oder kognitive Störungen oder soziale Probleme bestehen [34].

Mit 6–7 % ist die Prävalenz von ASD bei Frühgeborenen etwa 3-fach höher als bei einer pädiatrischen Durchschnittspopulation [1, 44]. Als Risikofaktoren wurden auf Seiten des Kindes männliches Geschlecht, fetale Wachstumsretardierung und kognitive Behinderung [14] und auf Seiten der Mutter Alter, Familienstand, Bildungsstand, Nikotinabusus sowie psychiatrische Erkrankungen identifiziert [10].

ADHS wird bei Frühgeborenen etwa doppelt so häufig diagnostiziert wie bei Reifgeborenen [3, 26]. Dabei war in einer populationsbasierten Kohorte im Alter von 8 Jahren Frühgeburtlichkeit mit Aufmerksamkeitsstörung, aber nicht mit Hyperaktivität assoziiert [5]. Frühgeborene Erwachsene berichten selbst über keine vermehrten ADHS-Symptome, haben aber ein erhöhtes Risiko für eine ADHS-Diagnose [69].

Bei frühgeborenen Kindern und Jugendlichen im Alter von 3–19 Jahren fanden sich im Vergleich zu Reifgeborenen höhere Prävalenzen für Ängstlichkeit und Phobie, aber nicht für Depression [24]. Sehr unreife bzw. sehr kleine Frühgeborene zeigten im Alter von 8 Jahren häufiger Ängstlichkeit und im Erwachsenenalter häufiger Gemütsstörungen als gleichaltrige Reifgeborene, wobei soziale Faktoren wie Partnerschaft protektiv wirkten [40].

15.11.4 Lebensqualität

Die Ergebnisse von Studien zur Lebensqualität von frühgeborenen Erwachsenen sind aufgrund unterschiedlicher Messinstrumente und unterschiedlicher Definitionen von Behinderung uneinheitlich. Jedoch zeigt die Mehrzahl der Studien keinen eindeutigen Unterschied in der Lebensqualität im Vergleich zu termingeborenen Erwachsenen [88].

Erwachsene, die zu früh oder mit niedrigem Gewicht geboren wurden, haben im Vergleich zu termingeborenen Erwachsenen seltener Liebesbeziehungen und sexuelle Kontakte und werden seltener Eltern. Die Qualität von Partnerschaften oder Freundschaften scheint aber nicht beeinträchtigt zu sein [52]. Sie bewerten ihr Verhältnis zu Freunden schlechter, empfinden ihr Verhältnis zu Familie und Partnern sowie ihre Erfahrungen in Bildung und Beruf aber ähnlich wie Kontrollpersonen [55]. Sie geben bei der Selbsteinschätzung ein erhöhtes Risiko für internalisierende Probleme und für sozial vermeidendes Verhalten und ein geringeres Risiko für externalisierende Probleme an [49, 66]. Hinsichtlich Optimismus fand sich kein Unterschied zwischen frühgeborenen und reifgeborenen Erwachsenen [70].

15.11.5 Hörstörungen

Während angeborene Hörstörungen bei etwa 1,2 von 1000 Neugeborenen vorkommen, wird bei 2 % bis über 10 % der Frühgeborenen <1500 g eine spätere Störung des Hörvermögens berichtet, allerdings mit einem deutlichen Rückgang in neueren Publikationen. Inwieweit Frühgeburtlichkeit oder niedriges Geburtsgewicht per se zu sensorineuronalen Hörstörungen beitragen, ist unklar, da Frühgeborene häufig auch anderen Risikofaktoren für Hörstörungen ausgesetzt sind wie z. B. ototoxischen Medikamenten, Hypoxie, Infektionen, Hyperbilirubinämie [16]. Einige Risikofaktoren für eine frühkindliche Hörstörung nennt die folgende Übersicht [4].

Risikofaktoren für eine frühkindliche Hörstörung
- Geburtsgewicht <1500 g oder Gestationsalter <32 Wochen
- Intrauterine Infektionen (z. B. CMV, Röteln, Syphilis, Toxoplasmose)
- Hirnschädigung
  - hypoxisch-ischämische Enzephalopathie
  - intrakranielle Blutung
  - Hyperbilirubinämie (wenn Blutaustauschkriterien erfüllt)
  - Infektionen (Meningitis)
  - fetale Drogenexposition
- Intensivbehandlung
  - künstliche Beatmung
  - ECMO
  - ototoxische Medikamente (Aminoglykoside, Schleifendiuretika)
- Kraniofaziale Fehlbildungen
- Genetische Syndrome mit Hörverlust
- Neurodegenerative Erkrankungen
- Familienanamnese mit frühkindlichem Hörverlust

Bei einem Teil der Kinder können Schädigungen des Gehirns oder des Gehörs durch Ableitung von akustisch evozierten Potenzialen schon in der Neugeborenenperiode erkannt werden, wodurch die audiologische Nachuntersuchung jedoch nicht überflüssig wird. Da das Hörvermögen entscheidenden Einfluss auf die Sprachentwicklung und die intellektuelle Entwicklung hat, sollte es nach Frühgeburt und bei Vorliegen der genannten Risikofaktoren in den ersten Lebensjahren konsequent überwacht werden. Aufgrund von Flüssigkeitsansammlung im Mittelohr mit resultierender Schallleitungsstörung kann das Hörscreening in den ersten Lebenstagen pathologisch sein, ohne dass eine bleibende (zentrale) Hörstörung vorliegt.

15.11.6 Sehstörungen

Bei Frühgeborenen treten anatomische und funktionelle Probleme der Augen wie Refraktionsanomalien, Strabismus, Amblyopie, Makulahypoplasie, Optikusatrophie häufiger als bei Reifgeborenen auf. Betroffen sind insbesondere (>80 %) Kinder nach Behandlung einer Retinopathie. Sehbehinderung ist häufig kombiniert mit anderen Behinderungen. Nachuntersuchungen der Augen sollten bei allen Frühgeborenen mit einem Gestationsalter unter 32 + 0 SSW oder einem Geburtsgewicht unter 1500 g unabhängig vom Vorliegen einer ROP sowie bei Frühgeborenen mit Hirnparenchymblutung und/oder zystischer periventrikulärer Leukomalazie regelmäßig erfolgen [48].

15.11.7 Wachstum

Anders als früher angenommen haben nicht alle untergewichtigen und unreifen Neugeborenen ein vollständiges Aufholwachstum. Vielmehr sind sie bis ins Jugendalter kleiner und leichter und haben einen geringeren Kopfumfang als gleichaltrige normgewichtige Reifgeborene [87], wobei das Aufholwachstum bei Mädchen besser ist als bei Knaben [31].

15.11.8 Metabolische Auswirkungen

Frühgeborene haben ein erhöhtes Risiko für Bluthochdruck und Nierenfunktionsstörungen während Kindheit und frühem Erwachsenenalter [73]. Im späteren Leben haben sie im Vergleich zu Reifgeborenen ein erhöhtes Risiko für chronische kardiovaskuläre, endokrine, metabolische, respiratorische, renale und psychiatrische Erkrankungen. Die Mehrzahl hat jedoch ein niedriges absolutes Risiko für diese Erkrankungen [17, 49].

▶ **Wichtig** Auch wenn Frühgeborene im Vergleich zu Reifgeborenen ein erhöhtes Risiko für spätere chronische Erkrankungen haben, so ist das absolute Risiko auch bei Frühgeborenen niedrig.

15.12 Nachuntersuchung

Nachuntersuchungsprogramme für Frühgeborene tragen dazu bei, gesundheitliche Probleme und Entwicklungsstörungen frühzeitig aufzudecken und entsprechende Hilfsmaßnahmen einzuleiten, aber auch unnötige Interventionen zu vermeiden und den Eltern Sicherheit zu geben. Darüber hinaus dient die konsequente und kontinuierliche Nachuntersuchung aller sehr unreifen Frühgeborenen bis ins Erwachsenenalter auch der Qualitätssicherung.

Europaweit werden Nachuntersuchungen von Frühgeborenen aus sozial schwachen Familien weniger genutzt, obwohl sie besonders gefährdet für Entwicklungsstörungen sind [77].

Zwar sind Anzahl und Zeitpunkte spezifischer Nachuntersuchungen für sehr unreife Frühgeborene in anderen europäischen Ländern sehr unterschiedlich geregelt, in den meisten Ländern sind aber mehrere Nachuntersuchungen bis zum Alter von 5 Jahren vorgesehen. In Deutschland ist dagegen nur eine einzige entwicklungsneurologische Untersuchung Frühgeborener mit einem Geburtsgewicht <1500 g im korrigierten Alter von 2 Jahren für Perinatalzentren verbindlich vorgeschrieben [29]. Damit besteht in Deutschland im europäischen Vergleich noch erheblicher Nachholbedarf.

15.13 Förderprogramme

Auf vielen neonatologischen Intensivstationen wird versucht, die Entwicklung der Frühgeborenen schon während des stationären Aufenthaltes durch spezielle Pflegetechniken (z. B. NIDCAP, Kinästhetik) und sensorische Stimulation (auditiv, taktil, multisensorisch) zu fördern. Die vorliegenden Studien sind heterogen und die Ergebnisse teilweise widersprüchlich. Ein eindeutiger kurz- oder langfristiger Nutzen konnte bisher nicht nachgewiesen werden, sodass sich bislang auch keine Empfehlungen für die klinische Anwendung ableiten lassen (E1a) [2, 9]. Auch ein eindeutiger Nutzen von früher Physiotherapie ist bisher nicht belegt (E1b) [12]. Förderprogramme nach Entlassung aus der Neonatologie hingegen scheinen auf die kognitive und motorische Entwicklung von Frühgeborenen einen positiven Einfluss zu haben, der sich bis zum Vorschulalter auswirkt (E1a) [82]. Eine psychosoziale Betreuung der Familien von sehr kleinen Frühgeborenen ist in Deutschland obligatorisch [29] (Abschn. 17.2).

Literatur

1. Agrawal S, Rao SC, Bulsara MK, Patole SK (2018) Prevalence of autism spectrum disorder in preterm infants: a meta-analysis. Pediatrics 142(3):e20180134
2. Aita M, De Clifford Faugère G, Lavallée A, Feeley N, Stremler R, Rioux É, Proulx MH (2021) Effectiveness of interventions on early neurodevelopment of preterm infants: a systematic review and meta-analysis. BMC Pediatr 21(1):210
3. Allotey J, Zamora J, Cheong-See F, Kalidindi M, Arroyo-Manzano D, Asztalos E, et al. (2018) Cognitive, motor, behavioural and academic performances of children born preterm: a meta-analysis and systematic review involving 64 061 children. BJOG 125(1):16–25
4. American Academy of Pediatrics. Joint committee on infant hearing. (2007) position statement: principles and guidelines for early hearing detection and intervention programs. (2007) Pediatrics 120(4):898–921
5. Ask H, Gustavson K, Ystrom E, Havdahl KA, Tesli M, Askeland RB, et al. (2018) Association of gestational age at birth with symptoms of attention-deficit/hyperactivity disorder in children. JAMA Pediatr 172(8):749–756
6. Bamber D, Collins HE, Powell C, Gonçalves GC, Johnson S, Manktelow B, et al. (2022) Development of a data classification system for preterm birth cohort studies: the RECAP Preterm project. BMC Med Res Methodol 22(1):8
7. Bartels DB, Wenzlaff P, Poets CF (2007) Obstetrical volume and early neonatal mortality in preterm infants. Eur J Epidemiol 22(11):791–798
8. Bartels DB, Wypij D, Wenzlaff P, Dammann O, Poets CF (2006) Hospital volume and neonatal mortality among very low birth weight infants. Pediatrics 117(6):2206–2214

9. Beltrán MI, Dudink J, de Jong TM, Benders M, van den Hoogen A (2021) Sensory-based interventions in the NICU: systematic review of effects on preterm brain development. Pediatr Res 92(1):47–60

10. Brumbaugh JE, Weaver AL, Myers SM, Voigt RG, Katusic SK (2020) Gestational age, perinatal characteristics, and autism spectrum disorder: a birth cohort study. J Pediatr 220:175–183.e178

11. Bührer C, Felderhoff-Müser U, Gembruch U, Hecher K, Kainer F, Kehl S, et al. (2020) Frühgeborene an der Grenze der Lebensfähigkeit (Entwicklungsstufe S2k, AWMF-Leitlinien-Register Nr. 024/019, Juni 2020). Z Geburtshilfe Neonatol 224(5):244–254

12. Cameron EC, Maehle V, Reid J (2005) The effects of an early physical therapy intervention for very preterm, very low birth weight infants: a randomized controlled clinical trial. Pediatr Phys Ther 17(2):107–119

13. Coathup V, Boyle E, Carson C, Johnson S, Kurinzcuk JJ, Macfarlane A, et al. (2020) Gestational age and hospital admissions during childhood: population based, record linkage study in England (TIGAR study). BMJ 371:m4075

14. Cogley C, O'Reilly H, Bramham J, Downes M (2021) A systematic review of the risk factors for autism spectrum disorder in children born preterm. Child Psychiatry Hum Dev 52(5):841–855

15. Costeloe KL, Hennessy EM, Haider S, Stacey F, Marlow N, Draper ES (2012) Short term outcomes after extreme preterm birth in England: comparison of two birth cohorts in 1995 and 2006 (the EPICure studies). BMJ 345:e7976

16. Cristobal R, Oghalai JS (2008) Hearing loss in children with very low birth weight: current review of epidemiology and pathophysiology. Arch Dis Child Fetal Neonatal Ed 93(6):F462–F468

17. Crump C (2020) An overview of adult health outcomes after preterm birth. Early Hum Dev 150:105187

18. D'Apremont I, Marshall G, Musalem C, Mariani G, Musante G, Bancalari A, et al. (2020) Trends in perinatal practices and neonatal outcomes of very low birth weight infants during a 16-year period at NEOCOSUR centers. J Pediatr 225:44–50.e41

19. Doyle LW, Cheong JL, Hay S, Manley BJ, Halliday HL (2021) Early (< 7 days) systemic postnatal corticosteroids for prevention of bronchopulmonary dysplasia in preterm infants. Cochrane Database Syst Rev 10(10):CD001146

20. Draper ES, Manktelow BN, Cuttini M, Maier RF, Fenton AC, Van Reempts P, et al. (2017) Variability in very preterm stillbirth and in-hospital mortality across Europe. Pediatrics 139(4):e20161990.

21. Draper ES, Zeitlin J, Fenton AC, Weber T, Gerrits J, Martens G, et al. (2009) Investigating the variations in survival rates for very preterm infants in 10 European regions: the MOSAIC birth cohort. Arch Dis Child Fetal Neonatal Ed 94(3):F158–F163

22. Eves R, Mendonça M, Baumann N, Ni Y, Darlow BA, Horwood J, et al. (2021) Association of very preterm birth or very low birth weight with intelligence in adulthood: an individual participant data meta-analysis. JAMA Pediatr 175(8):e211058

23. Fatttore G, Numerato D, Peltola M, Banks H, Graziani R, Heijink R, et al. (2015) Variations and determinants of mortality and length of stay of very low birth weight and very low for gestational age infants in seven European countries. Health Econ 24(Suppl 2):65–87

24. Fitzallen GC, Sagar YK, Taylor HG, Bora S (2021) Anxiety and depressive disorders in children born preterm: a meta-analysis. J Dev Behav Pediatr 42(2):154–162

25. Foulder-Hughes LA, Cooke RW (2003) Motor, cognitive, and behavioural disorders in children born very preterm. Dev Med Child Neurol 45(2):97–103

26. Franz AP, Bolat GU, Bolat H, Matijasevich A, Santos IS, Silveira RC, et al. (2018) Attention-deficit/hyperactivity disorder and very preterm/very low birth weight: a meta-analysis. Pediatrics 141(1):e20171645

27. Gemeinsamer-Bundesausschuss: Richtlinie des Gemeinsamen Bundesausschusses zur datengestützten einrichtungsübergreifenden Qualitätssicherung (DeQS-RL) (2021). Zugegriffen am 18.11.2022

28. Gemeinsamer-Bundesausschuss: Mindestmengenregelung (Mm-R) (2022). Zugegriffen am 18.11.2022

29. Gemeinsamer-Bundesausschuss: Richtlinie über Maßnahmen zur Qualitätssicherung der Versorgung von Früh- und Reifgeborenen gemäß § 136 Absatz 1 Nummer 2 SGB V in Verbindung mit § 92 Absatz 1 Satz 2 Nummer 13 SGB V (Qualitätssicherungs-Richtlinie Früh- und Reifgeborene/QFR-RL) (2022). Zugegriffen am 18.11.2022

30. Guillén U, DeMauro S, Ma L, Zupancic J, Roberts R, Schmidt B, Kirpalani H (2012) Relationship between attrition and neurodevelopmental impairment rates in extremely preterm infants at 18 to 24 months: a systematic review. Arch Pediatr Adolesc Med 166(2):178–184

31. Hack M, Schluchter M, Cartar L, Rahman M, Cuttler L, Borawski E (2003) Growth of very low birth weight infants to age 20 years. Pediatrics 112(1 Pt 1):e30–e38

32. Hamilton KE, Redshaw ME, Tarnow-Mordi W (2007) Nurse staffing in relation to risk-adjusted mortality in neonatal care. Arch Dis Child Fetal Neonatal Ed 92(2):F99–F103

33. Harijan P, Beer C, Glazebrook C, Israel C, Marlow N, Whitelaw A, Johnson S (2012) Predicting developmental outcomes in very preterm infants: validity of a neonatal neurobehavioral assessment. Acta Paediatr 101(7):e275–e281

34. Hayes B, Sharif F (2009) Behavioural and emotional outcome of very low birth weight infants--literature review. J Matern Fetal Neonatal Med 22(10):849–856

35. Heller G, Günster C, Misselwitz B, Feller A, Schmidt S (2007) Annual patient volume and survival of very low birth weight infants (VLBWs) in Germany--a nationwide analysis based on administrative data. Z Geburtshilfe Neonatol 211(3):123–131

36. Heller G, Schnell R, Rossi R, Thomas T, Maier RF (2020) What is the optimal minimum provider volume in the provision of care for preterm infants with a birth weight below 1250 g in Germany? Z Geburtshilfe Neonatol 224(5):289–296

37. Helmerhorst FM, Perquin DA, Donker D, Keirse MJ (2004) Perinatal outcome of singletons and twins after assisted conception: a systematic review of controlled studies. BMJ 328(7434):261

38. Hohlagschwandtner M, Husslein P, Klebermass K, Weninger M, Nardi A, Langer M (2001) Perinatal mortality and morbidity. Comparison between maternal transport, neonatal transport and inpatient antenatal treatment. Arch Gynecol Obstet 265(3):113–118

39. Hummler HD, Poets C, Vochem M, Hentschel R, Linderkamp O (2006) Mortality and morbidity of very premature infants in Baden-Württemberg depending on hospital size. Is the current degree of regionalization adequate? Z Geburtshilfe Neonatol 210(1):6–11

40. Jaekel J, Baumann N, Bartmann P, Wolke D (2018) Mood and anxiety disorders in very preterm/very low-birth weight individuals from 6 to 26 years. J Child Psychol Psychiatry 59(1):88–95

41. Jensen EA, Lorch SA (2015) Effects of a birth hospital's neonatal intensive care unit level and annual volume of very low-birth-weight infant deliveries on morbidity and mortality. JAMA Pediatr 169(8):e151906

42. Johnson S, Fawke J, Hennessy E, Rowell V, Thomas S, Wolke D, Marlow N (2009) Neurodevelopmental disability through 11 years of age in children born before 26 weeks of gestation. Pediatrics 124(2):e249–e257

43. Källén K, Serenius F, Westgren M, Maršál K (2015) Impact of obstetric factors on outcome of extremely preterm births in Sweden: prospective population-based observational study (EXPRESS). Acta Obstet Gynecol Scand 94(11):1203–1214

44. Laverty C, Surtees A, O'Sullivan R, Sutherland D, Jones C, Richards C (2021) The prevalence and profile of autism in individuals born preterm: a systematic review and meta-analysis. J Neurodev Disord 13(1):41

45. Linsell L, Malouf R, Morris J, Kurinczuk JJ, Marlow N (2015) Prognostic factors for poor cognitive development in children born very preterm or with very low birth weight: a systematic review. JAMA Pediatr 169(12):1162–1172

46. Lucey JF, Rowan CA, Shiono P, Wilkinson AR, Kilpatrick S, Payne NR, et al. (2004) Fetal infants: the fate of 4172 infants with birth weights of 401 to 500 grams – the Vermont Oxford Network experience (1996–2000). Pediatrics 113(6):1559–1566

47. Maier RF, Blondel B, Piedvache A, Misselwitz B, Petrou S, Van Reempts P, et al. (2018) Duration and time trends in hospital stay for very preterm infants differ across European regions. Pediatr Crit Care Med 19(12):1153–1161

48. Maier RF, Hummler H, Kellner U, Krohne TU, Lawrenz B, Lorenz B, et al. (2021) Guidelines for ophthalmological screening of premature infants in Germany (S2k level, AWMF guidelines register no. 024/010, March 2020) Ophthalmologe 118(Suppl 2):117–131

49. Markopoulou P, Papanikolaou E, Analytis A, Zoumakis E, Siahanidou T (2019) Preterm birth as a risk factor for metabolic syndrome and cardiovascular disease in adult life: a systematic review and meta-analysis. J Pediatr 210:69–80.e65

50. Matei A, Montalva L, Goodbaum A, Lauriti G, Zani A (2020) Neurodevelopmental impairment in necrotising enterocolitis survivors: systematic review and meta-analysis. Arch Dis Child Fetal Neonatal Ed 105(4):432–439

51. McBryde M, Fitzallen GC, Liley HG, Taylor HG, Bora S (2020) Academic outcomes of school-aged children born preterm: a systematic review and meta-analysis. JAMA Netw Open 3(4):e202027

52. Mendonça M, Bilgin A, Wolke D (2019) Association of preterm birth and low birth weight with romantic partnership, sexual intercourse, and parenthood in adulthood: a systematic review and meta-analysis. JAMA Netw Open 2(7):e196961

53. Mitha A, Chen R, Altman M, Johansson S, Stephansson O, Bolk J (2021) Neonatal morbidities in infants born late preterm at 35–36 weeks of gestation: a Swedish nationwide population-based Study. J Pediatr 233:43–50.e45

54. Myrhaug HT, Brurberg KG, Hov L, Markestad T (2019) Survival and impairment of extremely premature infants: a meta-analysis. Pediatrics 143(2):e20180933

55. Ni Y, Mendonça M, Baumann N, Eves R, Kajantie E, Hovi P, et al. (2021) Social functioning in adults born very preterm: individual participant meta-analysis. Pediatrics 148(5):e2021051986

56. Nielsen TM, Pedersen MV, Milidou I, Glavind J, Henriksen TB (2019) Long-term cognition and behavior in children born at early term gestation: a systematic review. Acta Obstet Gynecol Scand 98(10):1227–1234

57. Ninan K, Liyanage SK, Murphy KE, Asztalos EV, McDonald SD (2022) Evaluation of long-term outcomes associated with preterm exposure to antenatal corticosteroids: a systematic review and meta-analysis. JAMA Pediatr 176:e220483

58. Norman M, Hallberg B, Abrahamsson T, Björklund LJ, Domellöf M, Farooqi A, et al. (2019) Association between year of birth and 1-year survival among extremely preterm infants in Sweden during 2004–2007 and 2014–2016. JAMA 321(12):1188–1199

59. Obladen M (2007) Minimum patient volume in care for very low birthweight infants: a review of the literature. Z Geburtshilfe Neonatol 211(3):110–117

60. Pandey S, Shetty A, Hamilton M, Bhattacharya S, Maheshwari A (2012) Obstetric and perinatal outcomes in singleton pregnancies resulting from IVF/ICSI: a systematic review and meta-analysis. Hum Reprod Update 18(5):485–503

61. Pascal A, Govaert P, Oostra A, Naulaers G, Ortibus E, Van den Broeck C (2018) Neurodevelopmental outcome in very preterm and very-low-birthweight infants born over the past decade: a meta-analytic review. Dev Med Child Neurol 60(4):342–355

62. Pascal A, Naulaers G, Ortibus E, Oostra A, De Coen K, Michel S, et al. (2020) Neurodevelopmental outcomes of very preterm and very-low-birthweight infants in a population-based clinical cohort with a definite perinatal treatment policy. Eur J Paediatr Neurol 28:133–141

63. Peterson J, Taylor HG, Minich N, Klein N, Hack M (2006) Subnormal head circumference in very low birth weight children: neonatal correlates and school-age consequences. Early Hum Dev 82(5):325–334

64. Petrou S, Yiu HH, Kwon J (2019) Economic consequences of preterm birth: a systematic review of the recent literature (2009–2017). Arch Dis Child 104(5):456–465

65. Phibbs CS, Baker LC, Caughey AB, Danielsen B, Schmitt SK, Phibbs RH (2007) Level and volume of neonatal intensive care and mortality in very-low-birth-weight infants. N Engl J Med 356(21):2165–2175

66. Pyhälä R, Wolford E, Kautiainen H, Andersson S, Bartmann P, Baumann N, et al. (2017) Self-reported mental health problems among adults born preterm: a meta-analysis. Pediatrics 139(4):e20162690

67. Räikkönen K, Gissler M, Kajantie E (2020) Associations between maternal antenatal corticosteroid treatment and mental and behavioral disorders in children. JAMA 323(19):1924–1933

68. Rautava L, Lehtonen L, Peltola M, Korvenranta E, Korvenranta H, Linna M, et al. (2007) The effect of birth in secondary- or tertiary-level hospitals in Finland on mortality in very preterm infants: a birth-register study. Pediatrics 119(1):e257–e263

69. Robinson R, Girchenko P, Pulakka A, Heinonen K, Lähdepuro A, Lahti-Pulkkinen M, et al. (2022) ADHD symptoms and diagnosis in adult preterms: systematic review, IPD meta-analysis, and register-linkage study. Pediatr Res 93(5):1399–1409

70. Robinson RK, Heinonen K, Girchenko P, Lahti-Pulkkinen M, Kajantie E, Hovi P, et al. (2021) Optimism in adults born preterm: systematic review and individual-participant-data meta-analysis. PLoS One 16(11):e0259463

71. Rossi R, Bauer NH, Becke-Jakob K, Grab D, Herting E, Mitschdörfer B, et al. (2021) Empfehlungen für die strukturellen Voraussetzungen der perinatologischen Versorgung in Deutschland (Entwicklungsstufe S2k, AWMF-Leitlinien-Register Nr. 087–001, März 2021). Z Geburtshilfe Neonatol 225(4):306–319

72. Sacchi C, Marino C, Nosarti C, Vieno A, Visentin S, Simonelli A (2020) Association of intrauterine growth restriction and small for gestational age status with childhood cognitive outcomes: a systematic review and meta-analysis. JAMA Pediatr 174(8):772–781

73. Sangla A, Kandasamy Y (2021) Effects of prematurity on long-term renal health: a systematic review. BMJ Open 11(8):e047770

74. Sentenac M, Benhammou V, Aden U, Ancel PY, Bakker LA, Bakoy H, et al. (2022) Maternal education and cognitive development in 15 European very-preterm birth cohorts from the RECAP Preterm platform. Int J Epidemiol 50(6):1824–1839

75. Sentenac M, Chaimani A, Twilhaar S, Benhammou V, Johnson S, Morgan A, Zeitlin J (2021) The challenges of heterogeneity in gestational age and birthweight inclusion criteria for research synthesis on very preterm birth and childhood cognition: an umbrella review and meta-regression analysis. Paediatr Perinat Epidemiol 36(5):717–725

76. Sentenac M, Johnson S, Charkaluk ML, Sëppanen AV, Aden U, Cuttini M, et al. (2020) Maternal education and language development at 2 years corrected age in children born very preterm: results from a European population-based cohort study. J Epidemiol Community Health 74(4):346–353

77. Seppänen AV, Draper ES, Petrou S, Barros H, Andronis L, Kim SW, et al. (2022) Follow-up after very preterm birth in Europe. Arch Dis Child Fetal Neonatal Ed 107(1):113–114

78. Seppänen AV, Draper ES, Petrou S, Barros H, Aubert AM, Andronis L, et al. (2022) High healthcare use at age 5 years in a European cohort of children born very preterm. J Pediatrics 243:69–77.e69

79. Serenius F, Kallen K, Blennow M, Ewald U, Fellman V, Holmstrom G, et al. (2013) Neurodevelopmental outcome in extremely preterm infants at 2.5 years after active perinatal care in Sweden. JAMA 309(17):1810–1820

80. Shankaran S, Fanaroff AA, Wright LL, Stevenson DK, Donovan EF, Ehrenkranz RA, et al. (2002) Risk factors for early death among extremely low-birth-weight infants. Am J Obstet Gynecol 186(4):796–802

81. Sherenian M, Profit J, Schmidt B, Suh S, Xiao R, Zupancic JA, DeMauro SB (2013) Nurse-to-patient ratios and neonatal outcomes: a brief systematic review. Neonatology 104(3):179–183

82. Spittle A, Orton J, Anderson PJ, Boyd R, Doyle LW (2015) Early developmental intervention programmes provided post hospital discharge to prevent motor and cognitive impairment in preterm infants. Cochrane Database Syst Rev 2015(11):CD005495

83. Stoll BJ, Hansen NI, Bell EF, Walsh MC, Carlo WA, Shankaran S, et al. (2015) Trends in care practices, morbidity, and mortality of extremely preterm neonates, 1993–2012. JAMA 314(10):1039–1051

84. Teixeira R, Queiroga AC, Freitas AI, Lorthe E, Santos AC, Moreira C, Barros H (2021) Completeness of retention data and determinants of attrition in birth cohorts of very preterm infants: a systematic review. Front Pediatr 9:529733

85. Towers CV, Bonebrake R, Padilla G, Rumney P (2000) The effect of transport on the rate of severe intraventricular hemorrhage in very low birth weight infants. Obstet Gynecol 95(2):291–295

86. Tubbs-Cooley HL, Mara CA, Carle AC, Mark BA, Pickler RH (2019) Association of nurse workload with missed nursing care in the neonatal intensive care unit. JAMA Pediatr 173(1):44–51

87. Van de Pol C, Allegaert K (2020) Growth patterns and body composition in former extremely low birth weight (ELBW) neonates until adulthood: a systematic review. Eur J Pediatr 179(5):757–771

88. van der Pal S, Steinhof M, Grevinga M, Wolke D, Verrips GE (2020) Quality of life of adults born very preterm or very low birth weight: a systematic review. Acta Paediatr 109(10):1974–1988

89. von der Wense A, Abou Dakn M, Berger R, Grab D, Jochum F, Maier R, et al. (2019) Verlegung von Früh- und Reifgeborenen in Krankenhäuser der adäquaten Versorgungsstufe. AWMF-Leitlinie

90. Walther F, Kuester D, Bieber A, Malzahn J, Rüdiger M, Schmitt J (2021) Are birth outcomes in low risk birth cohorts related to hospital birth volumes? A systematic review. BMC Pregnancy Childbirth 21(1):531

91. Walther F, Küster DB, Bieber A, Rüdiger M, Malzahn J, Schmitt J, Deckert S (2020) Impact of regionalisation and case-volume on neonatal and perinatal mortality: an umbrella review. BMJ Open 10(9):e037135

92. Webbe JWH, Duffy JMN, Afonso E, Al-Muzaffar I, Brunton G, Greenough A, et al. (2020) Core outcomes in neonatology: development of a core outcome set for neonatal research. Arch Dis Child Fetal Neonatal Ed 105(4):425–431

93. Wilson E, Maier RF, Norman M, Misselwitz B, Howell EA, Zeitlin J, Bonamy AK (2016) Admission hypothermia in very preterm infants and neonatal mortality and morbidity. J Pediatr 175:61–67.e64

94. Zeitlin J, El Ayoubi M, Jarreau PH, Draper ES, Blondel B, Künzel W, et al. (2010) Impact of fetal growth restriction on mortality and morbidity in a very preterm birth cohort. J Pediatr 157(5):733–739.e731

95. Zeitlin J, Manktelow BN, Piedvache A, Cuttini M, Boyle E, van Heijst A, et al. (2016) Use of evidence based practices to improve survival without severe morbidity for very preterm infants: results from the EPICE population based cohort. BMJ 354:i2976

Grenzen der Neugeborenenintensivmedizin

16

Michael Obladen

16.1 Grenzfragen

Wie in allen intensivmedizinischen Bereichen gibt es in der Neonatologie oft Situationen, in denen Angehörigen und Betreuern schwere Entscheidungen abverlangt werden. Das gilt insbesondere, wenn sich während des Behandlungsverlaufes herausstellt, dass Heilung oder Überleben unwahrscheinlich werden und das Behandlungsziel neu definiert werden muss. Umfragen zeigen, dass Ärzte zu diesen Fragen sehr unterschiedliche Einstellungen haben [4] und dass Eltern mehr als Pflegende zum Weiterführen einer Therapie trotz schlechter Prognose tendieren. Umfrageergebnisse können erheblich von der tatsächlichen Praxis abweichen [20]. Die Vorstellung vom ethisch Gebotenen ändert sich in Europa an den Landesgrenzen. Eine besonders konservative Linie der Lebenserhaltung herrscht in Ungarn, Estland, Litauen und Italien; eine liberale Einstellung, die die zu erwartende Lebensqualität stark berücksichtigt, haben Franzosen, Schweden und Niederländer [18]. In der sich global rasch entwickelnden Neonatologie sind diese Unterschiede – die durchaus die nationalen Überlebensstatistiken beeinflussen [17] – ein derzeit nicht aufzulösendes Dilemma.

© Der/die Autor(en), exklusiv lizenziert an Springer-Verlag GmbH, DE, ein Teil von Springer Nature 2023
R. F. Maier et al., *Obladens Neugeborenenintensivmedizin*,
https://doi.org/10.1007/978-3-662-66572-5_16

16.2 Philosophisch-ethische Orientierungshilfen

Die Konfrontation mit dem Tod des Anderen ist immer auch eine Konfrontation mit dem eigenen Tod. Das Sterben jedoch als einen zum menschlichen Leben gehörenden normalen Vorgang zu akzeptieren ist besonders schwierig bei Neugeborenen, deren Tod kaum als Vollendung eines erfüllten Lebens verstanden werden kann. Platon betont, dass die bloße Errettung vom Tode nicht viel bedeutet, „wenn einer mit großen und unheilbaren Übeln an der Seele, die so viel mehr als der Leib wert ist, behaftet ist" [19]. Die Verpflichtung, Leben zu bewahren und Gesundheit wiederherzustellen, kann in Konflikt geraten mit der Verpflichtung, Leiden zu lindern und nicht zu schaden.

Eine Entscheidungserleichterung kann in kritischer Situation die Kant'sche Maxime sein, „die Würde der Menschheit in jedem anderen Menschen praktisch anzuerkennen" [12], die dem Art. 1 der deutschen Verfassung zugrunde liegt. So sollten wir jedes Neugeborene in seiner Hilflosigkeit als ein mit menschlicher Würde versehenes Individuum erkennen und uns davor hüten, es als „Fall" oder gar als möglichen Teil der Statistik zu betrachten. Dem entspricht Kants praktischer Imperativ „Handle so, dass Du die Menschheit sowohl in Deiner Person, als in der Person eines jeden anderen, jederzeit zugleich als Zweck, niemals bloß als Mittel brauchest" [13]. Voraussetzung medizinischen Eingreifens ist die Unantastbarkeit der Menschenwürde. Sie kann durch rein organbezogene Eingriffe, die die Gesamtperson nicht berücksichtigen, verletzt werden.

16.3 Religiös-christliche Orientierungshilfen

Das ethische Empfinden in Europa ist weitgehend vom Christentum geprägt. Dieses fordert keine Lebensverlängerung um jeden Preis. Die Evangelische Kirche befürchtet, dass „Überbehandlung im klinischen Alltag wahrscheinlich ein größeres Problem ist als ungerechtfertigter Behandlungsabbruch" [3], und betont, dass individuelle Entscheidungen in Empathie wichtiger sind als vordefinierte Kataloge ethischer Werte. Auch die katholische Morallehre verlangt keine Therapie um jeden Preis: „Außerordentliche oder zum erhofften Ergebnis in keinem Verhältnis stehende aufwendige und gefährliche medizinische Verfahren einzustellen, kann berechtigt sein. Man will dadurch den Tod nicht herbeiführen, sondern nimmt nur hin, ihn nicht verhindern zu können. Die Entscheidungen sind vom Patienten selbst zu treffen, falls er dazu fähig und imstande ist, andernfalls von den gesetzlich Bevollmächtigten, wobei stets der vernünftige Wille und die berechtigten Interessen des Patienten zu achten sind" [14]. Beide christliche Kirchen lehnen die aktive Sterbehilfe ab. Der Islam lehnt die Sterbehilfe grundsätzlich ab, nach religiösen Rechtsgutachten sind im Einzelfall Ausnahmen möglich. In Gesellschaften mit einheitlichem Wertesystem bleibt Raum für individuell-ethische Entscheidungen. Solche werden in multikulturellen Systemen jedoch weniger akzeptiert, was zur zunehmenden Verrechtlichung ethischer Entscheidungen führt.

16.4   Rechtliche Orientierungshilfen

Der uneinheitlichen Definition des Lebensbeginns entsprechend ist die Stellung des Neugeborenen als juristische Person kompliziert, teilweise auch widersprüchlich. Das Grundgesetz sagt nichts über den Beginn individuellen Lebens. Der strafrechtliche Lebensschutz eines Kindes beginnt unter der Geburt, und zwar mit dem Einsetzen regelmäßiger Wehen (§ 217 StGB). Vor diesem Zeitpunkt genießt der Fetus nicht den durch die §§ 211ff. StGB (Tötungsdelikte) und §§ 223ff. StGB (Körperverletzung) garantierten Schutz eines Kindes. Im Zivilrecht (§ 1 BGB) beginnt die Rechtsfähigkeit eines Kindes mit dem Ende seiner Geburt. Es gibt jedoch Ausnahmen hiervon. So kann der Fetus Erbe sein (§§ 1923; 2108; 2178 BGB), er kann einen Pfleger haben (§ 1912 BGB), kann Unterhaltsansprüche geltend machen (§ 1615 BGB) und kann Haftpflichtansprüche stellen (§ 844, Abs. 2 BGB), auch aus vorgeburtlichen Beschädigungen (§ 823 BGB). Eine Abstufung des Lebensschutzes nach dem Alter, der sozialen Wertigkeit oder

dem körperlichen oder geistigen Zustand verstößt gegen die Verfassung (Art. 2 GG).

Die Verpflichtung des Arztes, Gesundheit und Leben eines
Kranken zu fördern, ergibt sich aus der Übernahme der Behandlung. Die juristische Literatur ist sich weitgehend einig darin,
dass der Verzicht auf Einsatz technischer Geräte nicht rechts-
widrig ist, wenn dadurch die Verlängerung eines qualvollen Ster-
bens oder das Hinauszögern des Todes eines Patienten vermieden
werden kann. Auch beim Abbruch einer bereits begonnenen Behandlung besteht ein strafbarer Tatbestand nicht, wenn die imma-
nenten Grenzen der Behandlungs- und Hilfeleistungspflicht erreicht sind. Die juristische Verantwortung liegt im Einzelfall bei
dem für die Behandlung verantwortlichen Arzt. Er darf jedoch
nicht ohne die Eltern entscheiden. Eine Ethikkommission kann
dem Einzelnen die Verantwortung nicht abnehmen, wohl aber die
Entscheidungsfindung stützen [1]. Besondere Bedeutung bekommt sie, wenn es innerhalb des Teams der Intensivstation oder
mit den Eltern des Kindes Konflikte bezüglich der Weiterführung
oder Beendigung einer Behandlung gibt. Vom Votum der Ethikkommission – welches stets schriftlich fixiert werden sollte – bleiben die Autonomie der Eltern und die rechtliche Verantwortung
des Arztes unberührt.

16.5   Ökonomische Rahmenbedingungen

Die mit dem Gesundheitsstrukturgesetz 1992 eingeführten Fallpauschalen haben das Krankenhaus seit 2003 zu einem Wirt-
schaftsbetrieb gemacht, in dem es immer schwieriger wird,
patientengerecht die Behandlung zu begrenzen. Das DRG-Sys-
tem begünstigt Interventionen – besonders Operationen – und
vernachlässigt Zeit und Zuwendung. Frühgeborene unter 750 g
bringen dem Krankenhaus fast 100.000 € ein. Die steigende Zahl
kleinster Frühgeborener, die häufige und systematische Manipulation der Geburtsgewichte („upcoding" [10]) und der Kampf um
immer mehr Perinatalzentren verdeutlichen, dass in Deutschland
die Ökonomisierung in Geburtshilfe und Neonatologie eine bedeutende Rolle spielt.

Eine Sonderstellung nimmt die im klinischen Alltag gelegentlich auftretende beschränkte Verfügbarkeit intensivmedizinischer Möglichkeiten ein. Hier handelt es sich in Ländern mit entwickeltem Gesundheitswesen nicht um eine ethische Entscheidung, sondern um ein Organisationsproblem: Als einzige akzeptable Lösung bietet sich die Bildung eines regionalen Verbundes verschiedener Neugeborenenintensiveinheiten an (neonatologische Arbeitsgemeinschaft), wobei bei personeller oder apparativer Überlastung einer Station zusätzlich eingewiesene Kinder auf die benachbarten Kliniken verteilt werden müssen.

16.6 Gibt es eine biologische Grenze, an der die Erhaltung des Lebens Frühgeborener scheitert?

Diese oft gestellte Frage, so einfach sie klingt, lässt sich nicht klar beantworten. Eine Grenze festzulegen würde ethische Kategorien vom medizinisch-technischen Fortschritt abhängig machen. Galt Anfang der 1970er-Jahre die künstliche Beatmung bei Kindern <1000 g berechtigterweise als unethisch, so fiel diese Grenze an den leistungsfähigen Zentren seitdem schrittweise auf derzeit 400 g bzw. 22 vollendete Schwangerschaftswochen. In den meisten Ländern wurde eine „Grauzone" der Unreife definiert, in der die Entscheidung über den Beginn einer Intensivtherapie schwierig ist und vor der Geburt auf der Basis lokaler Daten gemeinsam mit den Eltern erarbeitet werden soll. Diese „Grauzone" liegt derzeit in Deutschland bei 22 + 0 bis 24 + 6 Wochen [2], mit einer Abstufung für Geburtsgewicht über oder unter 400 g. In Großbritannien und USA liegt die Grauzone bei 23 + 0 bis 24 + 6 Wochen, in Frankreich und in der Schweiz bei 24 + 0 bis 25 + 6 Wochen und in Holland bei 25 + 0 bis 25 + 6 Wochen. Dabei bestehen in Abhängigkeit von weiteren Risikofaktoren [21] und unter Berücksichtigung der elterlichen Wertvorstellungen Erweiterungsmöglichkeiten nach oben und unten. In der Schweiz spielt die zu erwartende Fähigkeit zu sozialer Interaktion und Kommunikation eine wichtige Rolle [5]. Vorsicht: Auch bei relativ guter Prognose billigen viele Menschen Frühgeborenen ein gegenüber anderen

Patienten gemindertes Lebensrecht zu [9]. Die Regelmäßigkeit, mit der – trotz hunderter publizierter Nachuntersuchungen (Abschn. 15.11) – in Laienkreisen und im Gesundheitswesen immer wieder die Langzeitprognose von Frühgeborenen infrage gestellt wird, lässt sozialdarwinistisch begründete Vorurteile vermuten [8]. Es ist die Aufgabe jeder Neonatologie, ihre eigenen Ergebnisse ständig zu analysieren und zu erkennen, wo die Grenze ihrer Möglichkeiten liegt, d. h., ab welchem Grad von Unreife die Überlebensrate gering und die Häufigkeit von schwerer Hirnschädigung und bronchopulmonaler Dysplasie hoch ist. Keinerlei Platz darf es für halbherzige Intensivmedizin geben. Gute Ergebnisse sind nicht zu erwarten, wenn Geburtshelfer und Neonatologen unterschiedliche Einstellungen haben, etwa wenn die antenatale Steroidbehandlung unterbleibt, das Kind aber postnatal reanimiert wird [7]. Möglichst frühzeitig vor der Geburt und gemeinsam mit dem Geburtshelfer [6] sollten in einem ruhigen Gespräch die Eltern darüber aufgeklärt werden, welche Risiken und Chancen die Intensivtherapie für ihr Kind mit sich bringt und dass Monate der Intensivtherapie auf Kind und Eltern zukommen können. Der Wunsch der Eltern nach Eröffnung alternativer Behandlungsmöglichkeiten ist zu respektieren (Kap. 17).

16.7   Sollte jedes Neugeborene nach der Geburt reanimiert werden?

Viele Neugeborene benötigen unmittelbar nach der Geburt eine Reanimation. Die Entscheidung über deren Beginn oder Zurückstellung muss sofort erfolgen. Manche dieser Kinder haben Fehlbildungen oder Krankheiten, deren gesamtes Ausmaß nicht sofort erkennbar ist. Eine Diagnose allein gibt nur selten Hinweise zur Behandlungsbegrenzung – stets sind die Besonderheiten des einzelnen Kindes zu bedenken, was das familiäre und soziale Umfeld mit einschließt. Dabei sind die Interessen des Kindes gegenüber denen von Dritten immer vorrangig. In den meisten Fällen werden wir bis zur völligen Klärung der vorliegenden klinischen Fehlbildungen, u. U. unter Einschluss einer Chromosomenanalyse, eine Intensivbehandlung fortführen, um für ein mögliches

Überleben weitere Schäden zu vermeiden. Nach Vorliegen und Wertung aller verfügbaren Daten für das Überleben und die Prognose eines Kindes sind die therapeutischen Entscheidungen zu überprüfen. Manchmal müssen, insbesondere vor der Geburt, Entscheidungen zur Intensivbehandlung trotz unsicherer Prognose getroffen werden [11]. Es ist zwar einfacher, eine Kreißsaalreanimation zu unterlassen, als eine einmal begonnene Beatmung abzubrechen. Für das einzelne Kind kann es jedoch angemessener sein, sich mit den Eltern auf eine „Intensivmedizin auf Probe" zu verständigen, die bei bestimmten Komplikationen (etwa einer hochgradigen Hirnparenchymblutung) auch abgebrochen werden darf (Therapieziel-Änderung) [23]. Dieses Vorgehen empfiehlt auch die Fachgesellschaft in den USA [21, 24].

16.8 Ist ein Behandlungsabbruch bei Neugeborenen mit klarer Diagnose und äußerst schlechter Prognose gerechtfertigt?

Ärztlich ist der Abbruch lebensverlängernder Maßnahmen begründet, wenn die Grundkrankheit mit infauster Prognose einen irreversiblen Verlauf angenommen hat. So dürfte die Fortsetzung der Beatmung eines Neugeborenen mit Potter-Sequenz bei sonografisch nachgewiesener Nierenaplasie oder bei einem kongenitalen Vitium cordis ohne palliative oder kurative Behandlungsmöglichkeit in den meisten Fällen nicht gerechtfertigt sein. Tatsächlich geht in der Mehrzahl der neonatalen Todesfälle heute dem Sterben eine Behandlungsbegrenzung voraus (etwa das Nicht-Beginnen oder das Abbrechen einer künstlichen Beatmung) [20]. Gegen den Willen der Eltern darf eine begonnene Behandlung nie eingeschränkt oder abgebrochen werden. Die Beratung darf nicht nur die statistisch aktuellen Überlebensraten der Literatur beinhalten, sondern muss die Besonderheiten des Einzelfalls und die Möglichkeiten des eigenen Zentrums berücksichtigen. In der Medizinethik hat sich die Patientenautonomie eindeutig gegenüber dem früher vorherrschenden Paternalismus durchgesetzt. Allerdings glauben drei Viertel des in der Neonatologie tätigen ärztlichen und pflegerischen Personals, dass die Eltern nicht im besten Interesse ihres Kindes entscheiden können [5, 15]. Die mit den Eltern erarbeiteten Entscheidungen ("shared decision") zur Behandlungsbegrenzung und die Entscheidungsgründe sollten in der Akte klar dokumentiert werden, um späteren Missverständnissen vorzubeugen.

Nur wenn bei akuter Verschlechterung eine wirkliche Überlebenschance besteht, sollte die kardiopulmonale Reanimation eingesetzt werden, die für das Kind besonders invasiv und für die Eltern in hohem Maße traumatisch ist. In hoffnungslosen Situationen eingesetzt, verlängert die Wiederbelebung den Sterbeprozess und erschwert es, ihm Würde zu verleihen. Mit dem besseren Informationsstand über den Zustand des Kindes ist die „große" Reanimation auf gut geführten Neugeborenenintensivstationen heute eine seltene Maßnahme geworden.

Die Entscheidung, lebensverlängernde Maßnahmen abzubrechen, darf keinesfalls mit einem Abbruch von Behandlung oder Pflege oder mit einer Verminderung von Zuwendung gleichgesetzt werden: Die Anerkennung der Menschenwürde gebietet, gerade das hoffnungslos erkrankte Kind nicht alleinzulassen, es zu pflegen, bequem zu lagern, seine Schmerzen zu lindern, seinen Hunger zu stillen und seinen Durst zu löschen. Die Pflege unheilbar kranker oder schwer fehlgebildeter Kinder ist eine wichtige Aufgabe und fundamentaler Ausdruck menschlicher Solidarität.

16.9   Ist das Beenden einer künstlichen Beatmung aktive Sterbehilfe?

Diese in Laienkreisen verbreitete Einschätzung ist falsch, wie die einschlägigen Richtlinien immer wieder hervorgehoben haben: Die Pflicht zur Verlängerung des Lebens gehörte schon immer zu den medizinischen Basiswerten, ist jedoch kein absoluter Wert. Auch bei Neugeborenen besteht keine absolute Verpflichtung zu lebensverlängernden Maßnahmen. In Deutschland hat der Missbrauch der Begriffe „Euthanasie" und „lebenswert" während der Nazizeit (im Zusammenhang mit der systematischen Ermordung behinderter Menschen aus sozialdarwinistischen und ökonomischen Erwägungen heraus) bis in die Gegenwart hinein eine sachliche Diskussion der Sterbehilfe in der Öffentlichkeit erschwert [16]. Entscheidend und ethisch begründend bei der Sterbehilfe ist der Wille des Patienten, bei Kindern der Wille ihrer Stellvertreter, in der Regel der Eltern. Hilfreich ist die Überlegung, welchen Wert das Leben für den Betroffenen hat, keinesfalls jedoch die utilitaristische Überlegung, welchen Wert der betroffene Mensch für die Gesellschaft hat. Hilfreich ist auch die Abwägung, welches Leid beim Abbrechen und welches beim Weiterführen der Behandlung auf das Kind zukommen wird.

Generell wird im juristischen Sprachgebrauch unterschieden zwischen *aktiver* Sterbehilfe (wunschgemäße Durchführung von Maßnahmen in der Intention, das Leben zu beenden), *passiver* Sterbehilfe (wunschgemäße Beendigung von Maßnahmen, die das Leben aufrechterhalten) und *indirekter* Sterbehilfe (wunschgemäße Durchführung von Maßnahmen, die nicht den Tod bezwecken, aber deren lebensverkürzende Nebenwirkung in Kauf genommen wird). Die aktive Sterbehilfe ist in Deutschland und Österreich rechtlich eindeutig verboten, während sie (unter bestimmten Bedingungen) in Holland und Belgien erlaubt ist [22]. Ethisch-philosophisch lassen sich allerdings Unterschiede zwischen den drei Formen der Sterbehilfe kaum begründen, ebensowenig für den Einsatz „gewöhnlicher" oder „außergewöhnlicher" Maßnahmen. Gewöhnliche Maßnahmen – die immer unabdingbar sind – zielen auf die Erfüllung menschlicher Grundbedürfnisse, zu ihnen gehören beispielsweise menschliche Nähe, Schmerzbekämpfung, Körperpflege, natürliche Ernährung und andere. Bei einigen Maßnahmen (z. B. intravenöse Flüssigkeitszufuhr und künstliche Ernährung) ist es umstritten, ob sie in bestimmten Situationen gewöhnlich oder außergewöhnlich sind. Immer aber wird der Ersatz ausgefallener Organfunktion durch technische Hilfsmittel, also auch die künstliche Beatmung, als außergewöhnliche Maßnahme angesehen. Es besteht Konsens, dass der Abbruch einer künstlichen Beatmung nicht aktive Sterbehilfe ist. Auf unserer Intensivstation sterben Neugeborene häufiger in den Armen ihrer Eltern als am Respirator.

16.10 Iatrogene Katastrophen in der Neonatologie

Eine besondere ethische Verantwortung erwächst dem forschenden Kinderarzt, der die Ergebnisse einer neuen Behandlung publiziert. Mit äußerster Sorgfalt und Offenheit muss er sich selbst und seinen Lesern klarmachen, welche Wirkungen der Behandlung er für gesichert, für wahrscheinlich, für unwahrscheinlich und für widerlegt hält. Ein neues Behandlungsverfahren darf erst allgemein eingesetzt werden, wenn es durch kontrollierte Studien und Nachuntersuchungen gesichert ist. Die unkritische Einführung neuer Behandlungsverfahren hat gerade in der Neonatologie katastrophale Folgen gehabt (Tab. 16.1).

Tab. 16.1 Iatrogene Katastrophen in der Entwicklung von Perinatalmedizin und Neonatologie. Gemeinsam war diesen Therapien, die Zehntausende von Kindern schädigten: fragwürdige Indikation, fehlende Kontrollgruppe bei der Einführung, unkritischer Einsatz bei einer großen Zahl von Patienten und nicht durchgeführte Nachuntersuchung

Zeitraum	Behandlung	Folge
1942–1954	Sauerstoff undosiert	Retinopathie
1953–1958	Sulfisoxazol	Kernikterus
1957–1961	Chloramphenicol	Greysyndrom
1959–1962	Thalidomid	Dysmelie
1964–1972	Stilboestrol	Vaginakarzinom
1975–1982	Benzylalkohol	Enzephalopathie
1977–1987	Vitamin E	Nekrotisierende Enterokolitis
1990–2000	Dexamethason	Zerebralparese

Literatur

1. Arlettaz R, Mieth D, Bucher HU, Duc G, Fauchère JC (2005) End-of-life decisions in delivery room and neonatal intensive care unit. Acta Paediatr 94(11):1626–1631
2. Bührer C, Felderhoff-Müser U, Gembruch U et al (2020) Frühgeborene an der Grenze der Lebensfähigkeit. Gemeinsame Stellungsnahme der Fachgesellschaften. Z Geburtsh Neonatol 224(5):944–954
3. Council on Death-hastening Decisions and Caring for the Dying (2011) A time to live, and a time to die. Community of Protestant Churches in Europe, Vienna, S 56
4. Cuttini M, Casotto V, de Vonderweid U, Garel M, Kollee LA, Saracci R (2009) Neonatal end-of-life decisions and bioethical perspectives. Early Hum Dev 85(10 Suppl):S21–S25
5. Fauchère JC, Klein SD, Hendriks MJ et al (2021) Swiss neonatal caregivers express diverging views on parental involvement in shared decision-making for extremely premature infants. Acta Paediatr 110:2074–2081
6. Griswold KJ, Fanaroff JM (2010) An evidence-based overview of prenatal consultation with a focus on infants born at the limits of viability. Pediatrics 125(4):e931–e937
7. Guinsburg R, Branco de Almeida MF, Dos Santos Rodrigues Sadeck L et al (2012) Proactive management of extreme prematurity: disagreement between obstetricians and neonatologists. J Perinatol 32(12):913–919
8. Janvier A, Bauer KL, Lantos JD (2007) Are newborns morally different from older children? Theor Med Bioeth 28(5):413–425
9. Janvier A, Leblanc I, Barrington KJ (2008) Nobody likes premies: the relative value of patients' lives. J Perinatol 28(12):821–826
10. Jurges H, Koberlein J (2015) What explains DRG upcoding in neonatology? The roles of financial incentives and infant health. J Health Econ 43:13–26
11. Kaemingk BD, Carroll K, Thorvilson MJ et al (2021) Uncertainty at the limits of viability: a qualitative study of antenatal consultations. Pediatrics 147(4):e20201865
12. Kant I (1785) Grundlegung zur Metaphysik der Sitten. Hartknoch, Riga, S BA 66–67
13. Kant I (1797) Metaphysik der Sitten, Tugendlehre. Nicolovius, Königsberg, S A 140
14. Katechismus der Katholischen Kirche (1993) Das Leben in Christus. § 2278. München, Oldenbourg, S 580
15. Lantos JD (2018) Ethical problems in decision making in the neonatal ICU. N Engl J Med 379(19):1851–1860
16. Obladen M (2016) Despising the weak: long shadows of infant murder in Nazi Germany. Arch Dis Child Fetal Neonatal Ed 101(3):F190–F194

17. Pignotti MS, Berni R (2010) Extremely preterm births: end-of-life deci-
    sions in European countries. Arch Dis Child Fetal Neonatal Ed
    95(4):F273–F276
18. Pignotti MS, Donzelli G (2008) Perinatal care at the threshold of viabi-
    lity: an international comparison of practical guidelines for the treatment
    of extremely preterm births. Pediatrics 121(1):e193–e198
19. Platon (1958) Gorgias. In: Grassi E (Hrsg) Platon – Sämtliche Werke,
    Band 1, Kap. 67. Rowohlt, Hamburg, S 268
20. Schulz-Baldes A, Huseman D, Loui A, Dudenhausen JW, Obladen M
    (2007) Neonatal end-of-life practice in a German perinatal centre. Acta
    Paediatr 96(5):681–687
21. Tyson JE, Parikh NA, Langer J, Green C, Higgins RD (2008) Intensive
    care for extreme prematurity--moving beyond gestational age. N Engl J
    Med 358(16):1672–1681
22. Willems DL, Verhagen AA, van Wijlick E (2014) Infants' best interests in
    end-of-life care for newborns. Pediatrics 134(4):e1163–e1168
23. Wyatt J, Hain R (2022) Redirecting care; compassionate management of
    the sick or preterm neonate at the end of life. Children 9:344
24. Wyckoff MH, Aziz K, Escobedo MB et al (2015) Part 13: Neonatal resu-
    scitation: 2015 American Heart Association guidelines update for cardi-
    opulmonary resuscitation and emergency cardiovascular care. Circula-
    tion 132(18 Suppl 2):S543–S560

Elternbegleitung 17

Rolf F. Maier

17.1 Reaktion der Eltern auf die Geburt eines frühgeborenen oder kranken Kindes

Die zerstörte Wunschvorstellung vom gesunden Kind führt bei den Eltern zu:

- Gefühlen von Hilflosigkeit und Ausgeliefertsein
- Ängsten (Lebensgefahr? Spätfolgen?)
- Schuldgefühlen („Warum habe gerade ich kein gesundes Kind?")
- Überfürsorglichkeit oder Gleichgültigkeit
- Ablehnung des Kindes

Zu den therapeutischen Aufgaben gehört es, diese Reaktionen gar nicht erst entstehen zu lassen oder frühzeitig zu mildern.

Insbesondere wenn das Kind mit einer Fehlbildung geboren wurde, wenn die Mutter es nach der Geburt nicht gesehen hat oder wenn die Kinderklinik weit von der Geburtsklinik entfernt ist, kommt es leicht zu antizipatorischer, pathologischer oder verlängerter Trauerreaktion, zu Stress, Gefühlen von Angst und Aussichtslosigkeit, sozialer Isolierung, Aggression oder Depression oder tief gehenden Krisen in der Familie [3, 27]. Eltern, deren Kinder auf einer neonatologischen Station behandelt werden, haben im ersten Monat nach Geburt in 41,9 % (95 % KI: 30,9–53,0)

R. F. Maier et al., *Obladens Neugeborenenintensivmedizin*, https://doi.org/10.1007/978-3-662-66572-5_17

Angstgefühle und in 39,9 % (95 % KI: 30,8–48,9) posttraumatische Stressreaktionen [21]. Depression und Partnerschaftskonflikte häufen sich nach reproduktionsmedizinischer Intervention und nach Geburt von Mehrlingen oder Frühgeborenen [14, 20].

17.2   Psychosoziale Betreuung der Eltern

Stress und Angst der Mutter auf der Intensivstation beeinträchtigen die Mutter-Kind-Bindung [3] und sind mit motorischen Entwicklungsstörungen des Kindes im Alter von 2 Jahren verbunden [13]. Frühgeborene und schwer kranke Reifgeborene, die auf einer Intensivstation behandelt werden müssen, benötigen wegen ihrer anhaltenden erhöhten Vulnerabilität während der gesamten Kindheit vermehrten Schutz und besondere Zuwendung ihrer Eltern. Viele Frühgeborene werden später von ihren Eltern vernachlässigt oder misshandelt [22]. Dies dürfte zumindest teilweise Folge der beeinträchtigten emotionalen Bindung und eines gestörten Bewusstseins der Elternschaft sein und wirkt sich negativ auf die kognitive Entwicklung des Kindes aus [28].

Neben den psychischen Belastungen geraten manche Eltern durch Unterbringung, Fahrtkosten und Lagerung/Transport von Muttermilch auch in finanzielle Bedrängnis [19].

Auf alle diese Probleme müssen Ärzte und Pflegende vorbereitet sein, die den Eltern des kranken Kindes als Gesprächspartner gegenübertreten. Angesichts der komplexen, individuellen und anspruchsvollen Bedürfnisse der Eltern benötigen Neugeborenenintensivstationen professionelle Mitarbeit von Psychologen und Sozialarbeitern [5]. Eine psychosoziale Betreuung der Eltern beginnt idealerweise schon auf der präpartalen Station, setzt sich auf der Neugeborenenintensivstation fort und wird auch nach Entlassung des Kindes weitergeführt.

17.3   Eltern auf der Intensivstation

Mögliche Folgen einer langfristigen Trennung von Mutter und Kind sind:

- Verminderung der emotionalen Bindung
- Beeinträchtigung des Bewusstseins von Elternschaft: Das Kind wird ein Fremder.
- Eingriff in alle Aspekte des Familienlebens, auch in die Beziehung zwischen Mutter und Vater

Die früher gehandhabten „hygienischen" Besuchszeiten stellen für die Kinder und ihre Eltern eine psychische Misshandlung dar.

Ein Neugeborenes gehört zu seinen Eltern, sie sind keine Besucher („The family is the patient."). Sie wollen und müssen an der Verantwortung für sein Wohlergehen teilhaben. Ärzte und Pflegende müssen den Eltern das Gefühl vermitteln, dass ihre Anwesenheit dem Kind hilft und guttut. Besuchszeit oder -dauer für die Eltern sollten möglichst wenig eingeschränkt werden (allerdings nur für diese). In problematischen Situationen sollten Eltern auf der Intensivstation übernachten bzw. schlafen können (Elternzimmer). Bei größeren Entfernungen sollten regelmäßige Telefonate mit dem pflegerischen und ärztlichen Personal organisiert und ggf. Fahrbescheinigungen ausgestellt werden. Selbstverständlich müssen sich die Eltern den hygienischen Vorschriften der Station anpassen (Händedesinfektion, Kittel etc.). In der Regel desinfizieren sich richtig informierte Eltern eher gründlicher als das Personal.

Die Einbeziehung der Eltern in die Pflege ihrer Kinder ist heute selbstverständlich geworden. Voraussetzungen dafür sind die Entwicklung einer respektvollen und vertrauensvollen Partnerschaft zwischen Pflegenden und Eltern, eine klare Festlegung der Rollen, die Ermutigung und Anleitung der Eltern sowie eine schrittweise Übertragung von Kompetenzen an sie.

Auch wenn das Baby nicht gestillt werden kann: Mütter ermutigen, ihre Milch für das Kind abzupumpen. Häufige Anwesenheit der Mütter und ihre Einbeziehung in die Pflege von Frühgeborenen verbessert die Stillrate bei Entlassung [8].

Auch Väter wünschen Nähe zum Kind, Beteiligung an der Pflege, gute Information, emotionale Unterstützung und ein gutes Verhältnis zum Behandlungsteam [24]. Ihre frühzeitige und aktive Einbindung wirkt sich positiv auf die Partnerschaft und das Wohlbefinden beider Partner sowie auf die kognitive, affektive and soziale Entwicklung der Kinder aus [9]. Allerdings besuchen sie ihre frühgeborenen Kinder viel seltener und kürzer als Mütter [10].

Möglichkeiten zur Förderung des Eltern-Kind-Kontakts
- Keine Einschränkung der Besuchsmöglichkeit für die Eltern (Ausnahme: Visite- und Übergabezeiten, Notfälle, Neuaufnahmen, invasive Maßnahmen)
- Ermutigung, das Neugeborene zu berühren, mit ihm zu sprechen, ihm vorzulesen oder vorzusingen
- Eltern in die Pflege einbeziehen, z. B. füttern lassen, Windeln wechseln etc.
- Mütter ermutigen, zu stillen bzw. ihre Milch für das Kind abzupumpen
- Eltern die Möglichkeit geben, das Kind im Arm zu halten, es nach Wunsch zu fotografieren (aber nur ihr eigenes Kind)
- Kängurupflege, wenn der Zustand des Frühgeborenen dies erlaubt

Kängurupflege, das Ermöglichen eines direkten Hautkontaktes mit den Eltern, ursprünglich in Südamerika entwickelt, um den Mangel an Inkubatoren auszugleichen, erwies sich auch in Ländern mit gut entwickeltem Gesundheitswesen als wichtige Ergänzung der Inkubatorpflege. Diese Form des direkten Hautkontaktes zum Frühgeborenen erhöht die Zufriedenheit der Mutter und stabilisiert physiologische Funktionen des Kindes: Die Kinder schlafen ruhiger, haben weniger periodische Atmung und bleiben meist thermostabil. Mütter haben weniger Ängste, bauen eine engere Bindung zu ihrem Kind auf und stillen häufiger [4, 7, 15]. Allerdings stammen die meisten Studien von reifen und fast reifen Neugeborenen, während die Datenlange bei sehr unreifen Frühgeborenen begrenzt ist. Väterliche und mütterliche Kängurupflege haben ähnliche Wirkungen auf physiologische und biochemische Parameter des Kindes, bei schmerzhaften Prozeduren scheint der Kontakt zur Mutter aber überlegen zu sein [9].

17.4 Information der Eltern

Die komplexen und individuellen psychosozialen Bedürfnisse der Eltern bergen enorme Herausforderungen für das Behandlungsteam und setzen gute Information und Kommunikation voraus [5]. Stets sollten die Eltern ermutigt werden, ihre Ängste auszusprechen. Sie wünschen sich eine kontinuierliche empathische Kommunikation, emotionale Unterstützung sowie ein gutes Verhältnis zum Behandlungsteam [1]. Die Information der Eltern durch den Arzt soll so früh, objektiv und vollständig erfolgen wie möglich und zumutbar. Dabei sollten medizinische Fachsprache, technischer und Klinikjargon, Abkürzungen und Mitteilung von Laborwerten so weit wie möglich vermieden werden. Auf großen Intensivstationen mit vielen Ärzten und Pflegenden (Schichtbetrieb) konstante Gesprächspartner zuteilen (Namenskarte am Bett) und Sprechstunden vereinbaren: Dies verbessert das Vertrauensverhältnis und vermeidet Missverständnisse und Widersprüche. Über schwierige Probleme (Fehlbildungen, ernste Prognose, notwendige größere Operationen etc.) möglichst mit Mutter und Vater gemeinsam sprechen. Wichtig ist es dabei, die Eltern und die Familienstruktur zu kennen. Wesentliche Gesprächsinhalte kurz protokollieren. Keine Prognosen in den ersten Lebensstunden! Abwertende Ausdrücke wie „Missbildung", „Defektheilung", „Risikokind" etc. dürfen im Sprachgebrauch nicht existieren. Stets sollte im Gespräch der Vorname des Babys verwendet werden, keine unpersönlichen Ausdrücke wie „das Kind". Relevante Gespräche sollen nicht über den Inkubator hinweg, sondern in einem separaten, ungestörten Raum in ruhiger Atmosphäre erfolgen. Die meisten Eltern sind mit Kommunikation und Information auf der Intensivstation sehr zufrieden. Ein Viertel sieht aber Verbesserungsbedarf [6] wegen:

- unvollständiger Information durch Ärzte
- fehlender Empathie der Pflegenden
- fehlenden Respekts seitens des Teams der Intensivstation
- mangelhafter Einbeziehung in die direkte Pflege des Kindes
- ungenügender Vorbereitung der Verlegung auf die Nachsorgestation

▶ **Wichtig** Eltern sind meist gute Beobachter. Jede Veränderung des kindlichen Zustandes, die von ihnen mitgeteilt wird, sollte von Arzt und Pflegenden ernst genommen werden.

Die Beteiligung von Eltern an Visiten wird sehr unterschiedlich gehandhabt [2]. Nach unserer Erfahrung ist die Anwesenheit von Eltern problematisch und führt zu ihrer Verunsicherung, wenn die Visiten auch einen Lehrcharakter haben sollen. Inwieweit sich Kameras, die es Eltern ermöglichen, ihre Kinder von zu Hause aus jederzeit zu beobachten, positiv oder negativ auf die Eltern und auf das Stationsteam auswirken, bedarf weiterer Untersuchungen [12, 17]. Datenschutzrechtliche Aspekte sind dabei zu berücksichtigen.

17.5 Pränatales Konsil

Es muss sorgfältig geplant und sensibel organisiert werden. Bei komplexen Fehlbildungen ist der Rat mehrerer Spezialisten ggf. einschließlich der Operateure einzuholen. Die verängstigten Eltern mit vielfältigen, zum Teil widersprüchlichen Meinungen zu konfrontieren, zeugt jedoch nicht von professioneller Kommunikation. Die werdenden Eltern suchen vor allem Verständnis, Rat, Hilfe und Hoffnung. Die Qualität einer pränatalen Beratung hängt nicht nur vom Informationsumfang, sondern auch von der Art der Kommunikation ab [18]. 39 % der Schwangeren fühlen sich mit Informationen überfrachtet, 56 % wünschen ein Anschlussgespräch [11]. Alle am pränatalen Konsil Beteiligten müssen sich darüber im Klaren sein, dass nicht erkannte weitere Fehlbildungen oder unvorhergesehene andere Krankheiten postnatal eine ganz andere Relevanz haben können als pränatal vorhergesehen. Immer ist das pränatale Konsil und die mit den Eltern erarbeitete Planung schriftlich so zu dokumentieren, dass die bei der Geburt oft Wochen später anwesenden Ärzte das Ergebnis des Konsils kennen.

17.6 Konflikt mit Eltern

Berücksichtigt man die objektive Gefährdung des schwer kranken oder unreifen Neugeborenen und die große Nervenanspannung, die seine Behandlung für die Eltern und das Team der Intensivstation bedeutet, so sind ernsthafte Konflikte erstaunlich selten und entstehen so gut wie niemals im Kontext der Behandlungsbegrenzung. Ihre häufigsten Ursachen sind:

- widersprüchliche Informationen von wechselnden Gesprächspartnern
- Missverstehen von Teilinformationen bei Übergaben
- Meinungsverschiedenheit über das beste Interesse des Kindes
- vermeintlicher oder wirklicher unsensibler Umgang mit dem Kind
- persönliche Antipathie
- vermeintlicher oder wirklicher Behandlungs- oder Pflegefehler

Die Bedeutung von Konstanz in der Gesprächsführung kann nicht genug betont werden. Eine Festlegung auf 1–2 feste Ansprechpartner lässt sich auch in einem Schichtsystem durch Vereinbarung von Gesprächsterminen realisieren. Schwierige Gespräche müssen erlernt werden wie andere schwierige Tätigkeiten auch. Wenn es mit einem bestimmten Elternpaar kein gutes Gesprächsklima gibt, sollte dessen Betreuung ein anderer Arzt übernehmen. Über vermeintliche oder wirkliche Fehler in Behandlung oder Pflege sollte offen, aber ohne Selbstanklage mit den Eltern gesprochen werden. Besonders konfliktträchtig sind Krankheiten mit chronischem Verlauf (z. B. BPD) oder schlechter Prognose

(z. B. IVH) sowie Personalwechsel oder Verlegung des Kindes auf eine andere Station (Verlust von Bezugspersonen).

Sachliche Konflikte zwischen Ärzten und Eltern über das beste Interesse des Kindes sind zwar in der Neonatologie relativ selten, kommen aber doch bei bestimmten religiösen Überzeugungen (z. B. Zeugen Jehovas), psychischen Ausnahmesituationen (z. B. Wochenbettpsychose) oder Abhängigkeiten (z. B. Heroinsucht) vor. Empathie ist auch in dieser Situation essenziell.

Unter keinen Umständen ist ein Arzt berechtigt, ein Kind gegen den Willen der Eltern zu behandeln. Neonatologie ist in erster Linie Dienstleistung, Auftraggeber sind die Sorgeberechtigten. Häufig hilft es, den Eltern Gelegenheit zu geben, die Gründe für ihre abweichende Meinung oder für ihre Frustration darzulegen. Ernsthafte Meinungsverschiedenheiten bezüglich der Behandlung lassen sich manchmal durch Einschalten eines außenstehenden Experten lösen (Zweitmeinung). Hat ein Arzt die feste Überzeugung, dass eine Elternentscheidung den Interessen des Kindes bedrohlich zuwiderläuft (z. B. wenn Kinder von Zeugen Jehovas aus vitaler Indikation eine Transfusion benötigen) oder wegen einer psychiatrischen Erkrankung nicht wirksam ist, so muss er das Vormundschaftsgericht einschalten und den Behandlungsauftrag durch den einzusetzenden Amtsvormund erteilen lassen.

17.7   Eltern und Behandlungsbegrenzung

Wird bei infauster Prognose eine Behandlungsbegrenzung erwogen, so müssen die Eltern frühzeitig, sensibel und vorurteilsfrei in den Entscheidungsprozess einbezogen werden („shared decision making") (Abschn. 16.8). Gerade in dieser Situation ist für Paternalismus kein Platz. Die früher gelegentlich gehörte Vermutung, die Eltern würden es nicht ertragen, an einer solchen Entscheidung mitzuwirken, ist falsch: Es ist häufiger das behandelnde Team, welches sich damit schwertut, das Therapieziel auf Palliation umzuorientieren: Eine Untersuchung des schottischen Ethikinstitutes erbrachte eine interessante Diskrepanz: Nur 3 % der Ärzte und 6 % der Pflegenden in der Neonatologie wollten den

Eltern die letztendliche Entscheidung zur Behandlungsbegrenzung zumuten. Die meisten (betroffenen) Eltern trauten sich diese Entscheidung jedoch durchaus zu, und 56 % waren der Ansicht, sie tatsächlich getroffen zu haben [23]. Es gibt heute einen breiten Konsens aller beteiligten Gruppen, dass die Eltern die hauptsächlichen Entscheider sind.

Den Eltern sollte der voraussichtliche Verlauf des friedlichen Sterbeprozesses sachlich und detailliert erläutert werden, einschließlich der Persistenz der Herzaktion nach dem Atemstillstand und einschließlich der Unsicherheit über die Dauer des Sterbeprozesses. Das traumatische Erlebnis, welches die unbefangene Freude am Leben beeinträchtigt, ist nicht die Entscheidung der Behandlungsbegrenzung, sondern der Verlust des eigenen Kindes [23].

17.8 Gespräche beim Tod eines Kindes

Eigene Betroffenheit nicht unterdrücken. Zuhören und Eltern ermutigen, ihre Gefühle auszusprechen, auch untereinander. Gesprächskontinuität ist in dieser Situation besonders wichtig [30]. Hilfe durch Seelsorger oder Psychologen anbieten. Auf die zu erwartende Trauerreaktion vorbereiten, die nicht unterdrückt werden sollte und die oft bei beiden Eltern nicht gleichzeitig abläuft [29]:

- Traurigkeit, subjektives Leid
- somatische Störungen, Appetit- und Schlaflosigkeit
- überwiegende Beschäftigung mit dem verstorbenen Kind
- Schuldgefühle
- Reizbarkeit und aggressives Verhalten gegen andere
- Unfähigkeit, normale Aktivitäten aufzunehmen

Eine starke Trauerreaktion ist gewöhnlich für 1–6 Wochen zu erwarten, sie schwächt sich im Laufe der folgenden 6 Monate allmählich ab, kann aber auch mehrere Jahre andauern. Eine Selbsthilfegruppe (z. B. www.verwaiste-eltern.de) kann hilfreich sein. Eine komplizierte Trauerrektion ist bei vorbestehender psychiatrischer Erkrankung zu erwarten, hier ist frühzeitig professionelle Hilfe nötig.

Es ist wichtig, dass die Eltern ihr totes Kind sehen und berühren dürfen, um damit den Verlust zu realisieren und bewusst zu machen. Wenn möglich, sollte das Kind auf dem Arm von Mutter oder Vater sterben können. Nach dem Tod des Kindes soll den Eltern die Möglichkeit gegeben werden, in einem von der Intensivstation gesonderten Raum von ihrem Kind Abschied zu nehmen, wie sie es für nötig und richtig finden. Erinnerungsgegenstände wie Namensbändchen, Fußabdrücke, Fotos etc. für die Eltern aufbewahren. Auf Wunsch der Eltern Taufe ermöglichen. Dies normalisiert und beschleunigt den Verlauf der Trauer. Aus demselben Grund raten wir von einer „anonymen" Bestattung ab. Eine religiöse Orientierung verringert Trauer und Schmerz nicht, begünstigt aber die Fähigkeit, dem Ereignis einen Sinn zuzuweisen.

Nach Möglichkeit sollte eine Obduktionsgenehmigung eingeholt werden, um die Diagnose zu sichern, Therapiewirkungen festzustellen, auch um ggf. eine genetische Beratung durchführen zu können. Ein geeigneter Zeitpunkt, um die Genehmigung einzuholen, ist 12–24 h nach dem Tod, wenn den Eltern die Sterbepapiere ausgehändigt werden und auch die Beratung bezüglich der Bestattung erfolgt. Stets einen Gesprächstermin nach der Obduktion vereinbaren, am besten erst nach einigen Wochen, und mit beiden Eltern über das Ergebnis und über noch anstehende Fragen sprechen.

Eine schwierige Situation ergibt sich für die Eltern beim Tod eines Mehrlings, wenn Freude und Trauer gleichzeitig Raum zu geben ist [16, 25]. Versuche, über das verstorbene Kind zu sprechen, werden von ihren Gesprächspartnern leicht mit dem Hinweis auf das Glück des lebenden Kindes abgewehrt, oder es wird über das verstorbene Kind überhaupt nicht gesprochen. Dies kann zu tiefgreifenden Störungen führen und sogar bewirken, dass die Eltern das überlebende Kind überängstlich oder suboptimal betreuen.

17.9 Die Atmosphäre der Intensivstation

Vor dem ersten Besuch der Intensivstation, möglichst schon während des Aufenthaltes auf der präpartalen Station, müssen die Eltern auf die Atmosphäre, die sie dort erwartet, vorbereitet werden. Hilfreich kann eine Führung durch die Intensivstation schon vor der Geburt sein. Bei nicht richtig informierten Eltern kann die sterile und technische Umgebung zur Vergrößerung der Angst beitragen.

Da auch objektive Beeinträchtigungen des Kindes durch ständige Pflegemaßnahmen sowie durch Lärm und Licht nachgewiesen sind, sollte alles daran gesetzt werden, auf der Intensivstation eine stressfreie und ruhige Atmosphäre zu schaffen, die von konzentriertem, planvollem Handeln sowie von Zuversicht, Freundlichkeit und Sicherheit geprägt ist (Minimal Handling, Abschn. 1.9). Ärzte und Pflegende müssen Disziplin in ihrer Umgangssprache und ein Bewusstsein dafür entwickeln, dass die Ängste der Eltern oft von anderen Beobachtungen ausgehen als ihre eigenen. So wird von den Eltern häufig als besonders beunruhigend bzw. bedrohlich empfunden, dass

- ihr Baby so klein ist,
- die Augen durch eine Fototherapiebrille verdeckt sind,
- eine Magensonde liegt (das Kind bekommt „nichts zu essen"),
- Handrücken oder Fersen zerstochen sind,
- sich ein „Ausschlag" oder eine „Gelbsucht" entwickelt.

Über allem steht meist die Sorge, ob sich das Kind gut entwickeln wird. Rechtzeitiges, geduldiges und ehrliches Erklären der Krankheitszeichen und der erforderlichen Behandlung hilft, die Ängste abzubauen und die Technik der Intensivstation als Sicherheitsfaktor zum Nutzen des Kindes zu erkennen. Elterngruppen und Informationsschriften sind weitere Möglichkeiten, den Eltern aus der emotionalen Krise zu helfen, die aus der Geburt eines unreifen oder kranken Kindes oft resultiert.

17.10 Entlassung

Sie macht vielen Eltern Angst. Durch professionelles Entlassungsmanagement mit Unterstützung durch Psychologen und Sozialarbeiter werden nicht nur die Ängste der Eltern vermindert, sondern auch der stationäre Aufenthalt des Kindes wird signifikant verkürzt.

Bei sehr unreifen Frühgeborenen und schwer kranken Reifgeborenen ist eine kontinuierliche poststationäre Weiterbetreuung sicherzustellen. Insbesondere, wenn die Kinder bei Entlassung noch gesundheitliche Probleme haben, bemängelt ein Drittel der Eltern die Kommunikation und die Koordination der weiteren Versorgung [26]. Nach langem Krankenhausaufenthalt kann es hilfreich sein, wenn die Eltern schon einige Tage vor der geplanten Entlassung mit dem weiterbehandelnden Kinderarzt Kontakt aufnehmen. Um die Belastung für die Familie in der ersten Zeit nach der Entlassung möglichst gering zu halten, sollten anstehende Nachuntersuchungstermine koordiniert und möglichst zusammengelegt werden.

Literatur

1. Adama EA, Adua E, Bayes S, Mörelius E (2022) Support needs of parents in neonatal intensive care unit: an integrative review. J Clin Nurs 31(5–6):532–547
2. Aija A, Toome L, Axelin A, Raiskila S, Lehtonen L (2019) Parents' presence and participation in medical rounds in 11 European neonatal units. Early Hum Dev 130:10–16
3. Bonacquisti A, Geller PA, Patterson CA (2020) Maternal depression, anxiety, stress, and maternal-infant attachment in the neonatal intensive care unit. J Reprod Infant Psychol 38(3):297–310
4. Boundy EO, Dastjerdi R, Spiegelman D, Fawzi WW, Missmer SA, Lieberman E, et al. (2016) Kangaroo mother care and neonatal outcomes: a meta-analysis. Pediatrics 137(1):e20152238
5. Bry A, Wigert H (2019) Psychosocial support for parents of extremely preterm infants in neonatal intensive care: a qualitative interview study. BMC Psychol 7(1):76

6. Butt ML, McGrath JM, Samra HA, Gupta R (2013) An integrative review of parent satisfaction with care provided in the neonatal intensive care unit. J Obstet Gynecol Neonatal Nurs 42(1):105–120

7. Conde-Agudelo A, Díaz-Rossello JL (2016) Kangaroo mother care to reduce morbidity and mortality in low birthweight infants. Cochrane Database Syst Rev 2016(8):CD002771

8. Cuttini M, Croci I, Toome L, Rodrigues C, Wilson E, Bonet M, et al. (2019) Breastfeeding outcomes in European NICUs: impact of parental visiting policies. Arch Dis Child Fetal Neonatal Ed 104(2):F151–F158

9. Filippa M, Saliba S, Esseily R, Gratier M, Grandjean D, Kuhn P (2021) Systematic review shows the benefits of involving the fathers of preterm infants in early interventions in neonatal intensive care units. Acta Paediatr 110(9):2509–2520

10. Garten L, Maass E, Schmalisch G, Bührer C (2011) O father, where art thou? Parental NICU visiting patterns during the first 28 days of life of very low-birth-weight infants. J Perinat Neonatal Nurs 25(4):342–348

11. Gaucher N, Nadeau S, Barbier A, Janvier A, Payot A (2016) Personalized antenatal consultations for preterm labor: responding to mothers' expectations. J Pediatr 178:130–134.e137

12. Gibson R, Kilcullen M (2020) The impact of web-cameras on parent-infant attachment in the neonatal intensive care unit. J Pediatr Nurs 52:e77–e83

13. Greene MM, Rossman B, Meier P, Patra K (2018) Elevated maternal anxiety in the NICU predicts worse fine motor outcome in VLBW infants. Early Hum Dev 116:33–39

14. Greene MM, Rossman B, Patra K, Kratovil AL, Janes JE, Meier PP (2015) Depression, anxiety, and perinatal-specific posttraumatic distress in mothers of very low birth weight infants in the neonatal intensive care unit. J Dev Behav Pediatr 36(5):362–370

15. Gupta N, Deierl A, Hills E, Banerjee J (2021) Systematic review confirmed the benefits of early skin-to-skin contact but highlighted lack of studies on very and extremely preterm infants. Acta Paediatr 110(8):2310–2315

16. Jordan A, Smith P, Rodham K (2018) Bittersweet: a qualitative exploration of mothers' experiences of raising a single surviving twin. Psychol Health Med 23(8):891–898

17. Joshi A, Chyou PH, Tirmizi Z, Gross J (2016) Web camera use in the neonatal intensive care unit: impact on nursing workflow. Clin Med Res 14(1):1–6

18. Kharrat A, Moore GP, Beckett S, Nicholls SG, Sampson M, Daboval T (2018) Antenatal consultations at extreme prematurity: a systematic review of parent communication needs. J Pediatr 196:109–115.e107

19. King BC, Mowitz ME, Zupancic JAF (2021) The financial burden on families of infants requiring neonatal intensive care. Semin Perinatol 45(3):151394

20. Klock SC (2004) Psychological adjustment to twins after infertility. Best Pract Res Clin Obstet Gynaecol 18(4):645–656

21. Malouf R, Harrison S, Burton HAL, Gale C, Stein A, Franck LS, Alderdice F (2022) Prevalence of anxiety and post-traumatic stress (PTS) among the parents of babies admitted to neonatal units: a systematic review and meta-analysis. EClinicalMedicine 43:101233

22. Mason SM, Schnitzer PG, Danilack VA, Elston B, Savitz DA (2018) Risk factors for maltreatment-related infant hospitalizations in New York City, 1995–2004. Ann Epidemiol 28(9):590–596

23. McHaffie HE, Laing IA, Parker M, McMillan J (2001) Deciding for imperilled newborns: medical authority or parental autonomy? J Med Ethics 27(2):104–109

24. Merritt L (2021) An integrative review of fathers' needs in the neonatal intensive care unit. J Perinat Neonatal Nurs 35(1):79–91

25. Richards J, Graham R, Embleton ND, Campbell C, Rankin J (2015) Mothers' perspectives on the perinatal loss of a co-twin: a qualitative study. BMC Pregnancy Childbirth 15:143

26. Seppänen AV, Sauvegrain P, Draper ES, Toome L, El Rafei R, Petrou S, et al. (2021) Parents' ratings of post-discharge healthcare for their children born very preterm and their suggestions for improvement: a European cohort study. Pediatr Res 89(4):1004–1012

27. Staver MA, Moore TA, Hanna KM (2021) An integrative review of maternal distress during neonatal intensive care hospitalization. Arch Womens Ment Health 24(2):217–229

28. Strathearn L, Gray PH, O'Callaghan MJ, Wood DO (2001) Childhood neglect and cognitive development in extremely low birth weight infants: a prospective study. Pediatrics 108(1):142–151

29. Wender E (2012) Supporting the family after the death of a child. Pediatrics 130(6):1164–1169

30. Williams C, Munson D, Zupancic J, Kirpalani H (2008) Supporting bereaved parents: practical steps in providing compassionate perinatal and neonatal end-of-life care. A North American perspective. Semin Fetal Neonatal Med 13(5):335–340

Pharmakotherapie des Neugeborenen

18

Rolf F. Maier

18.1 Pharmakokinetik und Pharmakodynamik

Die *Verteilung* von Pharmaka aus dem Plasma in die einzelnen Kompartimente ist bei Früh- und Reifgeborenen durch folgende Besonderheiten geprägt: hoher Wassergehalt von 80–90 %, große Hirn- und Lebermasse, geringe Fettmasse, niedriges Serumalbumin und damit niedrige Plasmaproteinbindungskapazität, unreife Blut-Hirn-Schranke.

Bei der *Metabolisierung und Elimination* sind im Vergleich zum Erwachsenen folgende Funktionen eingeschränkt: Glukuronidierung, Hydroxylierung, glomeruläre Filtration, tubuläre Sekretion, Reduktionsvermögen in den Erythrozyten, mikrosomale Oxidation.

Wirkung, vor allem aber Nebenwirkungen von Medikamenten können sich zwischen Fetal-, Neugeborenen- und Erwachsenenperiode erheblich unterscheiden. Ungeprüfte Übertragung von Erfahrungen aus der Erwachsenenmedizin in die Neonatologie kann zu schweren Katastrophen führen (siehe Tab. 16.1). Neben den allgemeinen *ontogenetischen Veränderungen* hängt die *Bioverfügbarkeit* und damit die Wirkung eines Medikamentes auch von individuellen *genetischen Faktoren* und der speziellen Krankheitssituation ab [3].

Grundsätzlich ist in der Neonatalperiode zu beachten, dass mit zunehmender Unreife und abnehmendem Lebensalter die *Halbwertszeit* von Medikamenten zunimmt und dass sich der Stoffwechsel in den ersten 2 Lebenswochen besonders stark ändert. Deshalb sollten bei Neugeborenen bevorzugt Medikamente mit großer therapeutischer Breite eingesetzt werden. Bei Hinweisen auf Leber- oder Niereninsuffizienz sollten Pharmaka ausgewählt werden, die auf alternativem Wege metabolisiert bzw. eliminiert werden. Besonders bei renaler Ausscheidung (Tab. 18.1) muss bei Rückgang der Urinproduktion frühzeitig das Dosisintervall verlängert werden.

Tab. 18.1 Medikamente, nach Ausscheidung bzw. Metabolisierung klassifiziert (die Daten wurden teilweise bei Erwachsenen erhoben)

Überwiegend renale Ausscheidung	Amphotericin B	Gentamicin
	Ampicillin	Imipenem
	Atropin	Meropenem
	Cefazolin	Metronidazol
	Cefotaxim	Milrinon
	Ceftazidim	Penicillin G
	Coffein	Piperacillin
	Diazoxid	Propranolol
	Digoxin	Theophyllin
	Flucloxacillin	Tobramycin
	Fluconazol	Vancomycin
	Ganciyclovir	
Hepatische Metabolisierung und renale Ausscheidung	Chloralhydrat	Morphin
	Ibuprofen	Pancuronium
	Indomethacin	Ranitidin
	Levetiracetam	Vecuronium
	Lidocain	
Überwiegend hepatische Metabolisierung	Diazepam	Hydralazin
	Dobutamin	Midazolam
	Dopamin	Phenobarbital
	Erythromycin	Phenytoin
	Fentanyl	Steroide
	Heparin	

18.2   Verordnung

Jedes Medikament muss vom behandelnden Arzt schriftlich bezüglich Dosierung und Applikationsmodus verordnet, jede Applikation vom Arzt bzw. von der betreuenden Pflegekraft dokumentiert werden. Falsche Dosierungen und Applikationen sind auf neonatologischen Intensivstationen nicht selten (bis zu 5 pro 100 Verordnungen) [7]. Elektronische Verordnungsprogramme können zwar die Fehlerrate reduzieren, stellen aber ihrerseits neue Fehlerquellen dar und bedürfen einer entsprechenden Kontrolle [8, 33].

Eine exakte Dosierung wird erschwert, wenn es keine speziellen pädiatrischen Zubereitungen gibt (z. B. Heparin, Theophyllin, Phenobarbital, Insulin). Verdünnung ist Fehlerquelle und führt zu ungenauer Dosierung. Bei Verdünnung mithilfe einer Spritze muss der „Totraum" im Konus der Spritze zunächst mit der Verdünnungsflüssigkeit gefüllt werden, ehe man das Medikament aufzieht. Dabei gilt: Je größer die Spritze, desto geringer der Fehler.

18.3   Applikation

Gerade bei Neugeborenen muss bei intravenöser Applikation von Medikamenten auf Kompatibilität geachtet werden, wenn sie im Nebenschluss in laufende Infusionen gegeben werden [17].

Die orale Applikation von Medikamenten stellt in der Neonatalperiode die Ausnahme dar. Verminderte gastrointestinale Motilität, geringe Magensaftproduktion, verminderter Gallefluss, herabgesetzte mesenteriale Durchblutung (besonders bei Hypovolämie oder PDA), verzögerte intestinale Enzymentwicklung und veränderte bakterielle Darmbesiedlung beeinträchtigen die Resorption. Durch die zum Teil unphysiologisch hohe Osmolarität oraler Präparate besteht besonders bei kleinen Frühgeborenen die Gefahr der Darmwandschädigung und der Entwicklung einer nekrotisierenden Enterokolitis (Tab. 18.2). Auch die intramuskuläre Injektion ist durch die geringe Muskelmasse bei

Tab. 18.2 pH-Werte und Osmolaritäten einiger oral zu verabreichender Arzneimittelzubereitungen [22]

Kurzbezeichnung (Handelsname)	pH-Wert	Osmolarität (mosm/l)
Natriumchlorid 1 mmol/ml	6,0	1870
Natriumhydrogencarbonat 1 mmol/ml	6,3–8,2	1760–1935
Kaliumchlorid 1 mmol/ml	5,8–6,3	1840–1970
Kaliumphosphat 1 mmol/ml	7,1–7,2	1133–1140
Calciumglukonat 10 %	6,6	319
Eisen-2-Tropfen	1,0–6,0	3035–5403
Phenoxymethylpenicillin	5,7–6,9	1011–3217
Amoxicillin (Clamoxyl-Tropfen®)	4,6	1548
Cephalosporine (Tropfen und Säfte)	3,7–5,7	1982–2220
Erythromycin	7,8	1612
Nystatin	5,5–6,8	2282–3022
Digoxin (Lenoxin Liquidum®)	7,0	3649
Promethazin (Atosil®)	2,3	1407
Glukose 5 %	4,6	287
Dextro neonat 25 %	5,3	348

Frühgeborenen nur begrenzt möglich. Bei intravenöser Applikation gelangt das Medikament schnell, vollständig und direkt in den Kreislauf. Diese Methode erfordert sorgfältiges und steriles Arbeiten. Applikation in bereits laufende Infusionen ist eine Quelle technischer und hygienischer Fehler.

18.4 Steuerung und Überwachung

Bei toxischen Präparaten und geringer therapeutischer Breite müssen Bestimmungen der Serumkonzentration durchgeführt werden. In Tab. 18.3 sind die therapeutischen Serumkonzentrationen wichtiger in der Neonatologie eingesetzter Pharmaka zusammengefasst.

Dosisanpassung Aus den Serumkonzentrationen nach Applikation („Spitzenspiegel") und vor der nächsten Gabe („Talspiegel") können Halbwertszeit errechnet sowie Dosis und Dosisintervall angepasst werden (Tab. 18.4).

Tab. 18.3 Therapeutische Konzentrationsbereiche für die Arzneimitteltherapie von Früh- und Reifgeborenen

Internationaler Freiname	Halbwertszeit (h)	Serumkonzentration (μg/ml)	Blutabnahmezeit/Bemerkungen
Gentamicin	3–7, Länger bei FG und Niereninsuffizienz	Spitzenspiegel: 5–10, Talspiegel: <2	Unmittelbar *vor* und 1 h *nach* Gabe
Indomethacin	10–20	Akuttherapie: 0,4–0,8, Erhaltungstherapie: 0,3–0,5	Unmittelbar *vor* und 4 h *nach* Gabe, Frühgeborene 10 h *nach* Gabe
Coffein	40–200	5–25	Frühestens 6 h *nach* Gabe, im Steady State
Phenobarbital	40–200	15–40	Frühestens 4 h *nach* Gabe, im Steady State
Phenytoin	20–60	6–14	Frühestens 8 h *nach* Gabe
Theophyllin	20–40	7–15	2 h *nach* Gabe, Coffeinspiegel mit berücksichtigen
Tobramycin	4–9, Länger bei FG und Niereninsuffizienz	Spitzenspiegel: 5–10, Talspiegel: <2	Unmittelbar *vor* und 1 h *nach* Gabe
Vancomycin	6–10, Länger bei FG und Niereninsuffizienz	Spitzenspiegel: 20–40, Talspiegel: 5–10	Unmittelbar *vor* und 1 h *nach* Gabe

Tab. 18.4 Dosisanpassung entsprechend Serumspiegelbestimmung

Zu hoher Talspiegel	Dosisintervall verlängern
Zu niedriger Talspiegel	Ggf. Dosisintervall verkürzen
Zu hoher Spitzenspiegel	Dosis reduzieren
Zu niedriger Spitzenspiegel	Dosis erhöhen

Besonders nach Austauschtransfusion müssen Medikamentenspiegel kontrolliert und z. B. Antibiotikagaben wiederholt werden.

18.5 Analgesie, Sedierung, Relaxierung

Über kaum ein anderes Thema wird auf der neonatologischen Intensivstation ähnlich häufig und ähnlich kontrovers diskutiert. Früh- und Reifgeborene können an schmerzhaften Krankheiten leiden (z. B. NEC) und sind häufig schmerzhaften Prozeduren (z. B. durch Blutentnahmen, venöse Zugänge, Drainagen) ausgesetzt. Anatomische und funktionelle Voraussetzungen für Schmerzempfindung und Schmerzleitung sind auch schon bei Frühgeborenen vorhanden. Eine adäquate Schmerzbehandlung ist medizinisch und ethisch geboten. Dabei muss aber permanent und individuell zwischen den Kurz- und Langzeitauswirkungen von Schmerzerleben und den unvermeidlichen Nebenwirkungen einer pharmakologischen Schmerztherapie abgewogen werden.

18.5.1 Schmerzerkennung

Da Neugeborene Schmerzen nicht direkt äußern können, bleibt nur die subjektive Interpretation durch das behandelnde Team. Häufig gibt es unterschiedliche Einschätzungen zwischen Ärzten und Pflegenden. Schreien ist eine wichtige Kommunikationsform für Neugeborene, ist aber nicht spezifisch für Schmerzen, sondern kann auch durch andere Stimuli (z. B. Hunger, Unbehagen, neurologische Störung, Drogenentzug) ausgelöst werden, wobei Hunger der häufigste Anlass ist. Somit ist die Unterscheidung zwischen Schmerz, Unbehagen, Stress und Hunger schwierig. Um

Schmerzen bei Neugeborenen zu quantifizieren und um zu erkennen, welche Kinder von schmerzlindernden Maßnahmen und Sedierung profitieren, wurden zahlreiche Schmerzskalen entwickelt. Diese Skalen beinhalten Verhaltensänderungen und/oder Veränderungen physiologischer Parameter. Ihre Zuverlässigkeit ist allerdings gering und ein hoher Prozentsatz ist nicht ausreichend validiert [14]. Trotzdem werden bei etwa einem Drittel der Frühgeborenen <1500 g Analgetika und Sedativa eingesetzt [19].

18.5.2 Schmerzreduktion

Wichtigste Maßnahme zur Vermeidung von Schmerzen bei Früh- und Reifgeborenen ist die Reduktion von schmerzhaften Prozeduren. Dazu zählt z. B. die zeitliche Verbindung von Infusionsanlage und Blutentnahme.

Zur Schmerzbekämpfung werden nichtpharmakologische und pharmakologische Interventionen eingesetzt. Zentral wirksame Medikamente sind bei Neugeborenen nur nach strenger Indikation und unter größter Zurückhaltung anzuwenden. Sie können Atemstörungen bewirken oder verstärken. Ihre Wirkung auf pulmonalen Gefäßwiderstand, Thermoregulation und Darmmotilität (Ileusgefahr!) ist kaum vorauszusehen. Pharmakokinetik und Pharmakodynamik von Opioiden variieren mit dem Gestationsalter [4]. In Abhängigkeit von der funktionellen Reife des Kindes kommt es leicht zu toxischer Akkumulation. Deshalb sollten, bevor zentral wirksame Analgetika eingesetzt werden, alternative Maßnahmen angewandt werden.

Nichtpharmakologische Schmerzreduktion

Folgende Maßnahmen haben sich bei kurzfristigem leichtem Schmerz (z. B. Blutentnahme, Legen einer Infusion, Legen einer Magensonde, Verbandswechsel) als wirksam erwiesen (E1a) [25]:

- orale Gabe von Sukrose/Glukose (E1a) [32]
- Stillen (E1a) [30]
- Hautkontakt (E1a) [16]
- venöse statt kapilläre Blutentnahme (E1a) [31]
- Verwendung einer Automatiklanzette (E2b) [18]

Lokalanästhetika

Lokal anästhesierende Augentropfen lindern den Schmerz beim Retinopathie-Screening (NNT 4), können ihn aber nicht komplett verhindern (E1a) [10]. Zu analgetisch wirkenden Cremes (z. B. EMLA; enthält Lidocain und Prilocain) bei Lumbalpunktion, Zirkumzision, kapillären und venösen Blutentnahmen und intramuskulären Injektionen gibt es widersprüchliche Studienergebnisse. Da keine eindeutige Wirkung nachgewiesen ist (E1a) [13], bei Neugeborenen aber die Gefahr der Methämoglobinbildung besteht, verwenden wir sie nicht.

Analgetika

Abwägung von Nutzen und Risiken

- *Opioide*: Die Behandlung beatmeter Früh- und Reifgeborener mit Opioiden zeigt keinen Vorteil hinsichtlich Mortalität, Beatmungsdauer sowie kurz- und langfristiger neurologischer Entwicklung (E1a) [5]. Eine Dauertropfinfusion mit Morphin unterdrückt nicht den Schmerz bei kapillären Blutentnahmen (E1b) [6]. Bei Gabe von Morphin muss mit arterieller Hypotonie (E1b) [15], bei Gabe von Fentanyl mit Thoraxrigidität und Laryngospasmus [12] sowie bei Behandlung von mehr als 5 Tagen [24] mit Entzugssymptomen gerechnet werden. Bei reifen Neugeborenen fand sich bei der Entwöhnung vom Respirator kein Unterschied zwischen Fentanyl und Sufentanil bei entsprechender Äquivalenzdosis (E1b) [29].
- *Paracetamol:* Das für Reifgeborene (nicht Frühgeborene) zugelassene Paracetamol hat einen opioidsparenden Effekt nach größeren Operationen gezeigt, sich aber bei schmerzhaften Prozeduren als nicht wirksam erwiesen (E1a) [1, 23]. Mehrfach wurde über versehentliche Überdosierungen bei Neugeborenen berichtet.
- *Clonidin:* Für Clonidin gibt es weder in Zusammenhang mit künstlicher Beatmung noch mit schmerzhaften Prozeduren eine ausreichende Evidenz [27, 28].

Indikationen für Opioide

- Starker Akutschmerz, z. B. Peritonitis, elektive Intubation
- Starker postoperativer Schmerz
- Präfinale Zustände, sofern nicht ohnehin CO_2-Narkose besteht

Künstliche Beatmung ist nicht gleichbedeutend mit Schmerz. Die der Ateminsuffizienz zugrunde liegende Erkrankung kann jedoch so schmerzhaft sein, dass eine analgetische Behandlung indiziert ist. Eine routinemäßige Behandlung mit Opioiden während Beatmung kann nicht empfohlen werden, sondern sollte im Einzelfall entschieden werden.

Anwendung von Opioiden Opioide auch als Einzelgabe immer langsam verabreichen (über ca. 5 min). Unerwünschte Nebenwirkungen können durchaus erst nach Stunden auftreten und aufgrund des Metabolismus über Stunden anhalten. Gabe insbesondere bei Frühgeborenen nur bei guten Blutdruckverhältnissen (Cave: Volumenmangel).

Dosierung von Analgetika Tab. 18.5.

Tab. 18.5 Dosierung von Analgetika

Morphin	Einzeldosis	50–100 µg/kg KG i.v.
	Dosisintervall	4–6 h
	Kontinuierliche i.v.-Gabe	10 µg/kg KG/h in 1. LW
		10–20 µg/kg KG/h ab 2. LW
Fentanyl	Einzeldosis	3 µg/kg KG i.v.
	Dosisintervall	2–4 h
	Kontinuierliche i.v.-Gabe	1–2 µg/kg KG/h
Paracetamol	Einzeldosis	7,5 mg/kg KG i.v.
	Dosisintervall	4–6 h
	Maximale Tagesdosis	30 mg/kg KG

18.5.3 Sedierung

Abwägung von Nutzen und Risiken
- *Midazolam*: Eine sedierende Wirkung von Midazolam ist bei Frühgeborenen nicht sicher nachgewiesen, da die verwendeten Scores nicht validiert waren. Sedierung mit Midazolam verlängert den Aufenthalt auf der Intensivstation. Im Vergleich zu Morphin traten mehr Nebenwirkungen (Tod, schwere IVH, PVL; NNH 4) auf (E1a) [21]. Insofern bestehen nach heutigem Kenntnisstand erhebliche Vorbehalte gegen den Einsatz von Midazolam bei Früh- und Reifgeborenen.
- *Phenobarbital*: Ein seit langer Zeit in der Neonatologie eingesetztes Medikament, aufgrund der langen Halbwertszeit aber schlecht zu steuern
- *Chloralhydrat*: Bei Gabe an Frühgeborene am errechneten Termin wurden vermehrt Bradykardien beobachtet (E2a) [2].

Indikationen
- Starke Unruhezustände, die das Leben des Kindes bedrohen und sich durch Lagerung, Ernährung, optimale Pflegetemperatur und Beatmungstechnik nicht beeinflussen lassen
- Bei diagnostischen Maßnahmen wie MRT, wenn Lagerungstechniken (Vakuummatratze) nicht ausreichen
- Unterstützung der Relaxierung

Dosierung Siehe Tab. 18.6.

▶ **Wichtig** Auch wenn bestimmte Pharmaka beide Wirkungen haben können, sollte grundsätzlich zwischen den Zielen Analgesie und Sedierung unterschieden werden.

18.5.4 Relaxierung

Relaxierung ist ebenso wie die Sedierung während der Beatmung von Neugeborenen meist entbehrlich, sofern Schmerz- und Krank-

Tab. 18.6 Dosierung von Sedativa

Phenobarbital	Einzeldosis	15–20 mg/kg KG i.v. oder p.o.
	Erhaltungsdosis	3–5 mg/kg KG/Tag i.v. oder p.o. (nach Serumspiegel: max. 35 µg/ml)
Chloralhydrat	Einzeldosis	25–50 mg/kg KG p.o. (Magensonde) oder rektal
	Dosisintervall	Bis zu 6-mal/Tag
Midazolam	Einzel-/Sättigungsdosis	0,1 mg/kg KG i.v. (über 3 min)
		0,5–1,0 mg/kg KG rektal
	Kontinuierliche i.v.-Gabe	0,01–0,05 mg/kg KG/h

heitszustände kausal bekämpft werden, das Prinzip des Minimal Handling (Abschn. 1.9) beachtet, nach der optimalen Beatmungsfrequenz (synchronisierte Beatmung, Abschn. 4.4.3) gesucht und das Kind nach Überwinden seiner Ateminsuffizienz frühzeitig extubiert wird. Nur wenn es nicht anders gelingt, ein Ankämpfen des Kindes gegen den Respirator zu verhindern, scheint eine Relaxierung mit Pancuronium einen positiven Effekt hinsichtlich Hirnblutungs- und Pneumothoraxrate zu haben (E1a) [9].

Indikationen
- Beginnende Air Leaks, z. B. interstitielles Emphysem, drohender Pneumothorax
- Schweres respiratorisches Versagen mit pulmonaler Hypertension, z. B. Mekoniumaspirationssyndrom
- Postoperative Zustände, die eine Muskelentspannung erfordern, z. B. Bauchwanddefekte, Zwerchfellhernie

Anwendung
- Sorgfältige Kreislaufüberwachung (Gefahr von arterieller Hypotonie und persistierender pulmonaler Hypertonie)
- Auf Blasenentleerung achten

18.6   Gentamicin-Behandlung

Gentamicin zählt zu den am häufigsten eingesetzten Medikamenten in der Neonatologie. Die Behandlung erfordert wegen der geringen therapeutischen Breite und der Ototoxizität eine strenge Überwachung. Die tägliche Verabreichung von einer Gabe führt zu höheren Spitzenspiegeln und niedrigeren Talspiegeln und ist damit effektiver und sicherer als die Verteilung auf mehrere Dosen pro Tag (E1a) [26].

Initiale Dosierungen für nierengesunde Kinder (individuelle Dosisanpassung gemäß Serumkonzentration) siehe Tab. 18.7.

Anwendung
- Kurzinfusion über 30 min
- Wir bestimmen die Serumkonzentration (Talspiegel) üblicherweise vor der 3. geplanten Gabe, bei eingeschränkter Nierenfunktion und bei Frühgeborenen <1500 g vor der 2. geplanten Gabe und warten mit der Gabe, bis das Ergebnis vorliegt und einen Wert <2 µg/ml ergibt.
- Bei einem Wert ≥2 µg/ml wird das Dosisintervall verlängert und vor der nächsten geplanten Gabe das Ergebnis einer erneuten Spiegelbestimmung abgewartet.
- Nach Dosisanpassung und bei Nierenfunktionsstörung sind entsprechende weitere Spiegelbestimmungen erforderlich.
- Vorsicht bei Kombination mit:
  - Furosemid (Ototoxizität)
  - Indomethacin (Nephrotoxizität)
  - Vancomycin (Nephrotoxizität)
  - Cephalosporinen (Nephrotoxizität)
  - Muskelrelaxanzien (verstärkte Muskelschwäche)
  - Magnesium (verstärkte Muskelschwäche)

Tab. 18.7 Dosierung von Gentamicin

Frühgeborene <34 SSW	3,5 mg/kg KG/Tag, 1-mal täglich
Frühgeborene ≥34 SSW sowie reife Neugeborene	4,5 mg/kg KG/Tag, 1-mal täglich

18.7   Zulassung von Medikamenten für Früh- und Reifgeborene

Viele in der Neonatologie eingesetzte Arzneimittel sind nicht spezifisch bei Früh- und Reifgeborenen auf Wirksamkeit und Sicherheit getestet. Nur selten gehen die Variablen Gestationsalter und postnatales Alter in die vorhandenen Dosierungsrichtlinien ein. Wichtig und zu beachten ist, dass Medikamente für Neugeborene keine toxischen Lösungs- und Konservierungsmittel enthalten. Mehr als die Hälfte der bei Kindern eingesetzten Medikamente sind gar nicht oder nicht in der verwendeten Dosis oder Applikationsform zugelassen. Das bedeutet allerdings nicht, dass Ärzte solche Medikamente schwer kranken Kindern vorenthalten dürfen. Auf neonatologischen Intensivstationen werden rund 80 % der Neugeborenen und annähernd 100 % der sehr unreifen Frühgeborenen mit Medikamenten behandelt, die für diese Patientengruppe nicht zugelassen sind bzw. für die in dieser Patientengruppe keine ausreichenden Studien vorliegen [20]. Die Gesetzgebung muss sicherstellen, dass Neugeborene nicht vom medizinischen Fortschritt abgeschnitten werden, nur weil sie keinen „Markt" darstellen. Erste politische Entscheidungen in dieser Richtung auf europäischer und nationaler Ebene haben die jahrzehntelangen Versäumnisse noch nicht wettgemacht.

18.8   Erprobung neuer Behandlungsverfahren bei Neugeborenen

Die rechtlichen Grundlagen sind international durch die Guidelines der International Conference on Harmonisation – Good Clinical Practice (ICH-GCP-Guidelines) und die Verordnung (EU) Nr. 536/2014 des Europäischen Parlaments und des Rates über klinische Prüfungen mit Humanarzneimitteln sowie national im Arzneimittelgesetz (AMG, grundlegende 12. Novellierung 2004 und 17. Novellierung 2021) und in der Verordnung über die Anwendung der Guten Klinischen Praxis bei der Durchführung von klinischen Prüfungen mit Arzneimitteln zur Anwendung am Menschen festgelegt.

Grundsätzlich wird unterschieden zwischen dem *Human-experiment*, bei dem das Kind als Proband eingesetzt wird, der von dem Behandlungsverfahren keinen individuellen Nutzen erwarten kann, und dem *individuellen Heilversuch*, bei dem für das teilnehmende Kind ein über die bisherigen Behandlungsmöglichkeiten hinausgehender Nutzen erhofft werden darf. Klinische Studien dürfen in Deutschland bei Kindern auch mit Zustimmung der Eltern nur durchgeführt werden, wenn zumindest ein Gruppennutzen zu erwarten ist [11]. In diesem Fall gelten jedoch zusätzliche Restriktionen, insbesondere das Erfordernis einer minimalen Belastung und eines minimalen Risikos. Arzneimittelstudien unterliegen besonders hohen Anforderungen. Ein individueller Heilversuch hingegen kann, insbesondere in Situationen, bei denen das Leben des Kindes bedroht ist und bisher keine aussichtsreiche Behandlung zur Verfügung steht, nicht nur berechtigt, sondern geradezu geboten sein.

Voraussetzungen für klinische Studien bei Früh- und Reifgeborenen

- Eine positive Nutzen-Risiko-Relation, d. h. der für das Kind zu erwartende kleinstmögliche Nutzen muss gegenüber dem größten anzunehmenden Risiko in annehmbarem Verhältnis stehen.
- Die Durchführung des Versuchs muss dem neuesten Wissensstand bezüglich Methodik, Überwachung und Auswertung entsprechen.
- Das geplante Vorhaben muss vor Beginn von einer unabhängigen Ethikkommission begutachtet werden, deren positives Votum den Arzt jedoch nicht von der rechtlichen Verantwortung für sein Forschungsvorhaben entbindet. Die Ethikkommission kann auch zu der schwierigen Entscheidung gehört werden, wann ein erfolgreicher Behandlungsversuch abzubrechen ist und die neue Behandlung zur „Therapie der Wahl" wird.

- Registrierung der Studie in einem nationalen oder internationalen Studienregister ist wissenschaftlich und ethisch geboten und heute eine Voraussetzung für die Publikation. Öffentliche Register sind zu erreichen unter folgenden Internetadressen: https://drks.de (national) sowie https://clinicaltrials.gov, www.isrctn.com und https://who.int/ictrp/en/ (international).
- Schriftliche Zustimmung der informierten Eltern. Diese müssen ehrlich und vollständig über Wesen, Bedeutung und Tragweite des geplanten Versuchs, seinen möglichen Nutzen und sein mögliches Risiko in Kenntnis gesetzt sein und sollten dem Versuch ohne alle Überredungskunst zustimmen.
- Publikation der Ergebnisse, auch wenn sie nicht den Erwartungen entsprechen, um eine Selektion von „Positivergebnissen" zu vermeiden.

Viele neonatologische Abteilungen sind zu Studiengemeinschaften oder Netzwerken zusammengeschlossen, in denen neue Verfahren multizentrisch weiterentwickelt werden.

18.9 Dosierungsempfehlungen

In Tab. 18.8 sind einige in der Neonatologie eingesetzte Arzneimittel zusammengefasst. Die Dosierungen entsprechen dem derzeitigen Literaturstand.

Tab. 18.8 Dosierungen für bei Früh- und Reifgeborenen eingesetzte Medikamente

Internationaler Freiname	Tagesdosis pro kg KG	Einzeldosis pro kg KG	Einzeldosen pro Tag	Applikationsart	Bemerkungen/ Nebenwirkungen
Aciclovir	60 mg	20 mg	3	Infusion (über 1 h)	Blutbildkontrollen
Adenosin		0,1 (–0,3) mg		i.v. (rasch)	Ggf. wiederholen
Adrenalin: siehe Epinephrin					
Albumin 20 %	1 g	0,25 g	4	Kurzinfusion	Eiweiß-, Elektrolytkontrolle
Amiodaron		5 mg		Kurzinfusion	Cave: Dyspnoe, Hypotension
Amphotericin B liposomal	10–20 mg	5–10 mg	2	p.o.	
Ampicillin	100–200 mg	25–50 mg	3–4	i.v.	FG: 100 mg/kg KG/Tag in 2 Dosen
Atropin		0,01–0,02 mg		i.v. (über 1 min); s.c.	Tachykardie
Azlocillin	150 mg	50 mg	3	i.v.	
Calciumglukonat 10 %		1–2 ml (0,25–0,5 mmol)		Kurzinfusion. Besser: Langzeitausgleich über 24-h-Infusion	Herzrhythmusstörungen
Captopril	0,1–2 (–3) mg	0,03–0,5 (–1,0) mg	2–3	p.o.	Hypotension, Neutropenie
Cefotaxim	100 mg	50 mg	2	Kurzinfusion	1.–7. Lebenstag
	150 mg	50 mg	3	Kurzinfusion	>7. Lebenstag

Ceftazidim	60–90 mg	30 mg	2–3	Kurzinfusion	
Cefuroxim	30–100 mg	10–50 mg	2–3	Kurzinfusion	
Chlorallhydrat	Bis 200 mg	25–50 mg	3–4	Rektal, p.o.	Paradoxe Reaktion möglich; gastrointestinale Probleme
Chloramphenicol	25 mg	25 mg	1 (FG, NG <1 Woche)	Kurzinfusion	Spiegelbestimmungen erforderlich; individuelle Anpassung
	50 mg	25 mg	2 (NG >1 Woche)	Kurzinfusion	Spiegelbestimmungen erforderlich; individuelle Anpassung
Clonidin	5–15 µg	3–5 µg	2–3	i.v., p.o.	
Coffeincitrat		Startdosis 20 mg	1	Kurzinfusion, p.o.	Dosis der Coffeinbase entspricht der Hälfte von Coffeincitrat
		Erhaltungsdosis 5 mg	1	Kurzinfusion, p.o.	
Diazepam		0,2 mg		i.v. (langsam)	Wiederholung möglich (max. 1 mg/kg KG); Atemdepression, Hypotension
		0,5–1,0 mg		Rektal	Atemdepression, Hypotension
Diazoxid		2–5 mg		i.v.	Wiederholung möglich; Hyperglykämie

(Fortsetzung)

Tab. 18.8 (Fortsetzung)

Internationaler Freiname	Tagesdosis pro kg KG	Einzeldosis pro kg KG	Einzeldosen pro Tag	Applikationsart	Bemerkungen/ Nebenwirkungen
Dobutamin		5–20 µg/kg KG/ min		Kontinuierliche Infusion	Inkompatibel mit Alkali-Lösung
Dopamin		2–5 µg/kg KG/ min		Kontinuierliche Infusion	Für Nierenperfusion
		5–10 (–20) µg/kg KG/min		Kontinuierliche Infusion	Bei Hypotension
Eisen	3–9 mg			p.o.	Siehe Tab. 12.4
Epinephrin		0,01 mg (0,1 ml der Lösung 1:10.000)		i.v.	Wiederholung möglich
Erythromycin	40–80 mg	10–20 mg	4	p.o.	
	40 mg	10 mg	4	Infusion (1 h)	Cave: Puls und Blutdruck
Erythropoetin		250 IE/kg KG	3-mal/Woche	s.c., i.v.	FG <1500 g Eisensupplementierung
Fentanyl		3 µg		i.v. (langsam) oder Kurzinfusion	Nebenwirkungen wie Morphin, zusätzlich Thoraxrigidität, Laryngospasmus
		1–2 µg/kg KG/h		Kontinuierliche Infusion	

Flucloxacillin	50–75 mg	25 mg	2 <1 Lebenswoche 3 >1 Lebenswoche	Kurzinfusion	Nekrosegefahr
Fluconazol	6 mg	6 mg	1	Kurzinfusion	Dosisintervall 48 h bei FG
Furosemid		0,3–1 mg	1–6	i.v., p.o.	Elektrolytkontrolle
		0,1–1 mg/kg/h		Kontinuierliche Infusion	Elektrolytkontrolle
Ganciclovir	3,5 mg	6 mg	2	Infusion (über 1 h)	Blutbildkontrollen
Gentamicin	3,5 mg	3,5 mg	1	Kurzinfusion	FG <34 SSW Spiegelkontrollen erforderlich
	4,5 mg	4,5 mg	1	Kurzinfusion	NG und FG ≥34 SSW Spiegelkontrollen erforderlich
Glukagon		0,3 mg		i.v., i.m., s.c.	
		10 µg/kg KG/h		Kontinuierliche Infusion	
Heparin unfraktioniert		Initial 25–50 IE		Kurzinfusion	Gerinnungsparameter engmaschig kontrollieren (PTT 50–60 s)
		10–20 IE/kg KG/h		Kontinuierliche Infusion	

(Fortsetzung)

Tab. 18.8 (Fortsetzung)

Internationaler Freiname	Tagesdosis pro kg KG	Einzeldosis pro kg KG	Einzeldosen pro Tag	Applikationsart	Bemerkungen/ Nebenwirkungen
Hyperimmunglobuline					
– Hepatect®		0,6–2 ml		Kurzinfusion	
– Varitect®		1 ml		Kurzinfusion	Zur Prophylaxe
		2 ml		Kurzinfusion	Zur Behandlung
Hydralazin		0,2 mg	3	i.v., p.o.	Langsam steigern, max. 7 mg/ kg KG/Tag
Hydrochlorothiazid	2–4 mg	1–2 mg	2	p.o.	Elektrolyte kontrollieren
Ibuprofen		Initial 10 mg, dann 2 × 5 mg	1	Kurzinfusion	Insgesamt 3 Dosen
Immunglobuline		250–750 mg		Infusion über 2–4 h	
Indomethacin		3 × 0,2 mg im Abstand von jeweils 12 h		Kurzinfusion	Insgesamt 3 Dosen, Nebenwirkung Thrombopenie
Insulin		0,1 IE		i.v., s.c.	Cave: Hypoglykämie
		0,01–0,1 IE/kg KG/h		Kontinuierliche Infusion	Cave: Hypoglykämie
Levetiracetam		10 mg/kg	1	i.v., p.o.	

Medikament		Dosis	Frequenz	Applikation	Bemerkungen
Lidocain		Initial 1 mg		i.v. (langsam)	Nach 10 min Wiederholung möglich, EKG-Kontrolle. Hypotension, Bradykardie
		1–2 mg/kg KG/h		Kontinuierliche Infusion	EKG-Kontrolle Hypotension, Bradykardie
Magnesiumsulfat 10 %		0,5 ml (0,2 mmol)		Kurzinfusion Besser: Langzeitausgleich über 24-h-Infusion	Nach 2. Gabe Blutspiegelkontrolle!
Meropenem		20 mg	2–3	Kurzinfusion	NG <14 Lebenstage 2 Dosen FG <32 SSW 2 Dosen
Metoprolol		Initial 0,1–0,2 mg	2	p.o.	ZNS-Symptome
	1–3 mg		2–3	p.o.	
Metronidazol		Initial 15 mg		Infusion (1 h)	Potenziell kanzerogen
	15 mg	7,5 mg	2	Infusion (1 h)	NG <7 Lebenstage 1 Dosis FG <30 SSW 1 Dosis
Midazolam		0,1 mg		i.v. (langsam)	Atemdepression, Blutdruckabfall, Apoptose
		0,01–0,05 mg/kg/h		Kontinuierliche Infusion	Atemdepression, Blutdruckabfall, Apoptose

(Fortsetzung)

Tab. 18.8 (Fortsetzung)

Internationaler Freiname	Tagesdosis pro kg KG	Einzeldosis pro kg KG	Einzeldosen pro Tag	Applikationsart	Bemerkungen/ Nebenwirkungen
Milrinon		0,5–0,75 µg/kg/ min		Kontinuierliche Infusion	
Morphin		50–100 µg		i.v. (langsam)	Atemdepression, Blutdruckabfall, Harnverhalt, Ileus, Entzugssymptomatik
		10–20 µg/kg KG/h		Kontinuierliche Infusion	Atemdepression, Blutdruckabfall, Harnverhalt, Ileus, Entzugssymptomatik
Naloxon		0,1 mg		i.v., i.m.	Wiederholung bei Bedarf
Natriumhydrogencarbonat 8,4 % (1 mmol/ml)		mmol = BE×kg KG × 0,3		Kurzinfusion	1:1 verdünnt mit Glukose 5 % oder Aqua dest.
Netilmicin	4–6 mg	2–3 mg	2	Kurzinfusion	Serumspiegelkontrolle
Nifedipin		0,25–0,5 mg		Sublingual	Kann wiederholt werden
Noradrenalin		0,01–0,1 µg/kg KG/min		Kontinuierliche Infusion	Hypertension, Arrhythmie

Pancuronium		0–7 Lebenstage: 40 µg		i.v. (langsam)	Blutdruckabfall, Harnverhalt
		7–21 Lebenstage: 60 µg			Wiederholung nach 1–4 h je nach Wirkung
		>21 Lebenstage: 90 µg			
Paracetamol		7,5 mg	Bis zu 4	Kurzinfusion	Cave: Überdosierungen Maximale Tagesdosis 30 mg/kgKG
Penicillin G		50.000–100.000 IE	2	Kurzinfusion	
		225.000 IE	3	Kurzinfusion	Meningitis <1 Lebenswoche
		300.000 IE	4	Kurzinfusion	Meningitis >1 Lebenswoche
Pentaglobin®		5 ml an 3 Tagen		Infusion mit 1,7 ml/kg/h	
Phenobarbital		Initial 15–20 mg		i.v., p.o.	Blutdruckabfall
	3–5 mg	Erhaltungsdosis 3–5 mg	1	i.v., p.o.	Spiegelkontrollen
Phenytoin		Initial 15–20 mg		Kurzinfusion	Cave: Arrhythmien
	5 mg	Erhaltungsdosis 2,5 mg	2	Kurzinfusion, p.o.	Spiegelkontrollen

(Fortsetzung)

Tab. 18.8 (Fortsetzung)

Internationaler Freiname	Tagesdosis pro kg KG	Einzeldosis pro kg KG	Einzeldosen pro Tag	Applikationsart	Bemerkungen/ Nebenwirkungen
Piperacillin	150 mg	50 mg	3	Kurzinfusion	
Prednison	2 mg	0,5 mg	4	i.v., p.o.	
Propranolol	0,04– 0,6 mg	0,01–0,05 mg	4	i.v. (langsam)	EKG-Monitor
		0,25 mg	2–4	p.o.	
	2 mg	1 mg	2	p.o.	Behandlung von Hämangiomen
Prostaglandin E1 = Alprostadil		5–10(–15) ng/kg KG/min		Kontinuierliche Infusion	Zum Offenhalten des Ductus Cave: Apnoe + Bradykardie
		30–50 ng/kg KG/min		Kontinuierliche Infusion	Zum Öffnen des Ductus Möglichst bald Reduzierung Cave: Apnoe
Protaminsulfat		1 ml inaktiviert 1000 IE Heparin		i.v. (langsam)	
Pyrimethamin		0,5–1,0 mg	1	p.o.	Folsäuremangel (Folinsäure 2-mal 5 mg/Woche geben)
Ranitidin		0,1–0,8 mg	3	i.v.	Cave: Tachykardie
		1–2 mg	2	p.o.	
Spiramycin	100 mg	50 mg	2	p.o.	100 mg = 300.000 IE

Spironolacton	2–3 mg		1–2	p.o.	Wirkungseintritt nach 3 Tagen Cave: Hyperkaliämie
Sulfadiazin	50 mg	25 mg	2	p.o.	
Surfactant					
– Alveofact®		54 mg		Endotracheal	Volumen: 1,2 ml/kg KG
– Curosurf®		100 mg		Endotracheal	Volumen: 1,25 ml/kg KG
– Survanta®		100 mg		Endotracheal	Volumen: 4 ml/kg KG
Theophyllin		Initial 5 mg		Kurzinfusion, p.o.	Apothekeneigenherstellung empfohlen
	3–4 mg	Erhaltungsdosis 1 mg	3–4	Kurzinfusion, p.o.	
Valganciclovir		16 mg	2	p.o.	
Vancomycin	30 mg	15 mg	2	Kurzinfusion	NG <1 Lebenswoche; FG: Intervall länger Spiegelkontrollen erforderlich
	45 mg	15 mg	3		NG >1 Lebenswoche Spiegelkontrollen erforderlich
Vecuronium		Initial 0,1 mg		i.v. (langsam)	Blutdruckabfall, Harnverhalt
		Erhaltungsdosis 0,05 mg/kg KG/h		Kontinuierliche Infusion	Blutdruckabfall, Harnverhalt
Vitamin A		5000 IE 3×/ Woche	3×/Woche	i.m.	

Literatur

1. Allegaert K (2020) A critical review on the relevance of paracetamol for procedural pain management in neonates. Front Pediatr 8:89
2. Allegaert K, Daniels H, Naulaers G, Tibboel D, Devlieger H (2005) Pharmacodynamics of chloral hydrate in former preterm infants. Eur J Pediatr 164(7):403–407
3. Allegaert K, van den Anker JN, Naulaers G, de Hoon J (2007) Determinants of drug metabolism in early neonatal life. Curr Clin Pharmacol 2(1):23–29
4. Anand KJ, Anderson BJ, Holford NH, Hall RW, Young T, Shephard B, et al. (2008) Morphine pharmacokinetics and pharmacodynamics in preterm and term neonates: secondary results from the NEOPAIN trial. Br J Anaesth 101(5):680–689
5. Bellù R, Romantsik O, Nava C, de Waal KA, Zanini R, Bruschettini M (2021) Opioids for newborn infants receiving mechanical ventilation. Cochrane Database Syst Rev 3(3):CD013732
6. Carbajal R, Lenclen R, Jugie M, Paupe A, Barton BA, Anand KJ (2005) Morphine does not provide adequate analgesia for acute procedural pain among preterm neonates. Pediatrics 115(6):1494–1500
7. Chedoe I, Molendijk HA, Dittrich ST, Jansman FG, Harting JW, Brouwers JR, Taxis K (2007) Incidence and nature of medication errors in neonatal intensive care with strategies to improve safety: a review of the current literature. Drug Saf 30(6):503–513
8. Chuo J, Hicks RW (2008) Computer-related medication errors in neonatal intensive care units. Clin Perinatol 35(1):119–139. ix
9. Cools F, Offringa M (2005) Neuromuscular paralysis for newborn infants receiving mechanical ventilation. Cochrane Database Syst Rev 2005(2):CD002773
10. Dempsey E, McCreery K (2011) Local anaesthetic eye drops for prevention of pain in preterm infants undergoing screening for retinopathy of prematurity. Cochrane Database Syst Rev (9):CD007645
11. Ethikkommission Z (2019) Gruppennützige Forschung mit nichteinwilligungsfähigen Personen. Deutsches Ärzteblatt
12. Fahnenstich H, Steffan J, Kau N, Bartmann P (2000) Fentanyl-induced chest wall rigidity and laryngospasm in preterm and term infants. Crit Care Med 28(3):836–839
13. Foster JP, Taylor C, Spence K (2017) Topical anaesthesia for needle-related pain in newborn infants. Cochrane Database Syst Rev 2(2):CD010331
14. Giordano V, Edobor J, Deindl P, Wildner B, Goeral K, Steinbauer P, et al. (2019) Pain and sedation scales for neonatal and pediatric patients in a preverbal stage of development: a systematic review. JAMA Pediatr 173(12):1186–1197

15. Hall RW, Kronsberg SS, Barton BA, Kaiser JR, Anand KJ (2005) Morphine, hypotension, and adverse outcomes among preterm neonates: who's to blame? Secondary results from the NEOPAIN trial. Pediatrics 115(5):1351–1359

16. Johnston C, Campbell-Yeo M, Disher T, Benoit B, Fernandes A, Streiner D, et al. (2017) Skin-to-skin care for procedural pain in neonates. Cochrane Database Syst Rev 2(2):CD008435

17. Kalikstad B, Skjerdal A, Hansen TW (2010) Compatibility of drug infusions in the NICU. Arch Dis Child 95(9):745–748

18. McIntosh N, van Veen L, Brameyer H (1994) Alleviation of the pain of heel prick in preterm infants. Arch Dis Child Fetal Neonatal Ed 70(3):F177–F181

19. Mehler K, Oberthuer A, Haertel C, Herting E, Roth B, Goepel W (2013) Use of analgesic and sedative drugs in VLBW infants in German NICUs from 2003-2010. Eur J Pediatr 172(12):1633–1639

20. Neubert A, Lukas K, Leis T, Dormann H, Brune K, Rascher W (2010) Drug utilisation on a preterm and neonatal intensive care unit in Germany: a prospective, cohort-based analysis. Eur J Clin Pharmacol 66(1):87–95

21. Ng E, Taddio A, Ohlsson A (2017) Intravenous midazolam infusion for sedation of infants in the neonatal intensive care unit. Cochrane Database Syst Rev 1(1):CD002052

22. Obladen M, Mutz A (1985) Orale Medikation bei Frühgeborenen? Physikalische Eigenschaften flüssiger Handelspräparate. Monatsschr Kinderheilkd 133(9):669–674

23. Ohlsson A, Shah PS (2020) Paracetamol (acetaminophen) for prevention or treatment of pain in newborns. Cochrane Database Syst Rev 1(1):CD011219

24. Pacifici GM (2015) Clinical pharmacology of fentanyl in preterm infants. A review. Pediatr Neonatol 56(3):143–148

25. Pillai Riddell RR, Racine NM, Gennis HG, Turcotte K, Uman LS, Horton RE, et al. (2015) Non-pharmacological management of infant and young child procedural pain. Cochrane Database Syst Rev 2015(12):CD006275

26. Rao SC, Srinivasjois R, Moon K (2016) One dose per day compared to multiple doses per day of gentamicin for treatment of suspected or proven sepsis in neonates. Cochrane Database Syst Rev 12(12):CD005091

27. Romantsik O, Calevo MG, Norman E, Bruschettini M (2017) Clonidine for sedation and analgesia for neonates receiving mechanical ventilation. Cochrane Database Syst Rev 5(5):CD012468

28. Romantsik O, Calevo MG, Norman E, Bruschettini M (2020) Clonidine for pain in non-ventilated infants. Cochrane Database Syst Rev 4(4):CD013104

29. Schmidt B, Adelmann C, Stützer H, Welzing L, Hünseler C, Kribs A, Roth B (2010) Comparison of sufentanil versus fentanyl in ventilated term neonates. Klinische Padiatrie 222(2):62–66

30. Shah PS, Herbozo C, Aliwalas LL, Shah VS (2012) Breastfeeding or breast milk for procedural pain in neonates. Cochrane Database Syst Rev 12:CD004950
31. Shah VS, Ohlsson A (2011) Venepuncture versus heel lance for blood sampling in term neonates. Cochrane Database Syst Rev 2011(10):CD001452
32. Stevens B, Yamada J, Ohlsson A, Haliburton S, Shorkey A (2016) Sucrose for analgesia in newborn infants undergoing painful procedures. Cochrane Database Syst Rev 7(7):CD001069
33. Taylor JA, Loan LA, Kamara J, Blackburn S, Whitney D (2008) Medication administration variances before and after implementation of computerized physician order entry in a neonatal intensive care unit. Pediatrics 121(1):123–128

Invasive Prozeduren

19

Rolf F. Maier

Auch wenn ein schonendes, möglichst wenig invasives Vorgehen in der Behandlung von Neugeborenen und insbesondere von Frühgeborenen eine hohe Priorität besitzt (Minimal Handling), so gibt es in der Neugeborenenintensivmedizin doch einige invasive Prozeduren, die in vital bedrohlichen Situationen lebensrettend sein können und die deshalb jeder Arzt, der auf der neonatologischen Intensivstation eingesetzt ist, beherrschen muss. Da diese Prozeduren auch mit hohen Risiken verbunden sind, müssen sie vor dem Einsatz am Patienten theoretisch erlernt und praktisch geübt werden. Dafür stehen gute Modelle und zertifizierte Kurse der wissenschaftlichen Fachgesellschaft (Gesellschaft für Neonatologie und pädiatrische Intensivmedizin; GNPI) zur Verfügung.

19.1 Nabelgefäßkatheter

Die Nabelgefäße bieten beim Neugeborenen eine einmalige Gelegenheit zur Anlage von venösen und arteriellen Gefäßzugängen.

Nabelgefäßkatheterbesteck
- 1 anatomische Pinzette, Länge 13 cm
- 1 grazile gebogene Schere (spitz-stumpf), Länge 13 cm

- 2 gerade Halsted-Mosquito-Klemmen, Länge 12,5 cm
- 2 feine chirurgische Pinzetten (Semken), Länge 12,5 cm
- 2 anatomische Augenpinzetten (0,8 mm), Länge 10 cm
- 2 chirurgische Augenpinzetten (0,8 mm), Länge 10 cm
- 4 Doppelknopfsonden, Durchmesser 1,0, 1,2 und 1,5 mm, Länge 13 cm
- 1 Metallmaßstab (rostfrei, biegsam), Länge 14 cm
- 1 Augennadelhalter (Boynton), Länge 12,5 cm
- 1 grazile, gerade Schere (spitz-stumpf), Länge 13 cm
- 8 Kompressen 5 × 5 cm
- 8 Kompressen 8 × 8 cm
- 2 Abdecktücher
- 1 Schlitztuch
- 2 Handtücher
- 2 stark gebogene Augenpinzetten (0,8 mm), Länge 10 cm
- Je 2 Nabelkatheter, Charr 8,0, 5,0, 3,5
- 1 Nabelbändchen

Vorbereitung Sterile Verhältnisse: Kittel, Haube, Mundschutz. Optimale Lichtverhältnisse. Lagerung und Fixierung in Rückenlage, lokale Desinfektion des Nabelschnurstumpfes. Nabel zuvor feucht halten. Glatte Durchtrennung des Nabelschnurrests 0,5–1,0 cm vor dem Hautansatz. Anatomische Pinzette bereithalten, falls eine Blutung eintritt. Erneute Desinfektion des angefrischten Nabelschnurrests. Steriles Abdecken der umgebenden Bauchhaut mit Schlitztuch. Zur Gefäßdarstellung Spreizung des Nabelschnurstumpfes durch 2 chirurgische Pinzetten.

19.1.1 Nabelvenenkatheter

Prinzip Einführung eines Katheters durch die Nabelvene über den Ductus venosus bis in die V. cava inferior. Die Nabelvene ist während der ersten 5 Lebenstage ohne Schwierigkeiten, danach bis zum 14. Lebenstag nach sorgfältiger Präparation und Entfernung intravasaler Thromben sondierbar.

Vorteile
- Schneller und einfacher Gefäßzugang (auch im Schockzustand)
- Möglichkeit der Messung des zentralen Venendrucks
- Gute Verdünnung von Medikamenten und hyperosmolaren Lösungen durch großen Blutfluss
- Möglichkeit einer Blutaustauschtransfusion

Technik Die Nabelvene ist das größte der 3 Gefäße, dünnwandig, auf Niveau der Bauchdecke kranial gelegen, meist spaltförmig zusammengefaltet und nicht kontrahiert (Abb. 19.1). Nach Spreizung bleibt ihr Lumen meist offen. Thromben und Blutreste mit chirurgischer Pinzette entfernen. Venenverlauf durch Einführung einer Knopfsonde in einem nach kranial gerichteten horizontalen Einführwinkel von ca. 60° darstellen. Nabelvenenkatheter, gefüllt mit NaCl 0,9 % (Reifgeborene Charr 8, Frühgeborene <1500 g Charr 5), mit aufgesetzter Spritze unter Anwendung eines leichten Aspirationssogs einführen, bis Blut gewonnen werden kann.

Die Katheterung gelingt leichter, wenn der Nabelstumpf mit einer chirurgischen Pinzette nach kaudal gezogen wird. Widerstand bei Vorschieben des Katheters: Fehlposition in der Leberpforte. Nach erneutem Zurückziehen um 1–2 cm nochmaliges Vorschieben, u. U. gelingt dann die Katheterung über den Ductus venosus. Bleibt dieses Vorgehen erfolglos, muss der Katheter bis auf

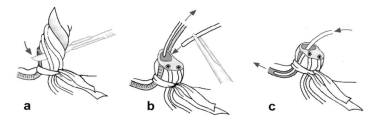

Abb. 19.1 Nabelvenenkatheterung. **a** Nabelschnur anschneiden, **b** nach kaudal ziehen: Die Nabelvene ist das größte der 3 Gefäße, liegt meist kranial, ist dünnwandig und nicht kontrahiert, **c** Katheter im Winkel von etwa 60° nach kranial einführen

Tab. 19.1 Korrekte Position des Nabelvenenkatheters

Gewichtsgruppe (g)	Einführlänge (cm)
<1000	6
1000–1500	7
1500–2000	8
2000–2500	9
>2500	10–12

2 cm vor das Hindernis zurückgezogen werden, kann dann jedoch nicht als zentralvenöser Zugang genutzt werden. Mehrlumige Katheter verringern den Bedarf an peripheren Kathetern, sind aber anfälliger für Funktionsstörungen (E1a) [20]. Jenseits des Kreißsaales lässt sich eine Nabelvenenkatheterung kaum steril durchführen: Ob eine Antibiotikaprophylaxe nützt, ist unklar [17]. Die regelrechte Katheterposition befindet sich 1 cm oberhalb des Diaphragmas (Tab. 19.1).

Komplikationen
- Fehlsondierung einer Nabelarterie
- Perforation ins Leberparenchym
- Fehlposition in der Leberpforte: Leberzellnekrose bei Infusion hyperosmolarer Lösungen
- Fehlposition im Herzen: Herzrhythmusstörungen, Herzstillstand
- Intravasale Thrombenbildung, Embolie
- Pfortaderthrombose (bis zu 49 %) [7]
- Spätere portale Hypertension
- Sepsis
- Funktioneller Katheterverschluss

Katheterentfernung So früh wie möglich. Lösung der Fixation, vorsichtiges Herausziehen. Blutstillung und Anlegen eines sterilen Kompressionsverbandes, evtl. Tabaksbeutelnaht erforderlich.

19.1.2 Nabelarterienkatheter

Prinzip Verlässlichster postduktaler paO_2-Wert und invasive Blutdruckmessung. Leichte Kanülierung während der ersten Lebensstunden, später aufgrund eines erheblichen Arteriospasmus schwieriger. Nach dem 1. Lebenstag Sondierung für weitere 4–5 Tage häufig noch möglich, danach erschwert. Nabelarterienkatheter mit Endloch verwenden, bei seitlichem Loch häufen sich aortale Thrombosen (E1a) [4]. Über den Nabelarterienkatheter dürfen keine hyperosmolaren Lösungen oder Medikamente appliziert werden.

Technik Die Nabelarterien sind kleiner als die Nabelvene, weißlich gefärbt, kreisrund, dickwandig, kontrahiert und weisen ein kleines zentrales Lumen auf. Sie liegen in der Kreisfläche des Nabelstumpfquerschnittes im Sektorenbereich zwischen 4:00 und 7:00 Uhr (Abb. 19.1). Weitung des Lumens durch Einführung einer Knopfsonde oder Spreizung mit kleiner anatomischer Pinzette. Arterienwand von außen und innen mit einer kleinen anatomischen Pinzette fassen und den mit einer weiteren Pinzette kurz gefassten Nabelarterienkatheter (Charr 3,5) einführen. Horizontaler Einführwinkel ca. 45° von kranial mit geringer seitlicher Abweichung von der Körperachse. Der Nabelschnurstumpf wird hierbei nach kranial gezogen, um Windungen im Arterienverlauf zu begradigen. Vorsichtiges, aber bestimmtes Vorwärtsschieben des Katheters. Widerstände können auftreten

- nach 1–2 cm (Umbiegung nach kaudal),
- nach 3–4 cm (Fixierung an der äußeren Blasenwand),
- nach 5–6 cm (Einmündung in die A. iliaca interna).

Bei Gefäßspasmus vorsichtigen Druck für 1–2 min unter leicht rotierenden Bewegungen ausüben. Führt dies nicht zum Erfolg, Katheterisierung der anderen Umbilikalarterie.

Die beste Position des Katheters befindet sich oberhalb des
Diaphragmas (Th$_6$) in sicherer Distanz zum Abgang der Nierenarterien. Berechnungen nach dem Diagramm von Dunn
(Abb. 19.2). Supradiaphragmatische Katheter haben weniger is-
chämische Komplikationen und bleiben länger offen als unterhalb
des Diaphragmas positionierte Katheter (E1a) [6]. Auch bei Letz-
teren ist eine sichere Distanz zu den Nierenarterien anzustreben.
Nach Kathetereinführung Inspektion der Glutäalregion, der unteren Extremitäten und Palpation des Femoralispulses. Zyanose,
Blässe oder Fehlen des Femoralispulses deuten auf eine Fehlposition hin (A. glutaea inferior, A. femoralis, Arteriospasmus;
Abb. 19.3). Der Katheter muss so weit zurückgezogen werden,
bis die Symptome sich zurückbilden. Wie bei jedem zentralen
Gefäßkatheter muss die Position des Nabelarterienkatheters
radiologisch verifiziert werden. Heparin (0,25 U/ml) im Infusat
vermindert die Häufigkeit von Katheterokklusionen, aber nicht
die Häufigkeit von Thrombosen der Aorta (E1a) [5]. Ob dadurch
das Risiko einer Hirnblutung steigt, ist umstritten.

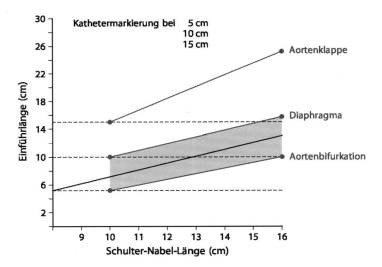

Abb. 19.2 Diagramm zur Festlegung der Position eines Nabelarterienkatheters. (Mod. nach [11])

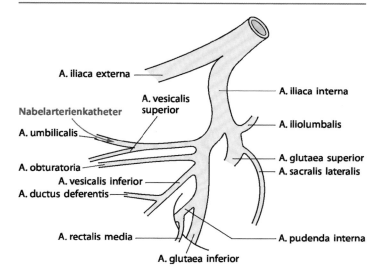

Abb. 19.3 Verzweigung der A. iliaca interna

Komplikationen
- Fehlsondierung der Nabelvene
- Fehlsondierung eines von der Aorta abdominalis abgehenden Gefäßes
- Periphere Ischämie (Arteriospasmus)
- Gefäßperforation
- Katheterthrombosierung/-verlegung
- Arterielle Thrombenbildung (Aorta, A. iliaca, A. femoralis)
- Embolie durch Thrombus, Luft, Katheterbruchstück
- Periphere Nekrose
- Sepsis
- Nekrotisierende Enterokolitis

Katheterentfernung Katheter langsam bis 2 cm vor den Austritt zurückziehen. Durch wiederholte Dekonnektion der aufgesetzten Spritze Einströmen von pulsierendem arteriellem Blut verfolgen. Nach 2–5 min tritt ein Arteriospasmus auf, keine Pulsation im Katheter, kein Blutrückfluss. Ohne weitere Manipulation kann der

Katheter entfernt werden. Verzögert sich der Eintritt der Arterien-kontraktion, wird eine Tabaksbeutel- oder Z-Naht um das Gefäß gelegt und der Katheter unter gleichzeitigem Verschluss der gelegten Naht gezogen.

19.2 Intubation

Intubationen sollten sorgfältig vorbereitet und in Ruhe durchgeführt werden. Fehlversuche rechtzeitig abbrechen und das Neugeborene durch erneute Maskenbeatmung oxygenieren! Intubation unter Monitorüberwachung (Herzfrequenz, transkutane Gasanalyse) ermöglicht eine bessere klinische Überwachung (bei Bradykardie sofort abbrechen).

Instrumentarium für endotracheale Intubation
- Laryngoskop Foregger mit 18-mm-Griff
- Ersatzbatterien, Ersatzbirnen
- Gerade Laryngoskopspatel, Größe 0 und 1 (Lichtkontrolle!)
- Magill-Zangen für Säuglinge
- Nasotrachealtuben, Größe 2,0, 2,5, 3,0, 3,5 mm mit totraumreduzierten Adaptern
- Absaugkatheter Charr 8
- Laerdal Beatmungsbeutel für Neugeborene mit Sauerstoffanschluss
- Laerdal Beatmungsmasken Größe 00 und 01
- Stethoskop
- Pflaster, Sicherheitsnadel zum Fixieren

19.2.1 Vorbereitung

Mindestens eine Assistenzperson zur Hilfestellung, vollständiges Instrumentarium bereithalten, Absprache der einzelnen Schritte: transkutane pO_2/pCO_2-Sonde kleben, Tür schließen, Wärmelampe einschalten, rektale Temperatursonde einlegen, Funktionskontrolle der Absaugung und des Beatmungsbeutels. Inkubator, wenn überhaupt, erst kurz vor Intubation öffnen und nicht schon zu Beginn der Vorbereitung. Kind zudecken, pharyngales Absaugen, Entleerung des Magens, kurze Maskenbeatmung.

19.2.2 Prämedikation

Die Prämedikation zur Intubation wird sehr unterschiedlich gehandhabt [8, 9]. Obwohl es nur wenige Beobachtungs- und noch weniger randomisierte Studien dazu gibt, wird ein breites Spektrum an Substanzen wie Opioide, kurzwirkende Barbiturate, Benzodiazepine, Narkotika, kurzwirksame Muskelrelaxanzien und Atropin eingesetzt. Zielgrößen bei Studien waren die Zahl der Intubationsversuche, die Dauer und die Veränderungen von Vitalwerten (Herzfrequenz, Blutdruck, Sauerstoffsättigung) [2, 27, 33]. Beim Einsatz von Fentanyl und Remifentanil muss mit Thoraxrigidität (E1b) [10], bei Einsatz von Propofol mit arterieller Hypotension gerechnet werden (E2a) [32]. Ein „optimales" Prämedikationsregime lässt sich aus den bislang vorliegenden Studien nicht ableiten. Allerdings sollte jede Einheit ein standardisiertes Protokoll für die Prämedikation haben (E2b) [31]. Wir intubieren im Kreißsaal und bei Reanimationssituationen ohne Prämedikation. Bei elektiver Intubation geben wir Fentanyl als Kurzinfusion und ggf. ein kurzwirksames Muskelrelaxans E4) [33].

19.2.3 Orotracheale Intubation

Schultern durch zusammengefaltete Windel leicht erhöhen. Kopf in Mittelstellung, nicht überstrecken! Laryngoskop mit Daumen, Zeige- und Mittelfinger der linken Hand greifen und mit dem 4. und 5. Finger das Kinn umfassen. Dadurch wird der Kopf fixiert und der Kieferwinkel leicht angehoben. Einführung des Spatels über den rechten Mundwinkel und Abdrängung der Zunge nach links. Nicht hebeln, Zahnleiste nicht verletzen! Spatel vorschieben, bis Epiglottis ins Gesichtsfeld tritt. Die Spatelspitze kann entweder über die Epiglottis oder in die Valleculae epiglotticae geführt werden. Druck mit dem kleinen Finger der linken Hand von außen auf den Larynx, sodass das Aufrichten des Kehlkopfeingangs durch die Spatelspitze unterstützt wird. Die Epiglottis befindet sich im Gesichtsfeld. Nach dorsal ist die Stimmritze sichtbar (Abb. 19.4). Vorschieben des Tubus mit der rechten Hand in den Kehlkopfeingang. Bei Engstellung der Stimmbänder tritt hierbei gelegentlich ein Hindernis auf.

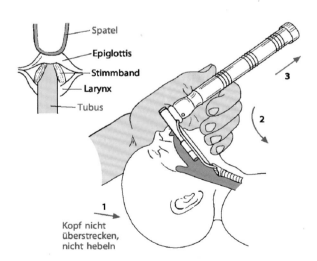

Abb. 19.4 Lagerung, Laryngoskopführung und Einblicksfeld bei Intubation

19.2.4 Nasotracheale Intubation

Lagerung wie bei orotrachealer Intubation. Der angefeuchtete Tubus wird am Unterrand des Nasengangs vorgeschoben (oben sind die Nasenmuscheln!). Bei sehr engem Nasengang (insbesondere bei Kindern <1000 g) lässt er sich einfacher über einen vorher eingeführten 6-Charr-Absaugkatheter vorschieben. Behinderungen im Verlauf des Nasengangs lassen sich meist durch leichte Drehbewegungen überwinden. Das Einstellen des Kehlkopfes mit dem Laryngoskop entspricht der orotrachealen Intubation. Ist der Tubus im Pharynx sichtbar, wird seine Spitze unter laryngoskopischer Sicht mit einer Magill-Zange gefasst (Uvula nicht verletzen!) und in den Tracheaeingang geführt. Bezüglich des Risikos akzidenteller Extubation, Tubusverstopfung, Sepsis und lokalen Traumas besteht zwischen oro- und nasotrachealer Intubation kein Unterschied (E1a) [29]. Nach unserer Erfahrung lässt sich der nasotracheale Tubus aber sicherer fixieren, sodass die Gefahr von Dislokationen geringer ist.

19.2.5 Lokalisationskontrolle des Tubus

Inspektion: Thoraxbewegungen symmetrisch? Auskultation: gleichmäßige Belüftung beider Lungen? Spiegelprobe: exspiratorischer Beschlag am Tubusende bei Spontanatmung? Messung des exspiratorischen pCO_2: undulierende Kurve? Erste Studien zum Ultraschall lassen noch keine abschließende Bewertung zu. Alle diese Methoden sind mehr oder weniger unsicher. Derzeit einzig verfügbare sichere Methode zur Kontrolle der Tubuslage ist das Röntgenbild (obligat nach jeder Intubation und nach jeder Lagekorrektur des Tubus): korrekte Position zwischen den Medialenden der Claviculae (in der Mitte zwischen Stimmbändern und Carina). Die mittlere Entfernung Larynx–Carina beträgt beim reifen Neugeborenen 5,7 cm.

► **Wichtig** Kopf und Schultern während der Röntgenaufnahme in mittlerer Position halten.

Die Tubusspitze wandert bis zu 2,8 cm nach unten, wenn der Kopf von der vollständig gebeugten zur vollständig dorsal flektierten Position bewegt wird, und bis zu 1,2 cm nach oben bei Drehung des Kopfes zur Seite. Tubusposition am Naseneingang zum Zeitpunkt der Röntgenaufnahme auf dem Röntgenbild notieren. Auf dem Beatmungsprotokoll sollte vermerkt werden: wievielter Tubus, Tubusgröße, Tubusposition.

19.2.6 Tubusfixierung

Eine sichere Tubsfixierung ist bei beatmeten Neugeborenen essenziell wichtig, zumal bei sehr kleinen Frühgeborenen, bei denen ein Verrutschen um wenige Millimeter schon zu erheblichen Komplikationen führen kann. Allerdings gibt es dazu keine verlässlichen Studiendaten [21]. Bei uns hat sich seit vielen Jahren folgendes Vorgehen bewährt: Sicherung des Tubus gegen unbeabsichtigtes Tieferrutschen durch eine seitlich (am Rande des Lumens, sonst Probleme beim Absaugen) durch den Tubus gesteckte, horizontal fixierte Sicherheitsnadel 5 mm vor dem Naseneingang (Position Tab. 19.2). Fixierung durch eingeschnittenes Heftpflaster: Ganzen Streifen vom Nasenrücken bis Glabella, halben Heftpflasterstreifen (max. 5 mm breit) nach einmaliger Umrundung des Tubus auf die (entfettete) Wangenhaut kleben.

Tab. 19.2 Größe und Position des Nasotrachealtubus (Sicherheitsnadel 0,5 cm vor Naseneingang)

Gewicht (g)	Körperlänge (cm)	Tubuslänge bis zur Nadel (cm)	Tubusgröße (mm)
500	33	7,0	2,0
>750	>35	7,5	(2,0–)2,5
>1000	>37	8,0	2,5
>1250	>39	8,5	2,5
>1500	>41	9,0	2,5
>1750	>43	9,5	3,0
>2000	>45	10,0	3,0
>2500	>48	10,5	3,0
>3000	>50	11,0	3,0(–3,5)
>3500	>52	11,0	3,5
>4000	>54	11,5	3,5
>4000	>54	12,0	3,5

19.3 Pleurapunktion/-drainage

Pneumothoraxbesteck
- 1 Einmalskalpell Nr. 15 (Feather)
- 1 schmale anatomische Pinzette, Länge 13 cm
- 1 schmale chirurgische Pinzette, Länge 13 cm
- 1 schmale gebogene Schere (spitz-stumpf), Länge 12 cm
- 2 Schlauchklemmen, Länge 14 cm
- 1 Augennadelhalter (Boynton), Länge 12,5 cm
- Nahtmaterial (Mersilene 3–0)
- 2 Trokarkatheter Charr 8, 10
- 1 Dreiwegehahn Luer
- 1 Drainageschlauch mit Luer-Adapter
- 4 eingeschnittene Tupfer 5 × 5 cm
- 1 sterile transparente Klebefolie
- Lokalanästhetikum (z. B. Lidocain 1 %)

Technik der Pleuradrainage mit Trokar-Katheter
Kind immobilisieren, ggf. Analgesie. Arme hochgeschlagen fixieren. Desinfektion, Abdeckung mit sterilem Lochtuch. Punktionsstelle: 4.–5. Interkostalraum in der vorderen Axillarlinie, da sich hier in Rückenlage die meiste Luft ansammelt. Bei anteriorem Pneumothorax wird der Zugang im 2.–3. Interkostalraum in der Medioklavikularlinie wegen der größeren Effektivität bevorzugt. Lokalanästhesie mit Lidocain 1 %. Anlegen einer 4 mm langen Inzision am Oberrand der den Interkostalraum nach unten begrenzenden Rippe. Drainagekatheter einschließlich Trokar etwa 2 cm vor der Spitze fassen und unter Abstützen der Hand in den Interkostalraum eingehen.

▶ **Wichtig** Organverletzungen bei ruckartigem Durchstoßen der Interkostalmuskulatur.

Unmittelbar nach Eintritt in den Thoraxraum Trokar entfernen. Katheter flach hinter der Thoraxwand in Richtung auf das Sternoklavikulargelenk vorschieben (Abb. 19.5). Anschluss an Dauerdrainage über Dreiwegehahn. Sicherung des Katheters durch Hautnaht, röntgenologische Positionskontrolle. Über ein Wassermanometer sollte eine Feinregulierung des Drainagesogs möglich sein. Einstellung zunächst -10 bis -15 cm H_2O. Ggf. Sog bis -20 cm H_2O erhöhen.

Blutkoagel, eiweißreiches Pleurasekret und pleurale Verklebungen können trotz korrekter Position zu einer Verlegung führen. Erneute Akkumulation des Pneumothorax möglich. Ggf. ist eine 2. Drainage erforderlich. Bei Spontanatmung kann mit einer Verklebung der Alveolarruptur nach 24 h gerechnet werden, bei kontrollierter Beatmung oft erst nach Tagen. Die Pleuradrainage kann entfernt werden, wenn nach 6-stündigem Abklemmen des Katheters röntgenologisch eine volle Lungenentfaltung gesichert ist.

Komplikationen
- Subkutane Position
- Posteriore Position (häufig ineffektiv bei anteriorem Pneumothorax)
- Perforation (Lungen, Diaphragma, Mediastinum, Ösophagus, Leber, Pharynx, Perikard, Herzwand)

Abb. 19.5 Pleura-
drainage. Zugang am
Oberrand der Rippe,
um Blutung zu
vermeiden. *Oben*
Pneumothorax-
drainage in
Rückenlage nach
ventral legen, *unten*
Ergussdrainage nach
dorsal positionieren

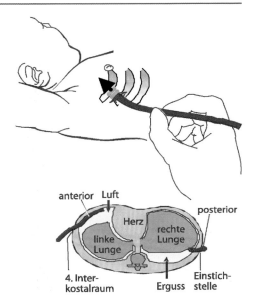

Die alternativ zum Trokar-Katheter verfügbaren und über Seldinger-Technik zu legenden Pigtail-Katheter scheinen zwar einen besseren Drainageeffekt zu haben (E2a) [26], haben aufgrund der scharfen Nadel nach unserer Erfahrung aber ein höheres Risiko für Perforationen.

19.4 Perikardpunktion/-drainage

Subxiphoidaler Zugang, rasche Desinfektion des Epigastriums, Punktion mit Venen-Verweilkanüle 26 G. Im Winkel zwischen Processus xiphoideus und rechtem sternalem Rippenansatz wird unter dem Sternum mit Zielrichtung auf die linke Schulter eingegangen. Nachdem der Mandrin entfernt ist, kann der Katheter um einen weiteren Zentimeter vorgeführt werden. Erfolgreiche Perikardpunktion ist an der sofortigen Besserung von Bradykardie und Schocksymptomatik, Rosigwerden des Kindes und Verschwinden der Niedervoltage auf dem Bildschirm des Moni-

tors erkennbar. Röntgenologische Positionskontrolle. Es empfiehlt sich, die Pneumoperikarddrainage unter Beatmung für die
folgenden Tage liegen zu lassen. Entfernung nach vorheriger Ab-
klemmung (Röntgenaufnahme). Drainagesog –5 cm H_2O.

19.5   Zentrale Venenkatheter

Wegen der hohen Komplikationsrate von zentralen Gefäß-
kathetern ist bei Früh- und Reifgeborenen grundsätzlich ein peri-
phervenöser Katheter zu bevorzugen. Zentrale Venenkatheter
müssen zwar weniger häufig gewechselt werden und erleichtern
die parenterale Ernährung, ein Vorteil gegenüber periphervenösen
Zugängen konnte bisher aber nicht gezeigt werden (E1a) [1]. Die
Rate an nosokomialen Infektionen scheint weniger von der Art
des venösen Zugangs (PVK oder ZVK) abzuhängen als vielmehr
von spezifischen Bedingungen der jeweiligen Abteilung, z. B. von
der Personalausstattung (E2a) [14, 24].

Komplikationen bei zentralvenösen Kathetern
- Kathetersepsis
- Fehlposition, Dislokation: Durch Bewegung des Kindes und
  durch Veränderung des Kathetermaterials (Weichmacher) kann
  sich die Position der Katheterspitze verändern.
- Perforation der Herzwand mit Perikardtamponade: unter-
  schätzte Komplikation, über die vielfach berichtet wurde
- Gefäßperforation mit Infusothorax
- Thrombose
- Durchtrennung des Silastik-Katheters beim Zurückziehen
  durch die Kanüle
- Katheterabriss
- Embolie (durch Thrombus, Luft, Katheterbruchstück)

Zentrale Katheter kommen deshalb nur unter strenger Indikation zum Einsatz.

Indikationen für zentrale Venenkatheter

- Längerfristige (>10 Tage) parenterale Ernährung absehbar (z. B. NEC)
- Verabreichung hyperosmolarer Infusionslösungen
- Hyperinsulinismus
- Prostaglandin-E-Infusion bei duktusabhängigem Vitium

Bei liegendem zentralem Katheter muss täglich die Indikation überprüft werden und der Katheter möglichst bald durch einen periphervenösen Zugang ersetzt werden.

Anlage von zentralen Einschwemmkathetern

Bei Neugeborenen wird üblicherweise ein Einschwemmkatheter (Silastik-Katheter) über eine periphere Vene gelegt. Subclavia-, Femoralis- und Jugularis-Katheter sind wegen ihrer Komplikationen selten.

Vorbereitung Geeignete Vene suchen (Priorität: V. mediana cubiti bzw. V. basilica > V. cephalica > V. saphena magna). Länge des Katheters mit Maßband entlang dem Gefäßverlauf bis kurz vor dem rechten Vorhof bestimmen. Katheterset überprüfen, ggf. mit physiologischer Kochsalzlösung durchspülen. Anatomische Pinzette, Spritzen, Tupfer bereitlegen. Extremität wie für OP reinigen, sterile Kleidung, ungepuderte sterile Handschuhe, Desinfektion der Punktionsstelle und Abdeckung der Umgebung mit sterilen Tüchern oder Lochtuch. Auf strengste Hygiene achten: Fast ein Fünftel der Katheter wird während des Legens bakteriell kontaminiert (E1b) [16].

Technik Kind auf dem Rücken lagern und warmhalten. Stau der Vene durch 2. Person unter den sterilen Tüchern. Straffen der Haut oberhalb der Vene mit der einen Hand, Einführen der Kanüle mit der anderen Hand. Nach Ziehen des Mandrin wird der Katheter mit der Pinzette aufgenommen und mit schnellen, gleichmäßigen Bewegungen auf die vorher ausgemessene Länge eingeführt. Die Kanüle wird nach Platzierung des Katheters aus dem Gefäß entfernt. Dabei beachten, dass der Katheter nicht herausrutscht. Ggf. Führungsdraht entfernen. Katheterfixierung nach

Röntgenkontrolle mit Steri-Strips und steriler durchsichtiger Pflasterfolie.

▶ **Wichtig** Die korrekte Lage vor dem rechten Vorhof muss radiologisch gesichert werden. Ggf. Katheter zurückziehen. Infusion erst nach radiologisch gesicherter korrekter Katheterlage anschließen.

Umgang mit zentralvenösen Kathetern (siehe auch Abschn. 14.13) Entscheidend beim Umgang mit zentralvenösen Kathetern ist die strenge Beachtung von Hygieneregeln insbesondere beim Wechseln der Infusionen. Dies muss am besten mit zwei Personen unter sterilen Kautelen wie bei einer OP mit sterilen Handschuhen, steriler Unterlage, ggf. Mundschutz und Kopfhaube (wenn das Kind nicht im geschlossenen Inkubator liegt) erfolgen. Gleiches gilt für einen eventuell erforderlichen Verbandswechsel.

Der Einsatz von Bakterien- und Partikelfiltern im Infusionssystem hat keinen Vorteil (E1a) [12]. Eine prophylaktische antibiotische Behandlung bei zentralem Venenkatheter verringert zwar die Sepsisrate, hat aber keinen Einfluss auf die Mortalität und die langfristige pulmonale und zerebrale Morbidität und erhöht das Risiko für resistente Keime (E1a) [19]. Ein Nutzen einer prophylaktischen antibiotischen Behandlung konnte auch bei Nabelvenen- oder Nabelarterienkathetern nicht nachgewiesen werden (E1a) [17, 18]. Antimikrobielle Beschichtung des Katheters, antimikrobielle Verbände und Hautreinigung mit Alkohol führte zu einer geringen Reduktion an Katheterkolonisationen, zu keiner Reduktion von systemischen Infektionen, aber zu Hautirritationen (E1a) [3, 15, 22, 23]. Wird ein ZVK nicht kontinuierlich benutzt, so scheint ein Blocken des Katheters mit Antibiotika die Infektionsrate zu senken (NNT 5) (E1a) [30], jedoch traten bei Verwendung einer Mischung aus Heparin und Vancomycin vermehrt Hypoglykämien auf (E1b) [13].

Der Zusatz von Heparin zur Infusionslösung reduziert die Rate an Katheterverschlüssen (NNT 5) (E1a) [28] und wird deshalb von manchen Autoren in einer Dosis von 0,5 IE/kg KG/h empfohlen. Wir verwenden kein Heparin, um kein Blutungsrisiko einzugehen.

Für eine antibiotische Behandlung beim Ziehen eines ZVK gibt es keine Evidenz (E1a) [25].

19.6 Blasenpunktion

Vorbereitung Desinfektionsmittel, sterile Kompressen, sterile Handschuhe, 2-ml-Spritze mit Kanüle. Ggf. Füllungszustand der Harnblase sonografisch überprüfen. Da es bei der Vorbereitung der Punktion nicht selten zu spontanem Urinabgang kommt, empfiehlt es sich, ein steriles Röhrchen zum Auffangen von Mittelstrahlurin bereitzuhalten.

Durchführung Kind liegt mit abgespreizten Beinen (Froschhaltung) auf dem Rücken und wird von zweiter Person festgehalten. Gründliche Hautdesinfektion, Einstich in der Mittellinie 0,5–1 cm oberhalb der Symphyse, Stichrichtung senkrecht zur Unterlage, Vorschieben der Kanüle unter leichter Aspiration, bis Urin gewonnen wird (maximal 2–3 cm). Blase nicht vollständig entleeren, um Blasenhinterwand nicht zu verletzen. Kanüle entfernen, Punktionsstelle mit steriler Kompresse abdrücken.

19.7 Lumbalpunktion

Immer am liegenden Kind durchführen. Immer Nadel mit Mandrin verwenden. Auf sichere Fixierung achten, das Kind darf sich nicht drehen (Abb. 19.6). Die Komplikationsrate ist gering.

Reifespezifische Normwerte im Liquor zeigt Tab. 19.3. Der Eiweißgehalt sinkt mit zunehmendem Gestationsalter und zunehmendem postnatalem Alter. Im Alter von 2–3 Wochen beträgt er bei Reifgeborenen 0,74–1,17 g/l. Die Werte bei kleinen Frühgeborenen können sehr viel höher sein.

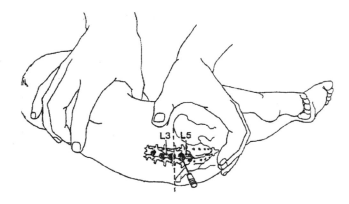

Abb. 19.6 Lumbalpunktion. Fixierung des Kindes zur Punktion zwischen L3 und L4

Tab. 19.3 Normwerte im Liquor während der Neonatalperiode (angegeben sind der Mittelwert sowie die Schwankungsbreite). (Modifiziert nach [34])

Parameter	Reifgeborene	Frühgeborene
Druck (cm H_2O)	3–6	–
Eiweiß (g/l)	0,71 (0,19–1,40)	1,44 (0,52–3,00)
Glukose (mg/dl)	57,5	51,6 (17–162)
Leukozyten/mm^3	4,2 (0–22)	4,0 (0,3–16,3)
Neutrophile/mm^3	2,9 (0–17)	5,0 (0–34)
Erythrozyten/mm^3	9 (0–600)	15 (0–800)

Literatur

1. Ainsworth S, McGuire W (2015) Percutaneous central venous catheters versus peripheral cannulae for delivery of parenteral nutrition in neonates. Cochrane Database Syst Rev 2015(10):CD004219
2. Avino D, Zhang WH, De Villé A, Johansson AB (2014) Remifentanil versus morphine-midazolam premedication on the quality of endotracheal intubation in neonates: a noninferiority randomized trial. J Pediatr 164(5):1032–1037

3. Balain M, Oddie SJ, McGuire W (2015) Antimicrobial-impregnated central venous catheters for prevention of catheter-related bloodstream infection in newborn infants. Cochrane Database Syst Rev 2015(9):CD011078

4. Barrington KJ (2000) Umbilical artery catheters in the newborn: effects of catheter design (end vs side hole). Cochrane Database Syst Rev 1999(2):CD000508

5. Barrington KJ (2000) Umbilical artery catheters in the newborn: effects of heparin. Cochrane Database Syst Rev 1999(2):CD000507

6. Barrington KJ (2000) Umbilical artery catheters in the newborn: effects of position of the catheter tip. Cochrane Database Syst Rev 1999(2): CD000505

7. Bersani I, Piersigilli F, Iacona G, Savarese I, Campi F, Dotta A, et al. (2021) Incidence of umbilical vein catheter-associated thrombosis of the portal system: a systematic review and meta-analysis. World J Hepatol 13(11):1802–1815

8. Carbajal R, Eble B, Anand KJ (2007) Premedication for tracheal intubation in neonates: confusion or controversy? Semin Perinatol 31(5): 309–317

9. Chaudhary R, Chonat S, Gowda H, Clarke P, Curley A (2009) Use of premedication for intubation in tertiary neonatal units in the United Kingdom. Paediatr Anaesth 19(7):653–658

10. Choong K, AlFaleh K, Doucette J, Gray S, Rich B, Verhey L, Paes B (2010) Remifentanil for endotracheal intubation in neonates: a randomised controlled trial. Arch Dis Child Fetal Neonatal Ed 95(2):F80–F84

11. Dunn PM (1966) Localization of the umbilical catheter by post-mortem measurement. Arch Dis Child 41(215):69–75

12. Foster JP, Richards R, Showell MG, Jones LJ (2015) Intravenous in-line filters for preventing morbidity and mortality in neonates. Cochrane Database Syst Rev 2015(8):CD005248

13. Garland JS, Alex CP, Henrickson KJ, McAuliffe TL, Maki DG (2005) A vancomycin-heparin lock solution for prevention of nosocomial bloodstream infection in critically ill neonates with peripherally inserted central venous catheters: a prospective, randomized trial. Pediatrics 116(2):e198–e205

14. Geffers C, Gastmeier A, Schwab F, Groneberg K, Rüden H, Gastmeier P (2010) Use of central venous catheter and peripheral venous catheter as risk factors for nosocomial bloodstream infection in very-low-birth-weight infants. Infect Control Hosp Epidemiol 31(4):395–401

15. Gilbert R, Brown M, Faria R, Fraser C, Donohue C, Rainford N, et al. (2020) Antimicrobial-impregnated central venous catheters for preventing neonatal bloodstream infection: the PREVAIL RCT. Health Technol Assess 24(57):1–190

16. Hall NJ, Hartley J, Ade-Ajayi N, Laughlan K, Roebuck D, Kleidon T, et al. (2005) Bacterial contamination of central venous catheters during

insertion: a double blind randomised controlled trial. Pediatr Surg Int 21(7):507–511

17. Inglis GD, Davies MW (2005) Prophylactic antibiotics to reduce morbidity and mortality in neonates with umbilical venous catheters. Cochrane Database Syst Rev 2005(4):CD005251

18. Inglis GD, Jardine LA, Davies MW (2007) Prophylactic antibiotics to reduce morbidity and mortality in neonates with umbilical artery catheters. Cochrane Database Syst Rev 2007(4):CD004697

19. Jardine LA, Inglis GD, Davies MW (2008) Prophylactic systemic antibiotics to reduce morbidity and mortality in neonates with central venous catheters. Cochrane Database Syst Rev 2008(1):CD006179

20. Kabra NS, Kumar M, Shah SS (2005) Multiple versus single lumen umbilical venous catheters for newborn infants. Cochrane Database Syst Rev 2005(3):CD004498

21. Lai M, Inglis GD, Hose K, Jardine LA, Davies MW (2014) Methods for securing endotracheal tubes in newborn infants. Cochrane Database Syst Rev 7(7):CD007805

22. Lai NM, Lai NA, O'Riordan E, Chaiyakunapruk N, Taylor JE, Tan K (2016) Skin antisepsis for reducing central venous catheter-related infections. Cochrane Database Syst Rev 7(7):CD010140

23. Lai NM, Taylor JE, Tan K, Choo YM, Ahmad Kamar A, Muhamad NA (2016) Antimicrobial dressings for the prevention of catheter-related infections in newborn infants with central venous catheters. Cochrane Database Syst Rev 3(3):CD011082

24. Leistner R, Thürnagel S, Schwab F, Piening B, Gastmeier P, Geffers C (2013) The impact of staffing on central venous catheter-associated bloodstream infections in preterm neonates – results of nation-wide cohort study in Germany. Antimicrob Resist Infect Control 2(1):11

25. McMullan RL, Gordon A (2018) Antibiotics at the time of removal of central venous catheter to reduce morbidity and mortality in newborn infants. Cochrane Database Syst Rev 3(3):CD012181

26. Panza R, Prontera G, Ives KN, Zivanovic S, Roehr CC, Quercia M, et al. (2020) Pigtail catheters versus traditional chest drains for pneumothorax treatment in two NICUs. Eur J Pediatr 179(1):73–79

27. Penido MG, de Oliveira Silva DF, Tavares EC, Silva YP (2011) Propofol versus midazolam for intubating preterm neonates: a randomized controlled trial. J Perinatol 31(5):356–360

28. Shah PS, Shah VS (2008) Continuous heparin infusion to prevent thrombosis and catheter occlusion in neonates with peripherally placed percutaneous central venous catheters. Cochrane Database Syst Rev (2):CD002772

29. Spence K, Barr P (2000) Nasal versus oral intubation for mechanical ventilation of newborn infants. Cochrane Database Syst Rev 1999(2):CD000948

30. Taylor JE, Tan K, Lai NM, McDonald SJ (2015) Antibiotic lock for the prevention of catheter-related infection in neonates. Cochrane Database Syst Rev 6(6):CD010336
31. VanLooy JW, Schumacher RE, Bhatt-Mehta V (2008) Efficacy of a pre-medication algorithm for nonemergent intubation in a neonatal intensive care unit. Ann Pharmacother 42(7):947–955
32. Welzing L, Kribs A, Eifinger F, Huenseler C, Oberthuer A, Roth B (2010) Propofol as an induction agent for endotracheal intubation can cause significant arterial hypotension in preterm neonates. Paediatr Anaesth 20(7):605–611
33. Zemlin M, Buxmann H, Felgentreff S, Wittekindt B, Goedicke-Fritz S, Rogosch T, et al. (2021) Different effects of two protocols for pre-procedural analgosedation on vital signs in neonates during and after endotracheal intubation. Klin Padiatr 233(4):181–188
34. Zimmermann P, Curtis N (2021) Normal values for cerebrospinal fluid in neonates: a systematic review. Neonatology 118(6):629–638

Anhang

Referenzbereiche für Laborwerte bei reifen Neugeborenen und Umrechnungsfaktoren für konventionelle und SI-Einheiten. Die Werte können je nach Quelle und Bestimmungsmethode differieren. Blutgasanalyse siehe Kap. 3, hämatologische Referenzwerte siehe Kap. 12.

Messwert	SI-Einheit		Konventionelle Einheit		SI → Konv.	Konv. → SI
Albumin	24–39	g/l	2,4–3,9	g/dl	0,1	10
Alkalische Phosphatase	107–357	U/l				
Ammoniak	<180	μmol/l	<306	μg/dl	1,7	0,59
α_1-Antitrypsin			150–300	mg/dl		
Bilirubin gesamt	<272	μmol/l	<16	mg/dl	0,06	17,1
Bilirubin konjugiert	<26	μmol/l	<1,5	mg/dl	0,06	17,1
Ca	1,8–2,75	mmol/l	7,2–11	mg/dl	4,0	0,25
Cl	87–114	mmol/l	304–399	mg/dl	3,5	0,28
Cholesterin	1,3–3,9	mmol/l	50–150	mg/dl	38,7	0,026
CK	56–370	U/l				
CRP	<10	mg/l	<1	mg/dl	0,1	10,0
Eisen	18–45	μmol/l	100–250	μg/dl	5,58	0,18
Ferritin	90–500	μg/l				
Galaktose	<0,55	mmol/l	<10	μg/dl	18	0,055
Gesamteiweiß	41–71	g/l	4,1–7,1	g/dl	0,1	10,0

R. F. Maier et al., *Obladens Neugeborenenintensivmedizin*, https://doi.org/10.1007/978-3-662-66572-5

Messwert	SI-Einheit		Konventionelle Einheit		SI → Konv.	Konv. → SI
Glukose	2,5–5,7	mmol/l	45–104	g/dl	18	0,055
GOT/ASAT	11–43	U/l				
GPT/ALAT	6–45	U/l				
γ-GT	43–148	U/l				
Harnstoff	1,5–10,5	mmol/l	9–63	mg/dl	6,01	0,17
IgA			<8	mg/dl		
IgG			630–1400	mg/dl		
IgM			<20	mg/dl		
IL-6			<30	pg/ml		
IL-8			<70	pg/ml		
K	3,6–5,8	mmol/l	14,1–22,7	pg/ml	3,91	0,26
Kreatinin	52–115	µmol/l	0,57–1,3	mg/dl	0,011	88,4
Laktat	0,8–1,8	mmol/l	7–16	mg/dl	9,0	0,11
LDH	170–600	U/l				
Mg	0,6–1,1	mmol/l	1,46–2,67	mg/dl	2,43	0,41
Na	130–150	mmol/l	299–345	mg/dl	2,3	0,44
Osmolarität	270–285	mosm/l				
Phosphat	1,55–2,77	mmol/l	4,8–8,6	mg/dl	3,1	0,32
Pyruvat	90–200	µmol/l	0,8–1,8	mg/dl	0,009	113,6
TSH (gesamt)	4–15	mU/l				
T_4 (gesamt)	103–258	nmol/l	8,0–20,0	µg/dl	0.08	12,9
T_3 (gesamt)	0,9–4,7	nmol/l	60–300	ng/dl	65,1	0,015
Transferrin	16–46	µmol/l	1,3–3,6	g/l	0,08	12,5
Triglyzeride	<0,6	mmol/l	<55	mg/dl	87,5	0,011
Zn	11–20	µmol/l	75–137	µg/dl	6,54	0,15

Stichwortverzeichnis

Printed by Wilco bv, the Netherlands